皮瓣在显微外科修复重建中的应用

主编　韩国大韩微细手术学会

主译　沈余明　覃凤均

NPI 北方联合出版传媒（集团）股份有限公司

辽宁科学技术出版社

·沈阳·

© 2020辽宁科学技术出版社
著作权合同登记号：第06-2016-200号。

版权所有·翻印必究

图书在版编目（CIP）数据

皮瓣在显微外科修复重建中的应用：Flaps for
Microsurgical Reconstruction／韩国大韩微细手术学会主
编；沈余明，覃凤均主译. —沈阳：辽宁科学技术出版
社，2020.2
ISBN 978-7-5591-0802-9

Ⅰ. ①皮… Ⅱ. ①韩… ②沈… ③覃… Ⅲ. ①皮
肤—移植术（医学）—英文 Ⅳ. ①R622

中国版本图书馆CIP数据核字（2018）第142251号

出版发行：辽宁科学技术出版社
　　　　　（地址：沈阳市和平区十一纬路25号　邮编：110003）
印　刷　者：辽宁新华印务有限公司
经　销　者：各地新华书店
幅面尺寸：210 mm × 285 mm
印　　张：28.5
插　　页：4
字　　数：600千字
出版时间：2020年2月第1版
印刷时间：2020年2月第1次印刷
责任编辑：凌　敏
封面设计：袁　舒
版式设计：袁　舒
责任校对：徐　跃

书　　号：ISBN 978-7-5591-0802-9
定　　价：298.00元

投稿热线：024-23284363
邮购热线：024-23284502
邮　　箱：lingmin19@163.com
http://www.lnkj.com.cn

译者名单

主　译：沈余明　覃凤均

参译者（按姓氏笔画排序）：

王　成　王　浩　尹　凯　田　彭　宁方刚

沈余明　杜伟力　张　琮　张慧君　赵筱卓

程　琳　温春泉　覃凤均　黎　明

前言

显微外科技术应用于临床的几十年以来，取得了令人惊奇的进步，并成为为患者解除病痛的最主要的进展之一，每年在临床研究和动物实验中都会出现新的技术和知识。这本讲述显微外科技术的参考书，是由63名韩国优秀的显微外科医生编写的，它凝聚了这个让人激动的领域的经典和最新的知识。

这本书最初是由韩国显微外科学会主席杨庆茂（Kyung Moo Yang）教授于2012年提议编写的。我们很高兴看到此书已编写完毕，也很荣幸能为其书写前言。

大多数显微外科问题需要有基本的知识、良好的判断、仔细的观察和护理，并建立一套外科基本原则和技术。这本书中的外科基本原则和技术是作者在他们临床工作中发生的困难和失败的认识上建立起来的。我们非常确信这本书对那些对显微外科领域感兴趣的年轻医生和有经验的外科医生都是很有参考价值的。而且这本书全面回顾了显微外科的知识，并提供了深入了解这个领域不同优秀老师的机会。

最后，我们要对编委会成员，特别是门（Mun）教授表达我们诚挚的谢意。

（韩）高玄白（Goo Hyun Baek），MD，PhD
大韩微细手术学会主席
首尔国立大学医学院整形外科主任、教授
（韩）宋忠权（Sung Tack Kwon），MD，PhD
大韩微细手术学会理事长

主要编写人员

Soo Joong, Choi, MD

Department of Orthopedic Surgery,
Hallym University College of Medicine

Jin Sup Eom, MD, PhD

Department of Plastic and Reconstructive Surgery,
Seoul Asan Medical Center, University of Ulsan College of Medicine

Soo-Hong Han, MD, PhD

Department of Orthopedic Surgery,
CHA University School of Medicine

So-Min Hwang, MD, PhD

 Department of Plastic and Reconstructive Surgery,
Good Moonhwa Hospital

Jeong Tae Kim, MD, PhD

Department of Plastic and Reconstructive Surgery,
Hanyang University College of Medicine

Jin-Soo Kim, MD, PhD

Department of Plastic and Reconstructive Surgery,
Gwang Myeong Seong-Ae General Hospital

Kwang Seog Kim, MD, PhD

Department of Plastic and Reconstructive Surgery,
Chonnam National University Medical School

Sang Hyun Lee, MD, PhD

Centum Institute for Hand and Microsurgery,
West Busan Centum Hospital

Won Jai Lee, MD, PhD

Department of Plastic and Reconstructive Surgery,
Yonsei University College of Medicine

Young Ho Lee, MD, PhD

Department of Orthopedic Surgery,
Seoul National University College of Medicine

Goo-Hyun Mun, MD, PhD

Department of Plastic and Reconstructive Surgery,
Samsung Medical Center, Sungkyunkwan University School of Medicine

Il-Jung Park, MD, PhD

Department of Orthopedic Surgery,
The Catholic University of Korea School of Medicine

Jong Woong Park, MD, PhD

Department of Orthopedic Surgery,
Korea University College of Medicine

Daegu Son, MD, PhD

Department of Plastic and Reconstructive Surgery,
Keimyung University School of Medicine

Sang-Hyun Woo, MD, PhD

W Institute for Hand & Reconstructive Microsurgery,
W Hospital

Kyoung Moo Yang, MD, PhD

Department of Plastic and Reconstructive Surgery,
Chonbuk National University Medical School

Byung-Joon Jeon, MD, PhD

Department of Plastic and Reconstructive Surgery,
Samsung Medical Center, Sungkyunkwan University School of Medicine

Illustrated by
Junsun Ryu, MD, PhD
Head & Neck Oncology Clinic, National Cancer Center

参编者

Hee-Chang Ahn, MD, PhD

Department of Plastic and Reconstructive Surgery,
Hanyang University College of Medicine

Goo Hyun Baek, MD, PhD

Department of Orthopedic Surgery,
Seoul National University College of Medicine

Soo-Min Cha, MD

Department of Orthopedic Surgery,
Chungnam National University School of Medicine

Ho-Jun Cheon, MD

W Institute for Hand & Reconstructive Microsurgery,
W Hospital

Jong Woo Choi, MD, PhD

Department of Plastic and Reconstructive Surgery,
Seoul Asan Medical Center, University of Ulsan College of Medicine

Soo Joong Choi, MD

Department of Orthopedic Surgery,
Hallym University College of Medicine

Yang-Guk Chung, MD, PhD

Department of Orthopedic Surgery,
The Catholic University of Korea School of Medicine

Yoon Kyu Chung, MD, PhD

Plastic and Reconstructive Surgery,
Yonsei University Wonju College of Medicine

Jin Sup Eom, MD, PhD

Department of Plastic and Reconstructive Surgery,
Seoul Asan Medical Center, University of Ulsan College of Medicine

Seok-Chan Eun, MD, PhD, MBA

Department of Plastic and Reconstructive Surgery,
Seoul National University College of Medicine

Joon Pio Hong, MD, PhD, MMM

Department of Plastic and Reconstructive Surgery,
Seoul Asan Medical Center, University of Ulsan College of Medicine

So-Min Hwang, MD, PhD

Department of Plastic and Reconstructive Surgery,
Good Moonhwa Hospital

Byung-Joon Jeon, MD, PhD

Department of Plastic and Reconstructive Surgery,
Samsung Medical Center, Sungkyunkwan University School of Medicine

Yong Wook Jeon, MD, PhD

Department of Plastic and Reconstructive Surgery,
Gwang Myeong Seong-Ae General Hospital

Sung Won Jung, MD, PhD

Department of Plastic and Reconstructive Surgery,
Hallym University College of Medicine

Sung-No Jung, MD, PhD

Department of Plastic and Reconstructive Surgery,
The Catholic University of Korea School of Medicine

Sae Hwi Ki, MD, PhD

Department of Plastic and Reconstructive Surgery,
Inha University School of Medicine

Jeong Tae Kim, MD, PhD

Department of Plastic and Reconstructive Surgery,
Hanyang University College of Medicine

Jin-Soo Kim, MD, PhD

Department of Plastic and Reconstructive Surgery,
Gwang Myeong Seong-Ae General Hospital

Joo-Yong Kim, MD, PhD

Department of Orthopedic Surgery,
Inje University College of Medicine

Kwang Seog Kim, MD, PhD

Department of Plastic and Reconstructive Surgery,
Chonnam National University Medical School

Sang Wha Kim, MD, PhD
Department of Plastic and Reconstructive Surgery,
Seoul National University College of Medicine

Seong-Eon Kim, MD
Department of Plastic and Reconstructive Surgery,
Pohang SM Christianity Hospital

Yong Jin Kim, MD, PhD
Centum Institute for Hand and Microsurgery,
West Busan Centum Hospital

Youn Hwan Kim, MD, PhD
Department of Plastic and Reconstructive Surgery,
Hanyang University College of Medicine

Byeong Seon Kong, MD, PhD
Busan Micro hospital

Gi Doo Kwon, MD, PhD
Department of Orthopedic Surgery,
Sungmin General Hospital

Young Ho Kwon, MD, PhD
Department of Orthopedic Surgery,
Kosin University College of Medicine

Dong Chul Lee, MD
Department of Plastic and Reconstructive Surgery,
Gwang Myeong Seong-Ae General Hospital

Gi-Jun Lee, MD, PhD
MSR Hospital

Joo-Yup Lee, MD, PhD
Department of Orthopedic Surgery,
The Catholic University of Korea School of Medicine

Junmo Lee, MD, PhD
Department of Orthopedic Surgery,
Chonbuk National University Medical School

Keun Cheol Lee, MD, PhD
Department of Plastic and Reconstructive Surgery,
Dong-A University College of Medicine

Naeho Lee, MD, PhD
Department of Plastic and Reconstructive Surgery,
Chonbuk National University Medical School

Won Jai Lee, MD, PhD
Department of Plastic and Reconstructive Surgery,
Yonsei University College of Medicine

Young Ho Lee, MD, PhD
Department of Orthopedic Surgery,
Seoul National University College of Medicine

Goo-Hyun Mun, MD, PhD
Department of Plastic and Reconstructive Surgery,
Samsung Medical Center, Sungkyunkwan University School of
Medicine

Su Bong Nam, MD, PhD
Department of Plastic and Reconstructive Surgery,
Pusan National University School of Medicine

Sang-Ha Oh, MD, PhD
Department of Plastic and Reconstructive Surgery,
Chungnam National University School of Medicine

Suk Joon Oh, MD, PhD
Department of Burn Reconstructive Surgery,
Bestian Seoul Hospital

Bo-Young Park, MD, PhD
Department of Plastic and Reconstructive Surgery,
Ewha Womans University School of Medicine

Hyeongjun Park, MD, PhD
Department of Plastic and Reconstructive Surgery,
Gwang Myeong Seong-Ae General Hospital

Jong Woong Park, MD, PhD
Department of Orthopedic Surgery,
Korea University College of Medicine

Jai Kyong Pyon, MD, PhD
Department of Plastic and Reconstructive Surgery,
Samsung Medical Center, Sungkyunkwan University School of

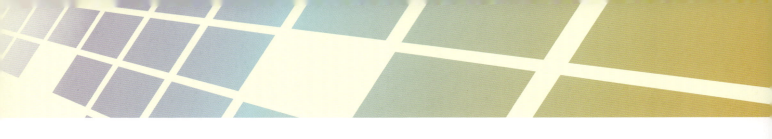

Medicine

Siyoung Roh
Department of Plastic and Reconstructive Surgery,
Gwang Myeong Seong-Ae General Hospital

Jeongsu Shim, MD, PhD
Department of Plastic and Reconstructive Surgery,
Catholic University of Daegu School of Medicine

Donghyuk Shin, MD, PhD
Department of Plastic and Reconstructive Surgery,
Konkuk University School of Medicine

Ho Seong Shin, MD, PhD
Department of Plastic and Reconstructive Surgery,
Soonchunhyang University College of Medicine

Hyun-Dae Shin, MD, PhD
Department of Orthopedic Surgery,
Chungnam National University School of Medicine

Daegu Son, MD, PhD
Department of Plastic and Reconstructive Surgery,
Keimyung University School of Medicine

Jennifer K. Song, MD
Department of Plastic and Reconstructive Surgery,
Good Moonhwa Hospital

Kyeong Ho Song, MD, PhD
Department of Plastic and Reconstructive Surgery,
Pusan National University School of Medicine

Hyun Suk Suh, MD
Department of Plastic and Reconstructive Surgery,
Seoul Asan Medical Center, University of Ulsan College of Medicine

Young-Suk Suh, MD, PhD
Centum Institute for Hand and Microsurgery,
West Busan Centum Hospital

Kwan Chul Tark, MD, PhD
Department of Plastic and Reconstructive Surgery,
Yonsei University College of Medicine

Giuseppe Visconti, MD, PhD
Department of Plastic and Reconstructive Surgery,
Hanyang University College of Medicine

Jong-Ick Whang, MD, PhD
Institute of Micro-Hand Surgery,
Duson Hospital

Sang-Hyun Woo, MD, PhD
W Institute for Hand & Reconstructive Microsurgery,
W Hospital

Jae-Won Yang, MD, PhD
Gangnam Jaejun Plastic Clinic for Hand & Microsurgery

Jung Dug Yang, MD, PhD
Department of Plastic and Reconstructive Surgery,
Kyungpook National University School of Medicine

Kyoung Moo Yang, MD, PhD
Department of Plastic and Reconstructive Surgery,
Chonbuk National University Medical School

Ju-Won Yi, MD, PhD
W Institute for Hand & Reconstructive Microsurgery,
W Hospital

Eul-Sik Yoon, MD, PhD
Department of Plastic and Reconstructive Surgery,
Korea University College of Medicine

目录

第三部分　躯干部皮瓣

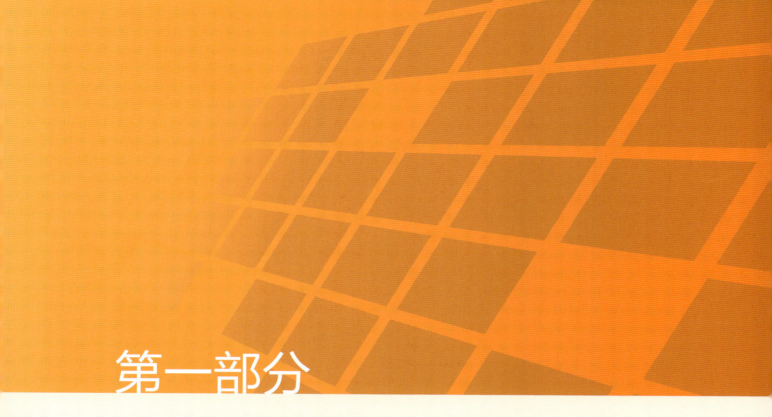

第一部分

手和上肢皮瓣

第1章

上臂外侧皮瓣

Jong-Ick Whang

引言

上臂外侧皮瓣是位于上肢的一个引人关注的解剖部位，在手的重建中十分有用，因为它可以仅在止血带的辅助下从同侧肢体切取。

有神经支配的上臂外侧皮瓣的优势在于：由于厚度、颜色和质地与手部相近，将它应用于修复手部缺损时具有较好的功能和美学效果。修复小面积足部缺损也是如此。

此外，上臂外侧皮瓣有多种改进，包括肱骨、肱三头肌肌腱和血管化神经移植。对于较大的皮瓣，甚至围绕肘部的旋转皮瓣，供区缺损时使用皮片移植也是可行的。

但是上臂外侧皮瓣也有缺陷：由于皮瓣臃肿，50% 的患者需要做去脂手术，在年轻女性患者中形成明显可见的瘢痕，部分患者会有毛发。这些缺陷可以通过只切取游离筋膜瓣以及皮片移植（例如 S.T.S.G. 或 F.T.S.G.）来克服。罕见的并发症包括暂时的桡神经麻痹和前臂后侧皮神经分支的感觉缺失。

解剖

上臂外侧皮瓣的血供有后方的桡侧副动脉。桡侧副动脉是肱深动脉的两条分支之一。肱深动脉是肱动脉的第一条分支，在上臂的内侧，走行于肱骨

后方，在桡神经沟处与桡神经伴行。肱深动脉有两条分支：中副动脉和桡侧副动脉（图 1–1）。中副动脉通常较桡侧副动脉更为粗大。

中副动脉沿肱骨后方下行并深入肘肌。桡侧副动脉于肱三头肌前面出现横向分支，分成两条终末分支：前桡侧副动脉和后桡侧副动脉。前桡侧副动

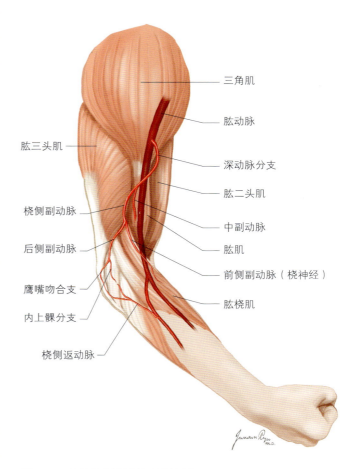

三角肌
肱动脉
深动脉分支
肱二头肌
桡侧副动脉
中副动脉
后侧副动脉
肱肌
前侧副动脉（桡神经）
鹰嘴吻合支
肱桡肌
内上髁分支
桡侧返动脉
肱三头肌

图 1–1 上臂外侧皮瓣的动脉解剖

3

脉走行于肱肌和肱桡肌之间，与桡神经伴行。

后桡侧副动脉（上臂外侧皮瓣的蒂部血管）进入侧方肌间隔，与三角肌紧邻，位于前方的肱桡肌和后方的肱三头肌之间。动脉继续走行于肌间隔中，之后发出骨膜分支到达骨和肌肉，在前方及后方的间隔中，并到达筋膜及覆盖其表面的皮肤。

主要到达筋膜和皮肤的 2 ~ 3 个分支的起点位于三角肌粗隆和外上髁连线之下，最近的分支邻近前臂后方的皮神经。

后桡副动脉继续在外上髁上走行并终止于其供血的前臂桡侧皮肤。其远端丰富的血管丛由鹰嘴吻合支和桡侧返动脉组成。

上臂外侧皮瓣的静脉回流由两个系统组成：表浅静脉即头静脉的分支以及深部伴行静脉。在实践中，我们更倾向于使用伴行静脉。

上臂外侧皮瓣的蒂部稳定，但长度是不定的，一般长 4 ~ 8 cm。动脉的口径多大于 1.2 mm，伴行静脉的口径则多大于 2.0 mm。

后皮神经有两个分支，延伸至上臂的神经可以与皮瓣一起切除，然而延伸至前臂的分支应当保留，可以作为营养血管皮瓣供区的神经。

术前多普勒超声检查对于皮瓣蒂部的选取是有益的。我们倾向于将皮瓣的宽度限制到小于 6 cm，以便于直接缝合供瓣区（图 1-5A）。

手术方法

上臂外侧皮瓣的营养血管是后桡侧副动脉这一肱深动脉分支。它可以单纯用作筋膜瓣，或与骨骼或覆盖的皮肤共同形成复合瓣，可以伴有或者没有神经支配。

上臂外侧皮瓣由上臂外侧远端的皮肤和前臂的 1/5 组成，以三角肌止点至肱骨外上髁连线为轴。皮瓣的宽度为 10 ~ 14 cm，并伴有皮肤移植，但是过大

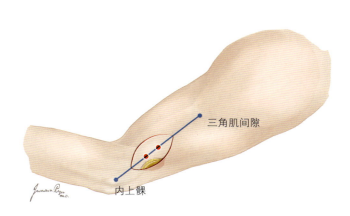

图 1-2 上臂外侧皮瓣位于三角肌间隙与内上髁之间

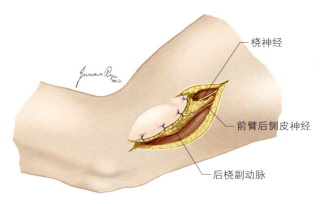

图 1-3 皮肤切口起始于后方和远端（切口深度直达深筋膜，包括 2 cm 的附加筋膜）。后方的肌间隔在三头肌的前缘。蒂部在整个手术过程中可见。提起皮瓣后缝合筋膜和皮肤

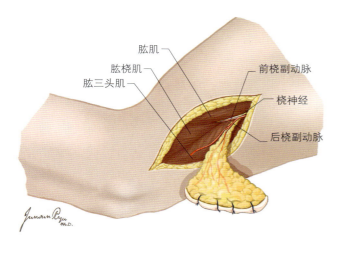

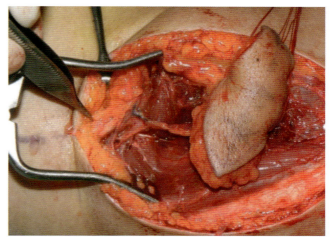

肱肌
肱桡肌
肱三头肌
前桡副动脉
桡神经
后桡副动脉

图1-4 前缘同样需要包括2 cm的深筋膜，锐性分离深筋膜，肱桡肌的肌纤维起自外侧肌间隔。常见桡动脉的两个分支：前分支非常接近桡神经，后分支（皮瓣的蒂部）在后侧肌间隔中

的供区缺损可能会成为麻烦。

皮肤的切口：先沿皮瓣的后方和远端边缘切开，并沿着轴线向近端延伸，直至三角肌结节（图1-2）。

切口直达筋膜层，用拉钩将皮肤提起。

皮瓣向后侧延伸，包括另外2 cm的附加筋膜层一起延伸。切开深筋膜，切口延伸至筋膜下平面。

牵拉有利于缝合筋膜和皮肤。

深筋膜在肱三头肌的前缘、肱骨处形成外侧肌间隔（图1-5B）。通过汇聚小血管进入肱三头肌，皮瓣蒂部的整个走行可以看作从三角肌直接进入外上髁（图1-3）。

首先，从远端和后方切开皮肤，解剖至深筋膜和2 cm的附加筋膜（侧方肌间隔在肱三头肌的前缘）交汇处。蒂部的整个走行可见。提起后缝合筋膜和皮肤。

切开皮瓣的前缘和下方筋膜覆盖的肱肌和肱桡肌，直达深筋膜层。

掀起深筋膜需要锐性分离的部分，由于肱桡肌纤维来自外侧肌间隔，在筋膜下向后方解剖，直到肌肉与血管交汇处（图1-4）。

确认皮瓣的血管蒂之后，可以用手术刀直接从肱骨骨膜上分离侧方肌间隔。注意，确保所有的骨膜和肌肉分支被烧灼阻断。有时，我们只使用1 cm的骨膜分支即可获取10 cm的肱骨瓣。在侧方肌间隔的近端，皮瓣的血管起源于常见的桡侧伴行动脉。可以在肱肌和肱桡肌之间找到这些血管和神经（图1-5C）。结扎这些血管远端的分支，向近端解剖可以得到大约6 cm的蒂部。在大多数情况下，我们在此时暂停手术并暂时松开止血带，以有利于皮瓣在断蒂之前的再灌注。两个后皮神经会在此处交汇：前臂的深支可以在肌间隔中被分离出以避免前臂的麻木；表浅的分支可以在较高的位置被分离出，之后可用来支配皮瓣（图1-5D）。

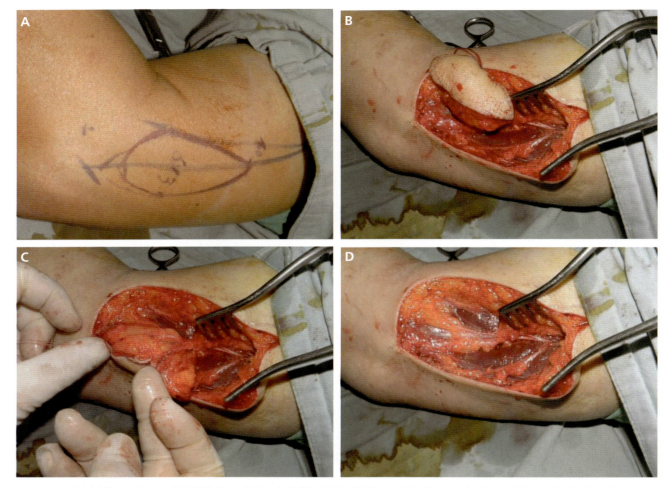

图1-5 设计皮瓣位于三角肌和外上髁之间，术前用多普勒超声检测血管确定蒂部情况（A）。切口后缘包括筋膜。在侧方肌间隔中可见后桡副动脉（B）。皮瓣前缘已切开，通过解剖肌间隔掀起皮瓣（C）。近端解剖，可以清楚看到桡神经及其伴行血管经过肱肌前行，可以解剖前桡副动脉，以增加皮瓣蒂部的长度。在完整分离皮瓣后，可以从间隔中解剖出后皮神经深部的分支，以避免上臂的麻木（D）

典型病例

带神经的游离上臂外侧筋膜皮瓣可以很好地覆盖虎口区缺损（病例1，图1-6），还可以用于修复手部软组织缺损、前臂和足部的缺损（病例2，图1-7；病例3，图1-8）。

供区纵向的瘢痕和前臂的感觉迟钝是上臂外侧皮瓣仅有的后遗症。使用该皮瓣时，避免桡神经的损伤是十分重要的。皮瓣蒂部恒定，血管直径和长度充足，易于进行显微外科血管吻合。

改良

可切取上臂外侧皮瓣作为神经筋膜皮肤游离皮瓣，并可联合肱骨、肱三头肌肌腱和血管神经移植。此外，还可以用于用旋转岛状皮瓣来重建肘关节周围的缺损，在此处，后侧副动脉与桡侧返动脉的分支相吻合，形成通血特点（有时皮瓣的远端可以发生再血管化）。

特殊情况下需要同时覆盖两处缺损时，皮瓣可以沿着长轴中线或者横向分成两部分。例如，用于

病例1

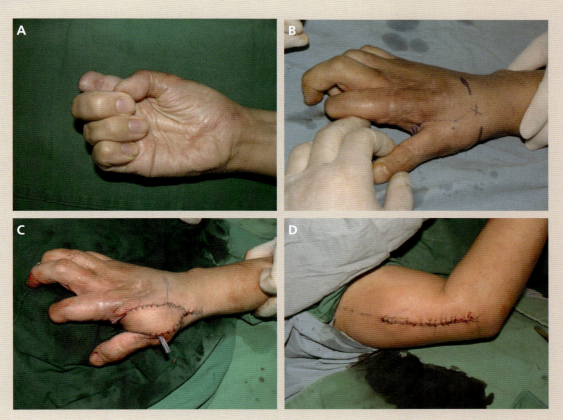

图 1-6

30 岁男性患者，右手严重挤压伤后继发内收肌挛缩，拇指并指功能丧失（A、B）。充分松解挛缩瘢痕后，应用上臂外侧皮瓣修复缺损区（C）。直接缝合供区（D）

病例2

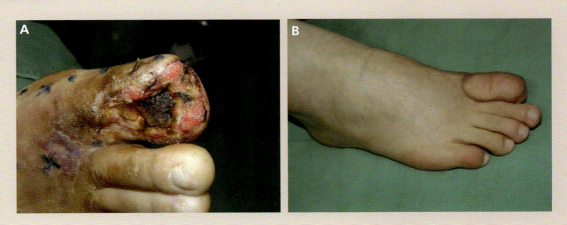

图 1-7

38 岁男性患者，挤压伤导致足拇指截趾术后背侧骨外露（A）。使用带神经的上臂外侧皮瓣可以保留足拇指近节，不需要行近端短缩术（B）

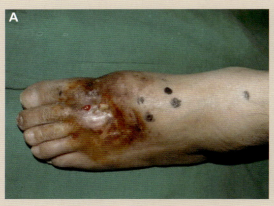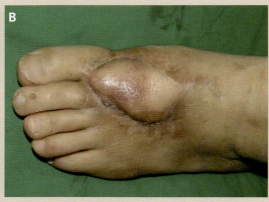

图 1-8

52 岁男性患者，足部贯通伤后遗留足背皮肤软组织缺损（A）。使用上臂外侧皮瓣，成功修复伤口（B）

治疗手掌手背的巨大贯通伤，可以保留外侧肌间隔。

最常见的变异在上臂外侧游离皮瓣的后皮神经走行区。有时需要牺牲后皮神经的分支来完成主要神经的移植。

对于初学者，分离皮瓣时应包括 2 cm 的深筋膜，以避免在外侧肌间隔损伤蒂部。

蒂部越长（通常是 6.0 cm），损伤桡神经的可能性和术后出血的可能性越大。

注意事项

避免不带血管仅掀起皮肤和筋膜。首先，皮瓣的皮肤切口位于后缘，尽量沿轴线切至三角肌结节。将皮肤和筋膜缝合，避免损伤外侧肌间隔结构。

在肱肌和肱桡肌部位需要仔细解剖皮瓣的前缘和深层的筋膜。这部分筋膜比后方的筋膜薄且脆弱。

避免损伤桡神经。桡神经在肱肌和肱桡肌之间，当接近蒂部向上方分离皮瓣时很容易发现。

此外，两个后皮神经分支经常交汇。深部分支直接从间隔中分离以避免前臂的麻木；而表浅分支可以在更浅的层次中分离，用以支配皮瓣。

相关阅读

1. Yuosif NJ, Warren R, Martloub HS, et al. The lateral arm fascia free flap; it's anatomy and use in reconstruction. Plast Reconstr Surg 1990;86; 1138-1147.

2. Katsaros J, Schusterman M, Beppu M, et al. The Lateral upper arm flap; anatomy and clinical application. Ann Plast Surg 1984;12; 489-500.

3. Chen HC, D-Gammal TA. The lateral arm fascial free flap for resurfacing of the hand and fingers. Plast Reconstr Surg 1997;99; 454.

4. Matloub H.S, Sanger J.R Godina M. The Lateral Neurosensory Flap Transactions of the VIII International Congress of Plastic and Reconstructive Surgery Montreal .1983 p.125.

5. Song R, Song Y, Yu Y, Song Y. The upper arm free Flap. Clin Plast Surg 1982; 9; 27-35.

6. Jones and Lister, Coverage of the Elbow, In: David P Green; Scott W Wolfe; Green's Operative Hand Surgery, 5th ed., New York, Churchill Livingstone, 2005.

7. L.Scheker and G. Lister, Microvascular Free Transfer of the Lateral Arm Fasciocutaneous Flap. In: Berish Strauch; Luis O Vasconez; Elizabeth J Hall-Findlay, et al. editors, Encyclopedia of Flaps (Grabb's), 3rd ed., Philadelphia, Lippincott Williams & Wilkins, 2008, p.1127. 262.

第2章

上臂外侧骨皮瓣

Jin-Soo Kim • Siyoung Roh • Hyeongjun Park

引言

骨缺损包含潜在细菌种植或感染的无血供残余骨，或者骨缺损由高能量创伤所致，均给治疗带来了困难与挑战。除此之外，缺损周围软组织的血供较差，难以为组织愈合及防止远期感染提供保障。

通常可选择无血供或带血管的骨移植物来修复重建这种骨缺损。然而，由于无血供的骨移植物等存活依赖于血运良好的软组织覆盖，因此有时并不适合使用无血供的骨移植物。自体骨移植瓣的感染复发率及骨不连发生率均较高。所以，我们通常会选择各种类型的带血管的骨组织瓣来克服上述缺点，比如采用游离的腓骨瓣、肩胛骨瓣、肱骨瓣、桡骨瓣或髂骨瓣移植。依据每例患者缺损的大小和性质的不同以及术前的评估情况来决定采用何种骨瓣类型。

1982年，宋（Song）等首次提出上臂外侧皮瓣的应用，卡萨罗普及了血管解剖，上臂外侧皮瓣的应用成了重建外科中的一种重要技术手段。随后人们相继提出数种修复方式（例如采用扩张筋膜皮瓣或随皮瓣同时采取肌肉、腱膜及骨组织以形成有用的复合组织皮瓣）。有文献记载，可采取肱骨远端的一部分皮瓣，血供来源是后桡侧副动脉（PRCA）或侧肌间隔及周围肌肉的骨膜周血管网。

含有肱骨骨段的上臂外侧游离皮瓣的用途广，效果好，可用来覆盖身体不同区域的部分骨组织与软组织缺损，尤其是手足与面部缺损。

上臂外侧皮瓣相对较薄，可能存在感觉，血管蒂为一支终末动脉，而非主干动脉，这使得切取过程简单易行，较为安全。因此，上臂外侧游离骨皮瓣技术，可通过切取含有血管化肱骨骨段的筋膜皮瓣来一期重建，包括修复小范围骨骼缺损的复合组织缺损。

解剖

（1）动脉：后桡侧副动脉（PRCA）是肱深动脉两条终末血管中的一支，为上臂外侧皮瓣提供血液供应。肱深动脉于腋窝远端从肱动脉发出，并在桡神经沟内与桡神经伴行，直至二者均于三角肌远端穿入外侧肌间隔。自此，肱深动脉分为前桡侧副动脉（ARCA）与后桡侧副动脉（PRCA）。PRCA随外侧肌间隔走行，ARCA伴随桡神经走行，可于ARCA近端上方切取血管。在至肱骨外上髁的走行中，须切断每一支通过骨膜进入骨质的下降支。PRCA的分支除了为前后方骨骼肌肉供血，同时为PRCA与桡神经分行处和肱骨外上髁这两点之间的筋膜及筋膜表面的皮肤提供血运。为这些皮肤和筋膜提供血运的主要分支血管发自上述两点之间，这两点大致为三角肌粗隆和肱骨外上髁之间连线的下方1/2。直接提供血运的血管数量是1~2支，它们通常位于距肱骨外上髁3~6 cm的位置。

（2）血管蒂的长度及平均直径分别为6~8 cm和1.5~2 mm。

（3）静脉：通常有两条并行静脉伴行。

（4）神经：有两组神经，一组为前臂、上臂后侧皮神经，另一组为桡神经的两个分支。切取的皮瓣可由上臂后侧皮神经支配，前臂后侧皮神经应当予以保留，也可作为有血管神经供应的移植单位，与皮瓣同时切取。如果在远端皮肤处设计近上臂的前臂外侧皮瓣，皮瓣则由前臂后侧皮神经支配。

（5）皮岛的大小：皮瓣小则为 10 cm²，大则可至上臂全周径，并且可进一步向前臂近端扩展。卡萨罗等报道称，通过尸体解剖，发现 PRCA 可以供应的皮瓣面积可达 8 cm × 10 cm 甚至 15 cm × 14 cm。温多夫等报道称，125 cm²（25 cm × 5 cm）大小的皮瓣也可完全存活，不会发生局部坏死。通常而言，可直接缝合供瓣区的皮瓣最大宽度为 6 ~ 8 cm。

（6）肱骨骨段：人们已通过尸体解剖研究发现，可切取一段长度约为 10 cm、宽度约为 1 cm、高度约为 1.5 cm 的肱骨骨段。该研究已得到临床证实。

手术方法

（1）准备工作：手术体位为仰卧位，将患者手臂交叉置于胸前，肘关节屈曲，以方便解剖血管蒂。

（2）皮瓣设计：从三角肌粗隆至肱骨外上髁之间画一条线标示出外侧肌间隔，并确定皮瓣的中轴。皮瓣以这条线为中心，标记外侧肌间隔以及 PRCA 的走行。在大多数情况下，皮瓣中心应位于这条线的远端 1/2。如需更长的蒂部，可将皮瓣设计为向更远端前移，直至肱骨外上髁处成为中心。

（3）后侧解剖：画出皮瓣范围之后，首先切取其后侧缘，沿中轴线向近端延伸至三角肌粗隆。向下切取至筋膜，并继续向后方与浅面走行直至肱三头肌肌腱处。可明确见到筋膜血管的走行越过肌腱。此时，显露结构应当小心谨慎，在保留桡神经时同时保留 PRCA 和外侧皮神经。将覆盖肱三头肌的深筋膜与肌腹游离开，沿肌肉向前继续解剖，直至后侧肌间隔。肌间隔中可清晰看到皮神经分支，仔细保护神经，避免将其损伤。肌间隔与肱三头肌深部分离：如需获取血管供应的肱三头肌肌腱，则需保

护自 PRCA 向后方肱三头肌分出的肌肉分支。随后，将血管蒂与皮神经分支的近端解剖出来，并与桡神经分离。

（4）前侧解剖：皮瓣的前方界线穿过覆盖肱肌和肱桡肌的深筋膜。此处的深筋膜较后侧深筋膜薄弱，但与上述后部皮瓣一样易于辨认且操作精准。可在筋膜下平面安全掀起前方这一半皮瓣，离断 PRCA 的所有肌肉分支。制作包含前方肱桡肌以及后方肱三头肌的肌肉组合结构，用以包裹皮瓣的骨段。制作肌肉组合之前，应先在肱桡肌和肱肌之间分离出桡神经的走行。近端的分离应获取长度约为 6 cm 的蒂部。这期间会遇到两条后侧皮神经，应将较深的一条神经即前臂后侧皮神经从筋膜间隔分离出来，以避免引起前臂感觉麻木。

（5）切取肱骨骨段：将包含两块肌肉的肌肉组合与肌间隔膜远端部分一同分离出来。使用摆锯将下方的骨段锯开。将远端的 PRCA 离断，完成皮瓣的切取过程。

（6）供区关闭：如果供区宽度不超过 6 cm，通常可直接缝合闭合；如果皮瓣宽度超过 6 cm，可用断层皮移植覆盖供区。

（7）皮瓣移植：首先，将骨段置于受区就位，根据需求使用克氏针以及金属板进行进一步固定；然后，缝合皮瓣远端，随后进行血管吻合及神经吻合；最后，放置伤口引流，并缝合皮瓣近端。

改良

（1）肌腱筋膜皮瓣。
（2）骨肌腱筋膜皮瓣。
（3）神经感觉皮瓣。
（4）分叶皮瓣：二维缺损，特别是手部第一指蹼部的缺损。
（5）肌皮瓣。

注意事项

（1）勿切取不带血管的皮肤与筋膜。

（2）解剖蒂部时应避免损伤桡神经。

（3）切取骨块时注意将骨块控制在 1.0 cm × 1.5 cm。

（4）肌肉组合中应包含附着于肱骨的肱肌。

（5）保存后侧皮神经深支以避免前臂出现感觉麻木。

（6）动脉可能较细小，静脉可能很脆弱。

（7）无菌止血带应尽可能扎在高处，必要时可能会移除止血带，以获取更长的皮瓣。

典型病例

病例（图2-1）

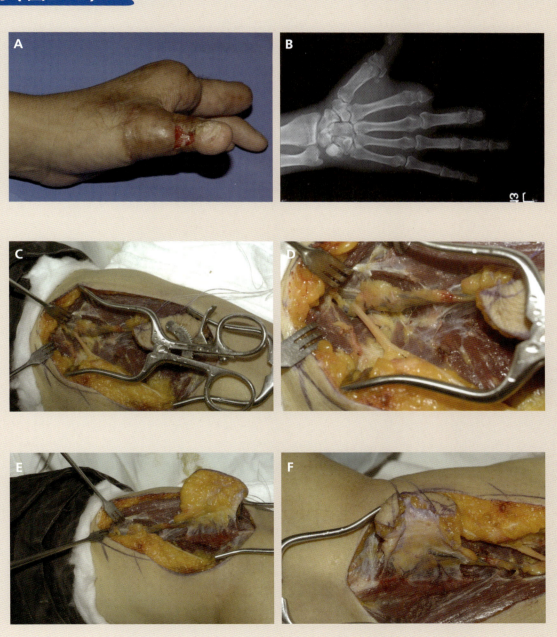

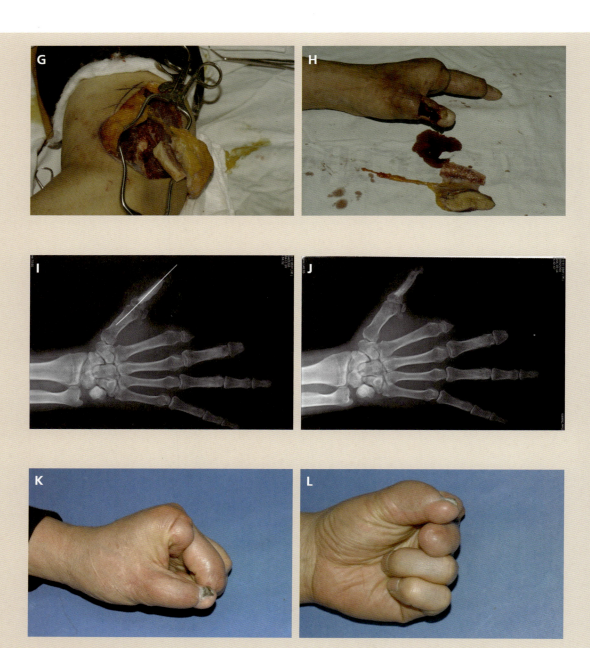

图 2-1　患者拇指近端指骨的软组织及骨缺损（A、B）。术中照片：近端解剖后的外侧肌间隔与后侧皮神经（C、D）。术中照片：从下方骨段掀起外侧肌间隔。特写：供应肱骨骨段的后桡侧副动脉肌间隔分支（E、F）。将上臂外侧皮瓣与肱骨骨段掀起并切取，可见蒂的长度充足（G、H）。术后 48 天：用克氏针固定后对位良好。术后 17 个月：骨连接良好，无骨吸收（I、J）。术后 2 年：最近一次随访可见软组织完全重建，骨缺损修补未出现并发症（K、L）

相关阅读

1. Song R, Song Y, Yu Y, et al. The upper arm free flap. Clin Plast Surg 1982;9:27-35.

2. Katsaros J, Schustermann M, Beppu M, et al. The lateral upper arm flap: anatomy and clinical applications. Ann Plast Surg 1984;12:489-500.

3. Katsaros J, Tan E, Zoltie N, et al. Further experience with the lateral arm free flap. Plast Reconstr Surg 1991;87:902-910.

4. Arnez ZM, Kersnic M, Smith W, et al. Free lateral arm osteocutaneous neurosensory flap for thumb reconstruction. J Hand Surg [Br] 1991;16:395-399.

5. Martin D, De Biscop JP, Mondie JM, et al, The osteocutaneous upper arm flap for mandibular reconstruction. J Reconstr Microsurg 1993;9:387-396.

6. Teoh LC, Khoo DBA, Lim BH, et al. Osteocutaneous lateral arm flap in hand reconstruction. Ann Acad Med Singapore 1995;24:15-20.

7. Haas F, Rappl T, Koch H, et al. Free osteocutaneous lateral arm flap: anatomy and clinical applications. Microsurgery 2003;23:87-95.

8. Kremer T, Bickert B, Germann G, et al. Outcome assessment after reconstruction of complex defects of the forearm and hand with osteocutaneous free flaps. Plast Reconstr Surg 2006;118:443-454.

9. Ulusal BG, Lin YT, Ulusal AE, et al. Free lateral arm flap for 1-stage reconstruction of soft tissue and composite defects of the hand: a retrospective analysis of 118 cases. Ann Plast Surg 2007;58:173-178.

10. Marques Faria JC, Rodrigues ML, et al. The versatility of the free lateral arm flap in head and neck soft tissue reconstruction: clinical experience of 210 cases. J Plast Reconstr Aesthet Surg 2008;61(2):172-179.

11. Windhofer C, Michlits W, Karlbauer A, et al. Treatment of segmental bone and soft-tissue defects of the forearm with the free osteocutaneous lateral arm flap. J Trauma 2011;70(5):1286-1290.

12. Jones NF, Lister GD. Free skin and composite flaps. In: Wolfe SW, Hotchkiss RN, Pederson WC, et al., editors. Green's operative hand surgery. 6th ed. New York: Churchill Livingstone; 2011. p. 1721-1756.

第3章

前臂桡侧皮瓣

Keun Cheol Lee

引言

前臂桡侧皮瓣最早于 1981 年由杨果凡等首先应用。1983 年苏塔尔等将该皮瓣用于洞穿性口腔缺损的修复。前臂桡侧皮瓣已经成为修复头颈部缺损最常用的皮瓣之一。该皮瓣的优点包括：皮瓣薄且弹性好，血管蒂长故易于选择血管口径，且可以设计带感觉神经的皮瓣和复合皮瓣。但是，选择该皮瓣时，应当充分考虑皮瓣大小的限制和供区并发症。在首次游离皮瓣失败后，或患者因糖尿病和吸烟等原因存在血运障碍需最大限度保证皮瓣存活时，可优先考虑前臂桡侧皮瓣。这里，我们将讨论如何恰当地通过修复外科手术，利用前臂桡侧皮瓣修复缺损部位。

解剖

前臂桡侧皮瓣以桡动脉和 1 条或 2 条前臂静脉为血管蒂。在此区域内有 1 支或 2 支皮神经分布。桡动脉由肱动脉在肘关节下 1 cm 处发出，沿桡骨侧方走行至腕部。尺动脉搏动可在桡侧腕屈肌和桡骨前方之间触及。在前臂 1/3 处，其内侧缘为肱桡肌和旋前圆肌，中部则为桡侧屈腕肌。

根据朱尔根斯等（1980）的报道，双手和手指的血运主要来自尺动脉，切取桡动脉作为血管蒂不会影响手的血运。但是，术前务必做艾伦试验评估手

的血运，术中切取皮瓣前应阻断皮瓣血管，检查手的血运是否正常。

桡动脉缺损可移植静脉进行修复，切取头静脉或大隐静脉植入缺损区域。动脉很长，近端口径约 2.5 mm，而远端口径约 2 mm。修复缺损时顺行、逆行吻合血管均可，但逆行吻合时部分患者会出现一些问题。骨间后动脉也可以作为血管蒂。皮瓣回流主要靠桡动脉伴行静脉，也可以使用头静脉或贵要静脉。前臂细小的内外侧皮支应包括在皮瓣内。切取游离皮瓣时要注意不要损伤桡神经浅支。若皮瓣较窄，供区可直接缝合。若无法缝合，应植皮修复。

手术方法

患者取仰卧位，术者于术前用笔在患者前臂标记桡动脉及较粗的表浅静脉的走行。应尽量从腕部前方或前外侧切取皮瓣，这样可以保证皮瓣最薄且没有毛发，同时血管蒂可以最长。根据受区缺损范围决定行单纯皮瓣转移还是皮瓣和骨瓣复合转移。桡骨自茎突远端 2 cm 以远切取，可取 12 cm 甚至更长。

在很多病例中，皮瓣可用于覆盖缺损区骨外露，但受区并非常有骨外露。如果皮瓣包含头静脉，最好更靠前外侧一些，因为这是回流静脉。对于体毛较多的患者，皮瓣应更靠前方或者尺侧一些，这里体毛较少，术后外观更好。只要皮瓣包含血管间隔，皮瓣切取范围没有限制，整个前臂皮肤均可作为皮

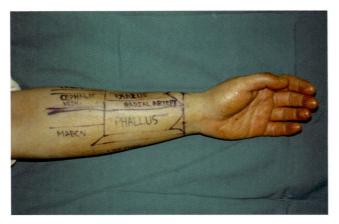

图 3-1　前臂桡侧皮瓣的术前设计

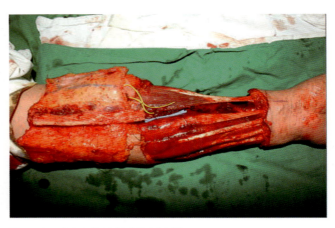

图 3-2　术中所见的前臂桡侧皮瓣

瓣切取。当然，这种病例并不常见（图 3-1）。

皮瓣的设计范围可自肘窝至腕横纹，自尺侧缘至桡侧缘后外，但是血管间隔必须包含在皮瓣内（图 3-2）。

所有前臂外侧皮瓣蒂部都必须保证血管间隔的完整性，蒂部越窄，皮瓣坏死的可能性就越大。

设计皮瓣时，其面积应略大于缺损范围。当皮瓣小于 6 cm×4 cm 时，供区可直接缝合。在这些病例中，均应该在平放位置来设计皮瓣。供区也可以用尺侧旋转推进皮瓣覆盖。近端缺损可以 V-Y 推进皮瓣覆盖。V-Y 缝合时，保持腕部屈曲有利于操作。

手术前，应行艾伦试验确认手部的血运良好。上臂上气囊止血带，加压止血。

从皮瓣远端切开皮肤及筋膜层。解剖皮瓣远端时，应注意不要损伤头静脉及其他浅表静脉。近端直接沿边缘切开至前臂筋膜，解剖皮下组织定位静脉。需切取神经支配皮瓣时，所有皮瓣范围内的皮下神经均应保留，以筋膜袖来保护。这些神经难以精准定位，其位于深筋膜浅层，在前臂近端位于头静脉和贵要静脉后方。在皮瓣近端可根据走行解剖定位这些神经支（图 3-3）。

皮瓣可自尺侧切取，紧贴深筋膜层向肱桡肌和桡侧屈腕肌间隔解剖。在间隔旁 1 cm 处切开深筋膜，

在深筋膜和肌袖间解剖。通过这种办法，可以保留深筋膜以提高皮瓣的存活率。保留腱旁组织，在桡侧屈腕肌前向桡侧解剖。解剖时常可见到指浅屈肌纤维。将肌肉向尺侧牵开，沿桡侧缘解剖。自桡骨远端前方见到拇长屈肌和骨间膜时，完成解剖。

桡侧解剖与尺侧相似。从肌间隔至侧方 1 cm 处沿深筋膜层上方做解剖。如果解剖超过深筋膜，会造成桡侧肌腱外露。解剖尺侧时紧贴肌腱进行，腱周组织应予以保留。解剖由桡侧肌腱边缘至其深面时，可见疏松外膜组织形成的间隙。从这里钝性分离可显露手背桡侧裸区。在皮瓣远端结扎切断桡动脉和伴行静脉。桡侧肌腱需从桡骨远端掀起，必须保留桡侧肌腱远端止点。通过这种办法提起肱桡肌肌腱，则骨皮瓣可携带更多桡骨，因为肱桡肌决定骨远侧端的位置。结扎切断重要静脉，邻近静脉同样结扎切断。解剖桡侧时，必须小心位于皮瓣深面的桡侧神经支。虽然这些神经无支配作用，但其在皮瓣下方易于分离，不需损伤。

沿肱桡肌与桡侧屈腕肌间隔，由近端向远端解剖。可在这些肌肉间发现桡动脉和伴行静脉。无须保留岛状皮瓣近端的穿支。须从周围组织中解剖分离血管。应从肘窝下方解剖肱动脉至桡动脉发出处。在此处，表浅静脉与深静脉系统汇合。如果需要更

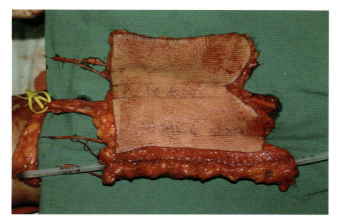

图 3-3　切断皮瓣蒂部前的术中所见

长的头静脉和表浅神经，可继续向上解剖至上臂。

若供区需要骨瓣移植，则需行截骨手术。由于桡骨被拇长屈肌覆盖，所以不易看到。桡骨外侧缘可以触及，而内侧缘由于存在牢固的骨间膜而无法触及。可以在拇长屈肌间插入小止血钳探及骨的尖端和骨间膜起点。在拇长屈肌下方的桡骨中点的对应点作一垂直线，由此处向后外侧截骨。垂直截骨可切取半数的外侧皮质，所需骨量可调节。截骨时，拇长屈肌被分离出来。骨膜与骨质一同切取。截骨由远端向近端进行，可自远端截取 12～14 cm 长的桡骨。在大部分病例中，该点位置与旋前圆肌结节接近。截骨范围近端可达旋前圆肌起点，远端可达肱桡肌肌腱。后内侧、外侧、近端截骨，远端切取时可保留拇长屈肌附着处。虽然该区域没有重要的结构，但应注意结扎大的桡动脉分支。

上止血带的时间不得超过 2h。松开止血带后，应对出血部位彻底止血。截骨时，可使用小于 1.5 cm 的摆锯。助手牵开重要结构后，术者以与肱桡肌肌腱 45° 使用骨锯。截骨开始后，在旋前肌前方，依照一定角度在软组织内以骨锯向外侧皮质截取预定大小的骨组织。截骨是一个单一而连续的过程，截取的骨质呈舟状（图 3-4）。

检查皮瓣切缘是否出血及毛细血管反应。观察

15min 后，离断蒂部血管，转移至受区。此时应检查手部血运，在罕见情况下会出现血运障碍，此时应做血管移植。常规术前检查可以避免很多问题。

在将皮瓣安放于缺损部位前，根据缺损的位置，应当确定并解剖好供吻合的受区血管（面动静脉、颞浅动静脉、甲状腺上动静脉、颈外或颈前动静脉）（图 3-5）。

由于血管足够长，若附近无合适血管，皮瓣可以和颈横动静脉和胸廓内动静脉吻合。吻合血管、缝合皮瓣后，应再次检查皮瓣的血运（图 3-6）。

改良

斯塔克（Stock）（1981）最早报道桡动脉远端可逆行供血营养前臂筋膜皮瓣，以远端穿支为蒂的岛状皮瓣已经用于同侧手部的修复。

岛状皮瓣的使用基于以下科学基础：第一，由于血管自主神经功能的丧失，导致静脉瓣膜失去功能。第二，存在大量静脉交通支。第三，静脉回流可通过旁支绕过静脉瓣。

大量研究证实，皮瓣携带桡骨或韧带转移，可用于修复软组织缺损、手指重建、手功能重建。

注意事项

麦考密克（McCormick）等对 750 例上肢进行了解剖，发现 100% 存在尺动脉和桡动脉。14% 的桡动脉变异，不起源于肘关节而起源于近端。即使在这 14% 的人群中，桡动脉在前臂中也正常存在。虽然尺动脉经掌浅弓供应手的血运，但存在血管畸形时可能不会向全手供血。

科尔曼（Coleman）等报道，在 10% 的标本中，掌浅弓无法向拇指和食指供血。而桡动脉和尺动脉组成的掌深弓发出的分支中有 50% 缺如。如果患者同时存在这两种变异，拇指和食指血运仅由桡动脉提供，若切取前臂外侧皮瓣，需以静脉桥接修复桡动脉。

供区最严重的问题是桡骨骨折。巴斯利（Bardsley）

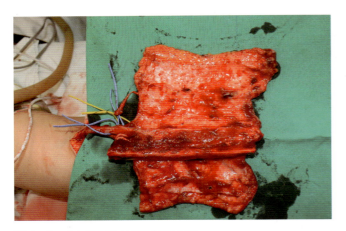

图 3-4 　术中所见的前臂桡侧骨皮瓣

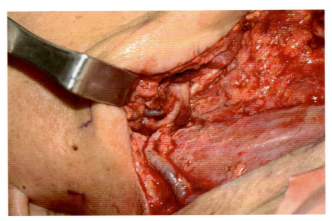

图 3-5 　术中蒂部血管吻合

等报道：切除舟状骨块时若达到或接近桡骨周径 1/3，则有骨折危险。

　　如果供区较小，可直接缝合。若无法缝合，可能出现几种并发症。如果从近端或中部切取皮瓣，供瓣区植皮后存活良好，但问题是血管穿支无法做太长。苏塔尔等报道，在神经肌腱上直接植皮存活率差，愈合时间长，但功能损失小。为避免植皮，哈洛克（Hallock）等在残余组织中使用组织扩张器。麦斯特（Masseter）等将组织扩张器提前置于皮瓣下方，扩张后再切取皮瓣。艾略特（Elliots）等报道用尺侧皮瓣修复供区，取得了良好的效果。

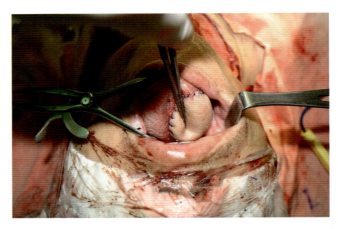

图 3-6 　应用前臂桡侧皮瓣修复舌缺损术后当时所见

典型病例

病例 1

一名 72 岁老年男性患者，舌部持续疼痛 1 年。查体见舌部左侧有 1 cm×2 cm 的白色斑块。病理检查证实为鳞状细胞癌（T2N1M0）（图 3-7A）。

行舌次全切除术加颈部改良根治性手术，从右前臂桡侧切取 4 cm×6 cm 大小的游离皮瓣修复舌缺损处。术后 3 年，患者无严重说话及舌运动障碍（图 3-7B）。

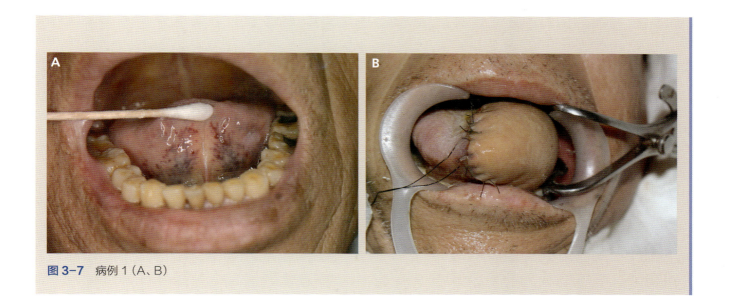

图 3-7　病例 1（A、B）

病例 2

一名 51 岁老年男性患者，2 个月前刷牙时出血。查体见左侧扁桃体有 1 cm×1 cm 的肿块。活检证实为鳞状细胞癌（T1N0M0）（图 3-8A）。

行扁桃体切除术加颈部改良根治性手术，从左前臂桡侧切取 3 cm×5 cm 大小的游离皮瓣修复缺损处。术后 1 年，患者日常生活无明显障碍，包括说话在内（图 3-8B）。

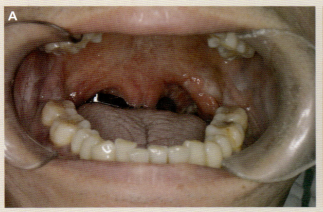

图 3-8　病例 2（A、B）

相关阅读

1. Schustermann MA, Miller MJ, Reece GP, et al. A single center's experience with 308 free flaps for repair of head and neck cancer defects. Plast Reconstr Surg 1994. 93: 472-478.

2. Hurvitz KA, Kobayashi M, Evans GR. Current options in head and neck reconstruction. Plast Reconstr Surg 2006;118(5):122e-133e.

3. Yang GF, Chen PJ, Gao YZ, et al. Forearm free skin

flap transplantation: a report of 56 cases. 1981. Br J Plast Surg 1997;50(3):162-165.

4. Soutar DS, Scheker LR, Tanner NS, et al. The radial forearm flap: a versatile method for intra-oral reconstruction. Br J Plast Surg 1983;36(1):1-8.

5. Iseli TA, Yelverton JC, Iseli CE, et al. Functional outcomes following secondary free flap reconstruction of the head and neck. Laryngoscope. 2009;119(5):856-860.

6. Park JW, Kim ES, Hwang JH, KS Kim, SY Lee: Analysis of color difference in facial reconstruction used various flaps. J Korean Soc Plast Reconstr Surg 2009;36: 365.

7. Wong CH, Wei FC. Microsurgical free flap in head and neck reconstruction. Head Neck. 2010;32(9): 1236-1245.

8. Clayman GL, DeMonte F, Jaffe DM, et al. Outcome and complications of extended cranial-base resection requiring microvascular free-tissue transfer. Arch Otolaryngol Head Neck Surg 1995;121(11):1253-1257.

9. Neligan PC, Mulholland S, Irish J, et al. Flap selection in cranial base reconstruction. Plast Reconstr Surg 1996;98(7):1159-66; discussion 67-68.

10. Moyer JS, Chepeha DB, Teknos TN. Contemporary skull base reconstruction. Curr Opin Otolaryngol Head Neck Surg 2004;12(4):294-299.

11. Gurtner GC, Evans GR. Advances in head and neck reconstruction. Plast Reconstr Surg 2000;106(3):672-682; quiz 83.

第 4 章

改良前臂桡侧皮瓣

Kwan Chul Tark

引言

前臂桡侧皮瓣具有较薄的皮肤和少量的皮下组织，这使得它被广泛应用于鼻部重建、颈部烧伤后瘢痕粘连松解、阴茎一步法再造和口内或口咽缺损修复等方面。它甚至可以被用于手重建以及修复下肢远端的缺损。此皮瓣血供丰富，因此可被用于动静脉畸形大小瘘的功能性和解剖性修复。

前臂桡侧皮瓣常被称为"中国皮瓣"。杨果凡和陈宝驹于 1978 年在原沈阳军区总医院进行了大量尸体灌注研究后，发明了前臂桡侧皮瓣，随后在 1981 年报道了其在 60 例患者中的临床应用。此皮瓣包绕前臂的大半，最初作为大型皮瓣主要用于修复头颈部烧伤后形成的瘢痕粘连。1980 年，德国外科医生代表团访问中国时了解了此皮瓣并将其引入西方。

前臂桡侧皮瓣具有以下优点：①具有恒定且明确的血管供应，具有很强的可靠性；②容易切取；③皮肤较薄，柔韧性好，可以进行灵活设计；④毛囊相对较少；⑤切取时可以采用局部麻醉方法并使用止血带，仅需两名外科医师即可完成；⑥具有较多感觉神经分布，切取后不会造成供区的功能受损；⑦可以提供 1 条较长的血管蒂。其主要缺点是供区需要植皮，会造成前臂外观明显受损，而前臂通常较少被衣物覆盖。

解剖

依据马蒂斯－纳海（Mathes-Nahai）对筋膜瓣／筋膜皮瓣的分类，前臂桡侧皮瓣属于带肌间隔蒂的 B 型筋膜皮瓣。科马克（Cormack）和兰伯蒂（Lamberty）根据血管将筋膜皮瓣进行分类，依照他

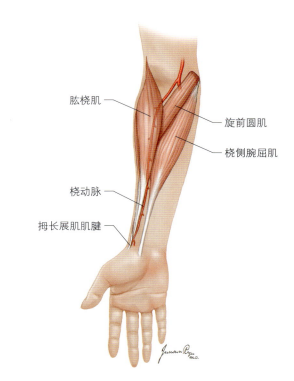

肱桡肌

旋前圆肌

桡侧腕屈肌

桡动脉

拇长展肌肌腱

图 4-1 局部解剖图

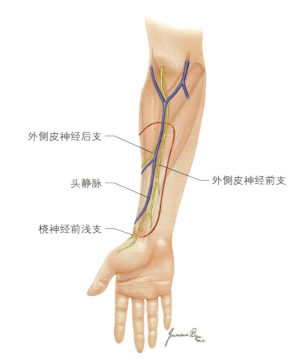

外侧皮神经后支

头静脉

桡神经前浅支

外侧皮神经前支

图 4-2 前臂表浅动脉及神经解剖

前臂内侧皮神经（C8~T1）和前臂外侧皮神经（C5、C6）是肌皮神经的延续，构成了皮瓣的感觉部分。由于前臂感觉神经分布较多，可以用于阴茎重建中的龟头再造。前臂外侧皮神经的后支与头静脉于前臂伴行。在前臂的远端 1/3，桡神经的浅支也与头静脉伴行。在分离头静脉时，需要在皮瓣内保留前臂外侧皮神经，同时保留桡神经的浅支。

手术方法

在手术前，需要行艾伦试验来确保仅依靠尺动脉能代偿前臂远端供血。在体表标出桡动脉、头静脉、贵要静脉和前臂外侧皮神经的体表走行。皮瓣的设计以桡动脉的走行为轴心。皮瓣的宽度为 5 ~ 8 cm，长度为 8 ~ 10 cm。为了使皮瓣能更好地嵌入受区，皮瓣边界的设计可使用样布。皮瓣设计越靠近上臂远端，越可以获得更长的蒂，桡骨远端也可被包括在皮瓣内。从美学的角度来看，皮瓣设计越靠近前臂远端，供区就越不容易被衣服所覆盖，并且植皮也很难覆盖远端的肌腱。

此皮瓣通常须上止血带切取，上止血带可以帮助保留表浅的静脉，并有利于切取皮瓣。皮瓣的切取自前臂近心端尺侧开始至前臂肌肉表面的深筋膜。在皮下组织层面辨别并结扎头静脉的同时，要注意桡神经的浅支也在此区域，要避免其受到损伤。需要保留桡神经，并且最好将暴露的神经埋入肌肉中以避免形成残端神经瘤而导致疼痛。然后切开筋膜，暴露出桡动脉及其伴行静脉。在前臂远端，血管蒂位于肱桡肌的尺侧和桡侧腕屈肌的桡侧。如果此皮瓣需要包括部分肱桡肌肌腱，那么它需要和深筋膜一起切取（图 4-3）。

动脉及伴行静脉刚好在腕部分开，深筋膜需在桡侧腕屈肌的内侧解剖分离。如果受区需要，则桡侧腕屈肌的一部分肌腱可以和深筋膜一起切取，并可根据需求将掌长肌肌腱一同切取。为了使供区更容易植皮，需要留下肌腱旁的软组织覆盖剩余的肌腱。

然后，将皮瓣同深筋膜一起切下，肱动脉包含在肌间隔中。在前臂远端，随意按 S 形切开皮肤，

们的分类方法，前臂桡侧皮瓣属于 C 型筋膜皮瓣，它具有较多的纵行穿支血管。（图 4-1、图 4-2）

此皮瓣的组成包括前臂掌侧皮肤、皮下脂肪组织和深筋膜。前臂桡侧筋膜皮瓣的供血来源于肱动脉的分支桡动脉。桡动脉通过在肌间隔外侧及前臂筋膜发出 9 ~ 17 个穿支血管对此筋膜皮瓣进行供血。这些血管主要起源于桡动脉的近端及远端 1/3，对前臂的桡背侧供血。桡动脉的中 1/3 几乎不发出穿支血管。这些穿支血管中，最大的穿支血管大多在距腕部 7 ~ 8 cm 处发出。桡动脉和头静脉长达 20 cm，直径约为 2.5 mm。可供使用的皮瓣直径大约为前臂的 2/3，其远端可至腕部，近端可达肘窝。

与桡动脉伴行的两条浅静脉为头静脉和贵要静脉，可以为此皮瓣提供静脉回流。在前臂远端，头静脉位于前臂掌侧的桡侧，贵要静脉位于尺侧，同时尺侧还有前臂内侧皮神经。头静脉和贵要静脉于肘窝中 1/3 处汇合。

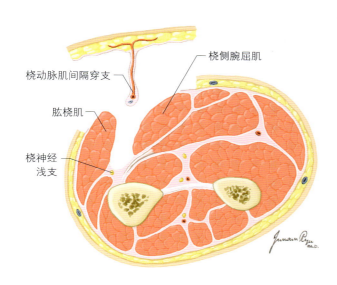

桡动脉肌间隔穿支

肱桡肌

桡神经
浅支

桡侧腕屈肌

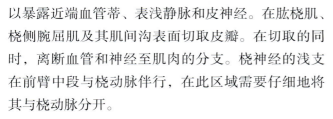

图 4-3　皮瓣横断面解剖

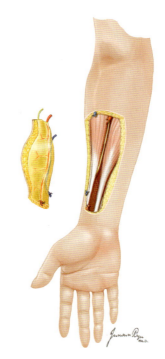

图 4-4　皮瓣完全切取后示意图

以暴露近端血管蒂、表浅静脉和皮神经。在肱桡肌、桡侧腕屈肌及其肌间沟表面切取皮瓣。在切取的同时，离断血管和神经至肌肉的分支。桡神经的浅支在前臂中段与桡动脉伴行，在此区域需要仔细地将其与桡动脉分开。

可随皮瓣一同切取部分桡骨，切取的范围近端为旋前圆肌的止点，远端为肱桡肌止点。这段桡骨可沿肌间隔纵向劈开。如果要切取桡骨的话，需要同时切取拇长屈肌和旋前方肌以保证桡骨具有充足的血供。

桡动脉的切取长度根据需要保留蒂部的长短来决定。切取前臂近端皮瓣时需要包括肘下动脉，并可能需要同时切取桡侧返动脉，因为有时肘下动脉可起源于桡侧返动脉。在需要的层次分离头静脉和皮神经。可能需要在皮瓣的上端纵向切除长条的皮肤以充分保留这些结构。皮瓣完全切除后的示意图如图 4-4 所示。切取皮瓣后，桡动脉可以通过静脉移植来重建，但这并不是必要的。供区可通过移植中厚皮片来覆盖。

皮瓣的应用

可以带桡骨一起切取筋膜皮瓣，其中桡骨可以通过肌间隔穿支血管供血。皮瓣不仅可以附带具有血供的骨组织，也可以附带由肱动脉供血的肌腱、肌肉（肱桡肌）和神经组织。前臂桡侧皮瓣也可以设计为由掌深弓逆行供血来实现远端血管为蒂。

头颈部

前臂桡侧皮瓣较薄，柔韧度好，非常适合用作头颈部的重建。口内的缺损，如部分舌切除术后，口颊部或上颚的缺损都可以应用此皮瓣来完成口腔内的功能重建。

（1）用游离皮瓣取代黏膜和舌来实现口咽部重建：前臂桡侧游离皮瓣可以实现神经重建，并且薄厚适宜，柔韧性好，非常适宜用来修复口内缺损。对于口腔基底部的缺损或舌切除术后的缺损，感觉神经丰富的前臂桡侧游离皮瓣都是重建的最佳选择。当设计皮瓣时，需要保证设计足够大的皮瓣来避免出现舌挛缩。

（2）复合皮瓣重建口腔，包括用部分桡骨重建口腔。

（3）管状皮瓣重建咽部和颈段食管：为了实现咽部重建，较薄的、柔韧性好并可以较好折叠的皮瓣是较为理想的选择，例如前臂桡侧游离皮瓣和股前外侧皮瓣。

（4）用富有血管的前臂游离皮瓣进行动静脉畸形缺损的功能性和解剖性重建。动静脉畸形（AVM），是一种典型的高流入性畸形，是难以处理的缺损类型之一。胚胎学研究表明，动静脉畸形（AVMs）包含大的和小的血管瘘。大、小血管瘘聚集成团，该处组织由动静脉短路而导致弥散性区域缺血。尽管该处血流丰富，但大部分血流通过动静脉短路而被称为无效血流，使得大部分组织灌注不足。应用传统治疗方法治疗，如切除、栓塞、结扎流入血管，或硬化剂注射会导致之前并未开放的动静脉短路开放，并导致其他区域缺血。并且会因此导致水肿、疼痛、坏疽，并开放侧支循环。因此，完全控制或治愈 AVM 不仅需要去除病灶，并且需要带正常血管的组织来替代之前的缺血组织，修复缺血环境和无效血液循环。

（5）修复头皮缺损。

（6）替换面颈部皮肤。

（7）游离筋膜脂肪组织瓣填充面部或治疗进展性半侧颜面萎缩症 [隆伯格 (Romberg) 病]。

（8）预制复合皮瓣修复面部复杂缺损。

（9）在鼻部完全或部分缺损中，重建鼻部衬里是非常重要的。前臂桡侧游离皮瓣对于重建鼻部三维衬里是非常适合的。

躯干和四肢

（1）重建大范围胸腹壁缺损。

（2）上肢：主要用于带或不带神经、肌腱、骨缺损的拇指和手部重建。远端血管蒂皮瓣可以用于

修复手部缺损。

（3）下肢：作为管状皮瓣在下肢重建时提供重建血管。

（4）因富含感觉神经可用于足跟部重建：在重建手部和足部以及其他的负重部位时，感觉的重建是重建的重要方面之一。

生殖器

尽管有许多方法可以重建阴茎，应用前臂桡侧皮瓣仍是最常用的重建方法。

（1）阴茎重建：阴茎重建术采用在"板球拍"样游离皮瓣（将皮瓣塑造为管状结构）中装入硅胶假体来完成。

（2）女变男的变性手术：在"板球拍"样游离皮瓣（将皮瓣塑造为管状结构）中装入硅胶假体来重建一个新的阴茎。

老年或合并其他疾病的患者

这种皮瓣对于老年或合并其他疾病的患者来说是比较安全的，因为桡动脉很少发生动脉粥样硬化，因此皮瓣的安全性很高。并且此皮瓣的切取过程时间较短，技术成熟，而且这项手术通常由两组医生来完成，可以缩短手术时间。皮瓣的切取可以在局部麻醉下完成。而且，如果患者的病情允许，患者在手术后早期即可下地活动。早期下地活动可以避免发生肺不张、肺炎和血管栓塞。

改良

骨皮瓣

骨皮瓣可以包含血供丰富的桡骨的前外侧段，可包括最长 10 cm、宽 1.5 cm 的骨组织。这些骨组织可用于修复包括眼眶及上颌骨的中面部和修复骨轮廓缺损。这些骨组织的血供来源于桡动脉发出的筋膜血管穿过肌间隔后发出的骨膜分支和供应拇长

屈肌和旋前方肌的血管发出的骨膜分支。皮瓣通常采用前所述方法切取，分离拇长屈肌和旋前方肌肌腹到达桡骨骨膜。然后在桡动脉两端 0.5 cm 处斜向切开桡骨，切开深度不超过桡骨直径的 1/3。由于桡

典型病例

病例1

口底及舌重建，扁桃体沟重建

此病例为一位 54 岁男性患者，患有鳞状细胞癌（T4 期）浸润至口腔基底部和舌，行广泛组织切除后，采用前臂桡侧游离皮瓣来修复遗留缺损处。切取一个双叶前臂桡侧游离皮瓣，并将其移植入受区，来重建口腔基底部、舌和扁桃体沟（图 4-5）。

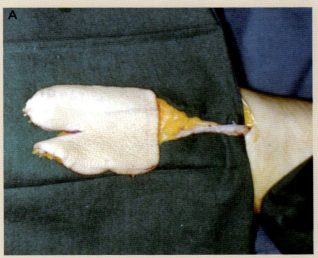

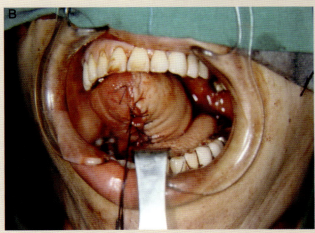

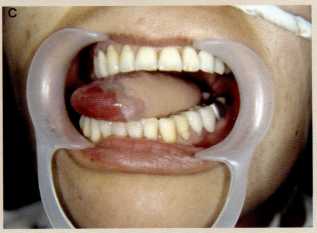

图 4-5 设计并切取前臂桡侧皮瓣（A）。术后即刻照片（B）。1 年后口腔照片 (C)，舌的外形及活动度都很好

手术切除后即刻一次重建修复口－咽－喉缺损

患者为 67 岁男性，大范围切除下咽鳞状细胞癌，切除范围包括喉部和咽部。手术遗留的口－咽－喉缺损用前臂桡侧皮瓣修复。为了防止伤口裂开和形成瘘管，缝合时要保证无张力及防水（图 4-6）。

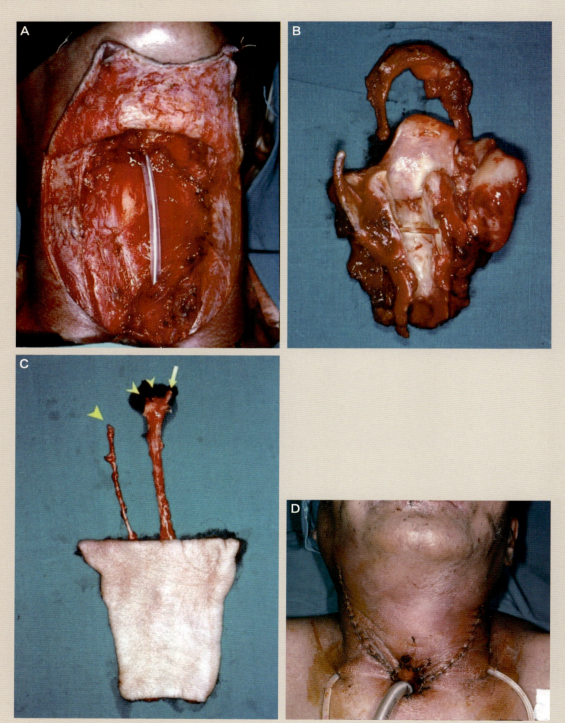

图 4-6 下咽鳞状细胞癌切除术后缺损（A）。切除标本（B）。设计并切取前臂桡侧皮瓣，将其塑形为管状以修复缺损（C）。术后即刻照片（D）

病例3

阴茎重建

患者为 30 岁男性，因异物注射而切除了阴茎。按照"板球拍转换器"形状设计前臂桡侧皮瓣。Z 字形切开皮肤，在皮瓣的近端设计三角形皮瓣来避免血管蒂张力过大，并作为再造阴茎的部分结构。将皮瓣的两个无上皮的横翼卷成管状以形成一个外形自然膨大的假龟头，然后将管状的假龟头以"折刀方式"插入阴茎皮瓣。为了保证新阴茎稳固并可以勃起，将两个硅胶假体装入皮瓣中。将阴茎轴型皮瓣卷成管状，并通过皮下 FTSG 形成龟头的冠状沟，完成阴茎重建。阴茎前壁血管和阴茎背神经分别与桡动脉和肘前神经吻合。在术后 4 个月的照片中可以看到外形自然的重建阴茎。术者通过自动 – 视觉 – 性冲动 – 调节硬度 仪（Audio-Visual-Sex-Stimulating Rigiscan）来确保阴茎的勃起功能（图 4-7）。

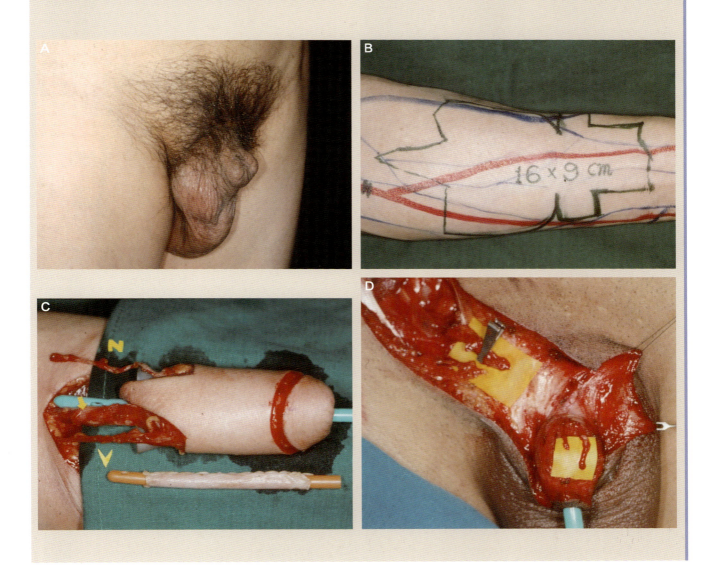

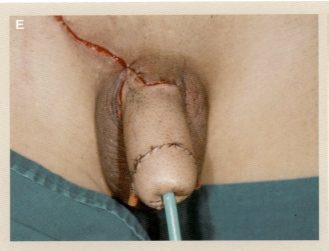
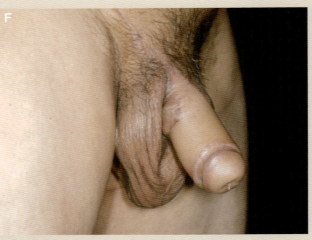

图 4-7　术前照，阴茎因异物注射而切除（A）。Z 字形切开皮肤（B）。将皮瓣的两个无上皮的横翼卷成管状以形成一个外形自然膨大的假龟头，然后将管状的假龟头以"折刀方式"插入阴茎皮瓣（C）。在皮下做 FTSG 形成龟头的冠状沟，将阴茎前壁血管和阴茎背神经分别与桡动脉和肘前神经吻合 (D)。术后即刻照片（E）。术后两个月的照片（D）

病例 4

手部复合缺损的重建

患者为 69 岁女性，因车祸导致左手创伤，导致 2~5 指的屈肌腱和指神经、掌侧皮肤和软组织缺损。这些复合缺损通过前臂桡侧皮瓣进行一期修复，并在后续手术中通过自体肌腱和神经移植进行修复（图 4-8）。

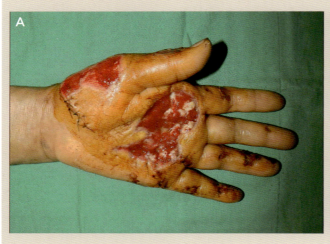
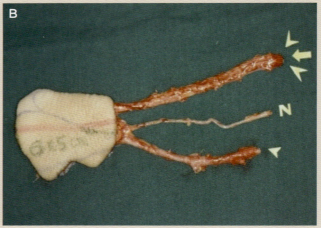

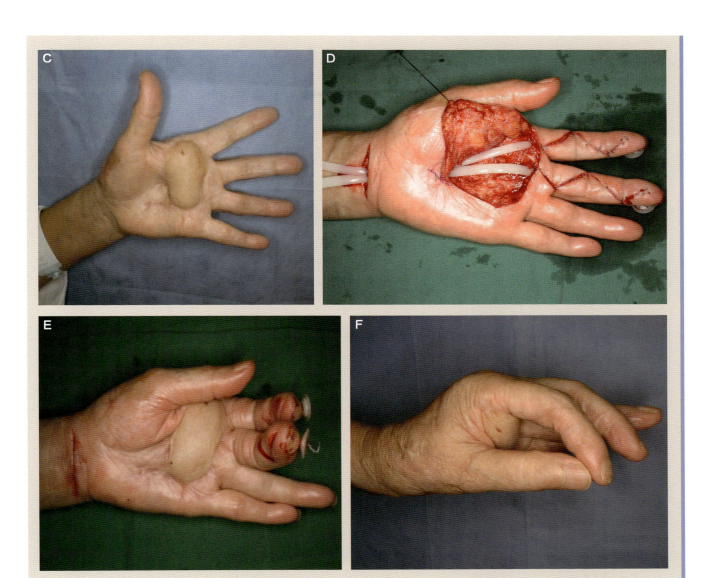

图 4-8 患者车祸后，左手 2~5 指的屈肌腱和指神经、掌侧皮肤和软组织缺损（A）。在一期手术中，掌侧软组织缺损通过前臂桡侧皮瓣进行修复，切取的皮瓣（B）。一期手术 1 年后的照片（C）。在进行充足的被动锻炼后，二期手术在食指和中指上移植了自体屈肌腱（D）。在第一次肌腱移植手术中，植入了人工肌腱，在 3 个月的橡胶带辅助被动锻炼后，移植了自体的掌长肌肌腱（E）。肌腱移植完成后 5 个月，可以做"捏"的动作（F）

治疗动静脉畸形（图4-9）

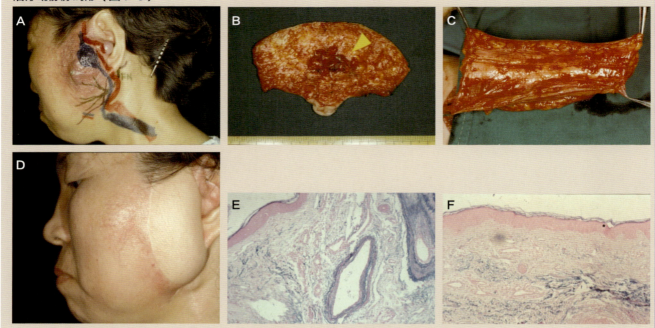

图4-9　患者左耳和头皮复发性动静脉畸形（AVM），可触及血管震颤和波动，部分切除后通过富含血管的前臂游离皮瓣移植来修复（A）。切除标本的内侧面（B）。切取前臂游离皮瓣（C）。术后2年，AVM被治愈，周围残余损伤（D）。用维多利亚蓝将标本染色，可以看到AVM的特征性表现：富含弹性纤维的厚壁血管和不含弹性纤维的薄壁血管的混合物（E）。术后4个月和术后9年，AVM的特征性表现均未在残余损伤的病理切片中看到（F）（Tark KC, Chung S: Histologic change of arteriovenous malformations of the face and scalp after free flap transfer. Plastic and Reconstructive Surgery 106: 87-93, 2000）

骨较细，需要在剩余桡骨上植入钛板3～4周以防止桡骨骨折。

感觉皮瓣

在下肢重建中，可以重建皮肤的感觉是前臂桡侧皮瓣的主要优势。当切取感觉皮瓣时，需要切开前臂近端的皮下组织来辨别和分离与头静脉伴行的前臂侧方皮神经，或更加靠近前臂正中的前臂中央皮神经。皮瓣的感觉神经将与受区的感觉神经相吻合。

筋膜及脂肪筋膜瓣

沿桡动脉的走行切开皮肤，在桡侧和尺侧的皮下层切取脂肪筋膜瓣，使脂肪筋膜瓣的大小满足修复缺损的需要。前臂剩余皮瓣的厚度应不少于4mm。保留皮肤、真皮下血管网和薄层脂肪组织以保证供区血供充足。牵开皮肤暴露脂肪和／或筋膜。标记脂肪筋膜瓣范围，此范围需要包括桡动脉，但并无必要使桡动脉位于脂肪筋膜瓣正中。操作时要避免损伤桡侧感觉神经。在尺侧切开脂肪筋膜瓣，按朝向桡动脉的方向在筋膜下层面分离组织。其余的操作步骤与标准的皮瓣切取过程无异。脂肪筋膜瓣可按照标准皮瓣的范围切除。这些脂肪筋膜瓣可用于软组织的填充，可以设计为游离皮瓣修复烧伤后的软组织损伤，或设计为带近端或远端蒂，或带皮肤移植。

肌皮瓣

此皮瓣可包括肱桡肌、桡侧腕屈肌或旋前方肌的部分肌肉或肌腱以修复软组织。这些肌皮瓣或肌瓣相较于筋膜皮瓣更适于在修复时营造"膨胀"的效果。

远端蒂皮瓣

以远端为蒂的前臂桡侧皮瓣在临床上是较为实用的逆行供血皮瓣。尽管不是所有的远端蒂皮瓣都是逆行供血，以远端为蒂的前臂桡侧皮瓣的血供是来源于掌深弓的逆行供血，和小腿腓肠肌皮瓣依靠腓动脉的穿支逆行供血方式一样。中心位于腕部的皮瓣可以用来进行拇指及手的掌侧或背侧重建。

通血皮瓣

作为通血皮瓣，前臂桡侧皮瓣可以在一次手术中同时修复中断的血流和软组织缺损。

血管化的神经移植

桡神经浅支可以和前臂桡侧皮瓣一起切取，并行神经移植。

注意事项

在大多数病例中，供区都需要植皮修复，除非供区创面可直接缝合。供区功能损害、供区慢性疼痛、神经损伤等情况均较少发生，此皮瓣的主要缺点是破坏了供区的美观。采用脱细胞真皮基质（ADM）或全厚皮植皮可以使供区获得相对较好的外观。有些情况下，植皮修复供区会失败，为了避免供区植皮失败，需要保留肌腱周围组织或用邻近的筋膜覆盖肌腱。由于失去了桡动脉的供血，受区可能发生缺血性坏死，尽管这种情况比较罕见。在手术前，需要行艾伦试验来确保尺动脉和掌动脉弓能够代偿。同时，在离断桡动脉之前，需要夹闭桡动脉并同时松开止血带以检查尺动脉是否通畅。对于供区受过外伤或接受过放射治疗的患者，需要在术前对其受区进行血管造影检查。

相关阅读

1. Song R, Gao Y, Song Y, et al. The forearm flap. Clin Plast Surg 1982;9(1):21-26.
2. Soutar DS, Scheker LR, Tanner NS, et al. The radial forearm flap: a versatile method for intra-oral reconstruction. Br J Plast Surg 1983;36(1):1-8.
3. Chang TS, Hwang WY. Forearm flap in one-stage reconstruction of the penis. Plast Reconstr Surg 1984; 74(2): 251-258.
4. Urken ML, Weinberg H, Vickery C, et al. The neurofasciocutaneous radial forearm flap in head and neck reconstruction: a preliminary report. Laryngoscope. 1990;100(2 Pt 1): 161-173.
5. Gilbert DA, Jordan GH, Devine CJ, Jr., et al. Microsurgical forearm "cricket bat-transformer" phalloplasty. Plast Reconstr Surg 1992; 90(4): 711-716.
6. Koshima I, Moriguchi T, Etoh H, et al. The radial artery perforator-based adipofascial flap for dorsal hand coverage. Ann Plast Surg 1995; 35(5): 474-479.
7. Wong CH, Wei FC. Microsurgical free flap in head and neck reconstruction. Head & Neck 2010; 32(9): 1236-1245.
8. Tark KC, Chung S: Histologic change of arteriovenous malformations of the face and scalp after free flap transfer. Plastic and reconstructive surgery 106: 87-93, 2000.
9. Tark KC, Lew DH, Lee DW: The fate of long-standing port-wine stain and its surgical management. Plastic and reconstructive surgery 127: 784-791, 2011.

10. Urken Mark L. Atlas of regional and free flaps for head and neck reconstruction. Vol. 3, 1st ed. San Diego: Raven Press; 1995.

11. Fu-Chan Wei FC and Mardini S. Flaps and reconstructive surgery. 1st ed. Philadelphia: Saunders; 2009.

12. Berish Strauch, Luis O. Vasconez, M.d., Elizabeth J. Hall-Findlay, et al., editors. Grabb's Encyclopedia of Flaps. Philadelphia: Lippincott Williams & Wilkins; 2009.

13. Stephen J. Mathes. Reconstructive Surgery: Principles, Anatomy & Technique. New York: Churchill Livingstone; 1997.

14. Mark L. Urken ML. Atlas of Regional & Free Flaps for Head & Neck Reconstruction. Philadelphia: Lippincott Williams & Wilkins; 2011.

第 5 章

Naeho Lee

引言

由桡侧血管供血的前臂筋膜皮瓣，于1981年首次被杨果凡等提出。应用桡侧的前臂筋膜皮瓣是重建头颈区软组织缺损的常用方法之一。由于这种皮瓣的皮肤较薄且柔软性好，适用于重建头颈区缺损。然而，应用前臂桡侧皮瓣也存在部分缺点，例如伤口愈合问题及供区的美观问题。

前臂尺侧皮瓣由洛维等于1984年首次提出。前臂尺侧皮瓣与前臂桡侧游离皮瓣相比有一些主要优势，例如供区修复较易，外观接受程度较高，且该区无毛发生长的困扰。此外，可同时移植尺侧腕屈肌这块功能性肌肉。牺牲尺侧血管与牺牲桡侧血管相比，可能导致手指缺血并发症的概率更低。前臂尺侧游离皮瓣可用于覆盖对活动度有一定要求的浅缺损，比如四肢末端或口内区域。也可分别用以形成远端或近端岛状皮瓣，用以覆盖手部或手臂缺损。

解剖

血管

尺动脉

尺动脉是肱动脉的两支终末支中较大的一支，通常起自肘窝，近桡骨颈处。它向中下、向后至旋前圆肌的双头和指浅屈肌（图5-1）。随后向前经指深屈肌，侧方为尺侧腕屈肌。距肱动脉远端分叉2 cm以内，尺动脉分出了骨间总动脉（图5-2），包括前支与后支。切取皮瓣的位置通常更靠近远端，以保持骨间总动脉的完整性。

骨间总动脉远端3~4 cm处，发出了肌间隔穿支。通常有2~4支肌间隔穿支，近端穿支最大。皮瓣应设计为其中1/3位于尺动脉内侧。这些血管穿支发自尺动脉，经邻近肌肉至前臂尺侧缘的皮肤，进入尺侧腕屈肌与指浅屈肌之间的筋膜间隔。尺动脉在浅层经腕部的屈肌支持带向掌深弓发出掌深支，继续走行成为掌浅弓。

静脉系统

前臂有2套静脉系统回流：与桡动脉和尺动脉伴行的静脉以及浅表静脉系统。贵要静脉起自桡侧的手背静脉网，于前臂尺侧上升，在远端1/3有前臂内侧皮神经伴行（图5-3）。头静脉起自前臂桡侧上升，在远端1/3有桡神经浅支伴行。在前臂的近端2/3，它途经桡侧进入更靠前的位置。成对的并行静脉与尺动脉伴行上升，可用于重建静脉回流。在前臂尺侧游离皮瓣中，贵要静脉常被选作回流静脉。

神经

尺神经于肱骨内上髁后侧穿出，通过尺侧腕屈肌两头之间进入前臂。通过尺侧腕屈肌与指深屈

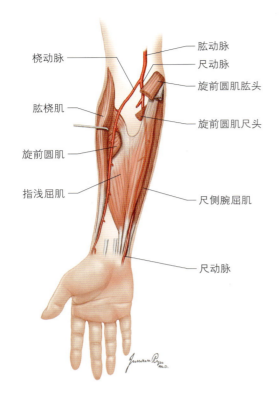

图 5-1 尺动脉走行于旋前圆肌两头与指浅屈肌后方

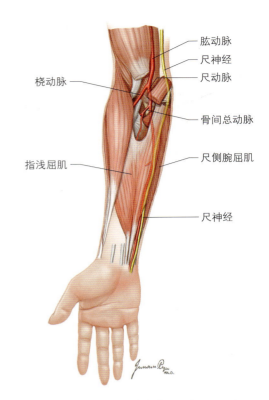

图 5-2 骨间总动脉常发自肱动脉分叉下方 2 cm 内

肌之间向下走行。尺神经与尺动脉并行于前臂远端2/3，始终走行于内侧面。前臂内侧皮神经发自臂丛，沿肱动脉内侧面向下走行。

皮肤

可利用的皮肤供区灵活多变，几乎包括全部前臂前侧至尺侧。多数患者的尺侧前臂可提供大面积较薄且无毛发生长的皮肤。

手术方法

选择非优势侧前臂作为皮瓣供区。进行艾伦试验测试来确保尺动脉离断后手部的血供不受损害。对于有基础疾病或创伤病史的患者需要用经皮多普

勒超声检查血管通畅的程度，有些甚至需要行动脉造影检查。随后标记尺动脉的走行，并压迫静脉近心端以确定贵要静脉的走行。

依据缺损的大小与形状来设计皮瓣，并根据所需的血管蒂长度来选择皮瓣的位置，常位于前臂近端或中部。为了避开未知的穿支血管，通常不将中等大小的皮瓣设计在远端。设计皮瓣时，皮瓣的中1/3应当位于动脉内侧。

驱血并将止血带加压至 33.25kPa（250 mmHg）后，从远端开始切取皮瓣，夹闭位于腕部的动脉，保证流出或逆流所需的长度。结扎贵要静脉远端，确认并保留位于尺动脉内侧的尺神经。而后松开止血带，评估手部的血液供应情况。若桡动脉血供充足，可再次上止血带，继续切取皮瓣。

向上掀起皮瓣，于近心端将尺动脉及其伴行静

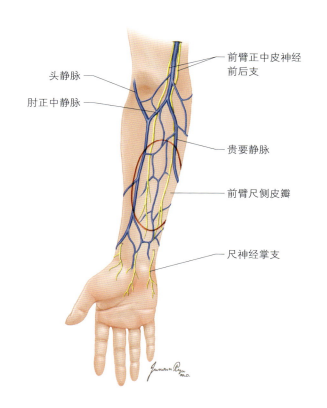

图 5-3　贵要静脉分布在前臂尺侧，在远端 1/3 有前臂正中皮神经的尺侧分支与之相伴行

前臂正中皮神经
前后支

头静脉

肘正中静脉

贵要静脉

前臂尺侧皮瓣

尺神经掌支

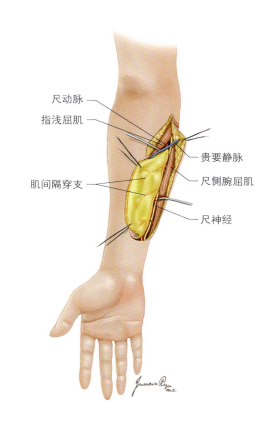

图 5-4　皮瓣切取由桡侧向尺侧的方向进行，避免损伤源自尺动脉的穿支血管，并于指浅屈肌与尺侧腕屈肌之间剥离

尺动脉

指浅屈肌

肌间隔穿支

贵要静脉

尺侧腕屈肌

尺神经

脉一起切取，带或不带有尺侧腕屈肌和（或）掌长肌。应保证皮瓣包含深筋膜层。细心保护 2~4 个血管穿支部位，自尺动脉到尺侧腕屈肌，直至达到深筋膜。

切取皮瓣时在深筋膜下层，自桡侧向尺侧的方向进行。在指浅屈肌和尺侧腕屈肌上方剥离皮瓣（图 5-4）。在指深筋膜上方的两层肌肉之间解剖暴露尺动脉及其伴行静脉以及神经区。皮瓣切取继续向前臂内侧肌间隔方向进行。

随后，由远端向近端切取皮瓣，将尺动脉从周围的软组织中分离出来。确保皮瓣与血管蒂相连后松开止血带。通过电凝止血。于骨间总动脉远侧，尺动脉向近心侧分叉。切断尺动脉后，可通过血管

移植来重建尺动脉血流。

切取较小的皮瓣后，可直接缝合供区切口。对于无法直接缝合关闭切口的供区，可通过植皮覆盖暴露的肌腹。如果尺侧腕屈肌被切除，尺神经暴露，应用指浅屈肌缝合包裹神经，以防皮肤移植直接覆盖在神经上。

改良

尺动脉供血的皮瓣应用广泛，包括带蒂皮瓣、岛状皮瓣及游离皮瓣。可包含皮肤、筋膜、肌肉及神经组织。前臂尺动脉皮瓣有多种用途，可被用于上下肢、头颈部及阴茎的重建修复。伊和尼兰詹使

典型病例

病例

64 岁男性患者，因套状撕脱伤后右侧踇趾血运障碍而收入笔者所在医院。右侧足踇指血运差，色苍白。我们采用逆向静脉的血管移植。然而，术后血运仍较差，皮瓣出现坏死。患者除高血压外无其他循环系统疾病。可触及足背动脉搏动，且术前血管动脉造影可见足背脉。行艾伦试验证实有足够血流通过桡动脉维持手部血运。足踇指清创后，测量缺损大小为 6 cm × 10 cm。在左侧前臂尺侧设计大小为 7 cm × 11 cm 的皮瓣。仔细切取皮瓣至指浅屈肌和尺侧腕屈肌之间的筋膜间隔，直至主血管穿支进入尺

动脉。有 1 支发自尺动脉的穿支血管贯穿筋膜间隔。进一步分离血管蒂，以获取 6 cm 长的尺动脉。基于尺动脉肌间隔穿支及贵要静脉的游离筋膜皮瓣与尺动脉同时被掀起，足背动脉及大隐静脉作为受区血管。使用手术显微镜，对尺动脉及贵要静脉的近端与足背动脉及大隐静脉进行端—端吻合。用逆向静脉对尺动脉进行重建。使用中厚皮片覆盖供区缺损，并加压包扎。皮瓣成活良好（图 5-5）。

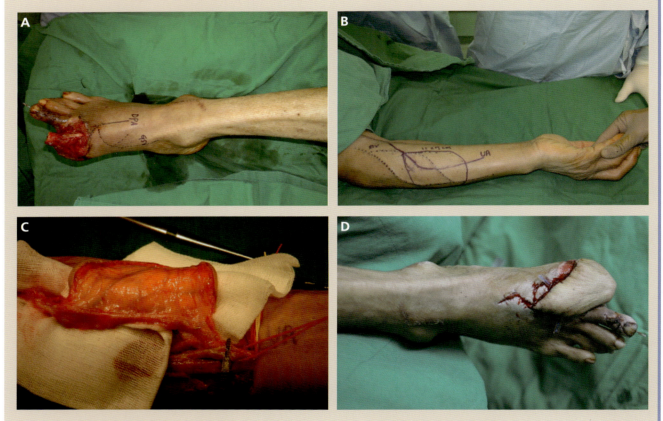

图 5-5 术前观（A）。于左侧前臂设计前臂尺侧游离皮瓣（B）。术中观：切取尺侧游离皮瓣（C）。术后观（D）

用源自尺动脉穿支血管供血的带蒂筋膜皮瓣，重建了 13 处由于切取前臂桡侧游离皮瓣所导致的组织缺

损。由于远端的动脉更加表浅，使得远端的皮瓣切取更加容易，因此他们使用的是 8 ~ 10 cm 源自豌豆

骨的穿支血管。他们使用的筋膜皮瓣由筋膜滋养血管或骨间前动脉及尺动脉穿支血管供血，扩大了可在前臂切取并用于修复前臂远端、腕部及手部缺损的筋膜瓣范围。

有些情况下尺动脉发自上臂的肱动脉，走行于浅层平面，仅深达深筋膜层。它取代了普通的尺动脉，被称为浅层尺动脉。这种变异可在9.38%的尸体的上肢中出现。前臂的浅层尺动脉位于所有的屈肌浅面，仅深入掌长肌。在穿入掌长肌之前，此动脉分出数支尺寸合适的筋膜皮肤血管。术前可明确此种血管变异，并基于此血管设计皮瓣。浅层尺动脉存在时，即便皮瓣较大，也可使用较长的血管蒂。皮瓣可包含感觉神经，包含掌长肌的皮瓣可填充增加组织容积或提供活动动力单位。因其位置表浅，供区的外观也更容易被接受。

阿恩斯泰和刘易斯提出了一种改良的游离尺动脉前臂皮瓣，具有大口径血管吻合的优点，具有重建尺动脉灌注供区手部的保障。设计皮瓣覆盖在穿支血管上，位于距腕豆骨8~10 cm处。第一刀切开皮瓣尺侧。在筋膜下平面切取皮瓣，以明确找到尺侧腕屈肌及指浅屈肌之间的间隔和皮瓣内匹配的皮肤穿支血管。找到穿支血管和尺动脉之后，使用显微血管钳钳夹尺动脉，以确认从桡动脉进入手部的血流充盈情况。而后，取下带有1 cm长的尺动脉片段的皮瓣。吻合供区尺动脉断端，延续血管的连续性。离断受区动脉，于两端之间插入尺动脉片段。

注意事项

筋膜上方的肌间隔穿支所覆盖的尺侧腕屈肌较为多变，且常较小。在有些病例中，较大的穿支血管可能发自骨间总动脉远端3~4 cm，但通常这些穿支动脉的位置与数目变异较大。

取代普通尺动脉的浅层尺动脉将影响前臂皮瓣的切取。获取前臂桡侧皮瓣时若不小心损伤此血管将会严重影响手部的血运，这是一个操作过程的陷阱。这种变异可在9.38%的尸体上肢中出现。术前应通过细致触诊来确认是否存在此种血管变异。然而，存在浅层尺动脉并不是使用尺动脉游离皮瓣的禁忌证，甚至可以为切取皮瓣提供有利条件。

许多解剖文献表示，通过对肘部的研究，可证实尺动脉是前臂两支动脉中较为粗大的一支。应用同位素骨扫描技术的初步研究显示，腕部的尺动脉流量几乎总会少于桡动脉流量，流速接近其2/3。牺牲尺动脉导致手指缺血症状的可能性要小于牺牲桡动脉。例如，牺牲桡动脉后，16.6%的患者可能会由于掌浅弓不完整，出现拇指及食指的缺血症状。然而，牺牲尺动脉所引起的掌深弓缺损仅有3%，发生缺血症状的可能性更低。

尺神经的解剖位置邻近血管蒂的远端1/3，因此切取前臂尺侧游离皮瓣一定要小心谨慎。但是，对于有经验的外科医生来说，将尺神经从血管蒂剥离的操作过程并不复杂。将尺动脉从近心端离断之后，血管移植点应位于骨间总动脉远端。

相关阅读

1. Lovie MJ, Duncan GM, Glasson DW. The ulnar artery forearm free flap. Br J Plast Surg 1984;37:486-492.
2. Sadeghi HMM, Siciliano S, Reychler H. The use of ulnar microvascular free flap as an emergency solution after a complication during radial forearm free-flap raising. Int J Oral Maxillofac Surg 1997; 26:287-289.
3. Ellen M, Van Cann DMD, Ronald Koole DMD. The ulnar forearm free flap for the reconstruction of soft tissue defects in the head and neck area: Free flap outcome and donor site outcome. Oral Surg Oral Med Oral Pathol Oral Radiol Endod 2009;108:851-854.
4. Koshima I, Iino T, Fukuda H. The Free ulnar forearm flap. Ann Plast Surg 1987;18:24-29.
5. Arnstein PM, Lewis JS. Free ulnar artery forearm flap: a modification. Br J Plast Surg 2002;55:356-357.
6. Devansh MS. Superficial Ulnar Artery Flap. Plast Reconstr Surg 1996;97:420.
7. Nogueira A, Martinez MJ, Iglesias F. Supernumerary muscle belly in ulnar artery forearm flap elevation. Br J Plast Surg 2000; 53:82-83.
8. Christie DR, Duncan GM, Glasson DW. The ulnar

artery free flap: The first 7 years. Plast Reconstr Surg 1994;93:547-551.

9. Donald S. Atlas of microsurgical composite tissue transplantation. Philadelphia: W.B. Saunders; 1996.

10. Strauch B, Vasconez LO., editors. Grabb's Encyclopedia of flaps. 3rd ed. Philadelphia: Lippincott Williams & Wilkins; 2009.

第6章

桡侧骨皮瓣

Hyun-Dae Shin • Soo-Min Cha

引言

桡侧骨皮瓣是第一个用来修复下颌部缺损的可靠的游离皮瓣。尽管它的骨量有限，但是它能够提供足够的长度来对下颌骨缺损进行重建，并且对老年癌症患者经常伴有的下颌骨萎缩尤其适用。然而，桡骨或者是接骨板的骨折时有发生。在上颌，这个皮瓣被用来重建伴有较多软组织缺损的低位缺损，特别是伴有上颚软组织缺损。在很多病例中，在修复下颌缺损甚至上颌缺损时，桡侧骨皮瓣慢慢地被髂骨、腓骨、颅骨的皮瓣代替。最近一项世界范围内近10年的回顾研究也证实了这个趋势。这个皮瓣使用变少主要有两个原因：首先是它的骨量有限，骨质量也不够；其次是供瓣区容易发生并发症。这个皮瓣不能用来修复大的或者是有外形缺损的骨缺损。由于没有双层骨皮质固定，即使它折叠了，也不适合用来植牙。即使很少有患者需要复杂的牙齿修复，这也是这个皮瓣的一大缺点。此外，软组织不够多，即使使用三明治方法或者多分离组织，也不够用于修复较大的缺损。最后，桡骨移植部位骨折的发病率相对较高，进一步限制了此皮瓣的应用。

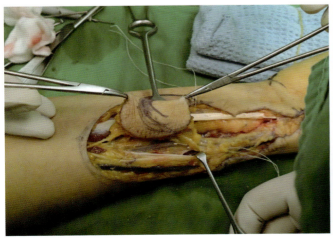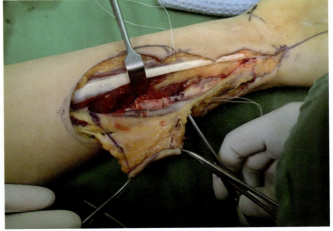

图6-1　桡侧骨皮瓣

手术方法

于肘部靠近皮瓣蒂部做切口，沿皮瓣画线掀起皮瓣，在深筋膜层掀起皮瓣蒂部，直到肱桡肌和桡侧腕屈肌。仔细解剖内侧头静脉和桡侧血管蒂来保护桡神经浅支。结扎桡动脉和伴行静脉，抬高皮瓣蒂部和筋膜1~2 cm。用电刀分离拇长屈肌直到暴露出所需长度的桡骨（图6-1）。可在旋前圆肌止点和肱桡肌肌腱止点之间切取桡骨。向侧方牵拉肱桡肌肌腱可暴露桡骨的桡侧表面。用摆锯在近端和远端斜向切除40%的桡骨。修剪深部的血管蒂和头静脉到肘前窝。可以容易地将很外侧的皮神经与头静脉分离出8~10 cm。然后将骨及组织移植到缺损部位，进行显微血管吻合。将3.5 mm 10~12孔动力加压板放置在桡骨骨缺损处，并用螺丝钉将其与两层骨皮质固定。

外科手术技巧

三明治技术

游离的前臂桡侧骨皮瓣的术前操作包括以下几步：①通过艾伦试验评估前臂的动脉循环情况；②在上臂上止血带；③通过远端半径来确定筋膜皮瓣的中心。通过测量上颌骨缺损和切除的样品来确定所需的软组织和骨的大小。用预定数量的远端桡骨来抬高皮瓣。对桡骨进行仔细的切除术，提供足够多的骨组织。适当地切取，包括取得2个皮质、龙骨状的骨切除、最小的血管移植和骨移植的供体。切取骨之后，松开止血带，评估皮瓣的血液循环状况。缝合带蒂皮瓣（桡动脉、头静脉和伴行静脉），将皮肤移植到前臂供区位置。根据患者的上颌骨形状，将切取下来的桡骨制备成U形。用钛板严格固定，沿着新拱形部分拧入螺丝，围绕骨缺损的位置将拱形的骨钉到上颌骨的两边。用筋膜皮瓣包住骨质，本质上是三明治形骨。将这种3层皮瓣放置在上颚缺损位置，同时为鼻腔提供衬底，为口腔提供

顶部。用皮瓣中段重建前庭。将皮瓣蒂部和头静脉穿过皮下隧道进入颈部，并与颈部血管吻合。

彼得（Peter）等发明的新技术

在桡骨缺损原位预防性应用依赖于单皮质固定近端及远端的辛迪思（Synthes）LCP固定板。在准备固定钢板位置的桡骨时，要小心保护肱桡肌止点的远端和旋前圆肌止点的近端。应当选择一块合适的LCP板来连接桡骨缺损，同时在远端和近端准备好固定螺丝钉的位置。金属板为骨缺损部分提供一个刚性拱顶，但不一定要与桡骨半径形状一致。AO技术的标准配置是2.7 mm钻子和3.5 mm固定螺钉，它被用来固定桡骨近端和远端的单皮质部分。固定金属板后，用肌皮瓣推进来覆盖钢板和骨外露的部位。然后移植皮肤覆盖创面。同时将带神经支配的前臂桡骨皮瓣及头静脉解剖到前臂窝的位置。将头静脉、前臂外侧皮神经和桡动脉、桡静脉分离。将一段12 cm长的桡骨和包含在肌间隔内伴行的桡动脉穿支分离。用摆锯沿着12 cm长的桡骨切取1.5 cm厚度的皮质骨。用2.0 AO板将切取的单皮质骨固定在下颌缺损处。进行显微血管吻合和神经吻合，用一段肌皮瓣重建口底缺损处。

减少截骨手术的副作用

一个小的截骨手术也会导致皮质的不完整，会大大降低剩余骨头的能量吸收能力。75%甚至更多的人的桡骨在弯曲方面，胫骨在扭曲方面的能力逐渐消失。斜切近端和远端骨切口有一个最低的强化效应（5%），但是截骨的宽度、深度或长度的变化对剩余桡骨的总强度影响较小。不过，通常的办法是通过倾斜或者弯曲截骨切口从而改善入口以减少过度切割的风险。首先，有人建议切取一半桡侧周长，随后变成了直径的1/3长度，或者变为截面面积的30%，差不多是周长的40%长度。然而，准确评估桡骨和截骨术缺损的相关尺寸还是比较困难的。大幅度切取骨头有风险，为了减少这种风险，

截骨的长度近似等于前后位像上端桡骨的最小宽度，大约是40%的桡侧周长。一般认为桡骨的后边缘弯曲，是在手术的时候使用螺孔深度计或者米切尔修剪器造成的。在截骨的中间位置，桡骨通常比较细，并且骨折的普遍原因可能是很难发现这段桡骨。

截骨手术后加强桡骨

截骨手术后，桡骨可以用髓内钉来加强。然而，当使用不当的时候，这种方法在减小转动力方面没有效果。这种方法没有普适性，因为大部分重建医生没有受到这方面的训练。颌面医生更愿意使用的另一种常见的方法即预防内固定法，这种方法要用到骨板。预防内固定法的引入是近年来外科手术中最重要的进步。在我们以前的报告中，3.5 mm的钢动态压缩板被放置在桡骨的前面，使用传统的前路手术，并且穿过受体位置的缺损处。钢板是没有压缩过的，充当桥梁起加固作用。钢板至少需要每个端点有两个近端螺钉。预防内固定法中骨钢板的使用在后面的研究中已经描述过了，这种研究是关于前端位置和后端位置的，通过分离伸指肌腱，然后在受体位置的缺损处对面的完整皮质上植入钢板。

预防内固定法的潜在应用以及用这种方法时如何选择钢板

很长一段时间内，一块大的钢板可能引起压力保护效应，这种效应会导致骨质缺失和老年骨折。这种机制包括去应力负荷和皮质血灌注的减少。然而，包括预防内固定法在内的所有关注点都没有依据可循。桡骨缺损重建后，对骨的晚期重塑是有记载的，并且过去的10年内，预防内固定法植入的金属板，因术后并发症被取出来的比例不超过1%。使用易感染的骨膜血管替代品会导致骨质缺乏，为了减少骨质缺乏的风险，尽管这种风险有争议，但钢板的设计还是聚焦在减小接触板的大小以减少这种

风险。钛板基本不存在应力遮挡效应，因为这种板的弹性系数和结构刚度比较低。现在都趋向于使用2.4 mm的固定重建金属板，因为它硬度小，不太可能造成应力遮挡。这种金属板在临床实践中同样有效，它的相容性好，不易被人体感触到，并且跟金属相关的问题的发生率较低。为外伤引起的移位性骨折设计一种适合远端桡骨的波状锁定板已成为趋势，并且这种金属板在骨质疏松的骨头中固定得更牢了。为了将损伤的屈肌腱或者穿透腕关节的风险降到最低，金属板不应该放置得太突出或者离末端桡骨的横嵴的分水岭处太远。

即使没有用预防内固定法，桡侧骨皮瓣仍是一些下颌骨重建手术的一个选择。然而，主流选择是那些可替代的皮瓣，例如从腓骨和回肠中切取的皮瓣，一定程度上，肩胛骨是第二选择。遵循预防内固定法的流程，人们对骨皮瓣的重新定义又有了新的兴趣。当不使用双皮质固定技术以及不需要植入体或假牙的时候，皮瓣就派上了用场。当需要将一块小体积的骨骼用在特殊地方的时候，皮瓣就扮演了重要的作用，这些特殊地方包括前颌升支以及上颌的后侧没有牙齿的区域，尤其是软组织区域。当然，其他重建选择对所有位置都可行，但是也取决于体质，这些选择较多。据悉，桡侧骨皮瓣比其他的复合皮瓣性价比更高，在某些特定情况下桡侧骨皮瓣可能更合适，因为它的手术成功率较高，再加上供体身上的一些相关的、比较严重的系统性疾病的发病率较低。在肿瘤学实践中，有许多不同的重建选择是很重要的，这些选择可以调控患者身上各种各样的缺陷，这些患者的患病程度和器官功能性都不同，所有这些缺陷都受供区发病率的影响。预防内固定法的引进更加奠定了桡侧骨皮瓣在修复缺损方面的重要地位，这些缺损的修复需要相关的小尺寸的骨骼和细小软骨的有价值区域，尤其是需要一条长血管以避免血管移植。皮瓣在某些修复中也有自己的一席之地，例如眶缘和鼻骨的缺损修复。在一些特定手术中皮瓣仍作为首选。

注意事项

桡侧骨皮瓣一般是通过传统的筋膜下分离技术获得的。它也可以用不成熟的上筋膜分离技术从尺骨上得到，这样可以将肌腱暴露的风险降到最小，但是，一旦触碰到桡侧屈肌腱的外侧缘，必须切开位置深一点儿的筋膜从而将桡骨显露出来。虽然供体身上筋膜下位置的伤口不愈合的可能性相当小，但是延长伤口愈合的时间也是非常麻烦的，可能会导致严重的功能缺失和外表的不美观。供体身上的桡骨位置不愈合可能是截骨手术后桡骨出现断裂造成的，通常与移动和不良愈合条件有关。移位性骨折的处理方法可能包括切开复位手术和骨移植手术。

相关阅读

1. Song R, Gao Y, Song Y. The forearm flap. Clin Plast Surg 1982;9: 21-26.
2. Bowers KW, Edmonds JL, Girod DA, et al. Osteocutaneous radial forearm free flaps: the necessity of fixation of the donor-site defect to prevent pathologic fracture. J Bone Joint Surg 2000;82:694-704.
3. Nunez VA, et al. Prophylactic plating of the donor site of osteocutaneous radial forearm flaps. BJOMS. 1997;37:210-212.
4. Inglefield CJ, Kohle PS. Fracture of the radial forearm osteocutaneous donor site. Ann Plast Surg 1994;33:638-642.
5. Werle AH, Tsue TT, Toby EB, et al. Osteocutaneous radial forearm free flap: its use without significant donor site morbidity. Oto Head Neck Surg 2000;123:711-717.
6. Vaughn ED. The radial forearm free flap in orofacial reconstruction: personal experience in 120 consecutive cases. J Craniomaxillofac Surg 1990;18:2-7.
7. Swanson E, Boyd JB, Mulholland RS. The radial forearm flap: a biomechanical study of the ostectomized radius. Plast Reconstr Surg 1990;85: 267-272.
8. Meland NB, Maki S, Chao EYS, et al. The radial forearm flap: a biomechanical study of donor-site morbidity utilizing sheep tibia. Plast Reconstr Surg 1992;90:763-773.
9. Douglas B., Neal A. The indications and outcomes in the use of osteocutaneous radial forearm free flap. Head and neck. 2003;475-481.
10. Peter G., Norma Bacilious, Stimson Schantz, et al. The radial forearm osteocutaneous "sand-wich" free flap for reconstruction of the bilateral subtotal maxillectomy defect. Ann Plast Surg 1998; 397-402.

引言

　　手指缺损修复的手术极具挑战性，因为人们对手指功能的要求比较高，要有知觉、耐用、表面光滑，而且看起来与周围肤色一致。桡动脉掌浅支游离皮瓣是一个小型穿支皮瓣，由桡动脉的掌浅支上的穿支来供给养分。它通常用作感觉神经皮瓣，包括正中神经的掌皮支。这种皮瓣能够很好及方便地切取，因为供区都在局部麻醉阻滞下的同一手术区域。最大面积皮瓣 3 cm×8 cm，可以从手掌中间部位切取，而手掌部供区并没有明显的并发症。

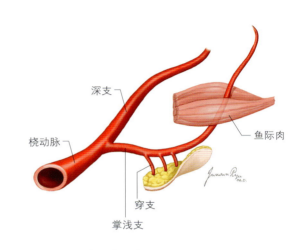

图 7-1　桡动脉掌浅支示意图

解剖

　　桡动脉的浅掌支（图 7-1）起源于桡动脉，在舟骨结节周围发出皮肤穿支。它通常穿透进入拇对掌肌和拇短展肌之间的间隙。这种皮肤穿支会经过正中神经的掌皮支的侧面和中间的分支到达近侧掌横纹。桡动脉掌浅支皮瓣沿着轴心动脉和神经分布的纵向设计。这种皮瓣是有感觉的皮瓣，其中就包括正中神经的掌皮支。正中神经的掌浅支皮瓣分布在桡侧腕屈肌的尺侧和前臂筋膜的下方，大约在正中神经发出的分支后的前臂以远 1/3 位置。正中神经穿过远侧腕掌纹的腕横韧带，经过手掌中间位置连接皮肤。正中神经的浅掌支的皮肤末梢在手掌中间区域。

手术方法

　　手术一般在局部麻醉下进行。用铅笔在皮瓣的标志物上做标记，如桡动脉、桡侧腕屈肌腱、掌长肌腱和舟状结节等标志物。这种皮瓣包括舟状结节，并且皮瓣纵向面对第三指蹼（图 7-2）。在上臂上止血带，压力大约为 33.25kPa（250 mmHg）。在放大镜或者显微镜下，近端切口用来识别桡动脉的浅支和它的伴行静脉，该切口始于距离桡骨茎突 8～15 mm 处的桡动脉。切口延伸到皮瓣的桡侧。用血管夹夹上穿入拇对掌肌和拇短展肌之间的间隙桡动脉浅支，将其分离开。从掌腱膜表面切取皮瓣剩余的桡侧、末

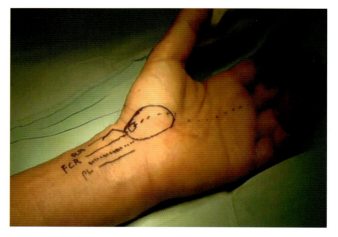

图 7-2　皮瓣设计包含了舟骨结节，纵轴指向第三指蹼方向

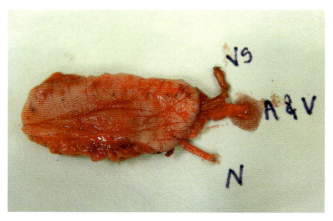

图 7-3　切取皮瓣照片。VS：浅静脉；A&V：掌浅支及其伴行静脉；N：正中神经的手掌分支

端、尺侧。在皮瓣近侧，辨认穿过远侧腕掌纹处的浅腕横韧带的正中神经的掌皮支，将其分离开。至此，皮瓣可完全游离，仅靠血管蒂与基底相连。松开止血带，检查皮瓣的血液循环情况。分离皮瓣蒂部，皮瓣就完全分离下来了（图 7-3）。将皮瓣移植至受区后，立即封闭供区。

典型病例

病例1

38 岁女性患者，拇指三度烧伤。形成了 3 cm×2 cm 大小的指背侧缺损。伸肌腱暴露（图 7-4A）。切取 3.5 cm×2.5 cm 大小的桡动脉掌浅支游离皮瓣覆盖创面（图 7-4B）。4 个月后随访，皮瓣完全成活（图 7-4C）。

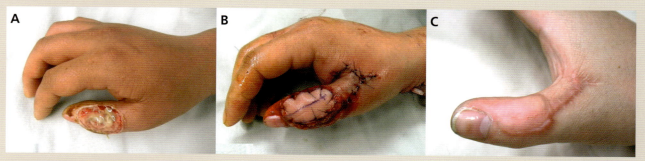

图 7-4　38 岁女性，拇指三度烧伤。形成了 3 cm×2 cm 大小的指背侧缺损。伸肌腱暴露，最初照片（A）。用 3.5 cm×2.5 cm 大小的桡动脉掌浅支游离皮瓣覆盖创面，术后照片（B）。4 个月后随访，皮瓣完全成活（C）

病例2

48 岁男性患者，拇指挤压伤（图 7-5A）。清创和骨折内固定术后，形成了 2.5 cm×5 cm 大小的软组织缺损创面（图 7-5B）。用桡动脉掌浅支游离皮瓣覆盖（图

7-5C、D）。6 个月后随访，皮瓣完全成活，皮肤光滑耐磨（图 7-5E）。

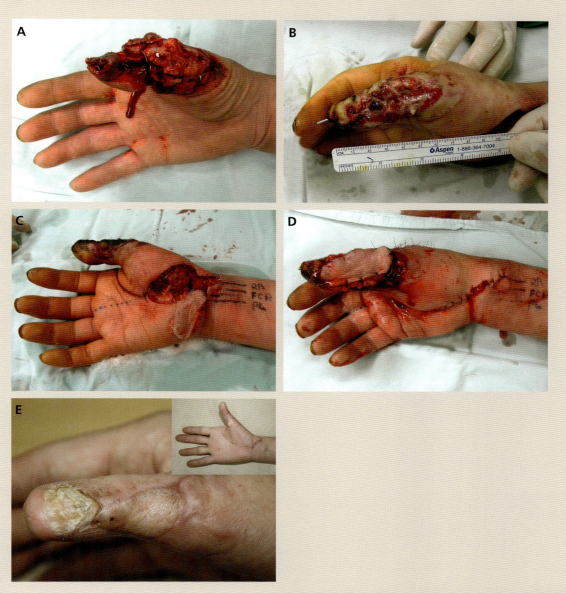

图 7-5　48 岁男性患者，拇指压伤，最初照片（A）。清创和骨折内固定术后，形成了 2.5 cm×5 cm 大小的软组织缺损创面（B）。用桡动脉掌浅支游离皮瓣覆盖（C）。术后照片（D）。6 个月后随访，皮瓣完全成活，皮肤光滑耐磨（E）

50 岁女性患者，食指末端压伤（图 7-6A）。静脉移植血管重建后坏死（图 7-6B）。对坏死部分清创，用 3 cm×2 cm 大小的桡动脉浅支游离皮瓣覆盖（图 7-6C）。6 个月后随访，皮瓣成活，有 10 mm 移动（图 7-6D）。

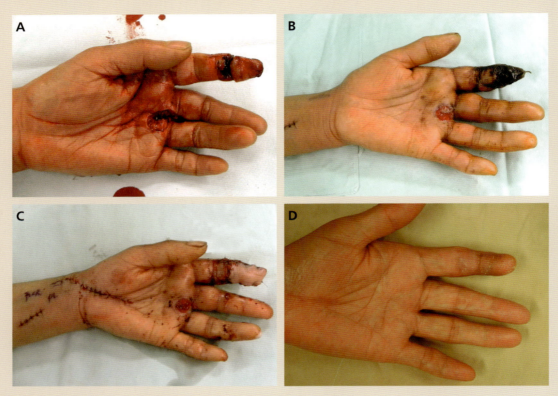

图 7-6　50 岁女性，食指末端压伤，最初图片（A）。静脉移植血管重建后坏死（B）。对坏死部分进行清创，用 3 cm×2 cm 大小的桡动脉浅支游离皮瓣覆盖（C）。6 个月后随访（D）

46 岁男性患者，食指、中指掌侧斜行缺损（图 7-7A）。食指软组织缺损使用桡动脉掌浅支分支游离皮瓣覆盖，中指缺损使用同指逆行神经血管岛状皮瓣覆盖（图 7-7B）。6 个月后随访，皮瓣成活，皮肤光滑耐磨（图 7-7C、D）。

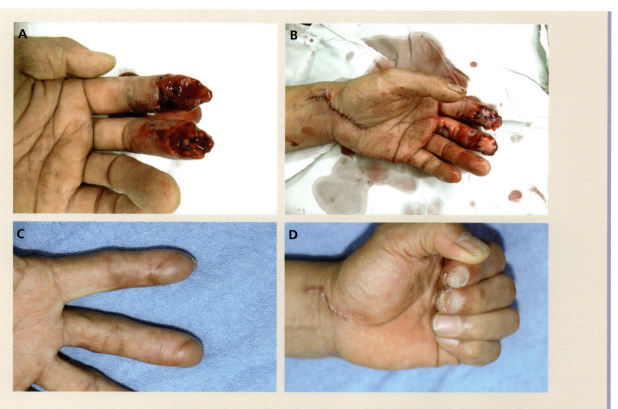

图7-7　46岁男性患者，食指、中指掌侧斜行缺损，最初图片（A）。食指软组织缺损使用桡动脉掌浅支分支游离皮瓣覆盖，中指缺损使用同指逆行神经血管岛状皮瓣覆盖（B）。术后6个月照片（手指伸）（C）。术后6个月的照片（手指屈）（D）

改良

桡动脉掌浅支游离皮瓣可以形成一个桥接的皮瓣。桡动脉掌浅支有直接皮肤穿支，因此形成一个T形部分。桥接皮瓣不仅给皮瓣提供血液，也能在重要的受区动脉处填充缺陷，扮演间接动脉移植的角色。

注意事项

桡动脉掌浅支游离皮瓣的优点包括耐用、表皮光滑，对修复指头缺陷来说有很好的质地；动脉解剖一般用直接皮肤穿支；桡动脉掌浅支直径与指动脉相近；皮瓣能从实施局部麻醉的同一手术区域切取；可在掌腱膜上切取皮瓣；并且供区的一期缝合后并发症最小。缺点是受到影响的拇指在手术后初期会表现出轻微的桡侧外展和掌侧外展；可能出现不好看的伤口；皮瓣的最大面积不能超过3 cm×8 cm，且感觉神经的恢复受到限制。

相关阅读

1. Kamei K, Ide Y, Kimura T. A new free thenar flap. Plast Reconstr Surg 2008; 121: 1380-1384.

2. Omokawa S, Mizumoto S, Iwai M, et al. Innervated radial thenar flap for sensory reconstruction of fingers. J Hand Surg Am 1996; 21: 373-380.

3. Sassu P, Lin CH, Lin YT, et al. Fourteen cases free thenar flap: A rare indication in digital reconstruction. Ann Plast Surg 2008; 60: 260-266.

4. Sakai S. Free flap from the flexor aspect of the wrist for resurfacing defects of the hand and fingers. Plast Reconstr Surg 2003; 111: 1412-1420.

5. Yang JW, Kim JS, Lee DC, et al. The radial artery superficial palmar branch flap: A modified free thenar flap. J Reconstr Micro 2010; 26: 529-537.

第8章 神经支配的桡动脉掌浅支皮瓣

Jae-Won Yang

引言

神经支配的桡动脉掌浅支皮瓣是游离鱼际皮瓣的改良，这种皮瓣与凯美（Kamei）等发现的桡动脉掌浅支有相同的动脉蒂。在神经支配方面，游离鱼际皮瓣与前臂外侧皮神经合并了。松川（Omokawa）等通过合并桡神经的感觉浅支改良了神经支配的鱼际皮瓣，他们指出，将神经包含在皮瓣内是很困难的。实际上，神经很难存在于舟骨结节上的手掌部位，它是由桡动脉掌浅支供血的。然而，正中神经的掌皮支是固定的，它跟动脉蒂是一致的。2003年，酒井（Sakai）提出了正中神经的掌皮支。他提出在手腕的无毛区域横向设计皮瓣。2010年，杨（Yang）等引进了一种新的皮瓣设计法，在鱼际位置，由神经支配的桡动脉掌浅支皮瓣包括了与桡动脉掌浅支相连的正中神经的掌皮支，达到了由神经支配的目的；桡动脉掌浅支和正中神经的掌皮支之间详细的解剖关系如图8-1、图8-2所示。

选择神经支配的桡动脉掌浅支皮瓣的适应证是覆盖较大范围的手指缺损，甚至达及指尖的缺损，这些部位的缺损需要良好的感觉恢复能力以及小尺寸的皮瓣不能有效覆盖时，包括邻指皮瓣，部分游离的指腹皮瓣和游离的趾跖皮瓣。

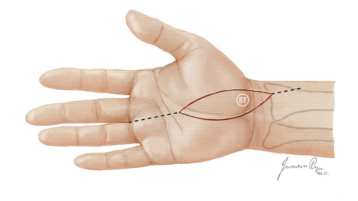

图 8-1　神经支配的桡动脉掌浅支皮瓣是一个有恒定神经支配的新型皮瓣。椭圆形皮瓣为从舟骨结节到环指桡侧的虚线，必须包括掌内皱褶，以保证正中神经掌皮支在皮瓣内

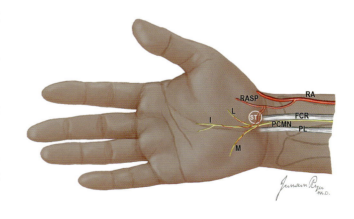

图 8-2　桡动脉掌浅支与正中神经掌皮支及舟骨结节的解剖关系

51

优点和缺点

神经支配的桡动脉掌浅支皮瓣上的皮肤光滑无毛。桡动脉掌浅支很稳定，并且通过舟状结节供给皮瓣营养。正中神经的掌皮支相对于前臂外侧皮神经和桡神经的感觉浅支等其他神经来说，尺寸较大、数量较多。并且，前臂外侧皮神经是稳定的，支配手掌皮肤的褶皱区域，一直延伸到掌横纹处，最重要的发现就是桡神经的掌浅支的皮肤穿支给正中神经掌皮支提供营养，同样也给血管神经移植提供营养。可以在缺损手指的手术区域选择供区，因为它们不是同时受伤的。从供区位置切取 2.5~3 cm 的皮瓣，供区可以直接采用一期缝合。而其通血皮瓣可被用来取代修复指动脉缺损。

正中神经掌皮支的邻近区域应预防神经瘤的发生。供区的紧密缝合带来的不适感会随着时间而有所好转。供区位置有可能产生瘢痕挛缩。

解剖

于舟骨结节和掌内皱褶区域的掌侧皮肤由桡动脉浅掌支提供养分，它起源于距离桡骨茎突 1.2 cm 的桡动脉，并且经过前臂外侧皮神经直接发出皮肤穿支（图 8-2）。桡动脉浅掌支穿过拇对掌肌和拇短展肌的肌内隔膜。在起点处的动脉直径大约是 1.5 mm，在拇对掌肌入口处的动脉直径大约是 1.1 mm。然后它会形成掌浅弓。为了切取通血皮瓣，可以从桡动脉的起点与拇对掌肌的肌间隔入口之间获得 3.1 cm 长的动脉。

对于静脉回流来说，桡动脉掌浅支的两条伴行血管是可用的。笔者更喜欢用浅静脉，因为它们与受体的皮下血管更匹配并且易分离，因为伴行血管在分离过程中更容易受伤或者对于吻合来说太小了。

在手的桡侧画了 3 根神经。经过前臂远端桡动脉的前臂外侧皮神经支配鱼际桡侧皮瓣。然而，它有结构变化，直径细长，有少量肌束。穿过舟骨结节将它包含在掌侧皮肤中非常困难。大多数情况下

桡神经的感觉浅支位于手的桡侧和背侧。不会延伸到有较大变化的舟状结节区域。然而，正中神经掌皮支支配鱼际区域一直到掌横纹，掌横纹区包括舟状结节区域。正中神经掌皮支起源于前臂远端的正中神经，经过手腕的表面腕关节韧带一直延伸到掌横纹，有 3 条分支：中间、外侧、内侧（图 8-2）。

手术方法

皮瓣设计的解剖标志是舟骨结节和具有连接两个点的纵向轴线的无名指的桡侧。纵轴对应动脉和神经蒂的走向。舟骨结节应该包括在沿着轴线画出的椭圆形皮瓣中，因为直接皮肤穿支起源于舟骨结节周围的桡动脉浅掌支。合理的皮瓣尺寸是 2.4 cm × 7.8 cm。

首先于椭圆形皮瓣的桡侧切开以识别动脉蒂和切取可用的皮下静脉。切开后切取具有适当直径和长度的皮下静脉。当切开屈肌支持带时，标记桡动脉。桡动脉浅掌支在平均距离桡侧茎突 1.2 cm 处分出。仔细解剖，从麦忍巴姆起点分离桡动脉浅掌支，伴行的静脉在前臂剥离期间容易损伤。有时伴行静脉直径不匹配或够不到位于背侧的受体静脉。这些是静脉吻合优先选择浅静脉的原因。

接下来需要注意切开皮瓣尺侧后切取正中神经掌皮支，因为可以切取可用的皮下浅静脉。正中神经掌皮支位于前臂筋膜下方，并且仅位于桡侧屈肌腱的尺侧。在切除前臂筋膜后，正中神经掌皮支通过麦忍巴姆解剖被识别并且在表浅腕韧带之间向远端解剖直到皮瓣的近端边缘（图 8-3）。

一旦分离桡动脉掌浅支、皮下静脉和正中神经掌皮支，从远端至近端方向切除皮瓣的未切开边缘之后，切取位于手掌腱膜之上的整个皮瓣。在舟骨结节周围的剥离需要额外注意，因为舟骨结节周围的组织附着紧密，易损伤动脉蒂。进一步进行前臂剥离直至桡动脉浅掌支的起点。在桡动脉的起点处用 9-0 或 8-0 尼龙线结扎动脉蒂。如果行通血皮瓣，则在动脉蒂的远端点（手对掌肌的入口）进行相同的操作。否则，在远离舟状结节区域、动脉蒂的

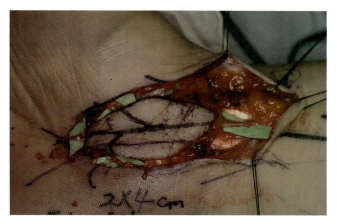

图 8-3 正中神经掌皮支位于前臂筋膜和桡侧腕屈肌肌腱的尺侧

远端可以用电凝烧灼。一旦切开适当长度的静脉，可通过结扎或烧灼进行切取。在切取正中神经掌皮支之后，需要额外的操作来防止正中神经掌皮支的近端断端处出现神经瘤。这些方法包括神经结扎，端侧吻合到正中神经或将神经近端断端嵌入相邻的肌腹。

可以用 4-0 或 3-0 尼龙线直接缝合封闭宽度为 2.5～3 cm 的供区。

改良

皮瓣最初被设计为游离皮瓣。桡动脉掌浅支的直接皮肤穿支不仅向皮瓣供血，而且还向正中神经掌皮支供血。这是血管化神经移植能达到我们预期的感觉恢复良好的原因。如果在受区存在动脉缺损，可以进行通血吻合术。

典型病例

病例

39 岁男性患者，右手中指鱼刺伤感染导致软组织缺损（图 8-4A、B）。用桡动脉掌浅支皮瓣覆盖中节指骨缺损和感染导致的远节 2 cm×4 cm 组织缺损。在右手掌侧，沿着舟状结节和环指桡侧虚拟连线设计椭圆形皮瓣（图 8-4C）。桡动脉掌浅支在中节指骨与桡侧指动脉汇合。正中神经掌皮支与桡侧指神经吻合，皮瓣的两条皮下静脉与各自的皮下静脉及伴行静脉相吻合。直接缝合供瓣区（图 8-4D）。术后无并发症，只有桡侧有 0.5 cm×1 cm 大小的皮肤缺损。皮瓣术后给予刃厚皮片移植覆盖（图 8-4E）。

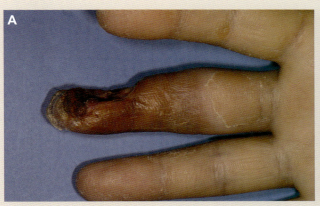

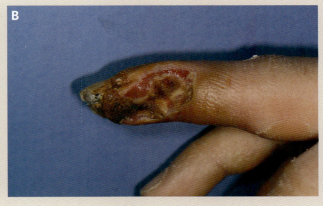

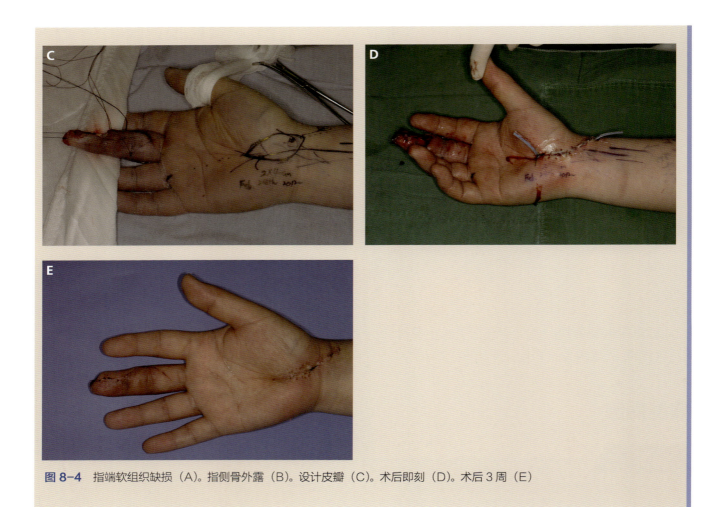

图 8-4 指端软组织缺损（A）。指侧骨外露（B）。设计皮瓣（C）。术后即刻（D）。术后 3 周（E）

注意事项

根据作者的解剖学研究，桡动脉掌浅支起源于距离桡骨茎突 4.81~25.02 mm 范围内的桡动脉，平均长度为 11.5 ± 4.32 mm。舟状结节附近的桡动脉浅掌支，平均长度为 2.03 mm 的直接皮肤穿支，与正中神经掌皮支一起移动并且滋养这个神经。

独分支被报道为可以使用的额外分支。然而，在 30 个尸体手中仅发现 4 个（13.33%），并且在口径上比桡动脉浅掌支小。这个分支只是偶尔被使用一下。

应当在舟骨结节周围小心地分离蒂部。如果供区部位太紧，患者会抱怨手术后有刺痛或疼痛感。但是，症状会随时间而减轻。否则，应考虑注射曲安西龙以缓解症状。有时，增生性瘢痕是一个麻烦的问题。它可以通过常规处理来控制。到目前为止，没有出现显著的神经瘤症状。预防方法似乎是一个关键的过程。

相关阅读

1. Kamei K, Ide Y, Kimura T. A new free thenar flap. Plast Reconstr Surg 1993;92:1380-1384.

2. Omokawa S, Mizumoto S, Iwai M, et al. Innervated radial thenar flap for sensory reconstruction of fingers. J Hand Surg 1996;21:373-380.

3. Omokawa S, Ryu J, Tang JB, et al. Vascular and neural anatomy of the thenar area of the hand: its surgical applications. Plast Reconstr Surg 1997;99:116-121.

4. Sakai S. Free flap from the flexor aspect of the wrist for resurfacing defects of the hand and fingers. Plast Reconstr Surg 2003;111:1412-1420; discussion 1412-1421.

5. Sassu P, Lin CH, Lin YT. Fourteen cases of free thenar flap: a rare indication in digital reconstruction. Ann Plast Surg 2008;60:260-266.

6. Yang JW, Kim JS, Lee DC, et al. The radial artery superficial palmar branch flap: a modified free thenar flap with constant innervation. J Reconstr Microsurg 2010;26:529-538.

第9章

尺动脉穿支皮瓣
——用于手指的覆盖

Sung-No Jung • Sang Wha Kim

引言

手指皮肤和软组织缺损的修复极具挑战性，尤其是肌腱、骨头或关节暴露的时候。较小的缺陷能通过简单的技术来修复，例如二期换药愈合、直接缝合、植皮手术及局部皮瓣；然而，手指和手部一些大的软组织缺损通常需要用带蒂皮瓣或游离皮瓣来修复。最常用的供区部位是前臂，因为这个部位皮瓣可靠而且效果好。然而，桡动脉或尺动脉前臂皮瓣依赖于主干动脉，要牺牲一根主要的血管，也存在供区并发症问题，骨间后动脉皮瓣由于血管变异和中断而广受诟病。

贝克尔（Becker）和吉尔伯特（Gilbert）介绍了一种尺侧背部皮瓣，基于尺动脉的升支去覆盖手腕的背部和手掌部分的缺陷。然而，贝克尔（Becker）和吉尔伯特（Gilbert）皮瓣受长度限制，只能得到一段较短的血管蒂。贝里利（Berielli）和帕利（Pagliei）介绍了一种神经皮瓣，它是基于尺动脉和神经的背侧支，证实了下降支伴随尺神经的背侧支。迄今为止，许多人介绍并改良了这些众所周知、基于尺动脉分支的皮瓣。

在这里，我们介绍基于尺动脉穿支的皮瓣，并展示我们用尺动脉穿支游离皮瓣修复手指的临床经验。尺动脉穿支皮瓣又薄又软，并且与无毛发的皮肤颜色和手感都一样。另外，这是一个简单快速的、提供稳定血供的操作过程。尺动脉穿支皮瓣可以为修复手指缺损提供新的选择。

解剖

穿支皮瓣的主干是尺侧背动脉，它起源于距离豆状骨 3~5 cm 的尺动脉。尺动脉经过背部和末端，穿过尺侧腕屈肌下方后分出 3 支：近端、中部、末端分支。近端分支为尺侧腕屈肌提供养分，末端分支滋养豌豆骨。中部的分支又分成了 2 条细动脉分支：升支和降支。升支为前臂远端中间部分皮肤供血；降支朝反方向延伸，与尺神经的背侧支伴行。

为了研究与尺动脉分支相关的解剖，笔者从保存完好的尸体上截除 10 条前臂，用来做尺动脉穿支研究。用 18# 法国导管向腋动脉注射红色乳液。在前臂掌侧面的桡侧开个小口，接着切开尺侧来确定尺动脉的皮肤穿支。使用 3.5 倍放大镜进行筋膜分离手术。一旦发现穿支，要一直切到起点位置，从而确定动脉的起点位置、长度和外径。另外，笔者还记录了豌豆骨到穿支起点的平均距离。

尺动脉穿支在所有样本中都得到了验证。它出现在尺侧腕屈肌和指深屈肌之间的前臂中部的肌间隔部分，起源于尺动脉，与豌豆骨的平均距离大约 40 mm（范围在 28~52 mm）（图 9-1）。尺动脉的平均直径是 0.9 mm（范围在 0.7~1.1 mm），从皮肤到起点的穿支距离 20 mm 左右（范围在 12~25 mm）。

手术方法

上止血带、全身麻醉后进行手术。进行彻底清创，坏死组织要清除干净，皮肤肿瘤要彻底切除。在患者前臂完全平放时设计皮瓣。皮瓣的轴线与豌豆骨和肱骨内上髁相连。尺动脉穿支起源于靠近豌豆骨40 mm处的尺动脉分支。根据缺损大小，皮瓣的切取仅限于前臂掌侧。用多普勒检查确定尺动脉穿支位置，该穿支是皮瓣的中心点。沿皮瓣的桡侧缘做切口，切口达深筋膜层。沿着尺骨向肌间隔方向，在尺侧腕屈肌和指深屈肌之间进行筋膜下分离，此处能观察到尺动脉分支上的穿支。观察到穿支后，在皮瓣尺侧缘做切口，将皮瓣拉起。要小心操作，保护皮瓣的浅静脉。对于需要肌腱移植的患者，皮瓣中要包含掌长肌腱。如果皮瓣的宽度在40 mm内，可以直接缝合封闭供区；否则，要用中厚皮片移植覆盖。尺动脉穿支与合适的指动脉吻合，在手指的浅静脉和背侧静脉间进行静脉吻合。将掌长肌腱缝合到肌腱缺损处。

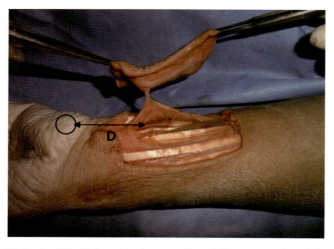

图 9-1 解剖研究。D 代表豌豆骨到尺动脉穿支的距离，大约为 40 mm（28~52 mm）

典型病例

病例1

48 岁男性患者，右手食指因机器事故导致挤压伤。检查显示，从指端到中节指骨皮肤撕脱伤伴有皮肤缺损，没有深层的骨或者肌腱的损伤。伤指有一定范围的活动度。清创后形成一个 4 cm×5 cm 大小的环形缺损。设计 5 cm×6 cm 大小的尺动脉穿支皮瓣覆盖缺损。尺动脉穿支与尺侧的指动脉汇合，伴行静脉与指静脉汇合，皮瓣的表浅静脉与手背部的指静脉汇合。随访没有发现并发症。术后 1 年，静态和动态的两点测试结果分别为 6 mm 和 5 mm。一次修复手术后患者对外观也很满意（图 9-2）。

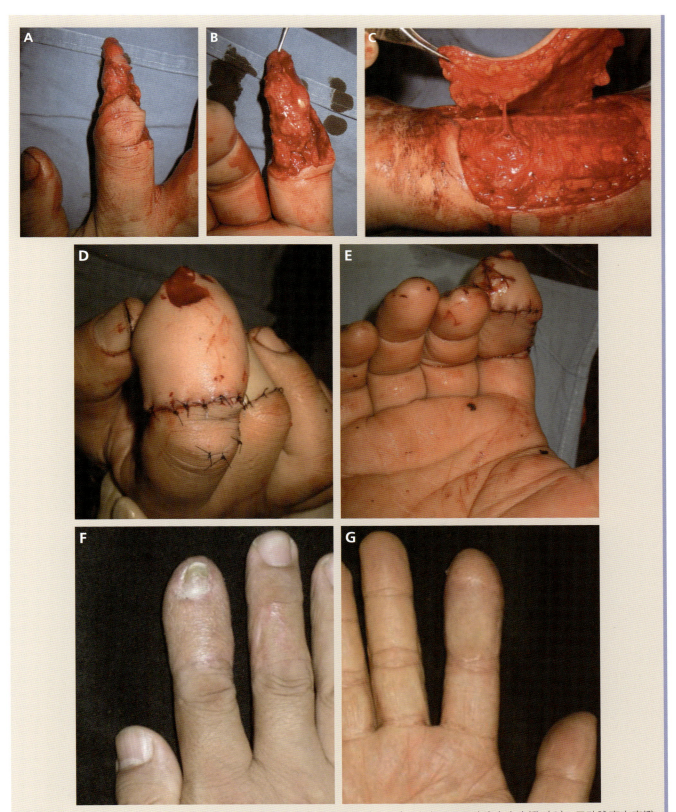

图 9-2　48 岁男性患者，因外伤导致右手食指撕脱伤伴有皮肤缺损（A、B）。术中显示尺动脉穿支皮瓣（C）。尺动脉穿支皮瓣术后即刻外观（D、E）。术后 2 年外观（F、G）

病例2

57 岁男性患者，因右手中指中节背侧鳞状细胞癌入院。患者 8 个月前发病，拒绝地方医院的截指建议。局麻下行鳞状细胞癌外 5 mm 扩大切除，同时切除伸指肌腱。形

成了 3 cm×3 cm 大小的缺损。为了缝合供瓣区，设计了 4 cm×3 cm 大小的尺动脉穿支皮瓣，带掌长肌肌腱来覆盖缺损。皮瓣愈合顺利，肿瘤也没有复发（图 9-3）。

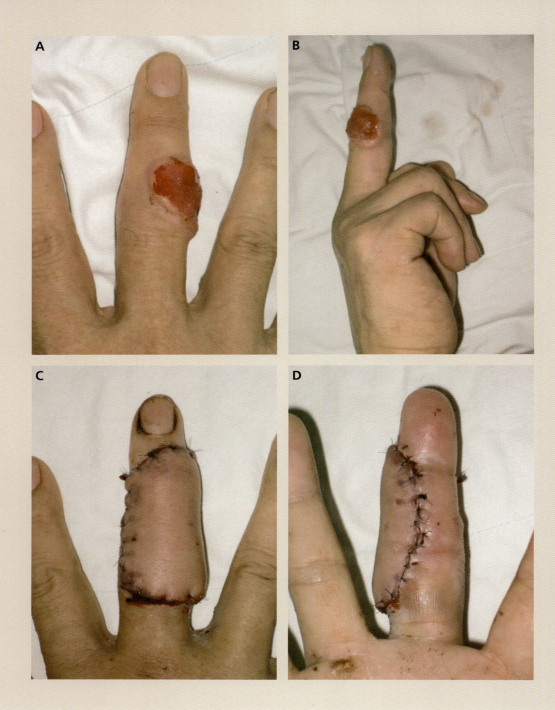

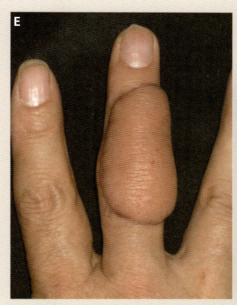
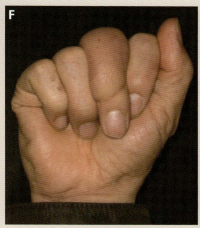
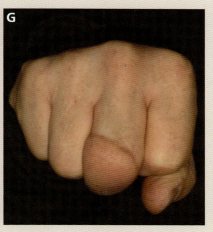

图 9-3　57 岁男性患者，右手中指中节背侧鳞状细胞癌（A、B）。肿瘤扩大切除后，用尺动脉穿支皮瓣覆盖，包括掌长肌肌腱移植（C、D）。术后 15 个月，手的活动无受限（E～G）

病例3

15 岁男孩被蛇咬伤导致左手食指背侧皮肤坏死。清创后形成 2 cm×1.5 cm 大小创面，伴有部分肌腱缺失。设计尺动脉穿支皮瓣覆盖缺损，同时移植掌长肌肌腱。皮瓣成活顺利。患者对术后外观及功能满意，活动度无受限（图 9-4）。

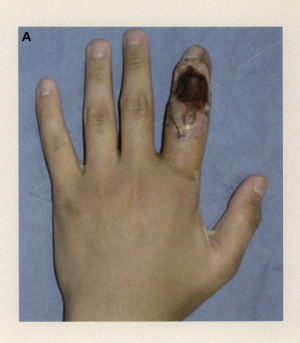

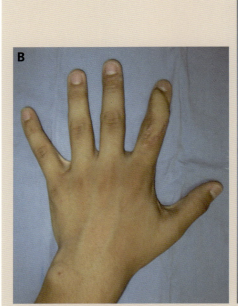
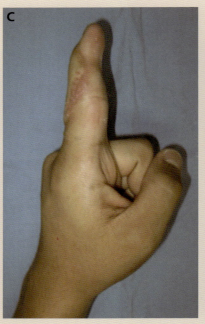
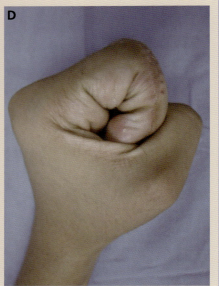

图 9-4 15岁男孩被蛇咬伤导致左手食指背侧皮肤坏死（A）。尺动脉穿支皮瓣伴掌长肌肌腱移植1年后的外观（B～D）

改良

多普勒检查对于术前尺动脉穿支的定位非常有用。甚至当穿支的定位不确定时，也可以在术前根据穿支的恒定解剖来设计好皮瓣。手术期间，首先切开皮瓣的桡侧缘，在尺侧腕屈肌和指深屈肌之间的肌间隔找到穿支。因此，通过将穿支定位在中心可以设计皮瓣，或者根据穿支的实际位置来进行皮瓣的术前设计优化。皮瓣可能包括掌长肌腱，该肌腱适合用于修复患者的肌腱缺损。迄今为止，我们所有需要修复肌腱的患者，在手术后活动过程中没有发现任何问题。前臂内侧的皮肤又薄又软，基本没有毛发，这一点使其很适合修复手指缺损。此外，相较于桡侧，它的脂肪更少，并且适合供体部位的一期缝合。供体位置相对隐蔽，对于患者来说会比较美观。

注意事项

作为一个游离穿支皮瓣，尺动脉穿支皮瓣的血管蒂太短和尺动脉穿支太小可能是修复身体其他部位缺损的一个小缺点。然而，这个缺点在修复手指缺损的过程中却是有利的。大多数修复手指缺损的手术不需要血管蒂太长，因为尺侧指动脉或桡侧指动脉可以作为受体血管蒂使用。此外，穿支的大小与指动脉大小非常吻合，使血管吻合更易操作。

相关阅读

1. Gao W, Yan H, Li Z, et al. The free dorsoradial forearm perforator flap: anatomical study and clinical

application in finger reconstruction. Ann Plast Surg 2011;66:53-58.

2. Becker C, Gilbert A. The ulnar flap. Handchir Mikrochir Plast Chir 1988;20:180-183.

3. Bertelli JA, Pagliei A. The neurocutaneous flap based on the dorsal branches of the ulnar artery and nerve: a new flap for extensive reconstruction of the hand. Plast Reconst Surg 1998;101:1537-1543.

4. Ignatiadis IA, Mavrogenis AF, Avram AM, et al. Treatment of complex hand trauma using the distal ulnar and radial artery perforator-based flaps. Injury 2008;39 Suppl3:S116-124.

5. Liu DX, Zheng CY, Li XD, et al. Clinical application of the flap based on the distal cutaneous branch of the ulnar artery. J Trauma 2011;70:E93-E97.

6. Jihui JU, Liu Y, Hou R. Ulnar artery distal cutaneous descending branch as free flap in hand reconstruction. Injury 2009;40:1320-1326.

7. Vergara-Amador E. Anatomical study of the ulnar dorsal artery and design of a new retrograde ulnar dorsal flap. Plast Reconst Surg 2008;121:1716-1724.

8. Hwang K, Hwang JH, Jung CY, et al. Cutaneous perforators of the forearm: anatomic study for clinical application. Ann Plast Surg 2006;56:284-288.

第 10 章　尺动脉背侧穿支皮瓣

Young-Suk Suh

引言

手指缺损的覆盖经常需要进行皮瓣修复。有几个皮瓣可用，包括局部皮瓣、远处皮瓣和游离皮瓣，所有这些皮瓣都有其各自的优点和缺点。

局部皮瓣应用有限，而远处皮瓣有不适感并且可能伴随有关节僵硬。

随着全球显微外科技术的进步，游离皮瓣已被认为是修复手指缺陷的合适选择。其中，在上肢麻醉后，可以从上肢切取游离的掌侧皮瓣、后骨皮瓣、动脉皮瓣和固有的手部皮瓣。

也可以在上肢麻醉下切取游离的尺侧穿支。使其适用于重建时，也可用于紧急情况下。

沙门（Salmon）报告了尺动脉背侧支。尺动脉背侧筋膜皮瓣的临床应用由贝克尔（Becker）和吉尔伯特（Gilbert）进行介绍，伊达达（Inada）等首次提出游离穿支皮瓣的使用。

游离尺侧穿支皮瓣有几个优点：①一致的血管神经；②可以在上肢麻醉下切取；③皮瓣体积小；④血管直径类似于手指血管；⑤供体位置在隐蔽区域；⑥不需要在肌肉内解剖血管。

解剖

尺动脉背侧支来源于尺动脉，在距离豌豆骨2~4 cm处分出。通过尺神经上方并且在尺骨外侧的下方，它有3个分支：掌侧支、升支和背侧支。

掌侧支通向尺侧屈腕肌。升支提供皮肤外侧所需营养，并呈上升趋势。背侧支在尺骨头和豌豆骨之间走行，并在第5腕掌关节的近端与背侧腕关节网的远侧相吻合。在吻合前的区域可分出几条皮肤穿支。可以通过多普勒检测出背侧支的皮肤穿支。通常分布在距离尺侧腕屈肌肌腱中间位置1~2 cm处，豌豆骨近端2~4 cm处（图10-1）。

手术方法（图10-2~图10-4）

术前用多普勒探测前臂尺侧尺动脉背侧穿支是非常有用的。采用臂丛神经阻滞麻醉和气囊止血带。第一步是准备手指缺损部位。在手指的掌侧分离指动脉和皮下静脉。接下来确认血管的长度、直径、皮肤缺损的大小和血管位置。如果在手指的掌侧没有合适的静脉，应该使用指背静脉。

当画出供区部位后，首先沿皮瓣的掌侧缘切开。标识出尺侧屈腕肌并向桡侧牵拉。然后，可以看到尺侧神经血管束主干。仔细解剖神经血管束可以识别尺动脉背侧支，其几乎垂直于主干神经血管束走行。尺动脉背侧支和尺神经背侧支之间的解剖是非常重要的。通常在尺动脉背侧支和尺神经背侧支的交叉点附近分出尺动脉掌侧分支和尺神经皮肤分支。

于皮下水平，在手指部位选择适合吻合的静脉。解剖出适合吻合的动脉和静脉后，在皮瓣背面做切口。

65

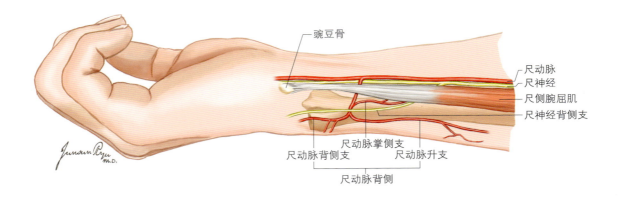

图 10-1　尺动脉解剖图

（图中标注）
豌豆骨
尺动脉
尺神经
尺侧腕屈肌
尺神经背侧支
尺动脉背侧支
尺动脉掌侧支
尺动脉升支
尺动脉背侧

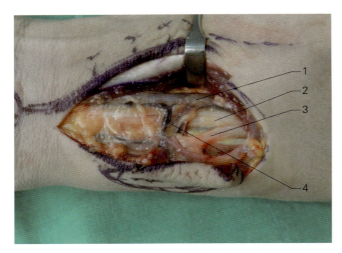

图10-2　手术过程中的重要组织结构。1.主要的尺侧静脉。2.尺神经。3.尺神经背侧支。4.尺静脉背侧支

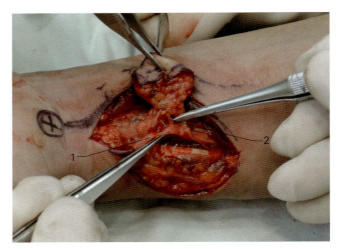

图 10-4　掀起皮瓣。1.尺神经背侧分支。2.尺神经背侧支的皮下分支

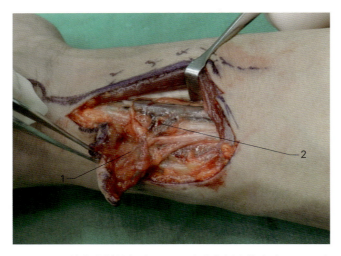

图 10-3　游离皮瓣的组成。1.尺动脉背侧支的穿支。2.尺动脉背侧支

皮瓣被解剖成岛状后，松止血带检查皮瓣的循环情况。此时，应选择皮下或伴行静脉。

改良

尺动脉背侧穿支皮瓣可以作为通血皮瓣，用于缺血性手指缺损的重建。然而，由于远端血管的直径小，这种通血皮瓣的应用是很难的。

最初，尺动脉背侧穿支皮瓣可作为带蒂皮瓣应用于腕关节周围缺损的覆盖。当用作带蒂皮瓣时，上行支是主要血管蒂。因此，理论上，可以切取长而大的皮瓣。

典型病例

拇指截指（图 10-5），在植后坏死。

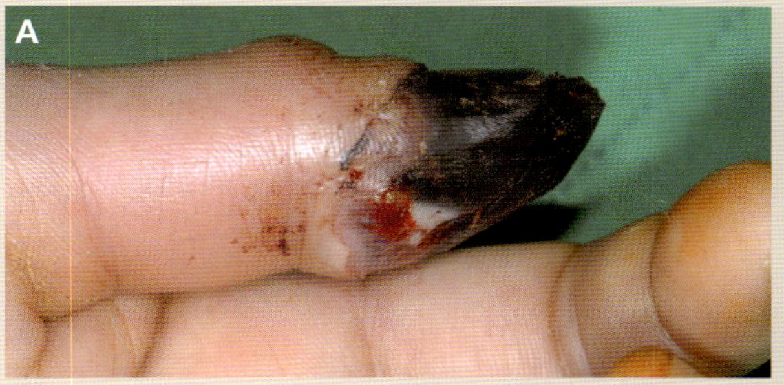

A. 术前照片

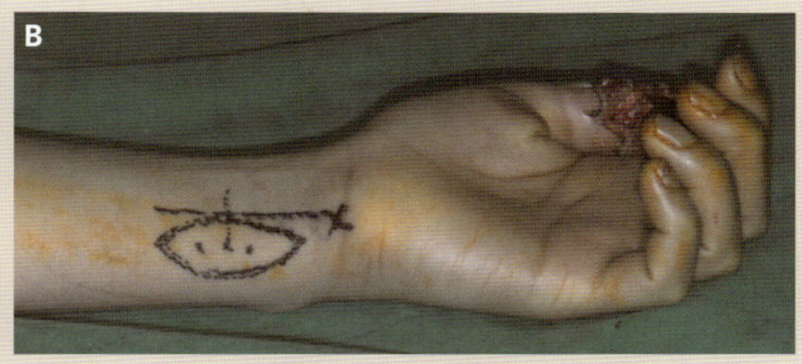

B. 标记豌豆骨和尺侧腕屈肌

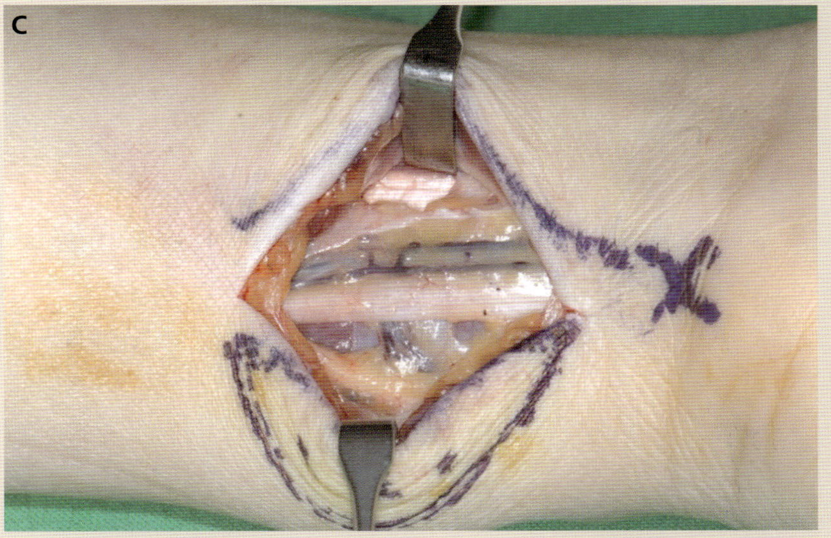

C. 标记尺动脉和尺神经

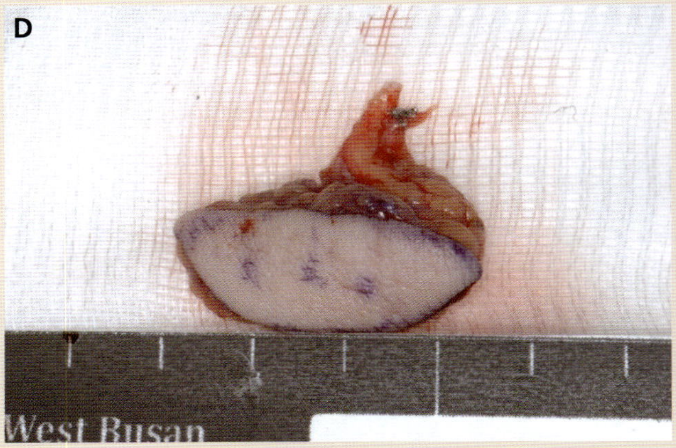

D. 切取 3.5 cm×1.5 cm 大小的皮瓣

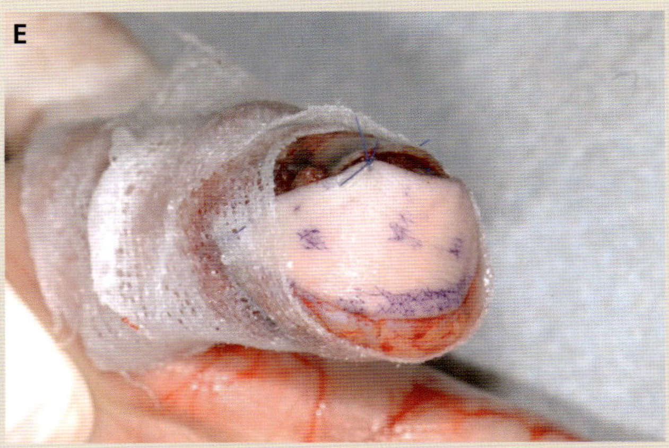

E. 移植后的外观

图 10-5 拇指截指的修复

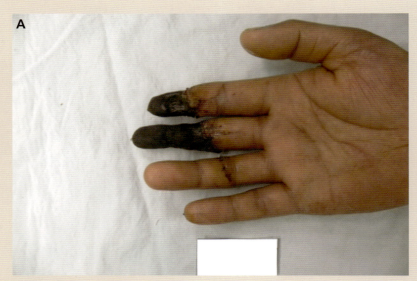

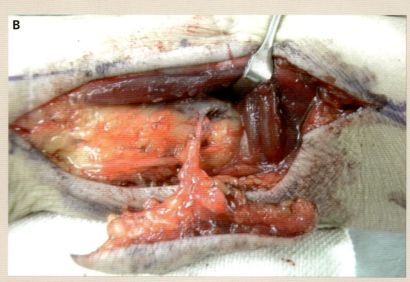

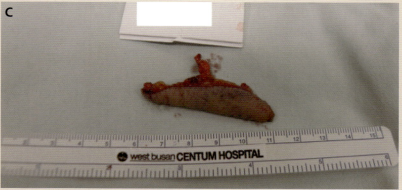

第2、3指截指（图10-6）。

术前照片（A）

掀起 5 cm×1.5 cm 大小的皮瓣（B、C）

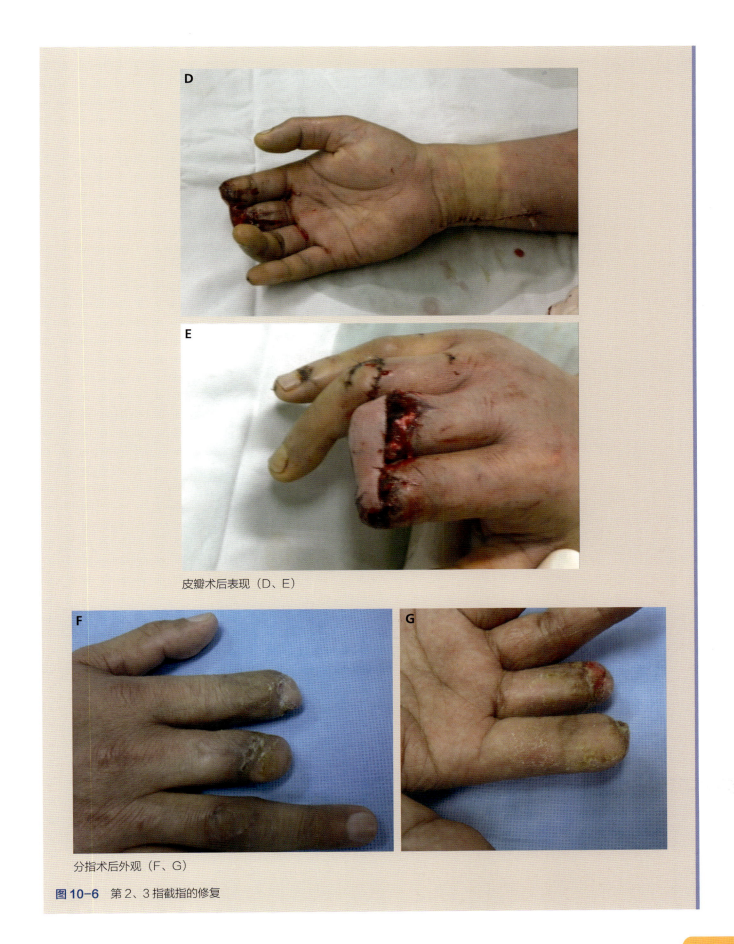

皮瓣术后表现（D、E）

分指术后外观（F、G）

图10-6 第2、3指截指的修复

拇指缺损的修复（图 10-7）。

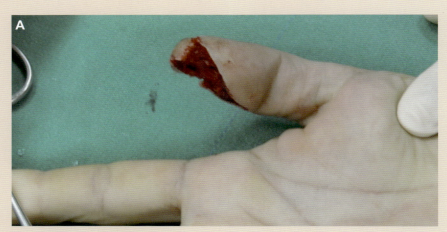

最初外观（A）

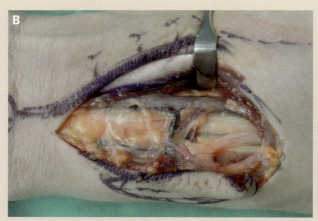

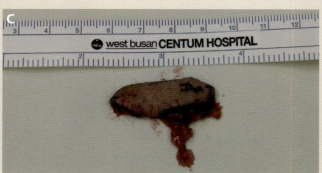

掀起 3.5 cm×1.5 cm 的皮瓣（B、C）

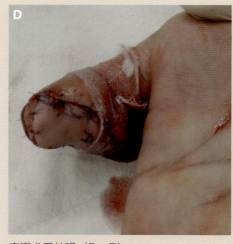

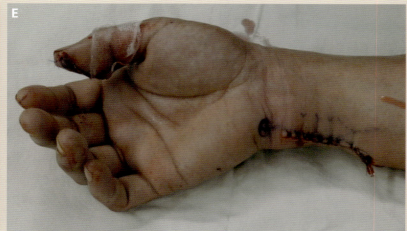

皮瓣术后外观（D、E）

图 10-7　拇指缺损的修复

注意事项

解剖皮瓣蒂部和尺神经背侧支之间时，可能造成神经损伤。手背的暂时性麻木是常见的症状。通常，如果供区宽度小于 3 cm，可直接缝合，但是也可能存在个体差异。

相关阅读

1. Becker, c., and Gilbert, A. The ulnar flap: Description and applications. Eur. J. Plast. Surg 1988 : 11: 79-82.
2. Madjarova, B. H.,Holevich, E. P., and Topkarov, V. Island flap supplied by the dorsal branch of the ulnar artery. Plast Reconstr Surg 1991:87:562-566.
3. Antonopoulos, D., Kang, N. V., and Debono, R. Our experience with the use of the dorsal ulnar artery flap in hand and wrist tissue cover. J. Hang Surg (Br.) 1997:22:6:739-744.
4. Bertelli, J. A., and Pagliei, A. The neurocutaneous flap based on the dorsal branches of the ulnar artery and nerve: A new flap for extensive reconstruction of the hand. Plast Reconstr Surg 1998:101: 1537.

第11章

小鱼际皮瓣

Jin-Soo Kim • Siyoung Roh • Yong Wook Jeon

引言

为了实施手指尖重建手术，我们已介绍了大量的皮瓣。有3个非常重要的因素决定指尖重建手术是否成功：①伤口的无痛覆盖；②良好的灵敏性；③持久的覆盖。因为手和脸类似，经常裸露在外，从美观的角度考虑也是非常重要的，所以，下面的3个因素在指尖重建术中必须要考虑在内：①颜色；②纹理；③外形。

在解剖学上，手的手掌外观和指尖非常类似。基于这个原因，应用鱼际带蒂皮瓣通常是最好的指尖重建方法之一。关于这个方法有两点说明：①小鱼际区域不适合做带蒂皮瓣；②没有恒定的动脉供给，来自小鱼际隆起的皮瓣并没有普及，尽管它在解剖学上与指尖类似。

因此，笔者想介绍一下游离小鱼际皮瓣，用于指尖的重建手术。

解剖

指尖

将表面皮肤固定到远端指骨骨膜的纤维隔上，构成柔软而结合紧密的结构。指尖的血管与纤维隔形成紧密的解剖关系。与近端和中间指骨的情况不同，神经血管束在远端指骨处未被格雷森氏韧带或克莱兰氏韧带包裹。相反，末端动脉和神经分支嵌入纤维隔之间的组织中。指尖的静脉也在指腹或甲周表皮的皮下组织中走行。

小鱼际区域

小鱼际区域的皮肤特征与指尖非常相似，这是因为：①这两处皮肤通过多个纤维隔与下面的骨附着；②它们都包含相似的神经末梢。

根据供应每个区域的营养动脉类型，小鱼际的隆起分为3个部分。在3个区域中，小鱼际隆起尺侧远端的1/2（约3 cm×2 cm）位于小指展肌或小指屈肌上，它具有恒定的血管和神经供应，来源于小指的尺动脉掌侧动脉和尺神经的背侧或掌侧皮肤分支。皮肤穿支常恒定出现在小鱼际区域。穿支位于豌豆骨外侧（在X轴上）10.16±3.6 mm和远端（在Y轴上）20.0±7.0 mm处。

手术方法

（1）准备：建议采用臂丛神经阻滞麻醉。对于儿童，则需要采用全身麻醉，但同时应用区域神经阻断可以减少疼痛和围术期血管痉挛的风险。麻醉后上气囊止血带。

（2）皮瓣的设计：小鱼际隆起由掌侧皮肤和背部皮肤组成。由于背部皮肤的特征与指尖不匹配，所以皮瓣的设计应该在掌侧进行。为了缝合供区，

73

建议用经皮多普勒测定穿支后设计椭圆形皮瓣。如果没有合适的皮肤穿支，至少在皮瓣下要包含 2 条静脉，用于将静脉皮瓣动脉化。

（3）皮瓣解剖：画出皮瓣大小，将切口切至真皮层。一旦遇到发白的真皮，仔细分离皮下静脉，2~3 mm 的长度足以用于血管吻合。位于皮瓣中部的皮肤穿支从小指屈肌表面分离。如果需要长的血管蒂，可以在肌肉内进行分离。

（4）供区闭合：供区缺损可以直接缝合。

（5）皮瓣植入：在考虑行血管吻合时，先将皮瓣与甲床边缘缝合以固定皮瓣。

（6）动脉吻合：当持续用缝合线牵拉受区指尖远侧边缘的掌侧皮肤后，指尖的脂肪颗粒会被挤高。使得脂肪颗粒血管弓的终端分支更浅表和可接近。通常，有 2~3 个末端动脉，都是脂肪颗粒血管弓的前分支。根据动脉的直径和位置选择要吻合的动脉。这是受区的动脉。一旦血管已达到足够的长度用于无张力吻合，可用 10–0 单股尼龙线与皮瓣穿支间断缝合。

（7）静脉吻合：在重建过程中，最关键的技术步骤是静脉吻合。与近端血管不同，由于背侧区域被甲床占据，在指尖缺损的病例中背侧静脉很难找到。然而，在指尖缺损的病例中，可用掌侧的皮下静脉行静脉吻合。掌侧的皮下静脉刚好位于真皮下面。应该在手术显微镜下集中在这个区域行静脉探查。近端静脉的证据是在近端部分有血液充盈。如果在检查中没有确认充盈的静脉，可以用挤奶的方式从近端到远端挤压血管，以使静脉充血或从静脉远端出血。一旦血管具有足够的长度用于无张力吻合，用 10–0 单股尼龙线将小鱼际游离皮瓣的皮下静脉与指尖掌侧小静脉行间断吻合。

（8）术后护理：手术完成后，在手术室就全身应用 2000IU 肝素，然后每 4h 应用 1 次，术后持续应用 1~2 周。连用 7 天前列腺素 E1。

（9）监测：在手术后的最初几天需要仔细监测血液循环，因为指尖中的动脉和静脉尺寸较小，易发生血栓或痉挛。术后水肿在手指重建患者中较常见，因为皮瓣并没有通过脂肪颗粒的纤维隔均匀分布。事实上，术后患者通常发生静脉瘀血，甚至在静脉修复后也会发生。皮瓣移植后，应该在准确的时间内对由水肿引起的瞬间静脉瘀血进行临时外部放血或移除缝线处理。否则，静脉塌陷和持续水肿可导致不可逆的组织损伤。

病例（图11-1）

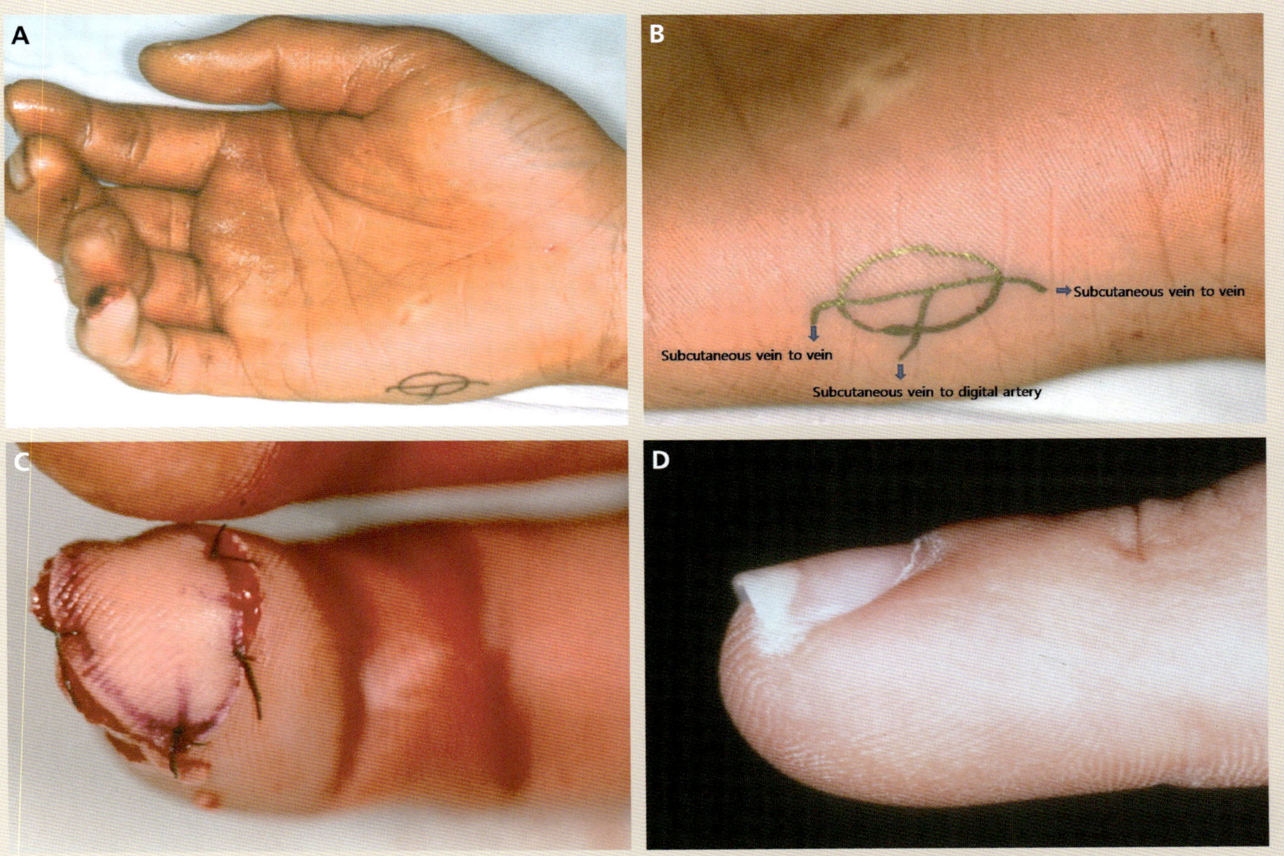

图 11-1　小指末端完全缺损（A）。在手掌小鱼际区域设计皮瓣。皮瓣有 3 支静脉血管，其中 1 支与指动脉吻合，其余 2 支与静脉吻合（B）。术后即刻外观（C）。术后 6 个月外观（D）

相关阅读

1. Omokawa S, Ryu J, Tang JB, Han JS. Anatomical basis for a fasciocutaneous flap from the hypothenar eminence of the hand. Br J Plast Surg 1996 Dec;49(8):559-563.

2. Hwang K, Han JY, Chung IH.Hypothenar flap based on a cutaneous perforator branch of the ulnar artery: an anatomic study J Reconstr Microsurg. 2005 Jul;21(5):297-301.

第12章

掌背动脉穿支皮瓣

引言

使用掌背动脉（DMA）的掌背皮瓣和逆行的掌背皮瓣已被详细地描述。然而，卡巴（Quaba）和卡维森（Davison）（1990）首先介绍了远端蒂的手背穿支皮瓣，仅使用来自掌背动脉的直接皮肤穿支，不包括掌背动脉本身。笔者在"特设穿支"瓣的最后一段中的解释，被认为是第一次出现穿支皮瓣的概念（图12-1～图12-3）。

掌背动脉穿支皮瓣作为逆行带蒂岛状皮瓣可用于修复手指背部的缺损及指蹼的缺损。基本上，这种皮瓣具有松弛的手背部皮肤纹理。然而，一些研究者试图用这个皮瓣来重建指腹的缺损（延长的逆行掌背动脉皮瓣）。

掌背动脉穿支皮瓣与手指背部缺损上的皮肤相同。它很容易切取，不需要行显微血管吻合，供区宽度在2.5～3.0 cm内可以直接缝合。然而，可能出现的静脉瘀血可导致皮瓣萎缩和变色。供区部位太紧可能是患者主诉不适的一个原因。

解剖

大多数掌背动脉来自腕弓背侧，并且在手的第

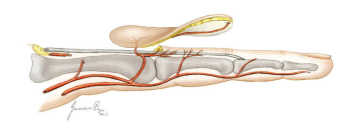

图12-2 掌背动脉皮瓣包含掌背动脉

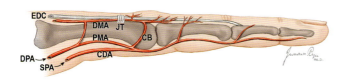

图12-1 DMA、PMA和CDA的关系。DMA（掌背动脉）；PMA（掌动脉掌侧支）；CDA（指总动脉）；CB（交通支）；DPA（掌深弓）；SPA（掌浅弓）；JT（腱膜环）；EDC（指总伸肌）

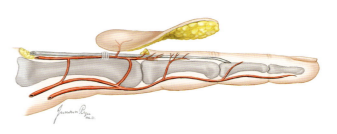

图12-3 DMAP皮瓣仅包含直接皮肤穿支

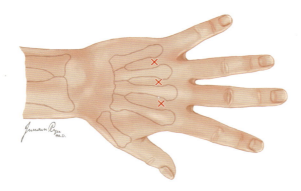

图 12-4　直接皮肤穿支恒定出现在第 2~4 掌骨间隙

手术方法

皮瓣设计在靠近缺损的掌背动脉穿支处。选择穿支标记在掌骨间隙的掌骨颈水平。直接皮肤穿支的位置是皮瓣的旋转点。将椭圆形皮瓣设计在掌骨间隙，包括覆盖在穿支上的皮肤。如果要将供区部位直接缝合，皮瓣的宽度应限制在邻近掌骨的外边界 2.5 ~ 3.0 cm 处。笔者倾向于选择包括穿支上的皮肤和真皮脂肪桥，以保留真皮下血管网。但是也可以选择没有皮肤的脂肪筋膜桥。

可以切取皮瓣或肌腱皮瓣。在止血带下，在伸肌腱表面的松弛组织平面由近端向远端分离皮瓣。掌背动脉不需要包括在皮瓣中。要避开皮瓣边缘处的大静脉，因为它们只能增加皮瓣内的瘀血。穿过皮瓣中间的静脉无法避开。如果这些静脉限制了皮瓣的旋转，则可以在皮瓣的远端边缘分离出来。穿支在腱结合远端立即发出。不必修剪穿支，因为动脉周围的筋膜组织内含有回流静脉。

松开止血带后，将皮瓣放置在原位，灌注 5 ~ 10min。然后将皮瓣旋转到缺损处，并使用半埋

2 ~ 4 背侧骨间向下延伸，分叉成指背动脉。通过穿支动脉与掌深弓及从掌浅弓分出的掌指总动脉相吻合（图 12-1）。

尽管第 3 和第 4 掌背动脉变得很小，但在掌骨间隙的远端，来自掌背动脉的直接皮肤穿支是相对恒定的（图 12-4）。直接皮肤穿支的直径为 0.2 ~ 0.3 mm。通过掌背动脉的伴行静脉可实现静脉回流。

典型病例

病例 1

41 岁男性患者，右手挤压伤导致环指受伤。扩大清创后有 2.5 cm×4 cm 大小的皮肤缺损，伴有肌腱外露（图 12-5A）。设计了第 3 掌背动脉穿支皮瓣（图 12-5B）。皮瓣蒂部通道切开，两侧皮肤充分游离。这样能够避免在通道使蒂部受压。供瓣区直接缝合（图 12-5C）。起初，皮瓣肿胀，尤其是皮瓣边缘，但是最后皮瓣完全愈合（图 12-5D）。

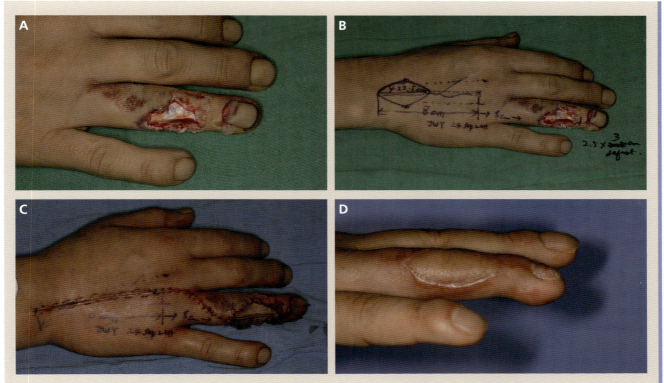

图 12-5 挤压伤清创后伸肌腱外露（A）。设计脂肪筋膜蒂皮瓣（B）。术后外观，避免皮瓣隧道挤压蒂部，供瓣区直接缝合（C）。术后 3 个月的外观（D）

病例2

50 岁女性患者，左手挤压伤，中环指皮肤撕脱伴有小指中节掌骨骨折，最后导致中环指指间挛缩，其他手指成活好。伤后 3 个月进行手术治疗，设计了皮瓣来修复这个 2 cm×5 cm 大小的缺损（图 12-6A），设计了以第

3 掌背动脉穿支为蒂部的掌背动脉穿支皮瓣来修复缺损，供瓣区直接缝合（图 12-6B），最初几天，皮瓣肿胀，尤其是蒂部远端，但是最后皮瓣成活。

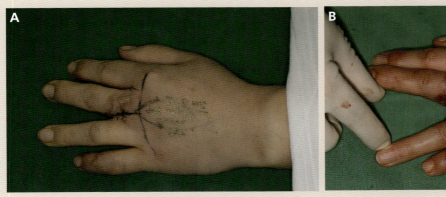
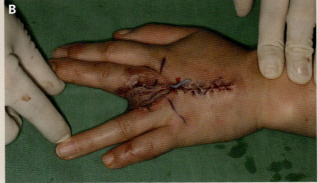

图 12-6 带皮肤脂肪蒂的掌背动脉穿支皮瓣修复指蹼缺损（A）。术后即刻外观（B）

线缝合技术将其宽松地缝合到缺损的边缘。供区进行一期缝合。使用手掌夹板固定1周。去除夹板后患者开始适度活动。2周后拆除缝线。

改良

这种皮瓣是不需要行显微外科技术的逆行岛状皮瓣。这个优点让掌背动脉穿支皮瓣更好地作为紧急皮瓣使用。皮肤脂肪蒂和脂肪筋膜蒂都可以应用。可以从相邻的掌骨间隙同时切取多个皮瓣，用于多个手指的损伤修复。皮瓣原本是没有感觉的，如果有神经进入皮瓣，可以与受区的背部感觉神经相吻合，用于恢复神经支配。

注意事项

掌背动脉穿支皮瓣的主要缺点是静脉瘀血。即使能自行愈合，瘢痕增生也可能会降低皮瓣的质量。这种皮瓣的逆行应用可导致血管的扭转或闭塞。先前关于逆行皮瓣的研究表明，静脉回流可通过伴随静脉发生。为减少这种皮瓣的并发症，可以考虑以下措施：①确保所选直接皮肤穿支的位置没有受伤；②不必修剪穿支；③确保严密地止血；④减少对皮瓣或蒂的压迫。

相关阅读

1. Earley MJ, Milner RH. Dorsal metacarpal flaps. Br J Plast Surg 1987;40:333-341.
2. Earley MJ. The second dorsal metacarpal artery neurovascular island flap. J Hand Surg Br 1989;14:434-440.
3. Maruyama Y. The reverse dorsal metacarpal flap. Brit J Plast Surg 1990;43:24-27.
4. Quaba AA, Davison PM. The distally-based dorsal hand flap. Br J Plast Surg 1990;43:28-39.
5. Yang D, Morris SF. Reversed dorsal digital and metacarpal island flaps supplied by the dorsal cutaneous branches of the palmar digital artery. Ann Plast Surg 2001;46:444-449.
6. Omokawa S, Tanaka Y, Ryu J, et al. The anatomical basis for reverse first to fifth dorsal metacarpal arterial flaps. J Hand Surg Br 2005;30:40-44.
7. Battiston B, Artiaco S, Antonini A, et al. Dorsal metacarpal artery perforator-based propeller flap for complex defect of the dorsal aspect in the index finger. J Hand Surg Eur Vol 2009;34:807-809.
8. Sebastin SJ, Mendoza RT, Chong AK, et al. Application of the dorsal metacarpal artery perforator flap for resurfacing soft-tissue defects proximal to the fingertip. Plast Reconstr Surg 2011;128:166e-178e.

第 13 章

静脉皮瓣

Ho-Jun Cheon • Sang-Hyun Woo

引言

动脉化的静脉皮瓣被定义为动脉血流通过传入静脉流入，为皮瓣供氧，静脉回流通过传出静脉流出的皮瓣。与纯粹的静脉皮瓣相比较，静脉系统的动脉化，导致了较高的血流压力，通过静脉系统提供充足的氧供和营养。这个概念最早由中山（Nakayama）等在 1981 年提出，之后人们在皮瓣发展的早期发表了一些基础性研究和临床研究的报告。

动脉化的静脉皮瓣有很多种，广泛地应用于上肢、下肢、颜面和颈部的重建。静脉血流皮瓣在覆盖软组织的同时可重建动脉。动脉化静脉双叶皮瓣可以同时修复足或者足趾两个单独的皮肤缺损。而且，复合性的缺损也可以使用肌腱筋膜静脉皮瓣、骨筋膜静脉皮瓣和神经筋膜皮瓣进行重建。

动脉化静脉皮瓣最主要的优点是容易切取一个薄皮瓣，而不牺牲供瓣区的主要动脉。血管蒂也可以根据需要尽可能地延长。皮瓣切取较其他类型的游离皮瓣更加快捷。另外，供区和受区可以在同一个术野里，使用一个止血带就足够了。静脉皮瓣的手术设计因为可以直接透过较薄的皮肤观察到静脉丛，从而变得非常简单。供区是没有限制的，因为在身体的任何部位都可以发现静脉网。

然而，使用动脉化的静脉皮瓣也存在一些问题，包括严重的术后肿胀、变色、水疱形成和不可预见的部分皮瓣坏死。术后第 1 周，肿胀是非常常见的，之后会逐渐减轻。这种现象是较高的动脉压力进行血流灌注来对抗静脉瓣，导致组织间质液体的瘀滞造成的。组织间液和血流灌注可以为组织提供充足的营养和氧供，但是毒性代谢产物和非氧合的血红蛋白的蓄积，可以造成皮瓣的坏死。人们对检测皮瓣的基础生理和如何提高皮瓣的存活率已进行了许多研究。

解剖

外周静脉系统分为浅静脉系统和深静脉系统，也被称为筋膜上系统和筋膜下系统。两个系统的关联依靠跨筋膜系统的静脉穿支。深静脉与动脉伴行。静脉皮瓣经常包括在肌肉筋膜上的浅静脉通道中。

1990 年，泰勒（Taylor）等对人体全身各类静脉的支配区域进行了解剖学研究，并且进行了详尽的描述。静脉的建筑结构类似于连续的"拱"样的网状结构。在所有的组织中，这种结构都是存在的，甚至在结缔组织中也一样。静脉的网络结构包含连接的瓣膜和瓣膜通道，用来保持血流和压力的平衡。静脉网络的瓣膜部分也被称为波动型的静脉，通过带瓣膜的通道连接相邻的静脉支配区域，允许血流自由通过。静脉通常也和神经伴行，所以可以设计包含神经的静脉皮瓣。在前臂的中部和小腿的远端可以发现类似的形式，例如：贵要静脉和前臂内侧皮神经伴行，或者大隐静脉和隐神经伴行，小隐静脉和腓肠神经伴行。

手术方法

在供区近端肢体处上止血带，压力控制在13.3kPa（100 mmHg），这样可以使血管充盈。然后根据静脉血管的分布在皮肤表面进行标记。将静脉分布最多的地方设计为皮瓣的中心，在肌肉筋膜表面掀起皮瓣，皮瓣内只保留静脉的筋膜及软组织。另一个手术切口将受区血管从"损伤区域"截断。皮瓣远端和近端进入筋膜的静脉应保留足够的长度，可以通过皮下隧道进行转移，这样就可以在要修复部分的近端进行动静脉的吻合，因为此处血管的管径更匹配。

一般来说，小于 25 cm² 的小到中型的皮瓣，包含 2 根可供吻合的静脉。当传入静脉和传出静脉在皮瓣的同一侧时，动脉血流在对抗静脉瓣的情况下流入，并且通过传出静脉流出。2 根静脉中，相对较小的静脉作为传入静脉，较大的作为传出静脉。传入静脉的静脉蒂的长度要尽可能短，这样可以减少静脉瓣的数量，因为静脉瓣可以增加动脉血流的阻力。尽管受区动脉可以和传入静脉进行吻合，但是通常没有静脉和传出静脉吻合，因此经常可以观察到吻合口远端区域的静脉怒张。由于动脉血流通道需要对抗静脉瓣，所以需要在远端分支置管输入肝素溶液。一旦置管的远端通过静脉瓣区域，静脉瓣将被机械性地破坏并且失去作用。如果这个方法行之有效，可以在传出静脉观察到血液回流。

传出静脉的长度可以根据受区的具体情况进行剪裁。如有可能，在中等大小的皮瓣吻合 2 根传出静脉。在较大的皮瓣，尽可能地包含较多的静脉，使用 1 根或 2 根静脉作为传入静脉，2 根或者更多的静脉作为传出静脉。

最常应用的静脉皮瓣供区部位是前臂屈侧。如果皮瓣小于 3 cm 宽，可以直接缝合供区。如果不能直接缝合，要用全厚皮片移植覆盖。如果将足背或者大腿后侧作为供区，可行全厚皮移植，后期的瘢痕外观是可以接受的。

术后 7 天需要严密观察皮瓣。在此期间，患者需要和其他的游离皮瓣术后一样休息。术后需要观测皮瓣毛细血管的充盈、皮瓣温度、颜色和水疱形成情况。如果皮瓣充血，毛细血管出现问题，触到动脉搏动，多普勒的评估和皮肤表面的温度检测有助于评价皮瓣的成活情况。另外，在皮瓣上进行针刺，观察出血的情况，对于判断是否存在静脉充血，或血管吻合口栓塞，非常有鉴别意义。

术后监测动脉化静脉皮瓣并不简单，因为静脉皮瓣血管供血不足和特征性的水肿、充血的征象是难以分辨的。对于标准的皮瓣，观察皮瓣的灌注情况，可以通过监测皮瓣的颜色和温度来进行，通常也可以采用物理检查的方法。然而静脉皮瓣在术后 2～3 天出现轻度的紫色伴有红斑，之后可能会变黑。因此可能大家会对正常的静脉皮瓣术后过程和皮瓣静脉不充足产生疑惑。因此，尽管皮瓣颜色发生改变，但是静脉皮瓣毛细血管充盈轻快，针刺后有鲜红的血液流出，则认为皮瓣有较好的血液循环。

改良

预扩张静脉皮瓣

使用软组织扩张器对传统游离皮瓣进行预扩张有很多好处，包括增加皮瓣的大小，降低供区并发症，使得皮瓣变薄。莱顿（Leighton）等的研究表明，皮瓣扩张可以诱导皮瓣内毛细血管密度的增加，增加扩张部位的血管数量，通过增加腔内的压力使皮瓣的厚度变薄。

在之前的研究中，笔者使用了兔子为研究对象，扩张动脉化的静脉皮瓣，结果相对于未预扩张组，扩张组皮瓣的存活率增加了 3 倍。皮瓣扩张 3 周后，行静脉造影，显示静脉扩张延伸到皮瓣远端，新生的静脉网充斥着整个皮瓣。穆塔夫（Mutaf）等的研究显示，静脉皮瓣的预扩张，增加了皮瓣成活的区域。皮瓣扩张诱导了快速血管化，在供区和受区之间建立的大量的、扩张的静脉血管丛促进了血浆的渗透。研究还表明，可以通过更好地引流出有害的代谢产物来改善静脉皮瓣的成活率。

病例（图13-1、图13-2）

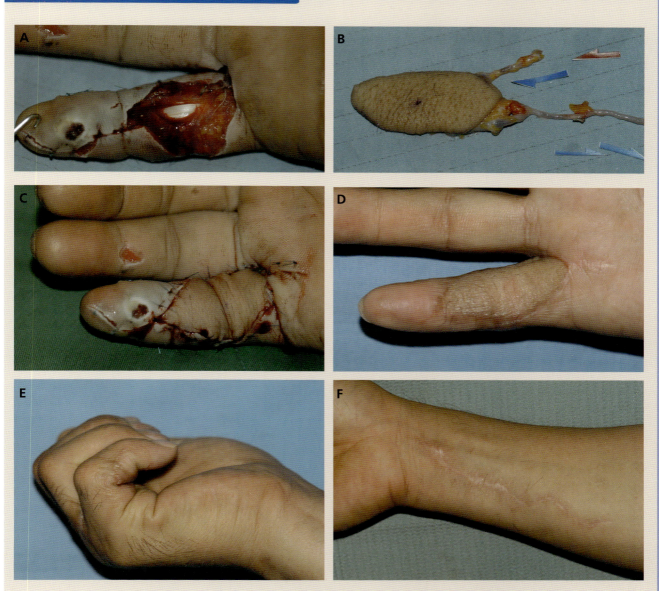

图13-1 患者术前小指掌侧皮肤软组织缺损（A）。在同侧前臂前侧切取6 cm×3 cm静脉皮瓣，包含2根静脉（B）。术后即刻照片（C）。术后20个月照片，外观及功能良好，接近正常（D～F）

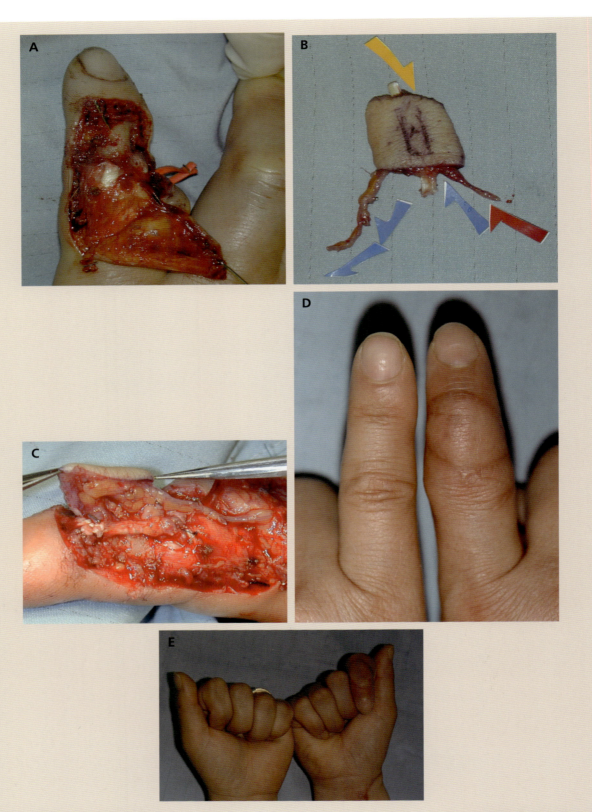

图 13-2　患者术前右手食指背侧复合软组织缺损（A）。切取复合静脉皮瓣 4.5 cm×3 cm，包含掌长肌腱、1 根皮神经、2 根静脉（B）。肌腱移植修复三区伸指肌腱，8 字缝合（C）。术后 12 个月，近指间关节活动度 80°，远指间关节伸指 10° 受限（D～F）

如果要将动脉化静脉皮瓣转移到面颈部，预扩张是需要的，因为在面颈部很难发现更多的静脉进行回流。有些研究者建议对动脉化静脉皮瓣进行延迟，以增加皮瓣的血管数量。尽管延迟可以使皮瓣成活区域增加，但是限制了皮瓣的大小。可以应用药物进行化学性的皮瓣延迟，但是有可能会引起全身的副反应。

预扩张动脉化静脉皮瓣需要进行2个阶段的手术，延长了治疗的时间。扩张器的置入本身可能带来潜在的并发症。然而，动脉化静脉皮瓣的预扩张较传统做法有很多好处，包括不牺牲主要的动脉，容易切取，手术时间短，保留较长的血管蒂，可以将全身各处作为供区，供区数量相当充足，随意地设计皮瓣，皮瓣薄且手感良好。另外，预扩张减少了供区的损失，消除了术后皮瓣的不稳定性，促使皮瓣全部成活。

延迟静脉皮瓣

有些非常出色的研究显示，在兔子的动物模型上，对于大的动脉化静脉皮瓣进行外科延迟处理是显效的。外科延迟可以明显增加该皮瓣的成活率。研究还进行了化学延迟和外科延迟的效果分析，甲磺酸多沙唑嗪和（或）硝酸甘油补片被应用于同样的动物模型中。联合应用化学延迟和外科延迟，总延迟效果是降低的。

根据以上的研究结果，用足背带肌腱的动脉化静脉皮瓣来修复手部的急性软组织和肌腱缺损，其优点是：可以比使用纯静脉皮瓣或动脉皮瓣更大；皮瓣的成活率增加，以便使用复合皮瓣；供区的主要动脉得以保留；更薄，避免使用较厚的软组织；操作简单，不会损伤深层组织。缺点是需要进行两次手术，供区可产生瘢痕，足趾的伸趾力量减弱。

注意事项

（1）首先从小的皮瓣开始，因为小的皮瓣只要是能够保证动脉和静脉的吻合质量，皮瓣的成活大多是可以预测的。

（2）静脉皮瓣只能用于覆盖急性、新鲜和部分血管缺失的受区，而避免应用在慢性的、感染的、无血运的创面。

（3）对于术后皮瓣的肿胀，静脉皮瓣应该尽量设计得比传统皮瓣大，这样可以保证静脉通道位于整个皮瓣中心。

（4）对于较大的静脉皮瓣，尽可能吻合较多的流出静脉。

（5）如果需要较大且较薄的静脉皮瓣，首先需要考虑是否使用预扩张和外科延迟技术，或者直接使用穿支皮瓣。

（6）当吻合流入静脉的方向和静脉瓣相反，流入静脉需要尽可能短，静脉的管径尽可能小，对于流出静脉，静脉的长度和管径取决于受区的静脉网情况。

相关阅读

1. Baek SM, Weinberg H, Song Y, et al: Experimental studies in the survival of venous island flap without arterial inflow. Plast Reconstr Surg 1985;75:88-95.

2. Nakayama Y, Soeda S, Kasai Y: Flaps nourished by arterial inflow through the venous system: An experimental investigation. Plast Reconstr Surg 1981;67:328-334.

3. Inoue G, Maeda N, Suzuki K: Resurfacing of skin defect ofthe hand using the arterialised venous flap. Br. J. Plast. Surg 1990;43:135-139.

4. Koshima I, Soeda Y, Nakayama Y: An arterialized venous flap using the long saphenous vein. Br. J. Plast. Surg 1991;44:23-26.

5. Inada Y, Fukui S, Tamai S, et al: The arterialised venous flap: experimental studies and clinical case. Br. J. Plast. Surg 1993;46:61-67.

6. De Lorenzi F, van der Hulst RR, den Dunnen WF, et al: Arterialized venous free flaps for soft-tissue reconstruction of digits: A 40-case series. J. Reconstr. Microsurg. 2002;18;:569-574.

7. Woo SH, Kim KC, Lee GJ, Ha SH, Kim KH, Dhawan V, et al. A retrospective analysis of 154 arterialized venous flaps for hand reconstruction: an 11-year

experience. Plast Reconstr Surg 2007;119(6):1823-38.

8. Woo SH, Seul JH. Pre-expanded arterialised venous free flaps for burn contracture of the cervicofacial region. Br J Plast Surg 2001;54(5):390-395.

9. Titley OG, Chester DL, Park AJ. A-a type, arterialized, venous, flow-through, free flap for simultaneous digital revascularization and soft tissue reconstruction-revisited. Ann Plast Surg 2004;53(2):185-191.

10. Chen CL, Chiu HY, Lee JW, Yang JT. Arterialized tendocutaneous venous flap for dorsal finger reconstruction. Microsurgery. 1994;15(12):886-890.

11. Kim JS, Woo SH, Yoon JH, et al: Arterialized venous free flap with palmarislongus tendon for the one-stage reconstruction of defect of skin and extensor tendon. J. Korean Orthop. Assoc. 2004;39:278.

12. Takeuchi M, Sakurai H, Sasaki K, Nozaki M. Treatment of finger avulsion injuries with innervated arterialized venous flaps. Plast Reconstr Surg 2000;106(4):881-885.

13. Kayikcioglu A, Akyurek M, Safak T, Ozkan O, Kecik A. Arterialized venous dorsal digital island flap for fingertip reconstruction. Plast Reconstr Surg 1998;102(7):2368-72; discussion 73.

14. Woo SH, Jeong JH, Seul JH: Resurfacing relatively large skin defects of the hand using arterialized venous flaps. J. Hand Surg 1996;21B:222.

15. Woo SH, Kim SE, Seul JH: The comparison of survival rate of the arterialized venous flaps dependant on the number of draining vein used. J. Korean Soc. Plast Reconstr Surg 1996;23:371.

16. Woo SH, Kim SE, Lee TH, Jeong JH, Seul JH. Effects of blood flow and venous network on the survival of the arterialized venous flap. Plast Reconstr Surg 1998;101(5):1280-1289.

17. Taylor GI, Caddy CM, Watterson PA, Crock JG. The venous territories (venosomes) of the human body: experimental study and clinical implications. Plast Reconstr Surg 1990;86(2):185-213.

18. Takeuchi M, Sakurai H, Sasaki K, Nozaki M. Treatment of finger avulsion injuries with innervated arterialized venous flaps. Plast Reconstr Surg 2000;106(4):881-885.

19. Lee HB, Tark KC, Rah DK, Shin KS. Pulp reconstruction of fingers with very small sensate medial plantar free flap. Plast Reconstr Surg 1998;101(4):999-1005.

20. Iwasawa M, Ohtsuka Y, Kushima H, Kiyono M. Arterialized venous flaps from the thenar and hypothenar regions for repairing finger pulp tissue losses. Plast Reconstr Surg 1997;99(6):1765-1770.

21. Shin HJ, Woo SH, Jeong JH, et al: Survival pattern of previously expanded arterialized venous flaps. J. Korean Soc.Plast.Reconstr. Surg 1997;24:459.

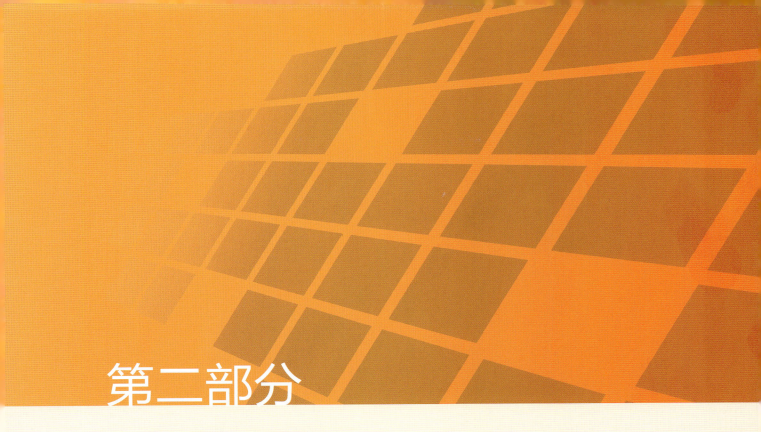

第二部分

足和下肢皮瓣

引言

历史

宋（Song）等在 1984 年首先描述了股前外侧皮瓣，肌间隔血管走行于股直肌和股外侧肌之间。然而，人们很快发现，只有在少数的病例中发现肌间隔血管的存在，而大多数供应皮瓣的血管是穿过股外侧肌的肌皮穿支血管。随着重建技术的不断完善，人们以前强调如何保证皮瓣存活，而现在关心的重点是如何精细地设计皮瓣。股前外侧皮瓣特别适合于头颈部的修复重建，几乎可以满足重建外科的所有要求。该皮瓣曾经被认为可以修复全身所有的区域，包括腹壁、胸部和四肢。

临床应用

股前外侧皮瓣可以是皮瓣或者筋膜瓣，有很多的用途，可以将它设计成厚皮肤和携带大量肌肉组织的皮瓣。最常用在头和颈部的重建中。最近的研究显示，股前外侧皮瓣已经用来取代传统的游离皮瓣，例如游离背阔肌肌皮瓣、腹直肌肌皮瓣、前臂桡侧皮瓣等。股前外侧皮瓣修复大范围头皮缺损的优点是一期行美容和功能的重建。

股前外侧皮瓣也可以联合进行周围组织移植，例如带血管的股外侧肌或者是阔筋膜张肌，在重建头颈部复合缺损时是非常重要的。股前外侧皮瓣也可以用于四肢（例如前臂和小腿）的修复。

优点

股前外侧皮瓣有很多优点。容易切取，有很长的血管蒂并且管腔较粗，可以携带几根皮神经重建感觉。皮瓣最大可以切取 25 cm × 40 cm，上至大转子水平，下至髌骨上 3 cm。皮肤的质地好，并且这些皮瓣适合修复面部和颈部。皮瓣可以根据需要切取不规则和较大的形状。另外，供区相对隐蔽，因此患者更容易接受。切取皮瓣时患者可以采取仰卧位，因此可以由两个手术组同时进行切取皮瓣和肿瘤切除的手术。

缺点

股前外侧皮瓣会出现各种血管变异，可能会导致切取困难，另外，股前外侧皮瓣通常有较厚的大腿脂肪。魏（Wei）在 2002 年的研究中，和他的同事对 672 例股前外侧皮瓣移植术进行了研究，他们发现 6 例不存在皮肤穿支血管（不管是在肌间隙内，还是在肌肉内），比例仅为 0.9%。

解剖

股前外侧皮瓣由旋股外侧动脉降支支配，有 1

条动脉和 2 条静脉。旋股外侧动脉起自股深动脉，发出后即分为升支、水平支和降支。在所有的分支中，降支最长，管径最粗，斜向走行于股直肌和股外侧肌之间，支配股外侧肌的神经包含在蒂部，降支为中等大小的血管（2～3 mm），降支主干可以有 8～12 cm 作为血管蒂。之前的研究发现，87% 的降支为肌皮穿支，13% 的降支为肌间隔穿支。

手术方法

患者取仰卧位时，在其髂前上棘至髌骨外上缘画连线。该连线代表股直肌和股外侧肌的肌间隔，在连线的中点用多普勒探查血管位置，并予以标记。在中点 3 cm 范围内是最主要的皮穿支。许（Xu）等的研究表明，在 80% 的病例中，至少有 1 个穿支落在该圆的外下象限中。

在绝大多数病例中，皮瓣切取为筋膜皮瓣。从皮瓣内侧边缘切开，正好在股直肌之上。切开深筋膜，向外侧掀起部分皮瓣，直到股直肌和股外侧肌的肌间隔。确认旋股外侧动脉降支是否在股直肌和股外侧肌间隔内；确认肌间隔血管可以方便皮瓣的进一步解剖。肌皮穿支从血管的侧方和后方发出很多小的穿支到股外侧肌。切断穿支上方的肌肉组织，从侧方和后方结扎血管，穿支的走行很容易被确认。

当需要切取一个薄的、容易塑形的皮瓣时，可以在筋膜上分离皮瓣。在筋膜上从中间向外侧分离皮瓣，可以确认相应的皮穿支。打开深筋膜，仔细分离并剥离穿支，保留穿支血管筋膜袖，血管穿支从主要的血管蒂发出并穿过股外侧肌肉。

股前外侧皮瓣可以切取的范围很大。为了满足如此大的皮瓣的血液灌注，需要切取不止 1 条动脉穿支。皮瓣的宽度也很重要，因为它决定了在供区是否需要植皮，还有是否能够直接缝合。一般来说，如果宽度不超过 8 cm，可以直接缝合。如果皮瓣没有携带筋膜组织，那么切取后的供区比携带筋膜的皮瓣供区更容易缝合。不考虑皮瓣是否携带了筋膜，都可以用巾钳暂时夹闭供瓣区，来帮助最终封闭供区创面。

改良

股前外侧皮瓣常被设计为带蒂皮瓣，作为带蒂皮瓣，对于修复骨盆、脊柱及下腹部等各样创面非常有用。远端为蒂的股前外侧皮瓣可以成功地覆盖

典型病例

病例1（图14-1）

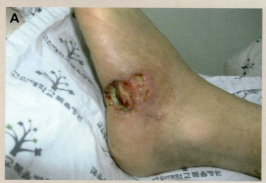 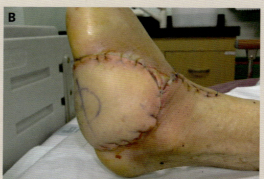

图 14-1　76 岁老年女性患者，左足背难愈性创面（A）。病理活检诊断为鳞状细胞癌。手术中，扩大切除后有 10 cm×8 cm 大小的皮肤软组织缺损。左大腿切取股前外侧皮瓣，手术效果满意（B）

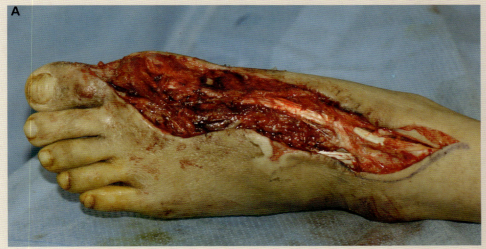
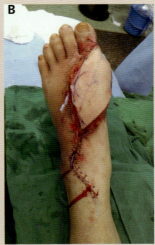

图14-2 36岁电烧伤男性患者，创面位于大足趾及足背上，跖骨外露。清创后，右足残留 10 cm×6 cm 大小的创面（A）。行股前外侧皮瓣游离修复，该皮瓣包含 2 个皮穿支，手术后效果满意（B）

小腿及膝关节周围的软组织缺损。

掀起皮瓣时可以包含任何有血供的组织，包括肌肉、筋膜和皮肤。根据重建的需求选择需要携带的组织，手术技术也要进行相应的调整。

对于舌全切或者是次全切除术的患者，提供基础的创面覆盖而不包含任何感觉，对于现在来讲是不能够被接受的。股前外侧皮瓣的一个优点就是能提供感觉神经支配。有神经支配的皮瓣感觉恢复要比没有神经支配的皮瓣好得多。有些患者可能得到近乎完全的感觉。

注意事项

股前外侧皮瓣的缺点是穿支的解剖变异较多，偶尔也会出现缺如的情况。外科医生在掀起皮瓣的时候，应该常规使用手持式的多普勒，来减少血管

解剖的不确定性。绝大多数外科医生都强烈建议在术前使用多普勒来测定穿支的情况。

当切取筋膜皮瓣的时候，一定要小心切开穿支周围的筋膜，注意保护穿支。

相关阅读

1. Chen CM, Chen CH, Lai CS, et al. Anterolateral thigh flaps for reconstruction of head and neck defects. J Oral Maxillofac Surg 2005; 63(7): 948-952.

2. Shaw RJ, Batstone MD, Blackburn TK, et al. Preoperative Doppler assessment of perforator anatomy in the anterolateral thigh flap. Br J Oral Maxillofac Surg 2010; 48(6):419-422.

3. Ross GL, Dunn R, Kirkpatrick J, et al. To thin or not to thin: the use of the anterolateral thigh flap in the reconstruction of intraoral defects. Br J Plast Surg

2003; 56(4):409-413.

4. Iida H, Ohashi I, Kishimoto S, et al. Preoperative assessment of anterolateral thigh flap cutaneous perforators by colour Doppler flowmetry. Br J Plast Surg 2003; 56(1):21-25.

5. Yu P. Characteristics of the anterolateral thigh flap in a Western population and its application in head and neck reconstruction. Head Neck 2004; 26(9):759-769.

6. Wong CH, Wei FC. Anterolateral thigh flap. Head neck 2010; 32(4):529-540.

7. Neligan PC, Lannon DA. Versatility of the pedicled anterolateral thigh flap. Clin Plast Surg 2010; 37(4):677-681, vii.

8. Chana JS, Wei FC. A review of the advantages of the anterolateral thigh flap in head and neck reconstruction. Br J Plast Surg 2004; 57(7):603-609.

9. Yu P. Reinnervated anterolateral thigh flap for tongue reconstruction. Head Neck 2004; 26(12):1038-1044.

第 15 章

股前外侧皮瓣的改进

Goo-Hyun Mun • Bo-Young Park

引言

股前外侧皮瓣非常受医生的欢迎，因为它可以广泛用于修复全身各个部位。通过大量的研究，人们已经详尽介绍了股前外侧皮瓣的解剖。对于大多数股前外侧皮瓣来说，都是通过肌皮穿支供应皮瓣血运。总的来说，股前外侧皮瓣有许多优点：血管蒂长且宽，可以提供充足的血供；切取相对来说比较容易，患者体位也比较方便，可以两组手术同时进行；可以根据受区的缺损情况很安全地进行修薄；皮瓣可以携带多种组织，例如筋膜、肌肉和脂肪组织；供瓣区可以直接缝合，瘢痕隐蔽，不会对功能产生明显的影响。

随着穿支皮瓣外科的发展，为了达到更好的功能和外观的效果，在许多方面都可以进行改进。以股前外侧皮瓣为例，通过穿支皮瓣早期积累的经验进行有意义的改进，并对其进行阐述。这种改进的概念也可以广泛地应用到其他的穿支皮瓣中。

解剖

旋股外侧动脉自股深动脉发出后分为升支、水平支和降支。通常由旋股外侧动脉降支的穿支营养股前外侧皮瓣（75%）；然而，在少数情况下是由水平支的穿支营养皮瓣（25%）。降支走行于股外侧肌和股直肌之间，走行距离多变，并且发出多个肌穿支。最终，降支发出肌皮穿支穿过股外侧肌或者直接发出肌间隔皮穿支。

血管蒂的长度 8 ~ 16 cm 不等，取决于降支的解剖，某种程度上也取决于蒂部的切取。另外，蒂部通常包含 2 条伴行静脉。股外侧皮神经走行于皮瓣浅层区域，为皮瓣提供神经支配。

手术方法

皮瓣的长轴位于髂前上棘至髌骨外上缘连线，其下为股直肌与股外侧肌的肌间隔。大多数的穿支位于长轴中点 3 cm 范围的圆形区域内。可以使用手持式多普勒对穿支进行标记，此过程要求精确。穿支多位于外下 1/4 象限内，然而穿支的位置是多变的（图 15-2A）。血管造影断层扫描对于标记血管穿支，并且选择众多降支穿支中的主要穿支是有帮助的（图 15-1）。皮瓣设计以目标血管穿支为中心，以保证皮瓣有可靠的血液灌注。典型的设计为椭圆形，长 16 ~ 20 cm，宽 8 ~ 10 cm。然而，笔者更倾向于根据受区缺损的大小，使用模板进行皮瓣设计。根据缺损的大小切取相应大小的皮瓣，封闭供区时，修去多余的皮肤及猫耳。尽管已经证实单一的血管穿支供应一个大面积的皮瓣（宽 25 cm，长 35 cm）是可靠的，当切取一个大皮瓣的时候，建议保留多个穿支，为确保整个皮瓣血液供应保留一定的空间。

皮瓣内侧行小切口，切开皮肤、皮下组织和深筋膜以确认目标穿支。皮瓣外侧切口需要浅表地游

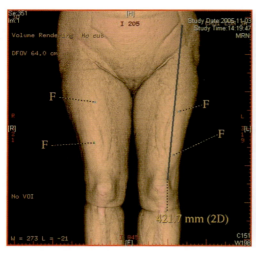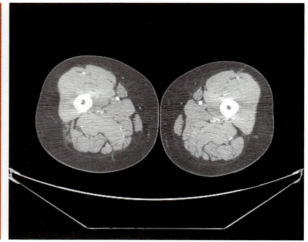

图 15-1　术前用 CT 血管造影标记穿支

离皮瓣，使用双极电凝，直到确认之前的目标穿支（图 15-2B）。血管穿支蒂一旦确认，即切取整个皮瓣。外科医生可以选择筋膜下分离，以便发现穿支并同深筋膜一起掀起皮瓣，笔者不愿携带深筋膜，就像其他穿支皮瓣一样。但是在一些特殊情况下，切取皮瓣时要保留深筋膜，例如足跟后部的肌腱皮肤复合缺损的修复。

第一个深筋膜切口在选定的穿支周围，接着沿股直肌和股外侧肌间隔延长。然后切开含穿支的肌肉组织，使用双极电凝及金属血管夹结扎大的血管分支。可以使用去顶技术，在分叉线的中间去除肌肉部分（图 15-2C），或者在肌肉下穿过皮瓣，保留其连续性（图 15-3）。

对于穿支肌肉内走行的长度，每个病例都不相同，当穿支和旋股外侧动脉水平支相交通时，不可避免地要切开股外侧肌肉。相反，肌间隔穿支位于大腿更近的区域，降支主干位于肌间隔内。小心地将支配股外侧肌及股直肌的神经分支与血管分离，并予以保留。根据血管蒂长度的需要，对蒂部切取的高度进行调整。当需要短的、小尺寸的血管蒂时，在股外侧肌内或者其下进行切断。当需要较长的血

管蒂时，离断水平在旋股外侧动脉的三叉点上。原则上，要准备充足的血管蒂长度，并进行适当的修剪，然后再进行血管吻合（15-2D）。

关闭供区首先缝合深筋膜，然后放置引流管，皮肤大多能一期闭合（图 15-2E、F）。当需要切取更宽的皮瓣时，选取别的供瓣区要优于选择使用股前外侧皮瓣，然后植皮封闭供瓣区。

改良

可以通过修剪脂肪组织减少皮瓣厚度，且要在受区吻合血管之后进行。为了使皮瓣更薄、更好地塑形，可以用剪刀仔细修除深部脂肪层、浅筋膜层、部分浅部脂肪层，但不包括穿支部位的脂肪。因为随着去除脂肪的过程，穿支安全灌注范围变小，外科医生应该考虑保留另外的穿支，避免皮瓣边缘组织缺血性坏死。

当确定需要在皮瓣内携带肌肉组织时，解剖蒂部时需要找到较大的肌肉分支，保证足够的蒂部长度和肌肉灌注。这种肌肉嵌合式皮瓣可以有效地修复三维缺损，合并无效腔的创面。

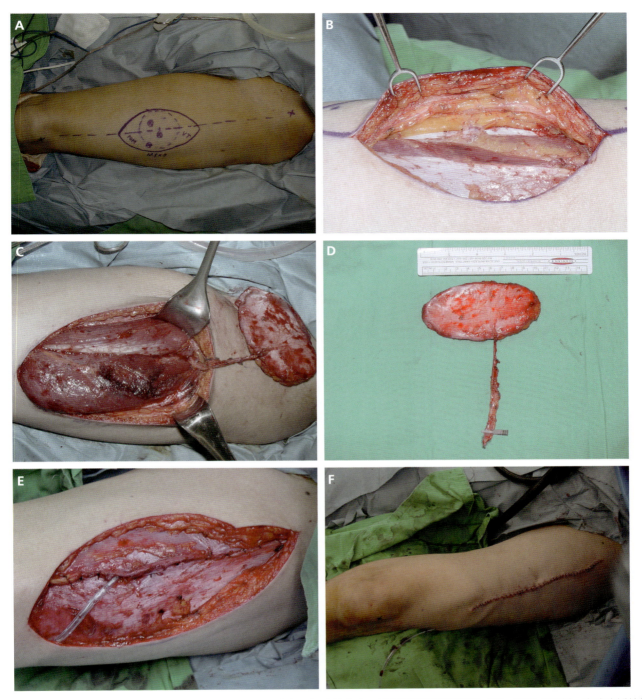

图 15-2 根据目标血管穿支设计皮瓣（A）。掀起浅筋膜确定目标血管穿支，沿肌间隔切开深筋膜（B）。肌肉内解剖，完成皮瓣的切取（C、D）。直接缝合筋膜和皮肤（E、F）

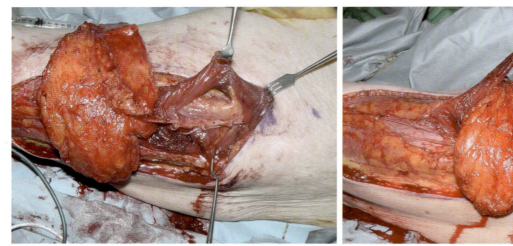

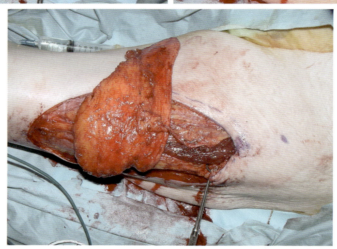

图 15-3　在肌肉内解剖穿支时，将皮瓣从肌肉组织下方穿至内侧肌间沟，可以避免切断股外侧肌

典型病例

病例1

应用股前外侧皮瓣对头颈部进行重建（图 15-4）

51 岁女性患者，左颊部口腔溃疡，病理诊断为鳞状细胞癌。口腔科医生进行病灶的扩大切除，解剖颈部，导致一个 6 cm×7.5 cm 大小的左侧颊黏膜和咽侧壁的软组织缺损。应用多普勒，探及两个穿支，设计和缺损同样大小的皮瓣。使用肌间隔穿支，在浅筋膜层掀起皮瓣，蒂部长度 10 cm，与颈内静脉分支和甲状腺上动脉行端一端吻合，6 年后随访，患者恢复良好，没有肿瘤复发和转移。

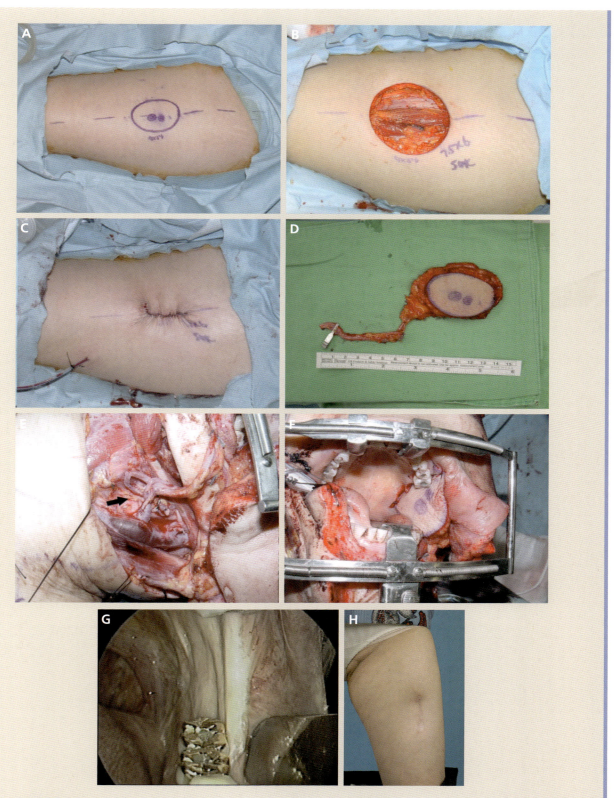

图 15-4 在目标穿支上设计皮瓣，皮瓣被完全掀起（A～D）。将股前外侧皮瓣放置在颊部，进行血管吻合（E～G）。6 年后随访时的外观（H）

上肢重建（图15-5）

46 岁男性患者，右前臂有肿物，诊断为恶性梭形细胞瘤。骨科医生进行了肿瘤的扩大切除，软组织缺损 5.5 cm×11 cm 大小。使用多普勒标记 2 个穿支，设计同缺损大小相同的股前外侧皮瓣，自浅筋膜层切取皮瓣，蒂部长 6 cm，与前臂骨间后动、静脉吻合，去除多余的脂肪组织来减少皮瓣厚度。术后无特殊，随访 3 年没有肿瘤复发及转移。

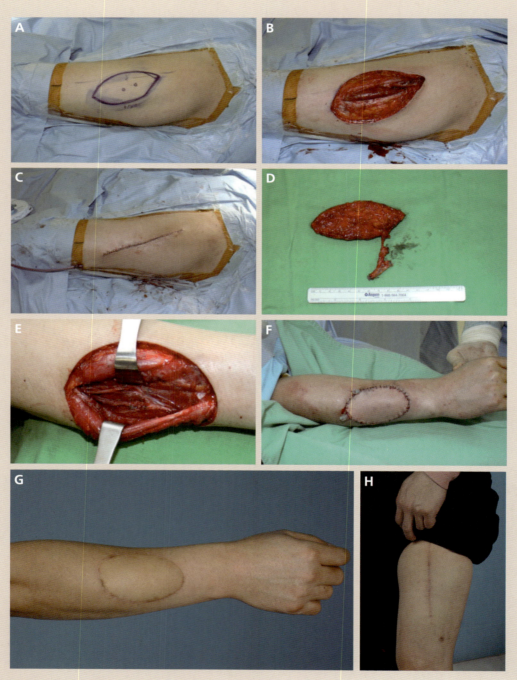

图 15-5　掀起股前外侧皮瓣，供区修复（A～F）。术后 8 个月外观（G、H）

嵌合式股前外侧皮瓣重建下肢（图15-6）

20岁男性患者，车祸致伤，右足背软组织缺损，应用嵌合式模式，保留一个肌皮穿支，切取左侧股前外侧皮瓣。在浅筋膜层掀起皮瓣，蒂部长10 cm。与胫前动脉及伴行静脉进行端—端吻合。将肌肉组织置入跖骨下无效腔。3年后随访，外观及功能满意。

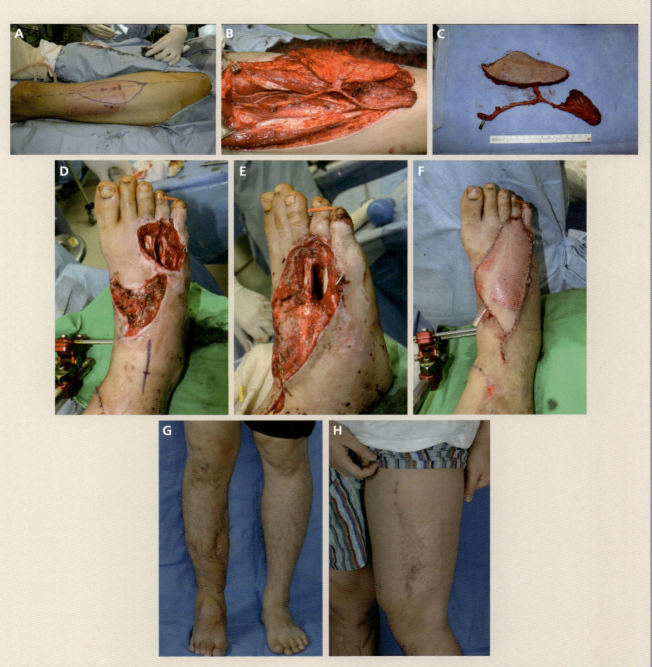

图15-6 股外侧肌肉—嵌合式股前外侧皮瓣被掀起（A～C）。肌肉组织填塞深部无效腔区域，皮瓣修复足背缺损（D～F）。3年后随访时的外观（G、H）

皮瓣可以设计成脂肪筋膜皮瓣，不包括皮肤及浅脂肪层，在深筋膜下掀起皮瓣。当被用作带蒂皮瓣时，将蒂部解剖至旋股外侧动脉，为皮瓣旋转提供足够长的血管蒂。会阴、腹股沟和下腹部为股前外侧皮瓣修复最有效的区域。

注意事项

尽管最开始，股前外侧皮瓣被描述为肌间隔穿支皮瓣，事实上，只有12%～18%的股前外侧皮瓣通过肌间隔穿支营养。通常可以找到合适的穿支，如果确实没有，可以将皮瓣设计成带股外侧肌的肌皮瓣，或者是扩大内侧切取范围，将大腿内侧和前侧的穿支包含在皮瓣内，形成"自由式自由皮瓣"。如果切口向外侧扩展，可以切取阔筋膜张肌皮瓣，或者在对侧大腿切取股前外侧皮瓣，因为双侧血管并不是对称的。

相关阅读

1. Song YG, Chen GZ, Song YL. The free thigh flap: A new free flap concept based on the septocutaneous artery. Br J Plast Surg 1984; 37: 149-159.

2. Choi SW, Park JY, Hur MS, et al. An anatomic assessment on perforators of the lateral circumflex femoral artery for anterolateral thigh flap. J Craniofac Surg 2007; 18:866-871.

3. Kawai K, Imanishi N, Nakajima H, et al. Vascular anatomy of the anterolateral thigh flap. Plast Reconstr Surg 2004; 114: 1108-1117.

4. Nojima K, Brown SA, Acikel C, et al. Defining vascular supply and territory of thinned perforator flaps: Part i. Anterolateral thigh perforator flap. Plast Reconstr Surg 2005; 116: 182-193.

5. Rozen WM, Ashton MW, Pan WR, et al. Anatomical variations in the harvest of anterolateral thigh flap perforators: A cadaveric and clinical study. Microsurgery. 2009; 29: 16-23.

6. Kuo YR, Yeh MC, Shih HS, et al. Versatility of the anterolateral thigh flap with vascularized fascia lata for reconstruction of complex soft-tissue defects: Clinical experience and functional assessment of the donor site. Plast Reconstr Surg 2009; 124: 171-180.

7. Wei FC, Jain V, Celik N, et al. Have we found an ideal soft-tissue flap? An experience with 672 anterolateral thigh flaps. Plast Reconstr Surg 2002; 109: 2219-2226; discussion 2227-2230.

8. Mardini S, Lin LC, Moran SL, et al., editors. Anterolateral thigh flap. In: Wei FC, Mardini S. Flaps and Reconstructive Surgery. Philadelpia: Saunders Elsevier; 2009. P. 541-560.

第 16 章

脂肪筋膜瓣

Hyun-Dae Shin • Soo-Min Cha

引言

随着外科技术的发展，对面部软组织缺损的修复，从原来的脂肪填充转变为局部皮瓣转移。现在，我们要感谢显微重建外科在重建功能方面的改进，许多游离皮瓣在改善面部轮廓方面很受欢迎，例如大网膜皮瓣、肩胛皮瓣、肩胛旁皮瓣、腹股沟皮瓣和腹壁下皮瓣等。但是对于哪一种皮瓣是最好的仍在不断的研究探讨之中。重建的皮肤应该要有良好的质地，颜色匹配，有充足的皮下组织量。当条件允许的时候，建议使用已经存在的皮肤组织。为了改善活动度，可以选择游离皮瓣，但是游离皮瓣太臃肿并且存在严重的色差。

股前外侧脂肪筋膜瓣对于筋膜皮瓣而言有很多优点，最主要的一条即为有更加安全的血液供应，因为在皮瓣修薄的过程中，筋膜层血管丛没有受到破坏，因此减少了部分或者皮瓣边缘坏死的发生率。这对于修复口腔和肢体缺损同样重要，因为皮瓣是需要修薄的。

解剖

当切取股前外侧皮瓣时，要特别注意血管蒂在深筋膜的变异（图 16-1、图 16-2）。股前外侧皮瓣被作为一个筋膜皮瓣掀起，然后才修成筋膜瓣，最后切断血管蒂，在切除皮肤、修剪脂肪后填入缺损

处。这个过程需要严格认真地止血。接下来，可以按照标准程序关闭供瓣区。事实上，如果切取的是脂肪筋膜瓣，那么术后在大腿处可能会形成凹陷性的瘢痕。而且还要考虑，切除真皮的厚度可以用来填塞低估了的受区缺损。因为不延展的解剖结构，例如深筋膜，切取相对简单，更容易固定，可以小心切取比软组织多一些的深筋膜组织，用来重建口腔，保持其稳定性和活动性。缝合筋膜瓣时，筋膜

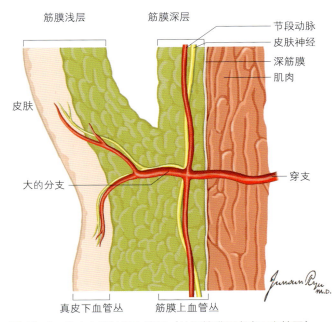

图 16-1 穿支血管的基本解剖（从深筋膜至真皮下血管网）

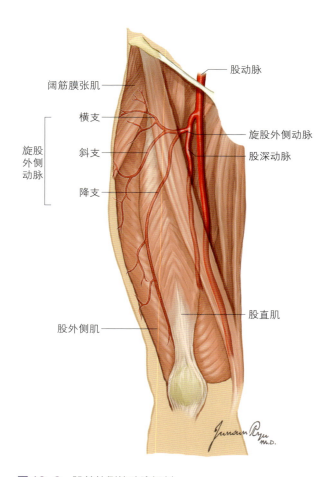

阔筋膜张肌

横支

旋股
外侧
动脉

斜支

降支

股外侧肌

股动脉

旋股外侧动脉

股深动脉

股直肌

图 16-2 股前外侧的动脉解剖

面朝向外侧；变异的血管蒂可以通过皮下隧道到达颈部，不接触唾液，得到良好的保护。在操作技术上，深筋膜与受区筋膜的固有层缝合，可以获得满意的黏膜修复。皮瓣完全固定前需要先进行血管吻合，以减少缺血时间。

手术方法

切取股前外侧筋膜瓣时，像是"叶子形状"，在蒂的周围保留 1~2 cm 的筋膜，这是为了保留筋膜血管网，因为主要的血管走行在深筋膜层外，筋膜皮穿支或者肌皮穿支的分支呈垂直状或者辐射状分布。可以修薄皮瓣来适应缺损的情况，例如肿瘤切除（避免极度修薄，因为术后可能会放疗），蒂部切断前需要精细止血。修复口腔时，筋膜瓣的主要部分需要反向缝合，与黏膜固有层固定，这样黏膜细胞可以在深筋膜上扩展，血管蒂部通过皮下隧道到达颈部，可以避免受到唾液的损害。皮瓣修薄的过程需要缓慢进行，必须保留到达皮肤的血管分支，这样做最大的优点是尽可能多地保留了深筋膜，减少了肌肉疝的发生率（筋膜上股前外侧皮瓣）。这样的"超薄皮瓣"可以用作烧伤后颈前瘢痕挛缩松解、不需要携带深筋膜的手背和足背缺损的修复。较薄的股前外侧皮瓣皮缘或者全部坏死的可能性比较大，因为过多地破坏了皮下血管网。因此，罗斯（Ross）等假设距离穿支部位较远的皮瓣的皮肤血供来自结缔组织的真皮下血管网（和移植一样），唾液可以影响血管新生。我们的经验是，将股前外侧皮瓣改型成为脂肪筋膜瓣，这对于口腔重建是安全的，修薄的过程没有意外发生，没有部分或者边缘的坏死。掀起股前外侧脂肪筋膜瓣（叶子状）时需要特别注意，穿支周围保留 2 cm 的筋膜袖，"叶子的柄"走行在口腔和颈部的隧道内，可以避免受到唾液的损害，避免形成瘘管，对于上述情况，肌肉袖也是可以的。"叶子"被用来修复缺损，需要反向缝合。5~6 周后可以获得良好的外观和功能。不能过度地修薄皮瓣，因为术后放疗可以减小皮瓣的尺寸。逐步完善的外科技术，可以安全地对皮瓣进行修薄，因为筋膜血管网得以保留；事实上，皮肤的主要血供来自筋膜上血管网，通过筋膜皮穿支或者肌皮穿支垂直发出或者是在各个方向上呈辐射状发出。固定深筋膜可以使皮瓣得以牢靠地固定，深筋膜还可以作为重新黏膜化的支撑。这项技术为传统的筋膜皮瓣提供了新的、有效的选择，提供了一个有功能的、无毛的、湿润的口腔组织，重现了"用相近的组织进行修复"的原则。

改良

股前外侧皮瓣去脂肪的过程是缓慢的、精细的。

自从宋（Song）等第一次描述了这一技术后，股前外侧游离皮瓣被认为是最理想的软组织再生的供区，恒定的结构有助于简便安全地分离解剖。该皮瓣可以转为脂肪筋膜瓣，切除皮肤，修剪脂肪组织以适应缺损的需求。当需要最长的血管蒂时，人们对如何入路也已经进行了介绍。深筋膜是身体最厚的部分，可以被折叠成各种厚度，可以舒适、稳定地固定。皮瓣可以设计成肌脂肪筋膜瓣，感觉皮瓣、桥连皮瓣和带腓骨的游离嵌合皮瓣，修复有骨缺损的复合缺损，使供区的损伤最小化。

迟切除和用双层皮瓣来修复面颊和口底的缺损。这些重建关心的是除了骨以外的任何口腔内的缺损：口底、磨牙后三角区、扁桃体凹陷、部分或者全部活动舌的缺损。股前外侧筋膜皮瓣可以修复面颊缺损的内侧部分，外侧部分可以使用筋膜皮瓣修复（肌肉筋膜向里面，皮肤向外面）。这就需要切取更多的筋膜组织，比皮瓣要大，因为深筋膜不能扩展，如果刚好合适的话，术后张口困难的发生率将会增加。为了改善外观，术后晚期，可以切除皮瓣的皮肤，使用锁骨上区域的皮肤进行移植。

注意事项

股前外侧脂肪筋膜瓣的 3 个主要指征，分别是口腔缺损的修复、上下肢的重建、面部萎缩重塑轮廓。其在口腔修复和半面萎缩修复中的多种应用，已经在多本杂志上发表并且得到同行的检验。第一篇相关文章发表于 2003 年，详尽描述了鳞状细胞癌切除后如何成功地应用皮瓣重建右侧舌，股前外侧脂肪筋膜皮瓣成功地重建和修复了磨牙后三角区、口腔底、面颊和整个活动的舌，与前臂桡侧皮瓣和股前外侧皮瓣相比较效果良好。最近人们报道了一例病例，半脸萎缩的矫正，使用股前外侧脂肪筋膜瓣埋藏的方法进行，7 年后效果稳定，同时也表明吸脂重塑形是安全的。而且根据深筋膜的属性，避免使用双层皮瓣覆盖口底和面颊肿物切除后缺损成为可能。股前外侧脂肪筋膜瓣的优点包括持久的组织量，保留了颚的严密接触，新舌的推进属性，提高了残留舌的活动性，通过改善甲状舌骨复合体的稳定性，重新创造了舌骨下颌张力弓。因为新生黏膜是有功能的组织，所以股前外侧皮神经无须解剖。该皮瓣并不排斥使用肌肉（股直肌和股外侧肌），肌脂肪筋膜瓣改进后可以满足重建的需要。而且股前外侧脂肪筋膜瓣避免了设计因无正当理由的肿瘤延

相关阅读

1. Kuo YR, Yeh MC, Shih HS, et al. Versatility of the anterolateral thigh flap with vascularized fascia lata for reconstruction of complex soft-tissue defects: clinical experience and functional assessment of the donor site. Plast Reconstr Surg 2009; 124: 171–180.
2. Wong CH, Wei FC, Fu B, et al. Alternative vascular pedicle of the anterolateral thigh flap: the oblique branch of the lateral circumflex femoral artery. Plast Reconstr Surg 2009; 123:571–577.
3. Wong CH, Kao HK, Fu B, et al. A cautionary point in the harvest of the anterolateral thigh myocutaneous flap. Ann Plast Surg 2009; 62: 637–639.
4. Chang CC, Wong CH, Wei FC. Free-style free flap. Injury 2008; 39 Suppl 3:S57–61.
5. Spyriounis PK, Lutz BS. Versatility of the free vastus lateralis muscle flap. J Trauma 2008; 64: 1100–1105.
6. Wei FC, Yazar S, Lin CH, et al. Double free flaps in head and neck reconstruction. Clin Plast Surg 2005; 32: 303–308, v.
7. Jeng SF, Kuo YR, Wei FC, et al. Reconstruction of extensive composite mandibular defects with large lip involvement by using double free flaps and fascia lata grafts for oral sphincters. Plast Reconstr Surg 2005; 115: 1830–1836.

Jeongsu Shim

第 17 章

逆行股前外侧皮瓣
——远端蒂股前外侧皮瓣

引言

重建膝关节周围的软组织缺损是十分困难的。为了克服这些困难，进行了许多的外科手段的尝试。使用局部皮瓣受到很大的限制，因为血管蒂的长度不够，使用肌皮瓣进行重建严重影响了外观和功能。游离皮瓣需要吻合的血管在膝关节处位置很深。较长的手术时间、术后护理的困难、缺损部位较宽都限制了游离皮瓣的应用。在 1984 年宋（Song）等引入了股前外侧皮瓣，因为供区组织量充足，有较长的血管蒂和容易塑形的皮瓣，所以股前外侧皮瓣被广泛地应用于软组织缺损的修复。远端蒂的股前外侧皮瓣，最先被张（Zhang）等应用，并报道了远端蒂股前外侧皮瓣利用逆行血流修复下肢困难区域。与其他皮瓣相比该皮瓣是更好的选择，因为手术时间短、供区愈合顺利，膝关节的活动度更好。缺点是供区创面和感觉异常。

解剖

远端蒂的股前外侧皮瓣依赖于旋股外侧动脉降支的穿支供血，旋股外侧动脉与膝上外侧动脉或者股深动脉存在解剖上的连接。该皮瓣同时接受来自髌骨外上缘 3~10 cm 的皮瓣轴线上的逆行血流的灌注。2 支血管间存在交通支和广泛吻合。

远端蒂的股前外侧皮瓣根据穿支来源和穿支位置划分为 4 个类型。1 型和 3 型，70% 的血供来自旋股外侧动脉的降支穿支；2 型和 4 型，30% 的血供来自该血管的水平支。2 型和 4 型的血管解剖更加复杂，存在瘀血的危险和损伤周围肌肉和神经系统的风险。因此，将静脉包含在皮瓣内，并且进行神经重建可以使副作用最小化。

手术方法

同设计普通股前外侧皮瓣一样，以髂前上棘至髌骨外上缘连线为轴线，用多普勒在连线中点标记最主要的穿支点，术前 3 天，使用 CT 造影确定旋股外侧动脉降支是否与膝上外侧动脉相交通，并确定所选旋股外侧动脉降支的穿支。根据穿支的位置和受区软组织缺损的大小设计皮瓣。以皮瓣内侧缘为手术切口，切开深筋膜，向外侧掀起。一旦确定最大穿支的位置，从肌筋膜上掀起皮瓣，沿降支走行向下分离皮瓣，小心分离皮瓣到膝关节上 10 cm 处，避免损伤膝上外侧动脉。血管蒂要有足够的长度，夹闭近端降支动脉，以确保逆行血流足够灌注整个皮瓣，然后结扎血管近端，旋转皮瓣覆盖缺损，直接拉拢缝合供瓣区或者植皮封闭（图 17-1、图 17-2）。

改良

可以去除多余的脂肪组织来修薄皮瓣。皮瓣修薄要适度，来保护真皮下血管网。因为皮瓣可以被

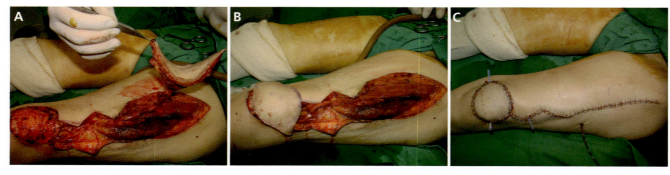

图 17-1　术中照片为远端蒂股前外侧皮瓣。掀起带蒂的股前外侧皮瓣（A）。皮瓣旋转至缺损区域（B）。术后即刻照片（C）

穿过深筋膜的穿支血管灌注，所以如果需要的话，也可以被改良为脂肪筋膜瓣。逆行股前外侧皮瓣可以有内侧和外侧的旋转弧达 180°，因此，皮瓣可以覆盖膝前和小腿上段且不需要旋转。

注意事项

　　潘（Pan）等对 11 例尸体进行了解剖研究后，确定旋转点在膝上 3 ~ 10 cm 处，也是旋股外侧动脉降支远末端。他们还报道，远端逆行血流灌注压力为股前外侧皮瓣近端灌注压力的 58.3% ~ 77.7%，超过皮瓣成活需要灌注压力的 50% ~ 60%。比较 11 例患者术前和术后氧饱和度，格拉瓦尼斯（Gravvanis）等报道了远端蒂的股前外侧皮瓣氧饱和度更高，并且水平保持不变。远端蒂的股前外侧皮瓣血管蒂在

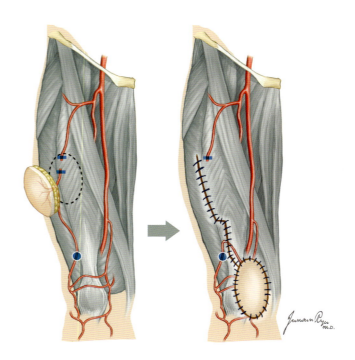

图 17-2　逆行股前外侧皮瓣示意图

典型病例

45 岁男性患者，因右膝关节外侧耕地机伤收入院，创面 10 cm × 10 cm 大小，合并慢性骨髓炎。术前 3 天，CT 和多普勒证实旋股外侧动脉降支穿支位置。皮瓣足够覆盖软组织缺损。掀起皮瓣，血管蒂长 7 cm，旋转点在膝上 5 cm。尽管术后发生了感染，但行非外科方法治疗对防止皮瓣坏死是有效的。术后 27 个月没有发生并发症，膝关节活动度达到正常（图 17-3）。

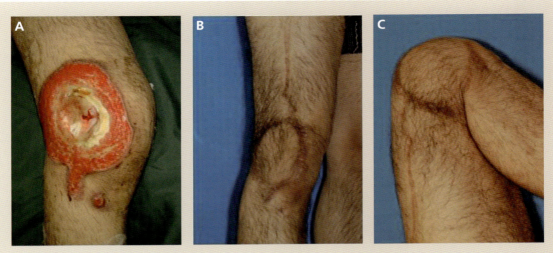

图17-3 45岁男性患者，耕地机伤致右膝关节外侧慢性创面。术前照片（A）。术后27个月照片（B）。膝关节活动度正常（C）

病例2

61岁男性患者，因耕地机致伤左膝关节前侧，形成创面入院。创面10 cm×12 cm大小，伴随慢性骨髓炎。皮瓣术前进行2次蛆的生物疗法。术前3天，CT及多普勒证实血管穿支位置。清创，设计皮瓣，血管蒂长10 cm，供瓣区刃厚植皮，术后轻度静脉瘀血，1周内缓解。术后10个月没有发现异常，膝关节活动良好（图17-4）。

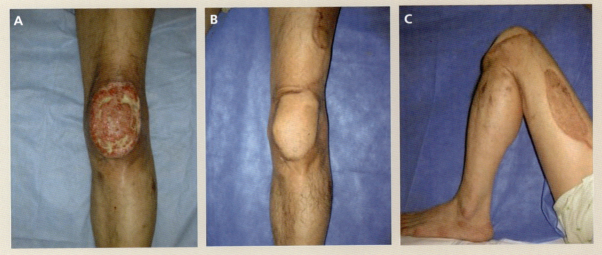

图17-4 61岁男性患者，左膝关节前侧慢性创面合并骨髓炎。术前照片（A）。术后10个月照片（B）。膝关节活动无受限

77 岁女性患者，左膝关节前侧烫伤，形成 5 cm×5 cm 大小创面，收入院。左膝局麻下清创。术前 3 天，多普勒及 CT 确定旋股外侧动脉降支位置。清创后，设计皮瓣覆盖缺损。皮瓣蒂部长 10 cm，直接拉拢缝合供瓣区。术后 2 个月未见并发症。左膝关节活动度良好（图 17-5）。

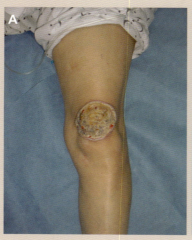
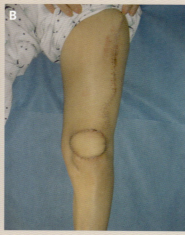
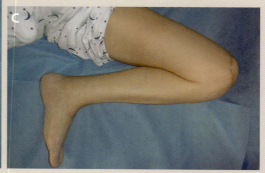

图 17-5 77 岁女性患者，左膝烫伤。术前照片（A）。术后 1 个月照片（B）。膝关节活动正常（C）

83 岁女性患者，通过病例的组织学检查，诊断为右小腿恶性纤维组织细胞癌，并对肿瘤大小及疼痛程度进行评估。术前 3 天，行 CT 及多普勒扫描，确认旋股外侧动脉降支穿支位置。右小腿行肿瘤根治切除术，设计 10 cm×10 cm 大小的皮瓣，蒂部长 7 cm，残余创面使用刃厚网状植皮，供瓣区直接缝合。术后 48 个月无特殊并发症，患者膝关节活动正常（图 17-6）。

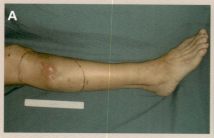
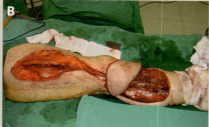
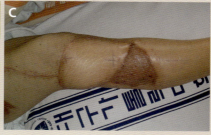

图 17-6 83 岁女性患者，右膝关节至小腿胫骨区域恶性纤维组织细胞癌。术前照片（A）。术后照片（B）。肿瘤扩大切除后，皮瓣覆盖膝关节区域。术后 2 个月照片（C）

通过皮下隧道时容易被压迫，有导致血管堵塞的风险。为了减少这样的风险，采用非外科方法进行治疗，例如给予血管扩张药，而不是对蒂部进行解剖。确保血管蒂部安全是件非常严肃的事情，在膝上 10 cm 到膝关节，需要非常小心，设置旋转点并最终确保皮瓣成活。血管解剖是外科非常重要的因素，因此，术前使用多普勒及 CT 对皮瓣血管的情况进行精细评估非常重要（图 17-7）。

因为皮瓣依赖于逆行血流灌注，因此存在术后静脉瘀血的风险，因为静脉回流需要经过共同的静脉，可能会发生暂时的静脉瘀血。

如果静脉瘀血持续存在，可能会导致并发症，例如部分皮瓣的坏死和伤口裂开。

因此，如果在掀起皮瓣后，血管结扎之前，发现皮瓣有静脉瘀血的情况发生，可以进行浅表静脉的吻合。

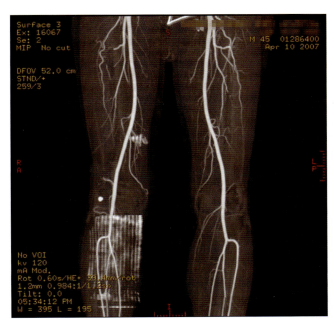

图 17-7　术前 CT 扫描评估血管解剖。膝上外侧动脉和旋股外侧动脉降支紧密连接

相关阅读

1. Zhou G, Zhang QX, Chen GY. The earlier clinic experience of the reverse-flow anterolateral thigh island flap. Br J Plast Surg 2005; 58: 160-164.

2. Pan SC, Yu JC, Shieh SJ, et al. Distally based anterolateral thigh flap: an anatomical and clinical study. Plast Reconstr Surg 2004; 114: 1768-1775.

3. Gravvanis AI, Iconomou TG, Panayatou PN, et al. Medial gastrocnemius muscle flap versus distally based anterolateral thigh flap: conservative or modern approach to the exposed knee joint? Plast Reconstr Surg 2005;116:932-934.

4. Gravvanis AI, Tsoutsos DA, Karakitsos D, et al. Application of the pedicled anterolateral thigh flap to defect from pelvis to the knee. Microsurgery 2006;26:432-438.

5. Lin RY, Chien WH. Experiences in harvesting type II distally based anterolateral thigh flaps. Plast Reconstr Surg 2006;118:282-284.

6. Kim HJ, Pyon JK, Bum JS, Kim YW. Reconstruction of disarticulated knee stump by using distally based anterolateral thigh island flap. J Korean Soc Plast Reconstr Surg 2007;34:484-487.

7. Komorowska-Timek E, Geoffrey G, Lee GK. Supercharged reverse pedicle anterolateral thigh flap in reconstruction of a massive defect: a case report. Microsurgery 2010; 30: 397-400.

8. Liu TY, Jeung SF, Yang JC, et al. Reconstruction of skin defect of the knee using a reverse anterolateral thigh island flap. Ann Past Surg 2010; 64: 198-201.

9. Wang XC, Lu Q, Li XF, et al. Reversed anterolateral thigh adipofascial flap for knee and proximal calf defects. Burns 2008; 34: 868-872.

10. Heo C, Eun S, Bae K, et al. Distally based anterolateral-thigh(ALT) flap with the aid of multidetector computed tomography. J plast reconstr aesthet surg 2010; 63: e465-e468.

11. Demirseren ME, Efendioglu K, Demiralp CO, et al. Clinical experience with a reverse-flow anterolateral thigh perforator flap for the knee and proximal lower leg. J plast reconstr aesthet surg 2011; 64: 1613-1620.

12. Park SH, Shim JS. Distally based anterolateral thigh pedicled flap in the reconstruction of defect around knee. J Korean Soc Plast Reconstr Surg 2010; 37: 769-774.

第18章

股前内侧穿支皮瓣

Byeong Seon Kong

引言

应用大腿穿支皮瓣有诸多优点，包括可切取的范围大，供瓣区比较隐蔽。众所周知，牺牲旋股外侧动脉并不对小腿的血供产生影响。另一个巨大的优点就是皮瓣是肌间隔穿支皮瓣，解剖方便。也可以使用表浅的静脉系统。股前内侧穿支皮瓣有较长的血管蒂，皮瓣较薄，如同股前外侧皮瓣一样。

解剖

股前内侧穿支皮瓣的解剖有很多的争议。1984年，宋（Song）等首次介绍了这个皮瓣，并报道了旋股外侧动脉的无名分支血管为大腿前内侧皮肤提供了血运。

此后，许多学者纷纷报道了旋股外侧动脉事实上分为升支，有时候分为水平支和降支。降支又分为内侧支和外侧支，前者供应大腿前内侧血运。

阿诺（Uno）等1999年报道了股前内侧穿支不仅仅起源于降支，也来自股动脉和股直肌分支。

清水（Shimizu）等对尸体进行了对比性的穿支皮瓣解剖研究。股前内侧穿支皮瓣和股前外侧穿支皮瓣具有相似的血管尺寸和厚度。

手术方法

有很多学者报道了支配大腿前内侧皮肤的穿支血管的位置，其位于股直肌和缝匠肌交叉点上，然而在手术中发现这一点并不容易，我们从髂前上棘和髌骨内侧缘画连线，穿支点在连线的中点位置（图 18-1）。

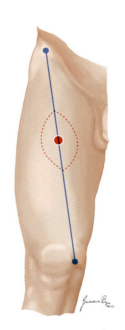

图 18-1　股前内侧穿支皮瓣的体表标志

在设计股前内侧穿支皮瓣时可以使用伴行的静脉，也可以使用表浅的静脉例如隐静脉。如果想要设计带感觉的皮瓣，可以将股神经的前侧皮支包含在内。

我们首先切取皮瓣的外侧缘，暴露股直肌的筋膜，可以用手指钝性分离肌肉与筋膜来寻找穿支。

典型病例

病例1（图18-2）

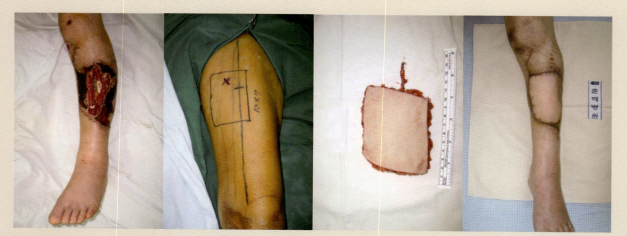

图18-2　48岁女性患者，机器伤致小腿皮肤坏死。我们首先设计了一个股前外侧穿支皮瓣，但是没有找到合适的股前外侧穿支，于是我们重新设计了一个10 cm×7 cm大小的股前内侧穿支皮瓣。皮瓣全部成活

病例2（图18-3）

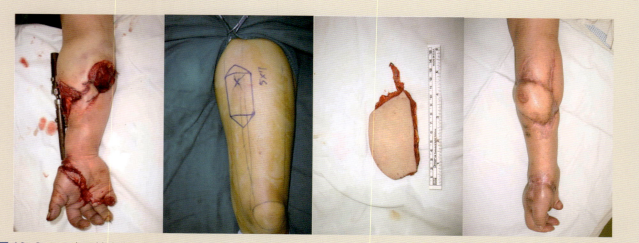

图18-3　44岁男性患者，前臂和手不全离断，再植后，我们设计了5 cm×7 cm大小的股前内侧穿支皮瓣覆盖外露的桡骨，皮瓣全部成活

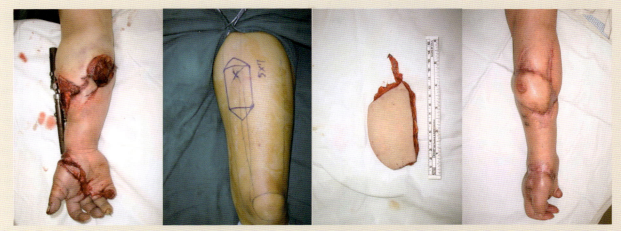

图18-4 5岁男孩，车祸伤致趾骨外露。我们设计了 7 cm×4 cm 大小的股前内侧穿支皮瓣。截除大足趾，皮瓣全部成活

在所有的病例中，我们的目标是将隐静脉包含在皮瓣之内。

从我们的经验来讲，在 54.3% 的病例中出现了股前内侧穿支。有时我们也设计和利用股前外侧穿支皮瓣。在 31% 的病例中，我们发现股前内侧穿支发自内侧降支，57.9% 的病例中股前内侧穿支发自股直肌肌支，同时发自以上两支者占总病例数的 5.3%。

注意事项

尝试设计使用股前内侧穿支皮瓣的缺点是穿支可能会缺如。清水（Shimizu）等报道了只有在 46% 的尸体解剖中发现股前内侧穿支的存在。基于此，笔者建议不将该皮瓣作为首选。

尽管如此，我们相信如果将大腿作为供区，股前内侧穿支皮瓣是可供选择的皮瓣之一。切取该皮瓣相对容易，因为该皮瓣的穿支为肌间隔穿支，并且可以使用浅表静脉系统。然而必须清楚地认识到，穿支有可能缺如。

相关阅读

1. Schoeller T, Huemer GM, Shafighi M, et al. Free anteromedial thigh flap ; clinical application and review of literature. Microsurgery 2004;24: 43-48.

2. Shimizu T, Fisher DR, Carmichael SW, et al. An anatomic comparison of septocutaneous free flaps from the thigh region. Ann Plast Surg 1997;38: 604-610.

3. Song YG, Chen GZ, Song YL. The free thigh flap; a new free flap concept based on the septocutaneous artery. Br J Plast Surg 1984;37: 149-159.

4. Ao M, Nagase Y, Mae O, et al. Reconstruction of posttraumatic defects of the foot by flow-through anterolateral or anteromedial thigh flaps with preservation of posterior tibial vessels. Ann Plast Surg 1997;38: 598-603.

5. Koshima I, Yamamoto H, Hosoda M, et al. Free

combined composite flaps using the lateral circumflex femoral system for repair of massive defects of the head and neck regions; an introduction to the chimeric flap principle. Plast Reconstr Surg 1993;97: 411-420.

6. Koshima I, Soeda S, Yamasaki M, et al. The free or pedicled anteromedial thigh flap. Ann Plast Surg 1988;21: 480-485.

7. Hallock GG. experience with the medial circumflex femoral(gracilis) perforator free flap. J Reconstr Microsurg 2004;20: 115-122.

8. Koshima I, Hosoda M, Inagawa K, et al. Free medial thigh perforator-based flaps; new definition of the pedicle vessels and versatile application. Ann Plast Surg 1996;37: 507-515.

9. Hallock GG. The medial circumflex femoral(gracilis) local perforator flap-a local medial groin perforator flap. Ann Plast Surg 2003;51: 460-464.

10. Koshima I, Kawada S, Etoh H, et al. Flow-through anterior thigh flaps for one stage reconstruction of soft tissue defects and revascularization of ischemic extremities. Plast Reconstr Surg 1995;95: 252-260.

11. Ao M, Uno K, Maeta M, et al. De-epithelialised anterior(anterolateral and anteromedial) thigh flaps for dead space filling and contour correction in head and neck reconstruction. Br J Plast Surg 1999;52: 261-267.

12. Hayashi A, Maruyama Y. The use of the anteromedial thigh fasciocutaneous flap in the reconstruction of the lower abdomen and inguinal region; a report of two cases. Br J Plast Surg 1988;41: 633-638.

13. Ustuner TE, Mutaf M, Sensoz O. Anteromedial thigh: a source for phallic reconstruction. Ann Plast Surg 1994;32: 426-430.

14. Koshima I, Hosoda M, Moriguchi T, et al. A combined anterolateral thigh flap, anteromedial thigh flap and vascularized iliac bone graft for a full thickness defect of the mental region. Ann Plast Surg 1993;31: 175-180.

Jong Woong Park

引言

治疗后继发感染、之前的手术失败或者发生缺血性坏死的骨不连对于骨科医生来说仍是巨大的挑战。尽管传统的（不带血运）的骨移植是治疗骨不连的金标准手术，但是对于在复杂的骨不连或者血管床不佳的骨不连病例中，想要使用传统的治疗方法治疗骨不连是比较困难的。使用带血管的骨移植为治疗骨不连提供了更多的选择，成骨细胞的潜力可以促使骨得到一期愈合。

对于上肢或下肢小的骨缺损，股骨内侧髁是非常好的带血管蒂骨移植和骨膜瓣的供区。可以设计成为单纯的皮质骨骨膜瓣或者是皮质骨、松质骨骨块填充骨缺损以促进愈合。带蒂的或者游离移植都可以。1991 年，酒井（Sakai）描述了如何从股骨内侧髁切取带血运的薄皮质骨骨膜瓣来治疗尺骨、肱骨和掌骨因外伤感染后造成的骨不连，取得了良好的效果。

舟骨骨不连通常采用传统的自体骨移植和恰当的内固定来成功治愈。然而，如果舟骨骨不连与近端缺血坏死相关，那么即使使用马蒂鲁斯（Matti-Russe）骨移植，也很难获得成功。基于 1，2 支持带上动脉（1，2ICSRA）的桡骨远端背侧带蒂骨移植，掌骨为蒂的骨移植或者以旋前方肌为蒂的骨移植被

应用于骨不连部位，相对于不带血运的骨移植，提高了骨愈合率。尽管带蒂骨移植的技术很方便，但是很难获得足够大的骨块填塞腔隙及控制，因此造成短缩和成角畸形。游离带蒂股骨内侧髁骨移植为舟骨提供了强有力的支撑，恢复了舟骨的几何形状，并且重建了腕部韧带，提供了充足的血运，有效地促进了骨不连的治愈。

游离股骨内侧髁骨移植首选的指征为存在短缩或成角畸形、近端缺血坏死的舟骨骨不连。近端的缺血坏死可以通过术前的影像学检查，MRI 来确诊。然而最终证实还是在手术当中，通过观察骨折部位硬化带和在近端松开止血带的情况下针刺出血情况来确定。

解剖

股骨内侧髁骨移植主要的血供来自膝降动脉的分支，起源于内收肌裂孔的股浅动脉。膝降动脉平均直径为 1.5 ~ 2.0 mm。也可以选择膝上内侧动脉为蒂，其起源于腘动脉。可以在 89% 的患者中发现膝降动脉，可以在所有的患者中发现膝上动脉。可用蒂部的平均长度在膝降动脉为 11 cm，膝上动脉为 5 cm。在髁的近端有广泛的吻合支，共同为内侧髁提供血供。

手术方法

用于舟骨骨不连

患者体位

　　将患者置于平卧体位，切取游离股骨内侧髁移植骨。将舟骨骨折后骨不连的肢体放置在小手术桌上。要求使用同侧肢体作为股骨内侧髁移植骨的供区，因为这有利于对两个手术部位同时进行操作，术后可以允许对侧手使用拐杖或手杖。上肢和下肢都上气囊止血带。将患者双腿外展并分别放置在小手术桌上，术者坐在患者两腿之间，方便切取股骨内侧髁游离骨。

对舟骨骨不连部位的准备

　　气囊止血带充气，但不挤压桡动脉和它的伴行静脉。延长的掌侧鲁塞（Russe）型手术入路暴露舟骨，方便移植骨的嵌入（图19-1）。在切开桡舟关节囊之前，需仔细解剖出桡动脉和它的伴行静脉，方便接下来的吻合。如果桡静脉过细，可以用头静脉或者它的分支进行静脉吻合。打开桡侧腕屈肌腱鞘，牵拉肌腱到尺侧，沿纵轴锐性切开深层腱鞘，在舟骨水平暴露桡腕关节。如果桡骨茎突有明显的骨赘，使用微型骨刀切除部分桡骨茎突。如果之前的手术是失败的，那么必须通过适当的方式移除内固定。彻底地刮除肉芽组织和硬化骨不连边缘后（图19-2），在切取移植骨之前，明确舟骨近极的活性。可以松开止血带，通过针刺出血的方法可以确定舟骨缺血性坏死的情况。

　　如果有腕背侧不稳定畸形，使用克氏针将月骨弯曲，并通过桡骨将桡骨和月骨固定于桡月角中立位。在月骨解剖复位后，腕关节伸向中立位。在这个过程中，舟骨骨不连位置的间隙被打开。用显微外科锯将近端和远端部分不规则边缘修剪整齐，测量间隙和大概的移植骨的三维尺寸（图19-3）。

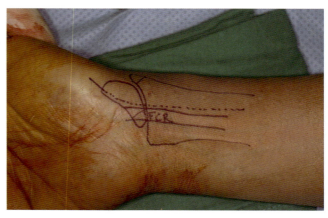

图19-1　采用延长的掌侧鲁塞（Russe）型手术入路暴露舟骨

切取带血管蒂的游离股骨内侧髁游离骨

　　在不挤压的情况下上下肢止血带。在内收肌后侧边缘正中，沿膝关节内侧行内侧纵行皮肤切口，长18～20 cm（图19-4）。

　　暴露内收肌后，沿后侧缘切开筋膜，将肌肉向上提起，很容易找到支配内侧髁的血管（图19-5）。这些血管为膝降动脉和膝上内侧动脉，起自股浅动脉和腘动脉。骨膜血管网和骨关节血管网与膝上内侧动脉广泛交通，为内侧髁提供充足的血供（图19-6）。

　　膝降动脉通常是较大的动脉。被选中的动脉和它的伴行静脉从内侧髁上部分被解剖至近端，用以提供足够的蒂部长度。蒂部长度要满足与桡动脉和伴行静脉吻合的要求。在内侧髁上，部分骨膜血管网分支和营养支进入骨。设计四边形大小足够的移植骨来重建舟骨缺损，包含1支或者更多的营养支，用记号笔标记。移植骨三维尺寸多在10～12 mm，通常在远端后侧的1/4象限中心切取。使用手术刀切开标记区域的骨膜，切取骨多使用摆锯（图19-7）。

　　在移植骨的近端和远端行45°角的辅助切口，帮助移出移植骨并能减少骨折的危险。一旦取出移植骨，就松开止血带让骨膜和松质骨有活动性出血。然后夹闭血管蒂，在近端6 cm以上进行结扎（图19-8）。

根据舟骨近极缺损的需要可以切取更多的松质骨。内侧髁的骨缺损使用骨替代物（例如 DB putty）。分层缝合切口。膝后侧用长腿夹板固定，以减少术后疼痛。

移植骨植入，并用无头螺钉固定

内侧髁的移植骨根据缺损的尺寸大小进行重新

塑形。移植骨骨膜表面朝向掌侧以保护血液供给，而且皮质骨可以起到矫正和支撑成角畸形的作用（图 19-9）。

在填入移植骨之前，在舟骨的近端和远端进行引导钻孔。插入移植骨后，从远端经移植骨重新置入导丝到近端。拧入螺钉固定，有时候会根据骨折碎片的大小和螺钉固定后的稳定程度，单纯使用克氏针或者联合使用克氏针进行固定（图 19-10）。

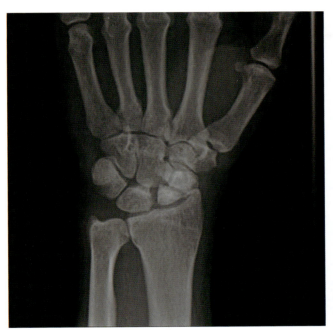
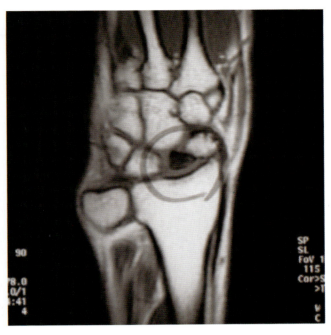

图 19-2 舟骨骨不连合并塌陷（A）。近端在 MRI 上呈现缺血性坏死（B）

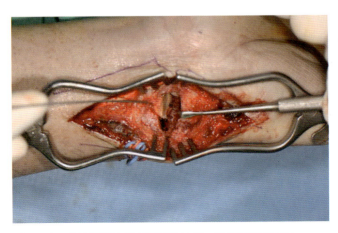

图 19-3 使用摆锯去除坏死硬化边缘，准备骨移植受区

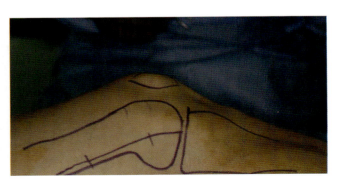

图 19-4 在内收肌后侧缘行内侧正中纵向切口

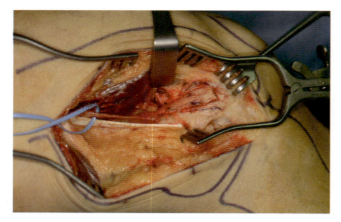

图 19-5 提起肌肉很容易观察到供应内侧髁的血管

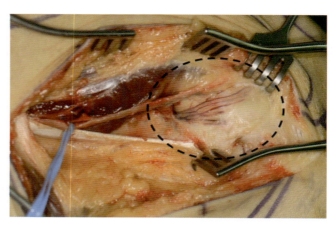

图 19-6 充足的骨膜血管网和骨关节分支与膝上内侧动脉广泛交通（黑圈）

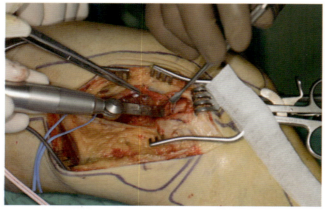

图 19-7 移植骨区域通常位于内侧髁远端后侧 1/4 象限，锐性切开标记的骨膜，用矢状锯切取移植骨

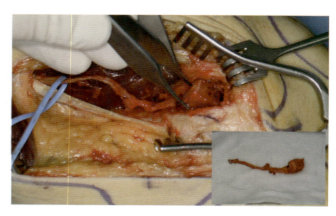

图 19-8 切取游离的股骨内侧髁移植骨

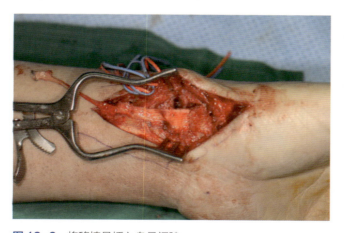

图 19-9 将移植骨插入舟骨间隙

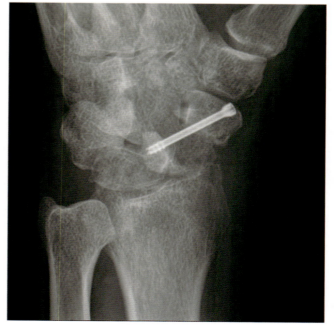

图 19-10 术后 X 线片可见无头螺钉固定

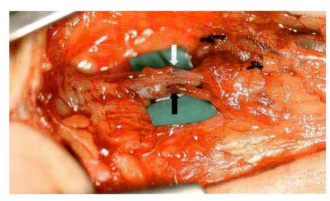

图 19-11 动脉吻合采用端—侧吻合（黑箭头），静脉吻合采用端—端吻合（白箭头）

血管吻合

在显微镜下使用 8-0 或者 9-0 的单股尼龙线将移植骨动脉与桡动脉进行端—侧吻合。使用 9-0 缝线将移植骨的静脉和桡动脉的伴行静脉进行端—端吻合（图 19-11）。如果伴行静脉不够大，可以选用头静脉。松开止血带，检查血管的通畅度，然后关闭切口。使用拇指或者前臂的石膏或者支具将患肢固定于中立位。

术后护理

患者可以立即进行部分负重，几天之内使用膝关节制动器可能会有帮助。对侧手可以拄拐。通常术后 2 个月膝关节疼痛渐渐消失。用长臂及拇指石膏固定 4 周，术后 2 周拆线。短臂及拇指石膏继续固定直到骨性连接形成。

3～6 周进行一次照相检查，完全骨愈合可能需要 12～13 周的时间。必要时可以行 CT 检查来确定骨愈合情况。骨愈合后，开始进行主动功能锻炼，并鼓励逐渐加强力量练习。

改良

根据供区的需要，吻合血管的游离股骨内侧髁移植骨可以被改良为皮质骨骨膜瓣、皮质骨松质骨骨块、骨筋膜皮瓣或者是骨肌肉筋膜复合皮瓣。这些移植可以是游离的，也可以是带蒂的。舟骨骨折骨不连是最常见的骨皮质骨、松质骨骨块移植的指征。骨不连合并成角畸形、短缩畸形和近端缺血性坏死可以被股骨内侧髁骨移植成功治愈。吻合血管的游离皮质骨骨膜移植可以用于治疗放射性诱导坏死相关的锁骨骨不连。吻合血管的骨膜移植用于成骨能力不足导致的骨缺损。骨筋膜皮瓣可以用于缺少良好皮肤覆盖的骨折不愈合。皮质骨骨膜皮瓣可以将皮肤设计成岛状。通常，膝降动脉的隐动脉支为筋膜皮瓣提供血运。如果隐动脉支缺失，可以使用膝上 6～10 cm 处的无名动脉。部分内收肌的血供来源于膝降动脉肌支，可以和骨筋膜皮瓣一起组成复合骨肌肉筋膜皮瓣。跟骨骨折后复杂的骨和软组织缺损可以使用这种皮瓣进行修复。

注意事项

切取皮质骨、松质骨骨块时最重要的是从内侧髁掀起骨块的过程。骨膜皮质骨与松质骨分离的现象时有发生。在骨块的近端和远端做另外的 45° 切口可以让上述风险降到最低，可以让整个骨块从基底顺利掀起。有时候，松质骨可能在骨块完全分离开的时候发生骨折。在舟骨骨折骨不连的病例中，要在插入移植骨之前在舟骨上钻孔，如果不这样的话，拧入螺钉后，移植骨的松质骨部分会发生骨折。如果骨不连部位靠近近端，或者移植骨块很小，也可以使用克氏针或者小骨钉代替无头螺钉进行移植骨的固定。

典型病例

54 岁男性患者，右腕舟骨骨折骨不连 5 年。骨不连与舟骨近端缺血性坏死有关，1，2-ICSRA 骨移植后 2.5 年随访，骨不连持续存在（图 19-12）。然后行同侧肢体吻合血管的游离股骨内侧髁骨移植后骨愈合。切取 8 cm×10 cm 大小的皮质松质骨骨块进行移植，由膝降动脉供血。将骨块插入骨折间隙并用无头螺钉固定（图 19-13）。随访 10 个月，骨折部位完全愈合，腕关节活动能够满足日常生活的需要，没有疼痛（图 19-14）。

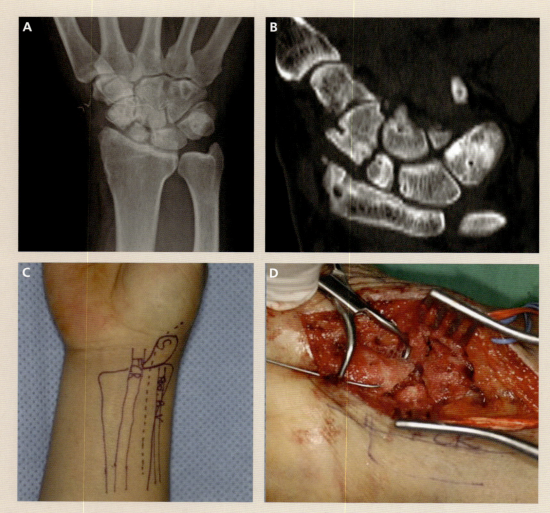

图 19-12 1,2-ICSRA 骨移植治疗舟骨骨折后失败骨不连（A、B）。舟骨骨不连部位准备使用游离股骨内侧髁骨移植（C、D）

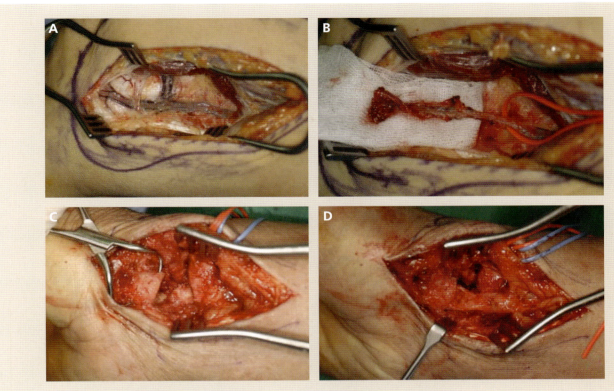

图 19-13　游离股骨内侧髁移植骨带蒂被掀起（A、B）。骨块嵌入骨不连间隙（C、D）

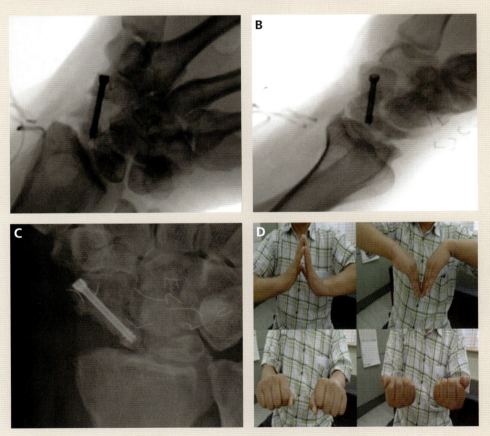

图 19-14　术后 X 线检查（A、B）。骨不连愈合和术后 10 个月腕关节的功能（C、D）

相关阅读

1. Chang MA, Bishop AT, Moran SL, et al. The outcomes and complications of 1, 2-intercompartmental supraretinacular artery pedicled vascularized bone grafting of scaphoid nonunions. J Hand Surg 2006; 31: 387-396.

2. Merrell GA, Wolfe SW, Slade JF 3rd. Treatment of scaphoid nonunions: quantitative meta-analysis of the literature. J Hand Surg 2002; 27: 685-691.

3. Doi K, Oda T, Soo-Heong T, Nanda V, et al Free vascularized bone graft for non-union of the scaphoid. J Hand Surg 2000; 25: 507-519.

4. Doi K, Sakai K. Vascularized periosteal bone graft from the supracondylar region of the femur. Microsurgery 1994; 15: 305-315.

5. Jones DB Jr, Bürger H, Bishop AT, et al. Treatment of scaphoid waist nonunions with an avascular proximal pole and carpal collapse. A comparison of two vascularized bone grafts. J Bone Joint Surg 2008; 90: 2616-2625.

6. Larson AN, Bishop AT, Shin AY. Free medial femoral condyle bone grafting for scaphoid nonunions with humpback deformity and proximal pole avascular necrosis. Tech Hand Up Extrem Surg 2007; 11: 246-258.

7. Russe O. Fracture of the carpal navicular. Diagnosis, non-operative treatment, and operative treatment. J Bone Joint Surg 1960; 42: 759-768.

8. Green DP. The effect of avascular necrosis on Russe bone grafting for scaphoid non-union. J Hand Surg 1985; 10: 597-605.

9. Tomaino MM, King J, Pizillo M. Correction of lunate malalignment when bone grafting scaphoid nonunion with humpback deformity: rationale and results of a technique revisited. J Hand Surg 2000; 25: 322-329.

第 20 章　股薄肌肌瓣/肌皮瓣

引言

　　股薄肌肌瓣是最适合进行肌肉功能重建和游离肌肉移植的肌瓣。在作为肌皮瓣应用时，由于远侧部分的股薄肌缺少肌皮穿支，因此保留肌肉近端 1/2 表面的皮瓣组织较为稳妥。由于肌肉量较小，此皮瓣较适合用于上肢重建修复。

主要优点

　　(1) 股薄肌具有延展性，切除肌肉后不会导致明显的功能障碍。

　　(2) 股薄肌属于 II 型血供，适合于进行单一主要血管蒂吻合。

　　(3) 股薄肌属于较长的带状肌肉，具有足够的横截面积，也具有充足的转移长度和力量。

　　(4) 股薄肌位于大腿内侧，可以接受供区缺点。

　　(5) 股薄肌可按受区需要再细分为较小的功能单位。

缺点

　　(1) 当需要进行肌皮瓣转移时，只有近侧部分肌腹表面的皮瓣组织具有稳定血运，远侧部分肌腹表面的皮瓣组织缺乏稳定血运，皮瓣位置难以调整。

　　(2) 大腿内侧的真皮组织往往较厚，通常与受区周围组织不相匹配，尤其在被用于前臂时。

主要适应证

　　(1) 修复缺损，特别是修复位于头部、颈部和下肢的缺损。

　　(2) 功能重建：最适合于进行游离肌肉移植来修复麻痹性功能障碍（屈肘、屈指或伸指）。

　　(3) 作为一个带蒂肌皮瓣进行局部转移修复位于腹部沟和坐骨部位的缺损。

解剖

肌肉

　　股薄肌是一个较长（32 cm）的带状肌。肌肉起于耻骨体和耻骨下支，沿大腿内侧向下，紧贴着缝匠肌后侧，下端在缝匠肌和半腱肌之间止于胫骨上端内侧面（图 20-1）。大腿进行主动内收时，长收肌腱变得较为明显，可以作为一条标志线。股薄肌位于此线后侧，其深部为大收肌。股薄肌近侧的 3/5 由平行的肌肉纤维组成，远侧 2/5 为腱性部分。通常前侧肌纤维较后侧肌纤维长。肌肉宽 5~6 cm，长 30~32 cm（图 20-2A）。

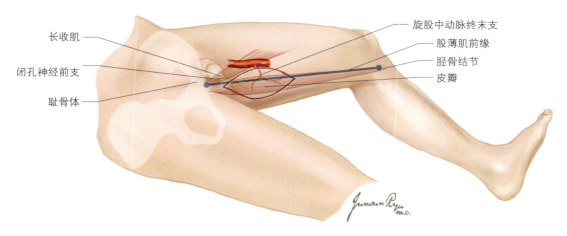

图 20-1 股薄肌的解剖。股薄肌位于长收肌起点前部到胫骨结节连线的后方

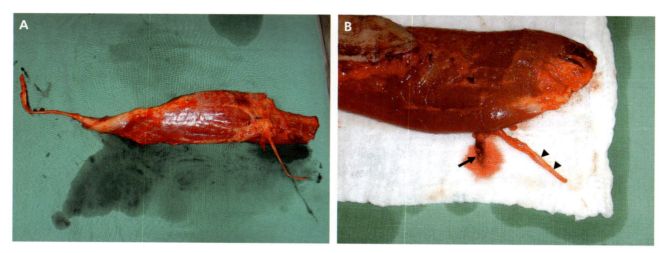

图 20-2 股薄肌近侧 3/5 由平行肌纤维构成，远侧 2/5 为腱性部分（A）。闭孔神经前支（双箭头）经血管蒂（单箭头）的近侧，于长收肌下方进入股薄肌（B）

血管

按照马蒂斯（Mathes）和纳海（Nahai）的分型标准，股薄肌属于 II 型血供结构，近端有 1 条主要营养血管，远侧有数个细小血管进入。主要营养动脉外径为 1.2～1.8 mm，通常为旋股内侧动脉的终末支，具有 2 个外径 2～3 mm 的伴行静脉，于肌肉中上 1/3 交界处，即耻骨结节下方 6～12 cm 处，由肌

腹前侧和深面进入肌肉。股深动脉由耻骨肌和长收肌之间穿出后，发出旋股内侧动脉。旋股内侧动脉自股深动脉发出后，沿长收肌和大收肌之间下行。沿途发出数个细小分支至周围肌肉，然后形成 2～3 个主要分支并进入股薄肌。由股动脉和股深动脉的小分支形成的细小的营养血管，于肌肉远侧 10～15 cm 部分进入肌肉。肌肉的营养血管从其起始处至进入股薄肌处，长度为 6～7 cm。肌肉的运动神经（由 2～3 束神经纤维组成的闭孔神经前支）处于营养血管的

近侧，于长收肌下方进入股薄肌（图 20-2B）。

手术方法

切取股薄肌的关键是蒂部的游离解剖。消毒铺单的范围包括整个大腿及膝关节。切口线位于大腿的内侧，患者体位应处于仰卧位，屈髋屈膝，外展外旋。首先探查辨别长收肌的腱性起点以及肌腹。从耻骨结节至股骨内侧髁（胫骨结节）做一连线，此连线可作为股薄肌前缘的体表位置（图 20-1）。

如果仅行肌瓣转移而不携带皮瓣的话，可沿大腿近侧及中段 1/3 行长 13～18 cm 的切口，切口位于长收肌后方 2 cm 处，并平行于长收肌。在切开浅筋膜后，就可发现长收肌和股薄肌的交汇处。将股薄肌表层筋膜切开，显露股薄肌。将肌肉与筋膜层剥离。在远端需要将股薄肌与前侧的长收肌和后侧大收肌进行分离。结扎较小的穿支血管。向前方牵拉长收肌，可进一步显露主要血管蒂。于长收肌深面可发现长收肌的支配神经以及大腿内侧皮神经，应注意给予保护。分别结扎进入长收肌和大收肌的众

多细小血管穿支。在应用肌肉进行功能重建时，需要沿肌肉每间隔 5 cm 进行缝合固定，以保证有足够的肌肉长度用于功能重建。

由远侧向近侧进行分离，可见闭孔神经前支由股薄肌深面进入肌肉，其位于血管裂孔近侧 2～3 cm 处。神经可被游离的长度为 4～6 cm，通常由 3 束组成（图 20-2B）。

于膝关节处另行一横向切口。牵拉近端股薄肌，可于胫骨结节内侧触及股薄肌止点处的腱性部分。其肌腱位于缝匠肌和半腱肌之间。切断肌腱，沿肌腱肌肉向近端方向分离。将股薄肌由耻骨起点处切断。最后，在受区准备好之后，切断神经血管蒂部。

行股薄肌肌皮瓣移植时，皮瓣应处于股薄肌肌腹近侧部分的表面，一般保留肌肉表面长 10～15 cm、宽 6～8 cm 的椭圆形皮瓣。肌皮穿支血管处于肌肉主要营养血管的对应部位。应于深筋膜下方分离皮瓣组织，并将皮瓣的边缘与股薄肌边缘筋膜进行缝合，以防牵拉导致肌皮穿支血管损伤。以上为手术操作步骤。

手术时，应注意保护大隐静脉和隐神经。

典型病例

病例

44 岁男性患者，33 个月前因摩托车事故受伤，由于臂丛神经损伤，导致了左上肢的麻痹，患者接受了游离股薄肌移植进行肌肉功能重建。从右大腿切取股薄肌肌皮瓣（图 20-3A、B）进行移植重建左上肢功能。为了重建屈肘和屈腕功能（图 20-3C），将股薄肌近端固定于锁骨，远端肌腱由旋前屈肌总腱下方穿过，转向前内侧，并于前臂近端水平固定于旋前屈肌肌肉（图 20-3D）。转移后的肌肉由第 3 和第 4 肋间神经支配。

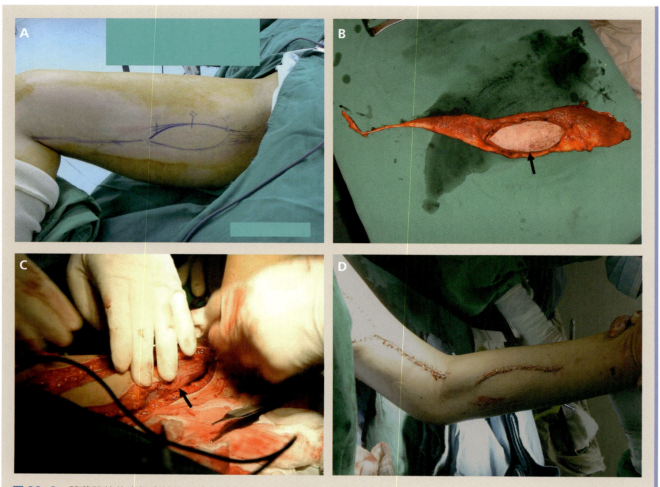

图20-3　股薄肌的体表标志轴线和皮瓣范围（A）。股薄肌和皮瓣的切取（箭头）（B）。股薄肌（箭头）转移移植用于前臂屈肘功能重建（C）。股薄肌远端腱性部分于前臂近端水平被固定于旋前屈肌（D）

改良

如果应用的是股薄肌的前部 1/3，那么应保留后部的细小滋养血管，以保证后部 2/3 肌肉的血供。可切开神经外膜，分离神经束。精确分离支配前部 1/3 肌肉的神经纤维（通过电刺激帮助鉴别），通过显微缝合标记以备后用。

注意事项

（1）肌肉宽 5～6 cm，厚 2～3 cm，远端止点处为条带状。其生理横截面积为 10～18 cm²，相当于胸大肌的 70%。因此应用股薄肌进行游离肌肉移植时，其可修复的缺损范围和移植后的肌肉力量受到了一定限制。

（2）皮瓣范围超过耻骨结节远侧 15～20 cm 时，常无法保证皮瓣血运。然而，就横向范围而言，皮瓣较为安全，可以超过下方肌肉的范围。

（3）肌肉量有时较预计为少。有时肌肉的横截面积仅为 6 cm²。

（4）有时主要营养血管为 2 支。在这种情况下，如果进行整体肌肉游离移植，应对 2 支血管分别进行吻合。

相关阅读

1. Manktelow RT and Anastakis DJ. Free functioning muscle transfers. In: Wolfe SW, Hotchkiss RN, Pederson WC, et al., editors. Green's operative hand surgery. 6th ed. Philadelphia: Elsevier; 2011. P. 1757 -1774.
2. Masquelet AC, Gilbert A. An atlas of flaps of the musculoskeletal system. London: Martin Dunitz; 2001.
3. Serafin d. Atlas of microsurgical composite tissue transplantation. Philadelphia: W.B. Saunders Company; 1996. P. 293-302.
4. Willcox TM, Smith AA. Upper limb free flap reconstruction after tumor resection. Semin Surg Oncol. 2000;19:246-254.
5. Yoleri L, Mavioglu H. Total tongue reconstruction with free functional gracilis muscle transplantation: a technical note and review of the literature. Ann Plast Surg 2000;45:181-186.
6. Barrie KA, Steinmann SP, Shin AY, et al. Gracilis free muscle transfer for restoration of function after complete brachial plexus avulsion. Neurosurg Focus. 2004;16:E8.
7. Doi K, Muramatsu K, Hattori Y et al. Restoration of prehension with the double free muscle technique following complete avulsion of the brachial plexus. Indications and long-term results. J Bone Joint Surg Am. 2000;82:652-666.

第 21 章

腓肠肌肌瓣

Joo-Yong Kim

引言

随着显微外科技术的发展，大多数膝关节周围的软组织缺损可通过游离肌肉移植进行修复。然而这种修复方式对外科技术要求较高。应用肌瓣进行软组织缺损和骨质缺损修复是修复重建外科的一个基本治疗方法。腓肠肌内外侧头的肌瓣或肌皮瓣也是修复大腿下部和小腿上 1/3 的主要肌瓣或肌皮瓣。杰弗隆（Ger Efron）最早报道了应用腓肠肌转移进行膝关节周围缺损的修复。由于腓肠肌肌瓣具有恒定的营养血管，手术方法简单，对供区功能影响较小，并且不用进行显微血管吻合，因此腓肠肌肌瓣非常实用。由于腓肠肌内侧头可用的肌瓣较长，并且具有较大的旋转弧度，常为首选。

适应证

（1）腓肠肌肌皮瓣可以用于膝关节开放性骨折后软组织缺损的修复以及复杂型胫骨平台骨折内固定术后并发症的治疗。

（2）全膝关节置换术后，皮肤坏死可导致深部假体的感染。因此，一旦发生皮肤坏死，应立即进行软组织的修复覆盖。腓肠肌肌皮瓣转移修复常用于全膝关节置换术后软组织缺损的修复。

（3）当小腿骨缺损创面合并感染时，可首选腓肠肌肌皮瓣进行修复。因为腓肠肌肌皮瓣的肌肉量

充足，血供丰富，可应对坏死和感染。对于慢性感染性创面的修复，可通过彻底清创后应用肌肉组织移植进行修复。

（4）腓肠肌肌瓣也可用于胫骨近端肿瘤保肢切除术后假体的覆盖和伸膝动力的重建（图 21-1）。在胫骨近端置入假体后，可用腓肠肌肌瓣转移覆盖假体并重建伸膝动力，方法为将髌韧带残端与转移后的肌瓣末端进行缝合固定（图 21-2）。

禁忌证

腓肠肌肌皮瓣的禁忌证为严重的胫骨粉碎性骨折、电烧伤、腘窝或小腿处大范围的软组织损伤。如果小腿损伤后进行了血管修复，除非证实存在充足的血供，否则不宜使用腓肠肌肌瓣。

优点

（1）俯卧位或仰卧位时均可进行此肌瓣手术。

（2）肌瓣解剖分离的手术过程简单迅速。

（3）切取腓肠肌的 1 个头后，可以接受供区外形的缺点。

（4）腓肠肌的主要功能为跖屈踝关节，在用力蹬踏时较为重要。然而，比目鱼肌是跖屈踝关节的主要肌肉。因此，仅切取腓肠肌的 1 个头时，功能受损较小，不会导致明显的功能障碍和残疾。

（5）血供可靠。腓肠肌内、外侧头分别有 1 支

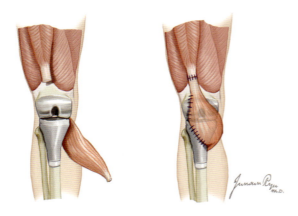

图 21-1 腓肠肌肌瓣用于胫骨近端肿瘤保肢切除术后假体的覆盖和伸膝动力的重建

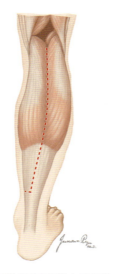

图 21-2 腓肠肌肌瓣可以连同跟腱内侧部分一同切取后进行伸膝动力的重建

营养血管，即腓肠内外侧动脉，属于 I 型血供方式。

（6）血供良好的肌肉组织可以提供充足的血运并改善局部的生物环境，包括增强局部宿主防御机制和为局部输送抗生素，以此促进局部组织愈合。因此，对于污染创面的修复覆盖，应用腓肠肌肌瓣比应用皮瓣具有明显的优势。

缺点

（1）小腿后侧的曲线形瘢痕对于女性的影响较大。

（2）患者采用俯卧位进行手术时，修复小腿前侧创面较不方便。

（3）不论是男性还是女性，如果进行肌皮瓣移植，供瓣区均会发生畸形。

（4）在某些年轻人和较瘦的患者中，由于腓肠肌较小，难以提供充足的组织量进行修复。

解剖

腘窝

腘窝是由上部和下部 2 个三角构成：一个位于膝关节上，另一个位于膝关节下方。上部三角的内侧边由半膜肌构成，外侧边由股二头肌的长头构成；下部三角的内侧边由腓肠肌内侧头构成，而外侧边由跖肌和腓肠肌外侧头构成。

腘动静脉由腘窝内侧进入腘窝，并由腘窝外侧穿出。它们处于内侧腘神经（胫神经）的前方（深部）。由浅入深分别为以下结构：①内侧腘神经（胫神经）；②腘静脉；③腘动脉。股骨远端的内外侧髁分别为腓肠肌内外侧头的起点附着点。

腓肠肌

腓肠肌由内外侧头构成，分别起自股骨内外侧髁，与膝关节囊相邻。内侧头起自股骨的腘面，内侧髁的上方。外侧头起自股骨外上髁。两侧头于腓骨头水平汇合，于小腿中部水平与比目鱼肌共同汇合成肌腱。在腓骨头下方 6 cm 水平，为两个头的最宽处。在小腿后侧中部，腓肠肌肌腹移行为较宽的腱膜，与比目鱼肌的腱膜共同融合为跟腱。

与外侧头相比，内侧头较长，组织量也较大。小隐静脉和腓肠神经走行于内外侧头之间的沟内。

腓肠肌的功能为屈膝和跖屈踝关节。

腓肠肌深部为比目鱼肌，比目鱼肌可保护小腿后侧间隙内的主要血管神经束。

动脉

腓肠肌内外侧头分别由单独的血管供血，即腓肠内外侧动脉（图21-3、表21-1）。按照 Mathes 和 Nahai 分型，其血供方式为 I 型。纵向的血管轴为腓肠肌提供血运，因此腓肠肌是典型的轴型肌瓣。腓肠内外侧动脉于腓骨头上方 3~4 cm 水平由腘窝动脉发出，于腓骨头水平分别进入腓肠肌内外侧头。动静脉蒂进入肌肉前的长度为 2~5 cm，其主要营养血管在肌肉近端的 1/3 到 1/2 范围内形成分支，因此远侧 1/2 的肌肉可被纵向劈开，以近端为蒂进行翻转或旋转，并不会损伤其主要血管分支。腓肠肌内侧头内的腓肠内侧动脉均有分支发出。腓肠外侧动脉分支的发生率为 87%，13% 的腓肠外侧动脉为单支血管，即在部分腓肠肌外侧头内没有分支发出。

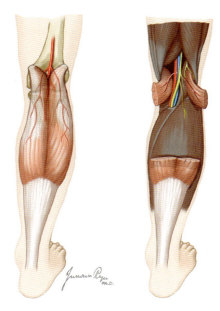

图 21-3　腓肠肌的每个头均有单独的营养血管，即腓肠内侧动脉和腓肠外侧动脉

表 21-1　腓肠内外侧动脉

	血管蒂平均长度	外径 *	内径 *
腓肠内侧动脉	2.1~2.3 cm	2~2.5 mm	1.9 mm
腓肠外侧动脉	2.4~3.2 cm	2~2.4 mm	1.5 mm

*腓肠内侧动脉的起始处。

腓肠内侧动脉较短，因此腓肠肌内侧头的肌腹可以分离至较高位置。肌皮穿支为肌肉表面相应的皮肤提供血运。

静脉

成对的伴行静脉（外径 2~4 mm）伴行于相应的动脉，并汇入腘静脉。

神经

胫神经的运动支与血管伴行，分别进入肌肉的两个头，并与血管蒂相邻。其他运动分支分别进入跖肌、比目鱼肌和腘肌。腓肠神经位于腓肠肌两头之间，于小腿后侧中部水平由深筋膜内穿出。

手术方法

皮瓣的范围

皮瓣的设计取决于膝部缺损的位置和大小。肌皮瓣相对于单纯肌瓣，可以修复更大的范围。腓肠肌内侧头可以覆盖的范围包括髌骨上缘至胫骨结节下方 2 cm 处。由于腓肠肌外侧头旋转时要绕过腓骨头，因此其所能覆盖的范围要小于内侧头。

腓肠肌内侧头肌瓣

腓肠肌内侧头及外侧头的肌瓣或者肌皮瓣均可到达膝部（表21-2），但腓肠肌内侧头的使用要明显多于外侧头。由于内侧头的肌腹部分更长，

表 21-2　腓肠内侧头及外侧头

	长	宽	厚	皮瓣范围
内侧头	15 ~ 20 cm	8 cm	2 ~ 3 cm	*长：23 cm
外侧头	12 ~ 17 cm	6 cm	2 ~ 3 cm	*宽：10 cm

＊所有测量平均值均为成年患者数值。

因此可以较好地覆盖近侧 1/3 的胫骨和膝部的前侧及内侧。

手术时使患者处于俯卧位或者仰卧位，并常规使用大腿气囊止血带，以便获得清楚的手术视野。对侧大腿外上部或臀部给予消毒铺单，以备取皮。进行创面修复覆盖之前，要彻底清除创面内感染及坏死的组织。将肢体外旋，并使膝关节轻度屈曲，于胫骨后内侧缘后方 2 cm 处做切口，由小腿中部开始切开，向近侧切至腘窝处（图 21-4）。如果需要，可将切口延至大腿。也可于腘窝处取一垂直切口，以便术者直接暴露股骨髁的肌肉附着处。使用梅岑鲍姆（Metzenbaum）剪刀分离皮下组织。小隐静脉和腓肠神经位于腓肠肌内外侧头之间的沟内，深筋膜的浅层（图 21-5）。腓肠神经由深筋膜穿出后位于小隐静脉的外侧。在操作时应将以上结构拉向外侧给予保护。按照皮肤切口方向将深筋膜垂直切开，并向两侧牵拉，可以显露出腓肠肌。于深筋膜下方，可见腓肠肌两个头之间的平面。通过钝性分离，可以于中线处轻易地将两个头分开，暴露下方

的比目鱼肌和跖肌肌腱。于肌间隙内发现跖肌腱后给予保护。于腓肠肌和比目鱼肌之间疏松的间隙内，由远而近地进行分离。近侧可用手指钝性分离至血管蒂部水平，此时，应小心操作避免直接损伤血管蒂。分离足够长度的腓肠肌后，由远侧切断肌肉。通常于肌肉肌腱连接处的远侧切断。在胫骨上段缺损处和切口之间分离隧道。将肌瓣组织经过皮下隧道向前方转移覆盖缺损处创面，同时应避免损伤腓肠内侧动脉。为避免张力过大，可切除皮桥下方的深筋膜（图 21-6）。腓肠肌后侧较厚的筋膜限制了

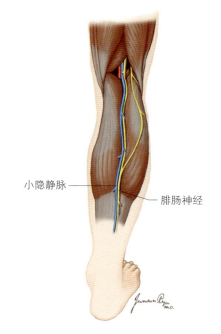

小隐静脉

腓肠神经

图 21-5　小隐静脉和腓肠神经位于腓肠肌内外侧头之间的沟内，深筋膜的浅层

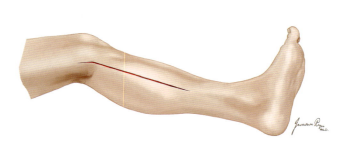

图 21-4　将肢体外旋，并使膝关节轻度屈曲，于胫骨后内侧缘后方 2 cm 处做切口，由小腿中部开始切开，向近侧切至腘窝处

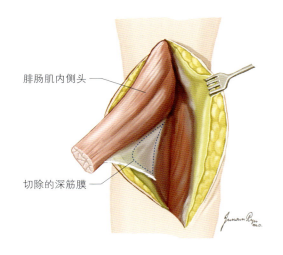

腓肠肌内侧头

切除的深筋膜

图 21-6　为避免张力过大，切除皮桥下方的深筋膜

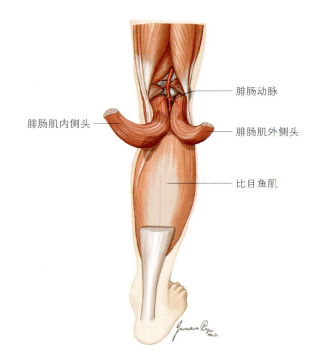

腓肠肌内侧头

腓肠动脉

腓肠肌外侧头

比目鱼肌

图 21-7　如果肌瓣长度不够，可以将肌肉从股骨髁的肌肉起点处切断进而增加肌肉的旋转弧度，但是这样有可能会损伤腓肠动脉

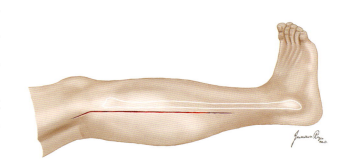

图 21-8　于腓骨后侧 2 cm 处做垂直切口，范围从膝关节到踝关节，通过此外侧切口可以显露腓肠肌外侧头

腓肠肌的伸展。切除此层筋膜或者做数条线状切口，或许可以增加腓肠肌的覆盖范围。如果肌瓣长度不够，可以将肌肉从股骨髁的肌肉起点处切断进而增加肌肉的旋转弧度，但是这样做有可能会损伤腓肠动脉（图 21-7）。切断肌肉的起点可以增加肌瓣的长度，但是在此操作之前应确认腓肠动脉并给予保护。可以直接缝合切口。肌瓣转移后可以直接使用中厚皮片移植覆盖，也可以在术后 5 ~ 7 天确认肌瓣成活后进行植皮覆盖。

腓肠肌外侧头肌瓣

　　腓肠肌外侧头的切取和内侧头类似，但分离时难度更大。手术时患者取仰卧体位，下肢轻度内旋，膝关节半屈位。于腓骨后侧 2 cm 处做垂直切口，范围从膝关节到踝关节，以此外侧切口可以显露腓肠肌外侧头（图 21-8）。切口可以向近端延长，通过腘窝。

　　此肌瓣需要绕过腓骨头。因此应注意避免损伤腓总神经（图 21-7）。单纯使用腓肠肌外侧头肌瓣难以覆盖膝关节前方，但可以轻松覆盖关节外侧部分。

　　腓肠肌外侧头较短，另外，由于腓骨的原因，其旋转弧度较短。将肌肉深面的腱膜多处横向切开，可以增加肌肉的长度，使其可以覆盖小腿近中 1/3 交界处。将肌肉从半腱肌和股薄肌肌腱下方穿过，可以增加腓肠肌外侧头旋转覆盖膝关节的范围。

肌皮瓣

腓肠肌肌皮瓣的主要优点是其具有较大的修复范围。常被用于修复大范围的缺损。其供瓣区可以用植皮的方法修复。

皮瓣的设计范围是腓肠肌内侧头或者外侧头表面长 23 cm 和宽 10 cm 的区域（图 21-9）。腓肠肌内侧头或者外侧头表面的皮瓣通过肌皮穿支获取良好的血运。远侧随意皮瓣的安全范围及长宽比应遵循标准随意皮瓣的原则。肌皮瓣可以携带肌肉范围外两侧 2～3 cm 的皮肤组织。

切开皮瓣之后的手术过程如前所述。

肌皮瓣转移后会导致外观的缺陷，例如供瓣区局部凹陷和瘢痕，受瓣区局部臃肿。

术后处理

包扎时避免肌瓣部位受压。应在术后 2 周内给

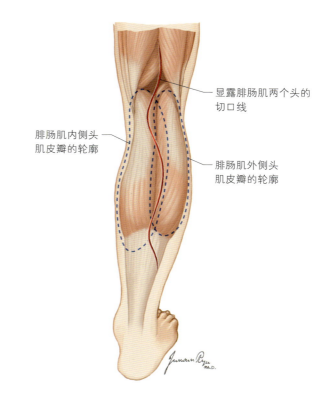

显露腓肠肌两个头的切口线

腓肠肌内侧头肌皮瓣的轮廓

腓肠肌外侧头肌皮瓣的轮廓

图 21-9 皮瓣的设计范围是腓肠肌内侧头或者外侧头表面长 23 cm 和宽 10 cm 的区域

典型病例

腓肠肌内侧头肌瓣

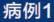 **病例1**

58岁男性患者，髌骨开放性骨折继发膝关节感染（图21-10）。

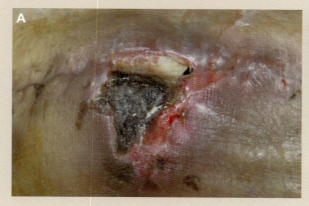
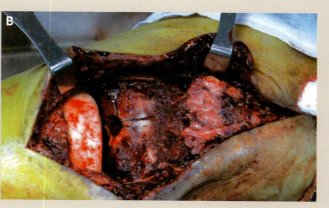

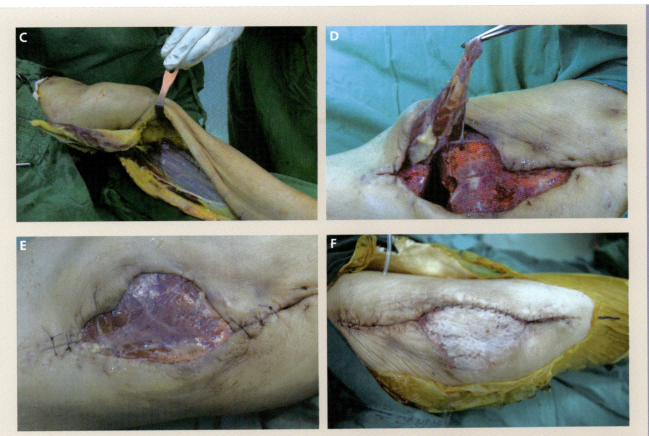

图 21-10　软组织坏死，髌骨外露（A）。彻底地清创之后，软组织缺损，置入抗生素骨水泥（B）。切取腓肠肌内侧头肌瓣（C）。将腓肠肌内侧头转移覆盖前侧软组织缺损创面（D）。覆盖缺损（E）。7 天后植皮覆盖肌瓣。在 3 个月后随访时，软组织愈合良好（F）

病例2

52 岁男性患者，发生右侧胫骨开放性骨折。之后发展为软组织缺损和慢性骨髓炎（图 21-11）。

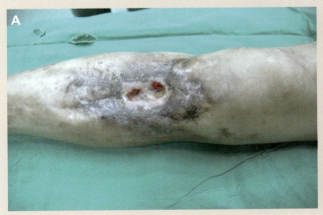

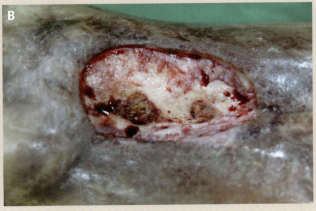

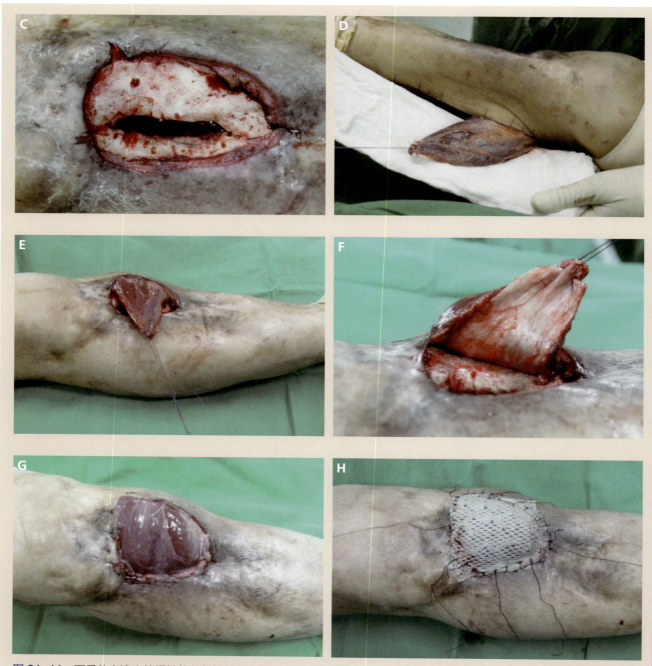

图 21-11　可见伴有渗出的慢性软组织缺损创面（A）。清创去除感染的软组织（B）。进行彻底的清创，清除死骨（C）。将腓肠肌内侧头掀起（D）。腓肠肌内侧头肌瓣旋转覆盖近端胫骨（E、F）。腓肠肌内侧头肌瓣完全覆盖胫骨近端的缺损（G）。于同侧大腿取中厚皮片移植覆盖肌瓣组织（H）

腓肠肌外侧头肌瓣

病例3

70岁男性患者，由于碾压伤导致左侧胫骨近端骨折（图21-12）。

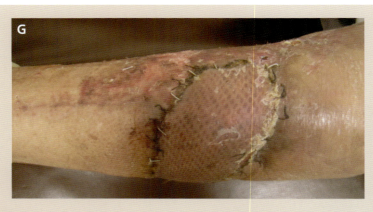

图 21-12　胫骨外侧钢板内固定术后发生软组织坏死（A）。术后当时的胫骨近端 X 线片（B）。切除坏死软组织后，钢板和近端胫骨外露（C）。掀起腓肠肌外侧头肌瓣（D）。腓肠肌外侧头肌瓣被翻转覆盖小腿近端缺损和外露的钢板（E、F）。修复术后2 周给予创面植皮后的外观（G）

病例4

40 岁男性患者，右侧胫骨平台骨折（图 21-13）。

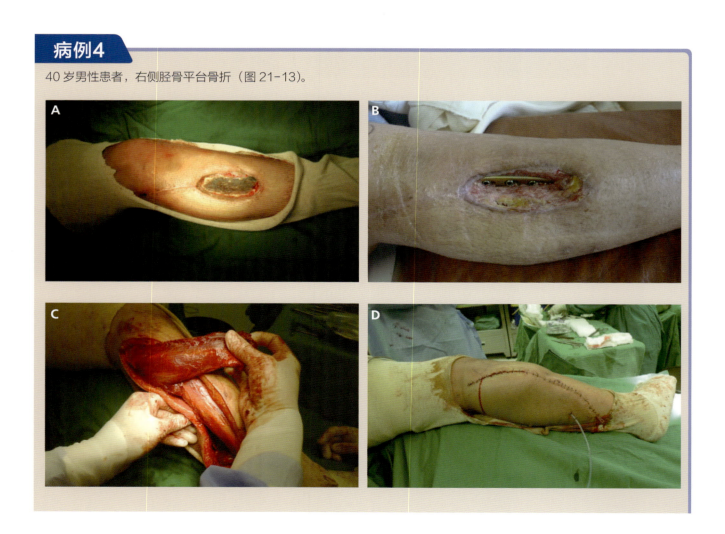

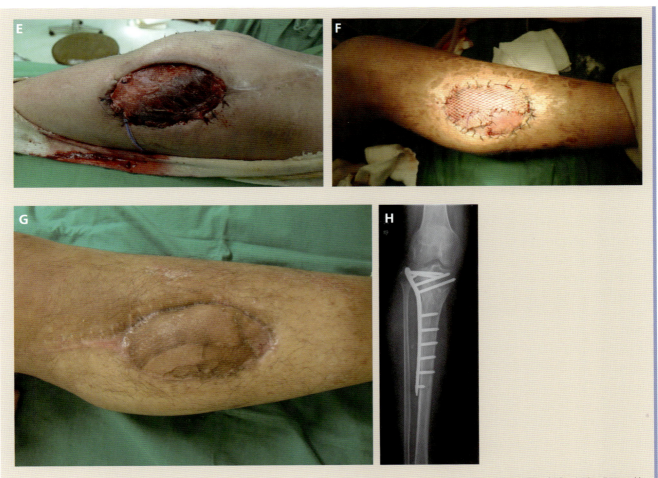

图 21-13　胫骨外侧钢板内固定术后发生软组织坏死（A）。清除坏死的软组织后，钢板和近端胫骨外露（B）。掀起腓肠肌外侧头肌瓣后将其转移至前外侧缺损处（C）。缝合供瓣区（D）。将腓肠肌外侧头肌瓣转移后覆盖创面（E）。10 天后应用中厚皮片移植覆盖外露的肌瓣组织（F）。8 个月之后进行复查时软组织愈合良好（G）。X 线片显示骨折愈合良好（H）

予抬高下肢，并避免包扎过紧的敷料及支具对肌瓣组织造成过度的压迫。如果需要，6 周后可从蒂部的对侧掀起肌瓣组织取出骨水泥链珠或植骨。

改良

（1）腓肠肌肌瓣可以和其他肌瓣联合使用，或者通过改良进行更大范围的覆盖

a. 使用腓肠肌肌瓣覆盖胫骨近端创面后，创面远侧部分可以使用沿矢状面劈开的胫前肌肌瓣进行

覆盖。应用腓肠肌内侧头肌瓣和沿矢状面劈开的胫前肌肌瓣联合转移不仅可以进行软组织覆盖，而且可以进行伸膝动力的重建，尤其在胫骨近端肿瘤进行保肢切除术后伸膝动力的重建。

b. 在切断腓肠外侧血管后，可一并掀起腓肠肌的两个头，因为已有报道称腓肠肌的两个头之间存在血管交通支。

c. 可以纵向劈开腓肠肌肌腹，覆盖同一部位多个分开的创面，因为腓肠动脉在肌腹的近侧部分已经形成了分支（图 21-14）。但是，在没有事先评估

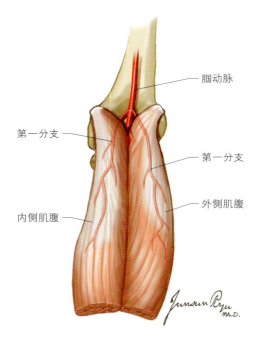

图 21-14 可以纵向劈开腓肠肌肌腹，覆盖同一部位多个分开的创面，因为腓肠动脉在肌腹的近侧部分已经形成了分支

的情况下，一般不主张对腓肠肌外侧头肌腹进行劈裂分开，因为其节段性血管解剖并不恒定。

d. 在特殊情况下可以使用嵌合形式的联合瓣。嵌合的腓肠肌肌瓣和腓肠动脉穿支皮瓣，这种联合

可以在只动用一个供瓣区的情况下修复较大范围的缺损（图 21-15）。

e. 在非动脉硬化的患者中，可以行两个分开的切口，进行后侧筋膜下方大范围的分离，从而一并掀起腓肠肌的两个头。

f. 由于在比目鱼肌和腓肠肌之间存在穿支血管，因此可以将腓肠肌和比目鱼肌联合使用。

（2）可以采用多种方法延长肌瓣的长度，进而修复近侧和远侧更大范围的区域

A. 增加近侧覆盖范围。

a. 切开或者切除两侧肌肉上的筋膜，可以增加肌瓣长度及宽度。但此处理方法仅限于血管蒂水平以下，以免造成血管蒂的损伤（图 21-16）。

b. 如果需要进一步延长肌瓣长度，可将神经血管束进行隔离保护，将内侧头或者外侧头自股骨附着点处切断。

B. 增加远侧覆盖范围。

a. 由于肌肉远端缺乏肌纤维，因此对于小腿远侧 1/3 创面的修复效率较低。由腓肠肌肌皮穿支血管供血的筋膜皮瓣以及交腿肌皮瓣均可修复覆盖小腿远侧 1/3 的创面。另外，游离的腓肠肌肌瓣或者肌皮瓣在临床没有广泛应用，但是可以使用游离的腓肠肌内侧头肌瓣覆盖小腿远侧创面，具体方法为

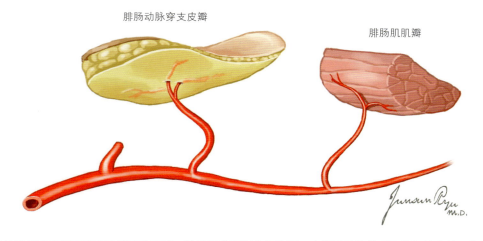

图 21-15 嵌合的腓肠肌肌瓣和腓肠动脉穿支皮瓣，这种联合可以在只动用一个供瓣区的情况下修复较大范围的缺损

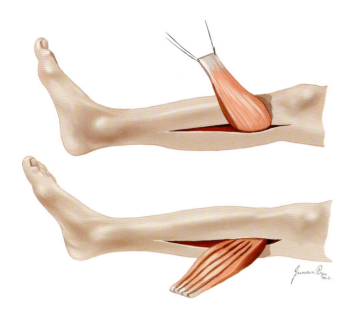

图 21-16 切开或者切除两侧肌肉上的筋膜，可以增加肌瓣长度及宽度

应用小隐静脉节段性移植增加腓肠内侧动脉的长度，因为其血管位置较为恒定，并且血管蒂的管径较粗。腓肠静脉可以直接与小隐静脉或者大隐静脉吻合。

b. 使用 V–Y 推进的方法可以使腓肠肌肌皮瓣远端得到延长，从而更好地进行远端覆盖。

注意事项

（1）应用不足量的组织进行大范围创面的修复，常会由于张力过大导致肌肉坏死。因此，保持无张力状态进行创面修复是非常重要的。

（2）感染或血肿可导致植皮部分或全部坏死。

（3）肌瓣的坏死通常是由于直接损伤蒂部血管或者是在皮瓣旋转时蒂部遭受扭转所致。如果在解剖过程中没有必要完全暴露血管蒂，那么应尽量保留血管蒂周围的脂肪组织和筋膜，以免使血管蒂受到损伤。

（4）使用带蒂的腓肠肌肌瓣可导致感觉的改变，尤其在使用腓肠肌外侧头肌瓣时更为明显。如腓浅神经和隐神经支配区的感觉减退，甚至发生腓总神经麻痹。然而，这种情况可以通过显露神经时细致地操作和防止神经张力过大来避免。

（5）分离后的肌瓣向前转移，通过皮桥下方被置入缺损创面。在此操作之前，应切除皮桥下方的深筋膜，并分离周围皮肤，避免对肌肉组织造成过大的压力。应避免肌肉遭受张力和来自皮桥的压力。

相关阅读

1. Ger R. The technique of muscle transposition in the operative treatment of traumatic and ulcerative lesions of the leg. J Trauma. 1971;11(6):502-510.
2. Arnold PG, Mixter RC. Making the most of the gastrocnemius muscles. Plast Reconstr Surg 1983;72(1): 38-48.
3. Warrier SK, Mah E, Morrison WA. Extended medial gastrocnemius myocutaneous flap in repair of the quadriceps extension mechanism. ANZ J Surg 2006;76(12):1110-1114.
4. Hallock GG. Chimeric gastrocnemius muscle and sural artery perforator local flap. Ann Plast Surg 2008;61(3):306-309.
5. El-Sherbiny M. Pedicled gastrocnemius flap: clinical application in limb sparing surgical resection of sarcoma around the knee region and popliteal fossa. J Egypt Natl Canc Inst. 2008;20(2):196-207.

第 22 章

胫后动脉穿支（MSAP）皮瓣

Gi Doo Kwon

引言

历史

复杂的软组织缺损创面涉及皮肤、结缔组织和肌肉组织，需考虑应用多种皮瓣进行修复。要想从功能及外观角度选择一个合适的皮瓣进行创面修复，需要全面了解相关解剖学知识及显微外科学技术的进展，从而将供瓣区的损伤减至最小。胫后动脉穿支皮瓣最早被称为小腿内侧皮瓣，由张（Zhang）等在 1983 年将其应用于临床。

临床应用

阿马兰蒂（Amarante）等于 1986 年首次提出胫后动脉穿支皮瓣，此筋膜皮瓣由 2 支从胫后动脉发出的穿支血管所滋养。1992 年，小岛（Koshima）等报道了 9 例胫后动脉穿支皮瓣，包括岛状皮瓣和游离皮瓣，成活率为 100%。

优缺点

尽管胫后动脉穿支皮瓣不是游离皮瓣的首选，但在其他游离皮瓣无法使用时，也可考虑使用。在对肢体远端复杂创面进行修复时，此皮瓣可靠且有效。

解剖

穿支血管的定位和类型

胫后动脉的穿支血管沿胫骨内侧面分布于小腿近侧 1/3 至内踝之间。穿支血管一般分为 3 种：肌间隔穿支、肌肉穿支和骨膜穿支。肌间隔穿支血管由胫后动脉发出后从比目鱼肌（或跟腱）和趾长屈肌之间的肌间隔内穿出，穿过筋膜层，分布于表面皮肤。肌肉穿支血管穿过肌腹分布于表面皮肤。骨膜穿支由胫骨的骨膜支发出，通过胫骨和比目鱼肌之间的间隙穿出。肌间隔穿支主要位于小腿远侧 1/3 和小腿中部之间，此处仅有足的屈肌肌腱，尚未到达肌腹部位。肌肉穿支主要位于小腿的近侧 1/2，骨膜穿支主要位于小腿的近侧 1/3（图 22-1）。

皮肤穿支的数量、大小及分布

小岛（Koshima）等发现在内踝上有 3~4 支穿支血管，平均距内踝 10.6 cm，平均管径 0.8 mm。吴（Wu）等发现有 2~5 支直接的皮支血管集中分布于内踝上方（8~15 cm）的Ⅱ区。亨（Hung）等描述了有 3~4 支穿支血管位于内踝上方，平均距内踝 18.6 cm，平均管径为 1.5 mm，平均长度为 4 cm。我们发现大多数穿支血管位于内踝上方平均 15.4 ± 2.4 cm（14~22 cm）处，如从内踝处开始测

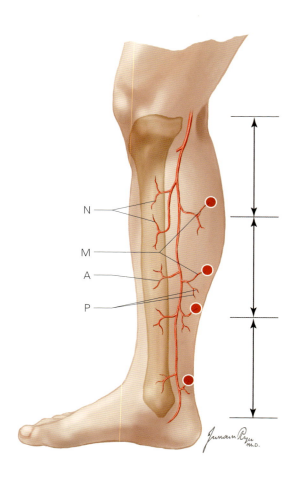

图22-1 胫后动脉穿支血管示意图。穿支血管一般分为3种：肌间隔穿支、肌肉穿支和骨膜穿支。如图所示：肌间隔穿支前支（A）、肌间隔穿支后支（P），肌肉穿支（M），骨膜穿支（N）。肌肉穿支主要位于小腿的近侧 1/2，骨膜穿支主要位于小腿的近侧 1/3

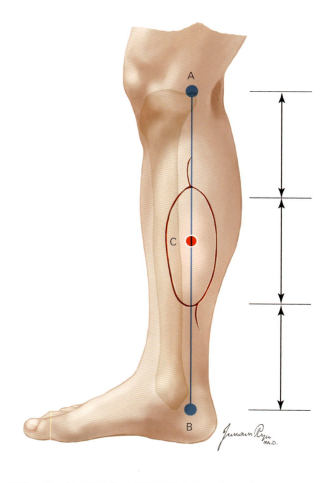

图22-2 在小腿上设计胫后动脉穿支皮瓣的示意图。触及胫骨的后内侧缘，然后于后方 2 cm 处平行做 1 条纵行线（线 AB），作为皮瓣的纵向轴线。主要的穿支血管位于小腿的中点附近（C 处），皮瓣的轮廓位于小腿中部 1/3

量，大约为小腿的中点处（小腿长度的 51%），平均管径为 0.75 ± 0.19 mm（0.5 ～ 1.0 mm），平均长度为 4.5 ± 0.77 cm（3 ～ 5.5 cm）。

手术方法

患者取仰卧体位，消毒铺单时，应充分暴露下肢供瓣区。上气囊止血带，膝关节屈曲约 30°，髋关节外旋，将足部置于对侧胫骨之上。触及胫骨的后内侧缘，然后于后方 2 cm 处平行做 1 条纵向线作

为皮瓣的纵向轴线。可以应用超声多普勒进一步证实胫后动脉穿支的位置和大小。皮瓣设计完成之后，首先由皮瓣前缘切开，分离至胫骨后侧的骨膜，进一步分离至趾长屈肌和比目鱼肌的筋膜下方。分离时应仔细进行，直到发现主要的穿支血管由比目鱼肌和趾长屈肌的肌间隔之间穿出。使用牵开器将两侧肌肉拉开，通过肌肉向深部分离穿支血管。然后，切断由穿支血管发出的细小肌肉分支，此时皮瓣也可作为游离皮瓣使用。如果要作为带神经的皮瓣使用，则可在小腿内侧设计皮瓣时携带上隐神经和大

隐静脉。如果皮瓣宽度不超过 6 cm，则供瓣区可以直接缝合；如果宽度超过 6 cm，则应用植皮修复供瓣区（图 22-2）。

典型病例

从 2006 年 6 月至 2007 年 6 月，笔者所在医院的整形外科医生使用胫后动脉穿支皮瓣对 10 名软组织缺损创面患者（均为男性）进行治疗，包括 7 例上肢缺损和 3 例下肢缺损。接受手术的患者平均年龄为 38 岁（23~47 岁）。损伤机制中，7 例为机器压伤，2 例为交通事故伤，1 例为绳索损伤。组织缺损的部位，7 例位于手部和腕掌部，3 例位于足背及足趾部。

病例 1

28 岁男性患者，因挤压伤入院，行左手截肢术。切取胫后动脉穿支皮瓣，皮瓣大小 10 cm×8 cm，并携带有大隐静脉。皮瓣的血管蒂分别与桡动脉及其伴行静脉进行吻合。大隐静脉和皮瓣的皮下静脉分别与头静脉和手背的皮下静脉进行吻合。供瓣区应用皮肤移植进行覆盖。18 个月后进行随访，皮瓣成活良好，供瓣区少量色素沉着（图 22-3）。

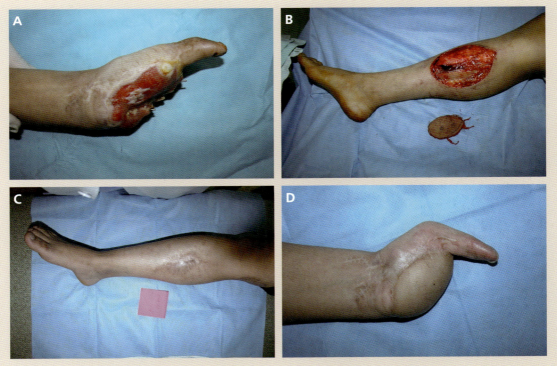

图 22-3 手部严重挤压伤后给予截肢（A）。由小腿内侧切取游离的胫后动脉穿支皮瓣（B）。术后 18 个月时供瓣区的外观。供瓣区缺损由皮肤移植进行修复。存在局部色素沉着并遗留瘢痕（C）。受瓣区术后 14 个月时的外观（D）

46 岁的右前足严重烧伤患者，接受了坏死部分截肢术。为了修复创面，我们切取了一个 9 cm×6 cm 大小的胫后动脉穿支游离皮瓣，并携带有大隐静脉。皮瓣的血管蒂与第一跖背动脉及其伴行静脉进行吻合。皮瓣内的大隐静脉与足背的皮下静脉进行吻合。皮瓣有部分（20%）发生了坏死，经非手术治疗后愈合（图 22-4）。

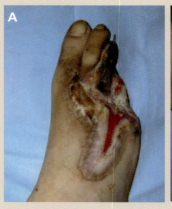
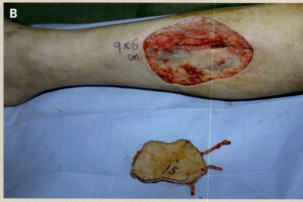
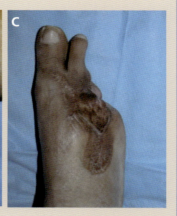

图 22-4　严重烧伤的前足创面给予坏死部分截肢术（A）。胫后动脉的穿支血管由趾长屈肌和比目鱼肌之间的肌间隙穿出（B）。术后 33 个月时的外观（C）

22 岁的男性患者，因第一足趾趾腹缺损入院。切取游离的胫后动脉穿支皮瓣并修复足趾处的缺损，皮瓣大小 6 cm×4 cm，并携带有大隐静脉。穿支血管蒂与第一跖背动脉及其伴行静脉进行吻合。皮瓣内的大隐静脉与足背的皮下静脉进行吻合。供瓣区给予一期修复。5 个月后进行皮瓣去脂修整。在最后一次随访时，供瓣区的远侧存在感觉异常，但是在日常生活中，并没有特殊不适（图 22-5）。

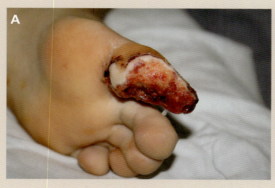
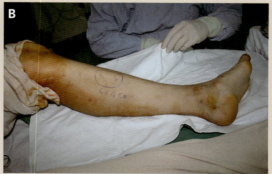

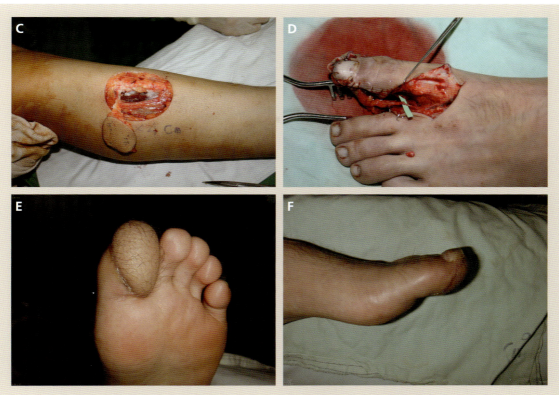

图 22-5　左足第一足趾趾腹被截除（A）。皮瓣的轮廓（B）。胫后动脉的穿支血管由趾长屈肌和比目鱼肌之间的肌间隙穿出（C）。穿支血管与足部的第一跖背动脉进行吻合（D）。术后 14 个月时的外观（E、F）

病例4

35 岁男性患者，入院前 2 个月时右手中指遭受了严重的挤压伤。患者由当地医院转至笔者所在医院，入院时存在软组织缺损和右手中指的骨髓炎。我们切取了携带有大隐静脉的胫后动脉穿支皮瓣，进行右手中指的软组织缺损修复，皮瓣大小 4 cm×3 cm。皮瓣的血管蒂与指动脉及其伴行静脉进行吻合。大隐静脉与手背的皮下静脉进行吻合。术后 2 个月，为了进行脓液引流，给予进行右手中指指骨碟形切除术。在最后一次随访时，皮瓣全部成活，右手中指骨髓炎未复发（图 22-6）。

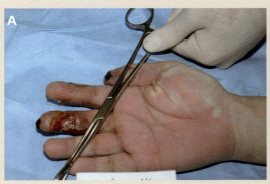
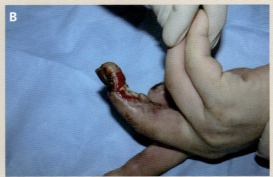

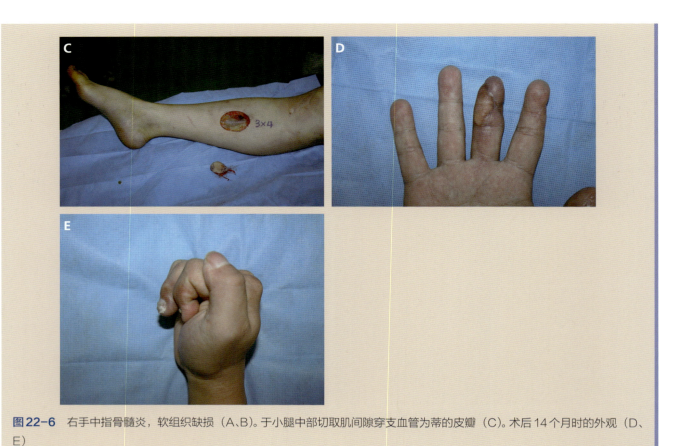

图22-6　右手中指骨髓炎，软组织缺损（A、B）。于小腿中部切取肌间隙穿支血管为蒂的皮瓣（C）。术后14个月时的外观（D、E）

改良

　　游离的胫后动脉穿支皮瓣并未破坏主干血管。主干血管得以保留，因此可以避免小腿及足部坏死或缺血等并发症的发生。胫后动脉穿支皮瓣较其他皮瓣更薄，适合于手部及足部缺损的修复。另外，与其他皮瓣相比，后期很少需要进行皮瓣去脂修整。此皮瓣也可在以下情况用于复合组织瓣的移植。

　　（1）携带隐神经进行神经—筋膜皮瓣移植。

　　（2）以骨膜分支为蒂携带部分胫骨，进行骨—筋膜皮瓣移植。

　　（3）如果在足部和大腿存在大范围的缺损时，可行较大的多个皮瓣联合移植：

　　　　●联合胫后皮瓣和隐神经皮瓣。

　　　　●联合胫后皮瓣和足背动脉皮瓣。

　　　　●联合胫后皮瓣和腓侧皮瓣。

静脉皮瓣

　　如果没有发现动脉穿支或者由于动脉管径过小而无法进行吻合时，此皮瓣可作为静脉皮瓣进行使用，即将大隐静脉和皮下静脉进行吻合。

注意事项

　　使用胫后动脉穿支皮瓣时，有两个限制：

　　（1）由于穿支血管较短，并且管径较小，与之吻合的受区动脉需靠近缺损部位，并且要求术者具备熟练的外科手术技术。

（2）由于对供瓣区可产生美观的影响，因此在年轻女性和儿童中的使用受限。

相关阅读

1. Donski PK, Fogdestam I. Distally based fasciocutaneous flap from the sural region. A preliminary report. Scand J Plast Reconstr Surg 1983; 17: 191-196.

2. Amarante J, Costa H, Reis J, et al. A new distally based fasciocutaneous flap of the leg, Br J Plast Surg 1986: 39: 338-340.

3. Koshima I, Moriguchi T, Ohta S, et al . The vasculature and clinical application of the posterior tibial perforator-based flap. Plast Reconstr Surg 1992; 90: 643-649.

4. Hung LK, Lao J, Ho PC. Free posterior tibial perforator flap: anatomy and a report of 6 cases: Microsurgery 1996; 17: 503-511.

5. Hung LK, Chen SZ, Leung PC. Resurfacing difficult wounds: selective use of the posterior tibial flap. J Reconstr Microsurg 1990; 6: 13-19.

6. Hwang WY, Chen SZ, Han LY, et al. Medial leg skin flap: vascular anatomy and clinical applications. Ann Plast Surg 1985; 15: 489-491.

7. Wu WC, Chang YP, So YC, et al. The anatomic basis and clinical applications of flaps based on the posterior tibial vessels. Br J Plast Surg 1993; 6: 470-479.

8. Ozdemir R, Kocer U, Sahin B, et al. Examination of the skin perforators of the posterior tibial artery on the leg and the ankle region and their clinical use. Plast Reconstr Surg 2006; 117: 1619-1630.

9. Liu K, Li Z, Lin Y, et al. The reverse-flow posterior tibial artery island flap: anatomic study and 72 clinical cases. Plast Reconstr Surg 1990; 86: 312-316.

10. Xu ZF, Shang DH, Duan WY, et al. Free posterior tibial artery perforator flap for floor of mouth reconstruction: a case report. Microsurgery 2011; 31(8): 659-661.

11. Schaverien MV, Hamilton SA, Fairburn N, et al. Lower limb reconstruction using the islanded posterior tibial artery perforator flap. Plast Reconstr Surg 2010; 125(6): 1735- 1743.

12. Robotti E, Carminati M, Bonfirraro PP, et al. "On demand" posterior tibial artery perforator flaps: a versatile surgical procedure for reconstruction of soft tissue defects of the leg after tumor excision. Ann Plast Surg 2010; 64(2): 202-209.

13. Zhang X, Wang X, Wen S, et al. Posterior tibial artery-based multilobar combined flap free transfer for repair of complex soft tissue defects. Microsurgery 2008; 28(8): 643-649.

14. Parrett BM, Winograd JM, Lin SJ, et al. The posterior tibial artery perforator flap: an alternative to free-flap closure in the comorbid patient. J Reconstr Microsurg 2009; 25(2): 105-109.

15. Jack MC, Newman MI, Barnavon Y. Islanded posterior tibial artery perforator flap for lower limb reconstruction: review of lower leg anatomy. Plast Reconstr Surg 2011; 127(2): 1014-1015.

第23章

腓肠内侧动脉穿支
（MSAP）皮瓣

So-Min Hwang

引言

总体而言，作为穿支皮瓣使用时，小腿后侧皮肤比股前外侧皮瓣、胸背动脉穿支皮瓣，或者腹壁下动脉穿支皮瓣等其他皮瓣更薄。前臂桡侧皮瓣的质地较薄、较软，但是要牺牲1条主干动脉，切取皮肤的范围和组织量也非常有限。另外，在供瓣区遗留明显瘢痕也是其主要弊端之一。因此，当需要超薄皮瓣修复重要功能部位的软组织缺损时，如下肢、面部和手部等处，腓肠内侧动脉穿支皮瓣是一个极好的选择。腓肠内侧动脉穿支皮瓣最早被卡瓦达斯（Cavadas）等于2001年提出。

与传统的腓肠肌肌皮瓣相比，腓肠内侧动脉穿支皮瓣具有明显的优势，因为其修复创面时仅使用其肌皮穿支血管滋养的浅表皮瓣，而不牺牲腓肠肌。即使牺牲了整个腓肠内侧动脉，术后发生肌肉缺血的可能性也极小。在软组织修复重建时，应用游离的腓肠内侧动脉穿支皮瓣具有以下几个优势：①与其他部位的穿支皮瓣相比，腓肠肌表面部分的皮肤较薄；②皮瓣的血管蒂位置较恒定，因此皮瓣的切取相对较容易；③可以获得相对较长、较大、较软的皮瓣蒂部；④此皮瓣不需要牺牲腓肠肌，而且在切取皮瓣时也不会损伤腓肠肌的运动神经，因为其运动神经位于近侧1/3；⑤患者处于仰卧位时，手术即可方便进行；⑥修复创面后，筋膜皮瓣中的筋膜组织有利于深部肌腱滑动和关节运动；⑦如果皮瓣

宽度不超过7 cm，可以直接缝合供瓣区，而无须进行植皮修复。

此皮瓣也有一些缺点。由于解剖上的变异，皮瓣的切取过程显得有些单调乏味。另外，即使供瓣区可以一期闭合，但是局部残留明显的瘢痕也常使人难以接受，尤其对于女性患者更是如此。

解剖

小腿后侧区域的血管结构与腓浅动脉和腓肠内外侧动脉的肌皮穿支密切相关。以往文献中很少提及腓肠内外侧动脉的肌皮穿支及其分布。腓肠内侧动脉发自腘动脉。腓肠内侧动脉为腓肠肌内侧头提供血运，并发出穿支血管分布于表面皮肤。血管蒂进入腓肠肌内侧头，并于肌肉近侧部分发出内侧和外侧2个分支。较大的肌皮穿支血管均起自外侧的分支。于肌肉内解剖分离血管蒂时，可以发现2种血管走行结构。70%的穿支血管穿过筋膜后走行于肌肉深部。30%的穿支血管紧贴筋膜下方走行于肌肉中。大部分的腓肠内侧动脉穿支血管位于腘窝横纹下方7~18 cm的范围内。平均每条腿有1.9~2.2支（1~4支）穿支血管，其中至少有1支明显的穿支血管。在进入筋膜层之前，穿支动脉的直径平均为0.5 mm（0.3~0.8 mm）。

血管蒂在由腓肠内侧动脉发出后至进入皮下组织层之间的平均长度为11.75 cm（10~17 cm）。临床上，血管蒂的可用长度为5~12 cm，平均为8 cm。

手术方法

依据以下体表解剖标志，于小腿后侧标记腓肠内侧动脉穿支皮瓣：首先标记腘窝横纹，于腘窝横纹中点向下作一条垂线，此线位于腓肠肌内外侧头之间，然后画线标出腓肠肌外侧头远侧部分的边缘。在腘窝横纹中点与腓肠肌内侧头中点之间作一连线，腓肠内侧动脉即沿此假想线走行。

通过超声多普勒测定和超声显像方法可以定位出第一个主要的穿支血管，具体位置为，假想线上距腘窝横纹中点 8 cm 处为圆心，作一半径为 2 cm 的圆，穿支血管就位于此圆的远侧半圆的范围内。

第二个穿支血管位于另外一个半径为 3 cm 的圆形范围内，此圆的圆心位于前述假想线上，距腘窝横纹中点 15 cm 处。术前应用超声多普勒和超声显像方法定位出明显的穿支血管后给予标记（图 23-1）。

患者处于仰卧位，髋关节外展、外旋，膝关节屈曲、外旋 90°。

根据缺损创面的大小设计皮瓣，通常设计时使穿支血管位于皮瓣的一角，以此增加皮瓣蒂部的有效长度。切取皮瓣时应使用止血带，以避免术中出血，并可使用手术放大镜。

切取皮瓣时，首先从皮瓣前部切开，于腓肠肌内侧头与深筋膜之间分离，直至发现穿支动脉及其伴行静脉。手术时应仔细分离，充分暴露肌皮穿支血管的发出部位。

根据我们的经验，所有的穿支血管都是肌皮穿支，因此必须进行肌肉内剥离。通常，肌肉内解剖剥离较为简单和直接。

肌肉内的穿支血管被作为皮瓣的血管蒂从肌肉内剥离出来，直至到达腓肠内侧动脉的主干。游离

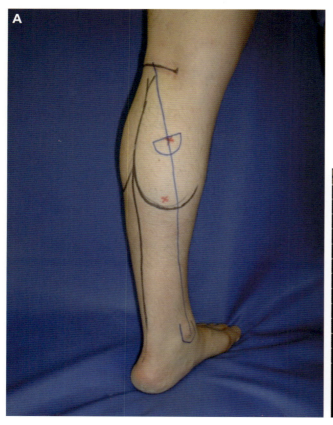
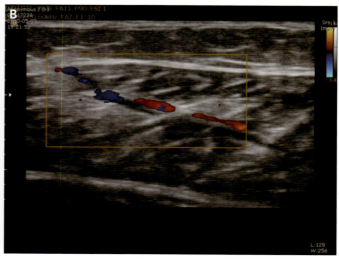

图 23-1　通过超声多普勒测定和超声显像方法可以定位出第一个主要的穿支血管，具体位置为，以假想线上距腘窝横纹中点 8 cm 处为圆心，作一半径为 2 cm 的圆，穿支血管就位于此圆的远侧半圆的范围内。第二个穿支血管位于另外一个半径为 3 cm 的圆范围内，此圆的圆心位于前述假想线上，距腘窝横纹中点 15 cm 处（A）。第一穿支血管穿过筋膜，进入皮下（B）

肌肉内的血管蒂时，应钳夹并结扎切断众多的肌肉分支。如果需要增加皮瓣的组织量，分离时可以携带一部分腓肠肌内侧头的肌肉组织。

如果获取的血管蒂长度足够长，直径足够大，那么之后切取皮瓣的操作就相对简单了。如果需要较长的血管蒂部，则分离时有可能达到血管分支处，甚至需要结扎腓肠内侧动脉。发生肌肉缺血的可能性不大，因为另外还有数支次级血管蒂为肌肉供血。

典型病例

病例1

41岁男性患者，因右手背三度烧伤入院。右手背侧皮肤软组织缺损，并有食指伸指肌腱部分缺损。采用9 cm×4 cm大小腓肠内侧动脉穿支皮瓣进行手部软组织修复，并应用掌长肌肌腱进行食指的伸指肌腱修复。皮瓣的血管蒂分别与桡浅动脉及其伴行静脉进行吻合。6个月后右手的全部运动功能得到恢复（图23-2）。

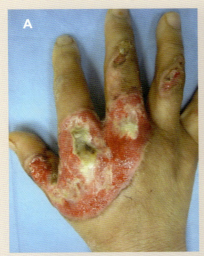
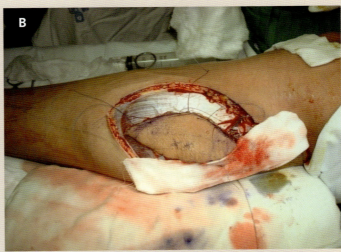
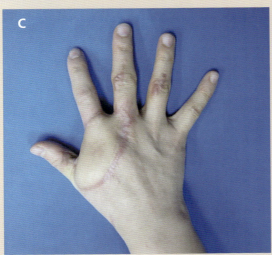
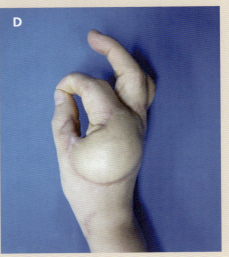

图23-2　术前外观（A）。手术切取腓肠内侧动脉穿支皮瓣（B）。术后6个月（C、D）

21 岁男性患者，因左手食指和环指脱套伤入院。患者于当地医院采用腹股沟皮瓣修复了食指创面，但是环指进行复合移植后发生了坏死，因此转至笔者所在医院进行治疗。为了修复环指的创面，我们切取了 5 cm×4 cm 大小的腓肠内侧动脉穿支皮瓣，蒂部长约 6 cm。血管蒂分别与指动脉和背侧静脉进行吻合。

术后 6 个月，修复后的环指周径经测量比对侧环指长约 12%。掌指关节屈曲 77°，近侧指间关节屈曲 60°，与经腹股沟皮瓣修复的食指屈曲程度相当。筋膜皮瓣中的筋膜成分有利于下方的肌腱滑动。手指脱套伤通过其他方法修复后往往存在一些缺点，而腓肠内侧动脉穿支皮瓣可以避免这些缺点（图 23-3）。

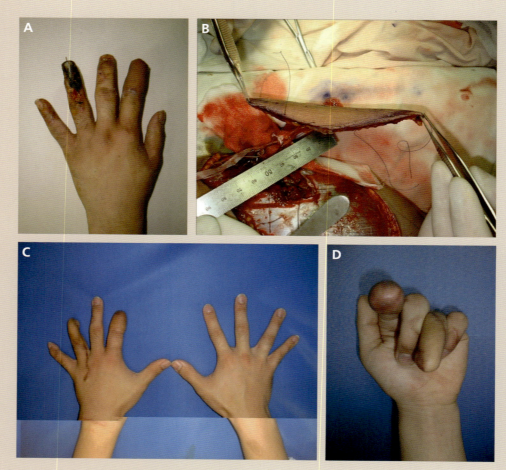

图 23-3　术前外观（A）。手术切取腓肠内侧动脉穿支皮瓣（B）。术后 6 个月测量比较修复后的环指和对侧正常环指的周径（C）。术后 6 个月，对修复后的环指和经腹股沟皮瓣修复的食指进行关节屈曲程度比较（D）

45 岁男性患者，因左足跟部皮肤软组织缺损入院。采用 12 cm×7 cm 大小的同侧腓肠内侧动脉穿支皮瓣和皮肤移植进行缺损创面的修复。将筋膜皮瓣中的筋膜组织固定于深部骨质以防皮瓣旋转。血管蒂部以端—侧吻合的方式与胫后动脉及其伴行静脉进行吻合（图 23-4）。

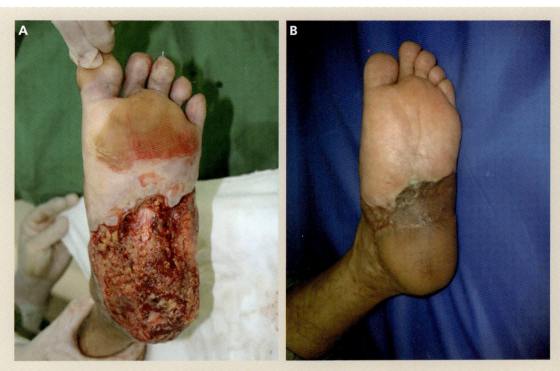

图 23-4　足跟部撕脱伤术前外观（A）。创面采用腓肠内侧动脉穿支皮瓣进行修复，术后 16 个月的外观（B）

最后再次确认皮瓣的血运。

改良

　　腓肠内侧动脉穿支血管的位置均较恒定。而来自腓肠外侧动脉的穿支血管位置常不恒定。

　　在一项尸体研究中，80% 的标本仅在腓肠肌外侧头处发现极细的穿支血管，20% 于肌肉的中点处发现单根中等大小的穿支血管。75% 的腓肠外侧动脉中可以发现穿支血管，平均穿支血管数为 1 ± 1.2支（0～3 支）。但是，所有小腿中，不管是腓肠内侧动脉还是腓肠外侧动脉，至少有 1 条穿支血管发出。而据卡瓦埃（Cavaeas）等的研究显示，8/10 的腓肠外侧动脉穿支血管缺如。在哈洛克（Hallock）等的一项腓肠外侧动脉穿支血管解剖学的研究中发现，

1/10 的腓肠外侧动脉穿支血管缺如。

　　腓肠内侧动脉穿支皮瓣的蒂部主要取决于穿支血管的位置，可以获取的蒂部长度约 10 cm，最长可达 17 cm。因此可以作为一个带蒂皮瓣进行局部转移，并较好地修复创面，通过蒂部的旋转可以到达胫骨的上 3/4 部分、腘窝和膝部。

　　腓肠动脉穿支皮瓣如果包含有带血管的腓肠神经，则皮瓣范围可包含小腿后侧区域。

　　在腓肠浅动脉（腓肠神经的伴行血管）和腓肠肌的肌肉穿支之间存在一些交通支。这些观察结果显示，如果行携带血管的腓肠神经移植，不论其是否携带筋膜皮瓣，均可由腓肠肌发出的穿支血管为其提供血运。通过一项染料注射研究发现，腓肠神经伴行的腓肠浅动脉与肌肉穿支和腓动脉皮支之间存在交通血管，这些交通血管可为腓肠神经提供血运。

注意事项

　　小腿后侧区域的血管结构与腓浅动脉和腓肠内外侧动脉的肌皮穿支密切相关。依据解剖变异情况，如果腓肠动脉穿支不明显，我们可以从小腿后侧选择 3 种游离的筋膜皮瓣。腓肠内侧动脉穿支皮瓣和腓肠外侧动脉穿支皮瓣可作为外科医生的首选和次选，而传统的小腿后侧筋膜皮瓣为第三选择。

相关阅读

1. Baek, SM. Two new cutaneous free flaps. The medial and lateral thigh flaps. Plast Reconstr Surg 1983;71:354.
2. Cavadas PS, Sanz-Ginmenex-Rico JR, la Camara AG, et al. The medial sural artery perforator free flap. Plast Reconstr Surg 2001;108:1609-1615.
3. Chen SL, Chuang CJ, Chou TD, et al. Free medial sural artery perforator flap for ankle and foot reconstruction. Ann Plast Surg 2005;54:39-43.
4. Hallock GG. Anatomic basis of the gastrocnemius perforator based flap. Ann Plast Surg 2001;47:517-522.
5. Hallock GG. Sano K. The medial sural medial gastrocnemius perforator free flap : An ideal prone position skin flap. Ann Plast Surg 2004;52:184-187.
6. Jesse DB, Fichard K, Yugesh C, et al. The medial sural artery as recipient vessel and the impact on the medial gastrocnemius. Ann Plast Surg 2011;67:382-386.
7. Kao HK, Chang KP, Chen YA, et al. Anatomical basis and versatile application of the free medial sural artery perforator flap for head and neck reconstruction. Plast Reconstr Surg 2010;125:1135-1145.
8. Kashiwa K, Kobayashi S, Hayashi M, et al. Gastrocnemius perforation artery flap including vascularized sural nerve. J Reconstr Microsurg 2003;19:443-450.
9. Kim HH, Jeong JH, Seoul JH, et al. New design and identification of the medial sural perforator flap: An anatomical study and its clinical applications. Plast Reconstr Surg 2006;117:1609-1618.
10. Shimizu F, Kati A, Sato H, et al. Sural perforator flap: Assessment of the posterior calf region as donor site for a free fasciocutaneous flap. Microsurg 2009;29:253-258.
11. Thione A, valdatta L. Buoro M, Tuinder S, et al. The medial sural artery perforators: Anatomic basis for a surgical plan. Ann Plast Surg 2004;53:250-255.

第 24 章

腓肠内侧动脉穿支皮瓣
——用于头颈部修复

Jong Woo Choi

引言

尽管近年来头颈部肿瘤的治疗强调采用化疗和放疗的治疗方式，但是外科切除仍然是最重要的治疗方法。在过去的几十年里，采用显微外科技术进行游离皮瓣移植的修复方式获得了显著的发展，因此头颈部肿瘤的治疗及修复方法也取得了巨大的进步。这使得更加彻底的手术切除方法和放疗方法成为可能。近年来，口腔肿瘤切除术后头颈部修复的主要目标集中于结构的修复和功能的重建。为了尽量减少手术切除术后的功能障碍，应尽最大可能修复口部和口咽部的三维解剖结构。

应根据缺损的大小和部位，选用相应的皮瓣进行口咽部结构及功能的重建。前臂桡侧皮瓣、股前外侧皮瓣或者胸背穿支皮瓣等游离的筋膜皮瓣是口咽部修复重建最常采用的皮瓣。根据每个患者的情况不同，进行解剖结构修复重建所需的皮瓣组织量和厚度也不尽相同，如前臂桡侧游离皮瓣有时过薄，而股前外侧游离皮瓣常过厚。当我们遇到此类情况时，可以采用游离的腓肠内侧动脉穿支皮瓣进行口咽部的修复重建。

修复所采用的皮瓣组织量不足时，可能导致部分功能障碍，如吞咽困难和发音困难。同样，修复所采用的皮瓣组织量过多时，也可能导致术后类似的功能障碍，需要进行后期去脂修整手术。

为了解决这些不利因素，我们可以采用厚度和组织量均为中等的皮瓣进行修复重建。基于笔者采用游离的腓肠内侧动脉穿支皮瓣进行口咽部修复重建的经验，我们对应用此皮瓣进行口咽部修复重建的适应证和局限性进行了描述，以供其他外科医生进一步理解其有利和不利因素。

解剖

腓肠内侧动脉穿支血管的位置仍有一些争议。依据瑟尤尼（Thione）等于 2004 年的解剖学研究，所有的穿支血管均集中于距腘窝横纹 7 ~ 18 cm 之间；34.2% 的穿支血管起源于腓肠肌内侧头的中线上，穿支血管在进入筋膜前的平均直径为 0.5 mm。我们发现穿支血管在肌肉内的走行有两种结构。一般来说，皮瓣的长度为 12.9 cm，宽度为 7.9 cm；所有 38 个穿支血管均为肌皮穿支；至少存在 1 条穿支血管（每个皮瓣平均为 1.9 条）。66% 的穿支血管发自腓肠内侧动脉的外侧分支，34% 的穿支血管发自腓肠内侧动脉的内侧分支。

在韩国，H. H. 金（H. H. Kim）等对 20 具尸体的 40 条小腿进行了解剖研究，并报道了相关的解剖研究结果和临床研究结果。他们明确了腓肠内侧动脉的第一和第二穿支的位置。他们发现腓肠内侧动脉的主要穿支血管位于腘窝横纹中点和腓肠肌内侧头中点的连线上。将患者置于仰卧屈髋位，并屈膝 90°，这样有利于观察第一穿支血管的位置。第一穿支血管位于前述连线上，距腘窝横纹中点 8 cm 处，第二穿支血管位于距腘窝横纹中点 15 cm 处。采用腓肠内侧动脉穿支皮瓣进行软组织缺损修复，成功治疗了 21 例临床患者，包括 18 例游离皮瓣和 3 例带蒂皮瓣。其中 7 例为手部修复重建，14 例为下肢的修复重建。

近年来，魏福婵（Fu Chan Wei）等在临床上采用游离的腓肠内侧动脉穿支皮瓣进行头颈部修复重建。此项研究所采用的皮瓣大小为 8 cm × 4 cm 到 12 cm × 14 cm。蒂部长度平均为 12.7 cm，皮瓣平均厚度为 4.8 mm，平均穿支血管数为 2.7 ± 1.5 支（1~5 支），明显的穿支血管数平均为 1.6 ± 0.7 支（1~3 支）。自穿支血管至腘窝横纹的垂直距离平均为 11.4 ± 2.7 cm。距腘窝横纹 6 cm 以内及 18 cm 以外均未发现穿支血管。

大部分（85.4%）明显的穿支血管于距腘窝 1/5 ~ 1/3 小腿长度的范围内进入腓肠肌内侧头。

依据笔者采用游离的腓肠内侧动脉穿支皮瓣修复头颈部创面的经验，主要的腓肠内侧动脉穿支血管位于腘窝横纹下方垂直距离 6 ~ 15 cm（平均 9.1 cm）的范围内。将腘窝横纹中点至跟腱作一条连线为后正中线，穿支血管距后正中线的水平距离为 1.0 ~ 5.0 cm（平均 2.7 cm）。

大部分明显的腓肠内侧动脉穿支血管位于一个三角形范围内，此三角形由腘窝横纹中点至内侧跟骨的连线和腘窝横纹中点至跟腱的连线所构成。当此皮瓣被用于游离皮瓣使用时，皮瓣的厚度为 4 ~ 10 mm（平均 5.9 mm），皮瓣的平均垂直长度为 10.6 cm（4.5 ~ 15 cm），皮瓣的平均水平宽度为 5.8 cm（4 ~ 7 cm），皮瓣蒂部长度为 8 ~ 15 cm，平均长度为 10.7 cm。另外，在 15 个病例中，存在明显的伴行静脉。其中 1 例的伴行静脉较其他病例明显粗大。由于此皮瓣的体积较小，后期没有病例进行去脂修整术。

手术方法

术前，根据之前的研究，对腓肠内侧动脉穿支皮瓣进行标记定位。由于腓肠内侧动脉的走行较为表浅，可以采用压力试验验证穿支血管，以免将穿支血管与轴型血管相混淆。采用多普勒超声可以发现 2 ~ 3 支穿支血管。为了避免在小腿内侧做不必要的切口，1/4 的病例采用了两组方法。切取皮瓣时，应使患者处于仰卧位，并使小腿外展、膝关节屈曲。在一侧行切口后，应检查确定穿支血管能否作为皮瓣血管蒂使用。然后再切开其他部位来切取皮瓣。在筋膜下方分离皮瓣，应小心操作，避免损伤穿支血管，沿血管的走行，解剖分离腓肠内侧动静脉。之后的解剖过程较为直接，因为相对于其他穿支皮瓣而言，腓肠内侧动脉的位置较为表浅。但是，在解剖分离过程中会遇到大量的肌肉分支血管。这些分支血管可以应用微型止血夹来进行结扎，或者应用双极电凝进行电灼。当取得足够的血管蒂时，就可以完整切取皮瓣了。

注意事项

由于使用穿支皮瓣进行游离移植的显微外科技术不断发展，近年来不断有各种新的穿支皮瓣被用于临床。因此，显微外科医生对使用新的穿支皮瓣的尝试更多了。将穿支皮瓣按照游离皮瓣使用的方法更加普及，同时外科医生也应进一步了解不同部位血管的解剖特点。将穿支皮瓣作为游离皮瓣使用的方法被反复强调，但是皮瓣的解剖位置和血供范围等相关情况却容易被忽视。由于缺乏相关信息及基础知识，即使成功地使用新的穿支皮瓣进行了游离移植，也容易出现其他问题。

对于大多数显微外科医生来说，首先应遵守共同的技术标准。穿支血管应该明显可见。但是此概念没有对明显的穿支血管进行明确规定，从而显得有些抽象。

其次就是对于穿支血管的触摸。大部分显微外科医生鉴定可以使用的穿支血管，依靠的是穿支血管的管径和对穿支血管的触摸。然而，对于穿支血管的触摸容易被干扰和混淆。搏动微弱的穿支血管不能确保穿支皮瓣的成活。然而，到底什么强度的动脉搏动才能确保皮瓣的成活呢？

我们对于股前外侧皮瓣或者胸背动脉穿支皮瓣

典型病例

此病例为口底组织的修复重建。应用第一穿支血管作为血管蒂进行游离，血管蒂位于腘窝横纹至内侧跟骨假想线上，距腘窝横纹 6 cm。没有发现第二级、第三级穿支血管。穿支血管非常细小，但是可触及动脉搏动。将腓肠内侧动脉分离至腘动脉。因此，血管蒂终点处呈直角形。由于血管管径及走行的缘故，血流略有受限，但是在进行

显微吻合后，皮瓣的血运仍然较好。但是在手术后 24h，皮瓣突然变为紫色，立即进行手术挽救了皮瓣，但仍遭遇失败。立即采用游离的前臂桡侧皮瓣进行口底组织修复。前臂皮瓣成活较好，未发生并发症及后期功能障碍（图 24-1）。

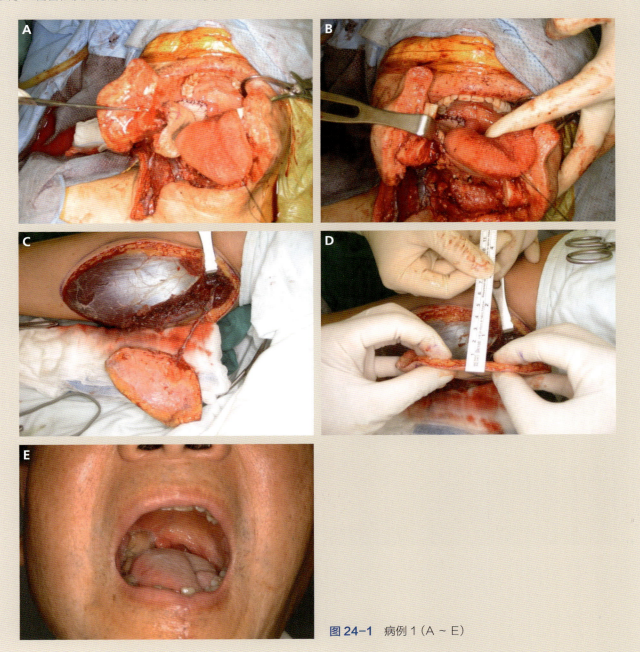

图 24-1 病例 1（A～E）

病例2游离的腓肠内侧动脉穿支皮瓣采用的是距腘窝横纹12 cm的第二支穿支血管为血管蒂。同样，穿支血管直径较小，但可触及搏动。第一穿支血管较第二穿支血管更细，没有发现第三穿支血管。切取皮瓣后，蒂部长14 cm，用于修复半舌缺损。在术后48h，皮瓣变为紫色。对皮瓣进行手术挽救，但遭遇失败。尽管仍有动脉搏动，但是蒂部的穿支血管发生了完全的血凝块堵塞。立即采用游离的前臂桡侧皮瓣进行修复，后期成活较好（图24-2）。

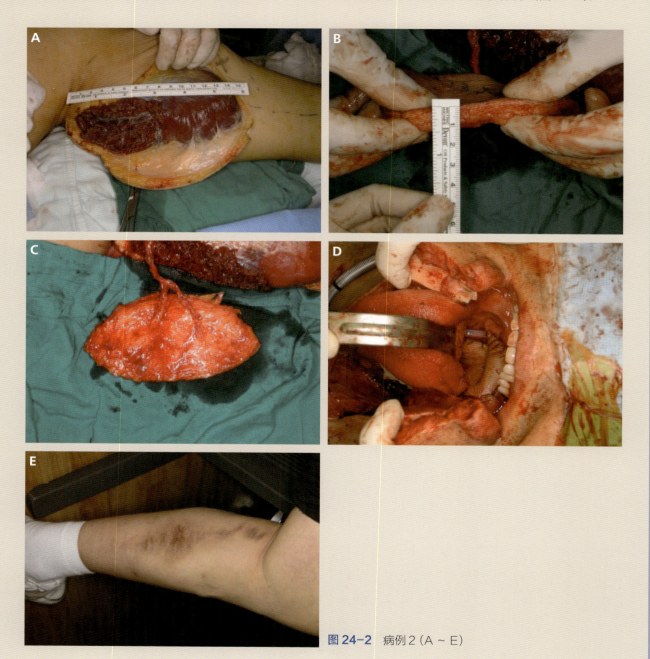

图24-2 病例2（A～E）

经过 2 例失败的病例，我们不再采用 1 mm 以下的腓肠内侧动脉穿支血管为蒂，即使穿支血管可触及动脉搏动。为了确保皮瓣成活，我们采用多个明显的穿支血管为蒂部进行皮瓣移植。但是，如果 1 支穿支血管直径超过 2 mm 的话，我们也可采用单一的穿支血管为蒂进行皮瓣游离移植。之后，我们进行口咽部修复重建所采用的游离腓肠内侧动脉穿支皮瓣未再发生失败（图 24-3）。

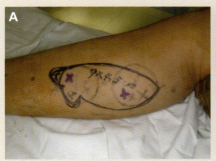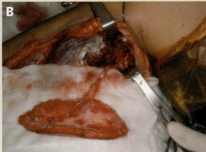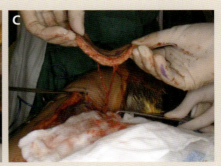

图 24-3 病例 3（A ~ C）

的相关治疗了解较多。当使用腓肠内侧动脉穿支皮瓣游离移植修复头颈部缺损时，我们对于穿支血管的部位和明显穿支血管的数量等相关知识的了解仍显不足。因此，采用新提出的皮瓣进行修复治疗时，仍存在一定的风险。

同样，我们采用腓肠内侧动脉穿支皮瓣游离移植修复口咽部缺损的 2 个病例遭遇了失败，也与以上因素有关。就第一个失败的病例而言，我们在小腿的内侧发现了第一支和第二支穿支血管。第一支穿支血管较第二支穿支血管管径粗，因此我们选择了第一支穿支血管为蒂。但是，在修复口底组织时，采用第一支穿支血管为蒂部就显得太短了。依据我们的经验，第一支穿支血管在对扁桃体部位进行修复时较为有用，因为在扁桃体部位的受区血管距受区创面较近。另外，当修复半舌缺损及口底缺损时，常需要血管蒂较长的第二支或第三支穿支血管为蒂进行移植，因为从受区血管到皮瓣血管蒂部要经过颈部、舌根部、舌部及口底等较长的路径。对邻近联合区的口底组织进行修复时，5 ~ 6 cm 的血管蒂长度常显不足。如果血管蒂长度过短，那么

就有较高的手术风险，因为在头颈部较为曲折的血管路径中，血管内容易发生湍流。而我们常忽视这些问题。除此之外，我们应该获取尽可能长的血管蒂部，我们可以将血管蒂尽量游离解剖至腓肠内侧动脉的内侧分支及外侧分支的根部。但是，这样也会危及穿支皮瓣，因为结扎分支血管会导致湍流的发生。

第二个病例的失败可能是由于选择了一支非明显穿支血管。在这个病例中，当我们没有发现第一支和第三支穿支血管时，我们应该停止皮瓣的切取并选择其他治疗方法。当时，相对于血管管径而言，我们高估了穿支血管搏动的重要性。以上或许是我们采用腓肠内侧动脉穿支皮瓣游离移植修复口咽部缺损遭遇失败的原因。

相关阅读

1. Song X, Wu H, Zhang W, et al. Medial sural artery perforator flap for postsurgical reconstruction of head and neck cancer. J Reconstr Microsurg 2015;31(4):319-

326.

2. He Y, Jin SF, Zhang CP, et al. Medial sural artery perforator flap aided by preoperative computed tomography angiography mapping for tongue reconstruction. Int J Oral Maxillofac Surg 2014;43(9):1064-1068.

3. Choi JW, Nam SY, Choi SH, et al. Applications of medial sural perforator free flap for head and neck reconstructions. J Reconstr Microsurg 2013;29(7):437-442.

4. Kao HK, Chang KP, Chen YA, et al. Anatomical basis and versatile application of the free medial sural artery perforator flap for head and neck reconstruction. Plast Reconstr Surg 2010;125(4):1135-1145.

5. Hallock GG. The medial sural(medial gastrocnemius) perforator local flap. Ann Plast Surg 2004;53(5):501-505.

6. Cavadas PC, Sanz-Gimenez-Rico JR, Gutierrez-de la Camara A, et al. The medial sural artery perforator free flap. Plast Reconstr Surg 2001;108(6):1609-1615; discussion 16-17.

第 25 章

远端蒂筋膜皮瓣

Sang-Ha Oh

引言

小腿下 1/3、跟腱、脚踝和跟骨区域软组织缺损的重建对整形外科医生而言是一些具有挑战性的问题，因为这些部位缺乏皮肤、皮瓣和肌皮瓣。外伤和其他变形过程包括软组织、骨骼、韧带结构的损伤，可以直接导致肌腱和骨外露。足跟是负重区，因此这个区域常易受伤。此外，该区域皮肤很紧，且循环不良。有许多可能的修复方法，包括皮肤移植、局部皮瓣、远位皮瓣及游离皮瓣，但是在该区域这些方法受到很多限制。皮肤移植不适合覆盖暴露的骨、肌腱、踝、足跟和负重区域。糖尿病和周围血管血栓的形成是局部皮瓣的禁忌证。游离组织移植提供了良好的组织覆盖，但这需要有显微外科团队和设备。此外，游离组织移植过程也较长。远端蒂筋膜皮瓣可以有效地弥补这些缺陷。

远端蒂筋膜皮瓣分为神经岛状皮瓣和穿支皮瓣。穿支皮瓣主要分为远端蒂皮瓣和逆行皮瓣。对来自神经血管轴皮肤血供的更多了解导致了皮神经营养血管逆行皮瓣的创造和应用。"神经岛状皮瓣"的概念由马斯基莱（Masquelet）等提出，并得到了广泛的认可。该皮瓣的血供来源于神经血管轴周围的皮肤分支。远端蒂腓肠筋膜皮瓣的血供来源于下端腓骨肌间隔的穿支，就是这个概念的发展。远端蒂隐静脉筋膜皮瓣的血供来源于胫后动脉的肌间隔分支。

起源于主要血管的远端蒂穿支皮瓣是另一种替代方法。一个真正的穿支皮瓣的蒂位于小腿中下 1/3，长度都很短。皮瓣可以覆盖小腿中下 1/3 的缺损。为达到足够的长度，可能有必要进行改良，将主要血管包含在内。

解剖

腓浅动脉起源于腘动脉。在伴行腓肠神经之前，长度为 2~3 cm，其在腓肠肌的内、外侧头之间下行，沿跟腱的边缘走行，与腓肠神经紧密联系。它在小腿中 1/3 的皮瓣血液供应中扮演着重要的角色。它终止于腓动脉和胫后动脉处或与腓动脉、胫后动脉的分支吻合。动脉向腓肠神经与肌间隔发出许多穿支。通常成对并行的静脉与腓浅动脉一起伴行。4~8 组筋膜穿支都由腓动脉和并行静脉发出；它们产生几个分支，与相邻穿支沟通，形成一个连接在小腿筋膜中的血管网，从外踝的内缘延伸至小腿上段。

隐神经来自股神经，并且走行于缝匠肌和股薄肌之间。它位于深筋膜表面，主要以单束的形式出现，并始终位于皮下组织。它在小腿下 1/3 处分为 2 支：一支沿胫骨内缘向下延伸至内踝，另一支经内踝前部延伸至足的中部。它走行于大隐静脉的前方或后方，或交叉和重叠。在小腿的上 1/3 及中 1/3，隐神经位于大隐静脉后侧；在小腿的下 1/3，位于大隐静脉前方。

胫前动脉穿支皮瓣蒂部主要包括胫前动脉、伴行静脉的皮支。穿支长 3 ~ 4 cm，直径 0.3 ~ 0.8 mm。穿支沿小腿前侧，正好为胫骨外侧边界呈节段性分布。这些节段性皮肤血管穿支起源于胫前动脉，在小腿近端走行于胫前肌与趾长伸肌之间，在小腿远端走行于胫前肌与踇长伸肌之间。这些血管穿过深筋膜形成一个为小腿前外侧区皮肤提供血供的网状结构。

腓动脉穿支皮瓣蒂部包括 5 ~ 6 段腓动脉皮支和伴行静脉。血管的长度是 3 cm。穿支平均直径为 0.5 mm。5 ~ 6 个穿支动脉通过茎突和外踝之间延伸至深筋膜。来源于腓动脉的小的肌皮穿支血管蒂由腓骨长肌、腓骨短肌、屈踇长肌发出。其他小肌皮穿支血管蒂来源于腓肠神经营养血管，由腓肠肌发出。发自趾长伸肌、踇长伸肌的肌皮穿支起源于胫前血管。

腓动脉远端穿支主要位于踝关节外侧。这些穿支位于外踝上 5 cm，总是分为 2 支，并穿过骨间膜：浅皮支、深降支。腓动脉远端位于深筋膜下方，向外踝后方延伸。它终止为外踝后支。在外踝下方发出多个跟骨外侧支。这些腓动脉穿支常与胫前外侧支通过外踝处丰富的血管网相连接。

胫后动脉穿支皮瓣的蒂部主要包括胫后动脉皮支和伴行静脉。穿支长度为 2 ~ 4 cm，直径范围为 0.5 ~ 1 mm，位于胫骨后缘后方。胫后动脉有节段性的 6 ~ 7 支肌间隔穿支，位于比目鱼肌和趾长屈肌之间，穿深筋膜，向远端走行，分为前支和后支，相邻穿支之间形成血管网。这些穿支直径有所不同。皮瓣可以基于 3 个单独穿支或相邻穿支。

手术方法

远端蒂隐神经皮瓣

沿隐血管神经束的走行设计皮瓣，从内踝前侧（此处常可触及静脉及神经）到股骨内上髁（膝关节伸直位）画线。隐神经营养血管轴预定的旋转点附近必须无瘢痕。尽管皮瓣范围已经可以分离到膝关节内侧，缝匠肌止点，但为了保证成活，上限应在

神经上筋膜部分。该皮瓣的旋转点最好定位于接近缺损部位的穿支动脉，通过多普勒血流仪测定。当它不可能确定一个方便的穿支时，皮瓣的定位应该位于缺损近端 5 ~ 7 cm，并且蒂应尽可能短而宽。

皮瓣从后缘开始向前分离。筋膜下平面以手指解剖，直到胫骨后内侧边缘。皮瓣的前缘至胫骨，保留骨膜。在皮瓣的上端分离大隐静脉和隐神经。浅筋膜从胫骨后内侧边缘分离，电凝止血小的穿支。之后对皮下蒂进行解剖。皮瓣分离的厚度为 0.5 ~ 1 cm，这取决于小腿的脂肪厚度。通常可以看到大隐静脉，并且可以很容易地触及神经，它们共同组成蒂部的轴。在蒂的两侧各保留 1 cm 的筋膜以保留血管网。当没有明确穿支时，蒂应该保留得更宽。达到预定的旋转点，以双极电凝胫后动脉分支，然后将皮瓣转移覆盖缺损部位。皮瓣蒂部不建议低于小腿下 1/3。供区闭合时，应特别注意胫骨外露部分。当供区出现大的皮肤缺损时，必须进行皮肤移植手术。

远端蒂腓肠神经皮瓣

该皮瓣的解剖需要患者处于俯卧位。从跟腱和外踝之间的中点到腓肠肌内外侧头的中点作连线。这大致描绘了腓肠神经的走行。然后，应将注意力集中到大的穿支位置，该位置常位于外踝尖上约 5 cm 处。画出皮瓣的轮廓，腓肠神经位于皮瓣中部。根据蒂部的需要，该皮瓣可以位于小腿后侧下 2/3 处的任何位置。沿皮瓣的上缘切开切口。在小腿中部，能够轻易识别腓肠神经和小隐静脉。分开和结扎腓肠神经、动脉和小隐静脉，并将其包含在皮瓣内。继续在筋膜下平面分离皮瓣。电凝腓肠肌肌皮穿支。在远端，纵向解剖筋膜及浅筋膜蒂，蒂宽 2 ~ 3 cm 以保护神经血管轴。其中包括腓肠神经和小隐静脉。皮瓣的解剖范围：外侧可至腓骨，内侧可至跟腱外侧缘。在外踝上 5 cm 处停止解剖，在此处腓动脉穿支与血管丛相交通。皮瓣的旋转点也位于外踝上 5 cm。皮瓣可以通过皮下隧道进行转移。如果存在蒂部受压风险，则应切开供区与受区间皮肤，转移后蒂部以中厚皮片移植覆盖。供瓣区也以中厚

皮移植覆盖。

远端蒂胫前动脉穿支皮瓣

该皮瓣应主要位于小腿中下 1/3 连接处。皮瓣解剖从皮瓣前缘开始，沿胫前肌和趾长伸肌筋膜层解剖，深达胫前肌及趾长伸肌后缘。然后向这些肌肉的后方解剖，在肌间隔前方可见肌间隔穿支。较大的蒂位于腓骨中下 1/3 交界处。皮瓣后缘及上缘的解剖主要沿深筋膜进行，显露比目鱼肌和腓骨长肌外侧缘。切开肌间隔后缘，完整保留肌间隔蒂部的旋转点。在这个时候，如果皮瓣转移需要较大的旋转角度，也可以切开皮瓣的基底，解剖蒂部至胫前动脉及伴行静脉的穿支起点。

逆行胫前动脉穿支皮瓣

该皮瓣应按标准皮瓣进行解剖，除了要切开皮瓣所有边缘以外。在确认与肌间隙前侧相邻的肌皮穿支后，可以一直解剖蒂部到胫前动脉和伴行静脉的穿支发出位置。需要标识并小心保护腓深神经。沿胫前动脉和伴行静脉向近端解剖，直到到达更好的穿支为止。然后向远端分离皮瓣，保持胫前动脉和伴行静脉的连续性，直到旋转后可以完全覆盖缺损部位。

远端蒂腓动脉穿支皮瓣

该皮瓣蒂部主要位于小腿的中下 1/3 连接处。皮瓣以后侧肌间隔为中心，或在小腿后上部斜向设计皮瓣，仅皮瓣蒂部以后侧肌间隔和腓骨远端为中心。皮瓣可仅由深筋膜构成，也可以按标准的皮瓣进行解剖，保持皮瓣蒂部皮肤的完整性。

逆行腓动脉穿支皮瓣

在小腿外侧中间 1/3 设计筋膜皮瓣。以标准皮瓣的方法来解剖皮瓣。切开后侧肌间隔，分离腓动脉筋膜皮瓣的血管至腓动脉和静脉起点处。分离腓

动脉及伴行静脉至皮瓣上缘近端，然后向下解剖腓动脉及伴行静脉，直到获得足够的旋转弧度，皮瓣转移至可以修复远端的缺损为止。由于此皮瓣以腓血管逆流为基础，在皮瓣后上缘分离小隐静脉，并将其包括在皮瓣中。然后在小隐静脉近端和小腿远端缺损附近合适的静脉之间进行吻合。如果没有小隐静脉或者小隐静脉没有包含在皮瓣中，那么就必须将腓动脉的并行静脉与缺损部位附近的深静脉或浅静脉进行吻合，以保证皮瓣有足够的静脉回流。

远端蒂胫后动脉穿支皮瓣

将皮瓣蒂部设计在内踝上 4 ~ 8 cm 处，皮瓣中心位于趾长屈肌和比目鱼肌之间的肌间隔。先垂直切开皮瓣后缘，在皮瓣蒂部可以解剖至比目鱼肌的前缘，以确定来自深部胫后动、静脉的远端肌间隔穿支血管的位置。确认皮瓣的血管蒂后，切开皮瓣的其余部分至深筋膜。分离近端穿支血管，直到皮瓣蒂部。

逆行胫后动脉穿支皮瓣

术前用手持式多普勒超声测定胫后动脉穿支的位置并标记在皮肤上。最可靠的穿支在内踝上 6 ~ 8 cm 和 10 ~ 12 cm 处。注意保护大隐静脉和隐神经。可以直接缝合供区，但往往需要植皮修复。

外踝上皮瓣

在一个适当的肌间隔或肌腱间隙上方设计皮瓣，以确保可以利用脚踝周围小于 0.5 mm 的穿支。术前用多普勒探测踝周缺损附近有足够的穿支，先于皮瓣的近端切开并解剖皮瓣，穿支周围只包括深筋膜。仔细解剖皮瓣的近端部分，直到可以看到穿支为止。分离及修剪穿支后，切开皮瓣的远端，在筋膜上或筋膜下解剖皮瓣的远端部分。修剪穿支血管可以使皮瓣得到一个更好的旋转角度，皮瓣可以在足跟至小腿远端的踝周自由转移。相对大的供瓣区缺损，除了筋膜瓣，都需要行断层皮移植覆盖。

病例1（图25-1）

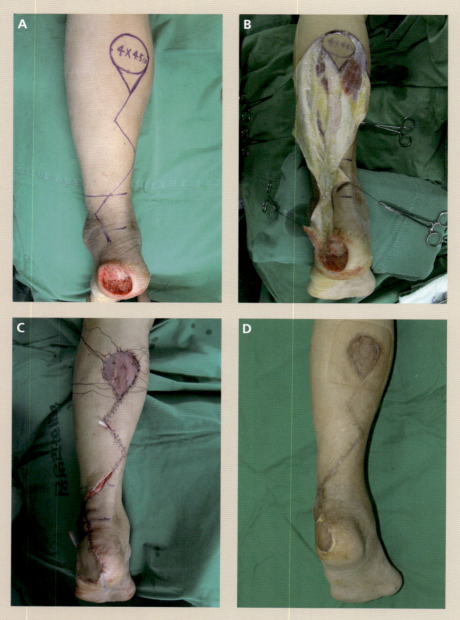

图 25-1　腓肠神经营养血管远端蒂筋膜皮瓣。患者的足跟缺损用腓肠神经营养血管远端蒂筋膜皮瓣覆盖。皮瓣设计 (A)。掀起皮瓣包含腓肠动脉、腓肠神经、小隐静脉，直到旋转点 (B)。供区行皮肤移植 (C)。长期随访观察 (D)

病例2（图25-2）

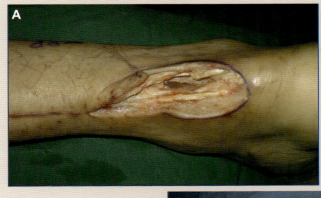

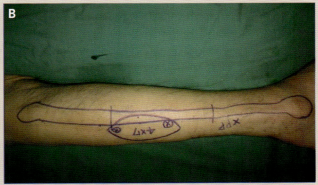

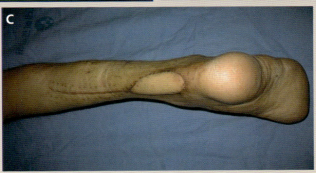

图 25-2 逆行腓动脉穿支皮瓣。患者跟腱外露 (A)。在小腿中部 1/3 处设计皮瓣 (B)。皮瓣成活，直接缝合供区 (C)

病例3（图25-3）

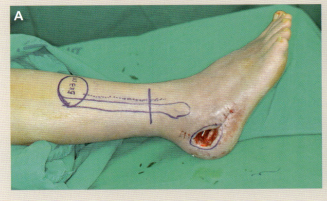

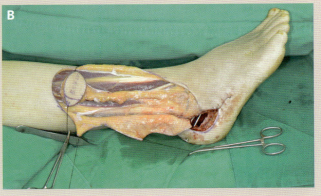

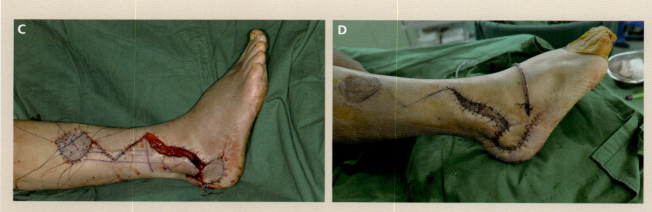

图 25-3 外踝上皮瓣。患者有跟骨缺损。设计外踝上的皮瓣（A）。掀起皮瓣至旋转点（B）。用皮肤移植覆盖供区（C）。暴露的蒂部不能强行缝合时，可延期植皮覆盖（D）

相关阅读

1. Mathes SJ, Nahai F., editors. Reconstructive surgery: principles, anatomy & technique. New York: Churchill Livingstone Inc.; 1997.

2. Zhang F, Zhang CC, Lin S, et al. Distally based saphenous nerve-great saphenous veno-fasciocutaneous compound flap with nutrient vessels: microdissection and clinical application. Ann Plast Surg 2009;63:81-88.

3. Kheradmand A, Omranipour R, Farahmand MR. Reversed saphenous fasciocutaneous island flap in marjolin's ulcers. Burns 2006;32:116-120.

4. Cavadas PC. Reversed saphenous neurocutaneous island flap: clinical experience and evolution to the posterior tibial perforator-saphenous subcutaneous flap. Plast Reconstr Surg 2003;111:837-839.

5. Yildirim S, Gideroğlu K, Aköz T. The simple and effective choice for treatment of chronic calcaneal osteomyelitis: neurocutaneous flaps. Plast Reconstr Surg 2003;111:753-60; discussion 761-762.

6. Aoki S, Tanuma K, Iwakiri I, et al. Clinical and vascular anatomical study of distally based sural flap. Ann Plast Surg 2008;61:73-78.

7. Patel KB, Bartholomew SV, Wong MS, et al. Distally based sural lesser saphenous neuro-veno-adipo-fascial (NVAF) flap for reconstruction in the foot: lessons learned. Foot Ankle Surg 2010;16:e79-83.

8. Akhtar S, Hameed A. Versatility of the sural fasciocutaneous flap in the coverage of lower third leg and hind foot defects. J Plast Reconstr Aesthet Surg 2006;59:839-845.

9. Peng F, Wu H, Yu G. Distally-based sural neurocutaneous flap for repair of a defect in the ankle tissue. J Plast Surg Hand Surg 2011;45:77-82.

10. Schaverien MV, Hamilton SA, Fairburn N, et al. Lower limb reconstruction using the islanded posterior tibial artery perforator flap. Plast Reconstr Surg 2010;125:1735-1743.

11. Oh SH, Oh HB, Lee SR, et al. Clinical applications of peroneal perforator flap. J Korean Soc Plast Reconstr Surg 2006;33:187-192.

12. Koshima I, Itoh S, Nanba Y, et al. Medial and Lateral Malleolar Perforator Flaps for Repair of Defects Around the Ankle. Ann Plast Surg 2003;51:579-583.

第 26 章

腓骨皮瓣
——用于头、颈部的修复重建

Won Jai Lee

引言

游离腓骨皮瓣提供了一长段强壮的骨骼，并且也可以包括大量的筋膜皮肤成分。因此，这个多用途皮瓣可以作为一个骨皮瓣或纯粹的骨瓣。蒂部可位于腓骨全长，穿支向皮肤延展。该皮瓣可提供目前能切取的最长段骨，可长达 26 cm，而且对腿部功能没有影响。腓骨远端及近端保留，以支持踝关节并保护腓总神经。

泰勒（Taylor）等在 1975 年首次使用游离腓骨皮瓣来修复胫骨大段缺损。从那以后，它已成为最常用的下颌骨和长骨重建的皮瓣之一。最开始，该皮瓣解剖采用后侧入路。1979 年，吉尔伯特（Gilbert）开始提倡采用外侧入路，后来成为标准方法。接下来在 1983 年，陈（Chen）和闫（Yan）描述了骨皮瓣。1986 年，魏（Wei）和陈（Chen）进一步通过示范明确了腓骨皮瓣的解剖方法，表明肌间隔穿支能够独自提供充足的血液供应。1989 年，伊达尔戈（Hidalgo）是第一个使用带血管蒂腓骨移植对下颌骨重建进行重大系列报道的人。这种方法是目前最流行的下颌骨重建方法。对上颌骨缺损使用腓骨重建也被广泛报道。骨内和骨膜的血供允许进行多段截骨，随后进行精确的外形调整以接近原本的下颌骨形态。

腓骨的使用具有多个优点，包括骨的长度和厚度。供区的位置可以同时完成肿瘤切除及皮瓣切取，并减少供区的并发症。此外，不同于其他供区，骨膜血供是节段型的。截骨术可以在需要的任何位置进行，即使 1 cm 的距离，也不必担心骨的成活问题。腓骨供区应该是大多数缺损修复的第一选择，特别是那些有大段的骨缺损及需要多次截骨的手术。有足够长度和厚度的骨的质量构成了理想的骨段，为精确地进行下颌骨移植创造条件。不像在髂骨中的使用，形状轮廓没有细微差别将限制移植使用。血管蒂提供了一个有足够的长度，并有足够直径的血管。鉧长屈肌位于骨的后缘。该肌肉是上颈部下颌骨附近软组织缺损较理想的填充材料。其主要缺点是在 9% 的病例中，有不可靠的皮肤血供。而且没有可靠的术前测定方法来确定患者是否存在无可靠的皮肤血供的风险。另外，切取腓骨后可能导致明显的踝关节活动受限及剧烈的主动活动功能受限，特别是在行胫腓骨融合的患者。无论如何，腓骨适用于所有的前部缺陷和大多数侧方缺陷。它是大多数下颌骨缺损的首选，除了一些特殊的情况下，桡骨或肩胛骨可能是更好的选择。

解剖

腓骨位于小腿后侧深部，在胫骨外侧。在近端、远端、中间以骨间膜附着于胫骨。腓骨的上端不包括在膝关节的任务部位，但与胫骨平台下面相连。腓骨的下端为外踝，参与了踝关节。腓骨周围包括 4 块肌肉：趾长伸肌、胫后肌、腓肠肌和鉧长屈肌。腓骨的血供来自腓动脉，这是腘动脉的 3 个分支之一，其他 2 支是胫前血管和胫后血管。

用于阴茎重建的话，该神经是特别有用的。

动脉血供

胫前动脉起源于腘肌下缘的腘动脉分支。它通过胫骨后肌的内外侧头之间，穿过骨间膜，沿其前表面与腓深神经伴行。必须牢记这个解剖关系，以避免损伤这些结构，因为最后需要分离骨间膜。胫前动脉的分支供应腓骨头的血运。

腓动脉是胫后动脉的第一个最主要分支，正好在胫前动脉的远端，并沿腓骨内侧下行，终止于跟外侧支。有 3% 的情况是终末分支继续向足背走行以代替足背动脉。

除了在该部位为肌肉提供血运，腓动脉可直接发出分支营养腓骨，为腓骨提供主要的血供，它通常在骨干中部进入腓骨，在髓腔分为升支和降支。腓动脉也可以沿腓骨全长形成环绕的血管网为腓骨骨膜提供血供。要保留这些血管，需要在骨瓣内包含一些肌袖。小腿外侧皮肤的血供来自腓动脉发出的肌间隔穿支。这些血管通过肌间隔达到皮肤，分为外侧支和后侧支。虽然这些血管较细小，但它们能够为包含骨瓣的皮瓣提供血供。

蒂部血管直径：静脉为 1.5 ~ 3 mm，动脉为 2.5 ~ 3 mm。相对来说易于吻合血管。它的一个缺点是蒂部长度相对较短。虽然它的确切长度取决于残留近端骨的长度，但通常为 3 ~ 6 cm。

静脉

有成对的伴行静脉与腓动脉伴行。外径为 2 ~ 4 mm，长度是 2 ~ 4 cm，可以通过切除近端骨的一部分来增加长度。

神经

小腿外侧皮肤的感觉神经主要来自腓肠外侧神经，有足够的尺寸进行显微吻合。虽然不是经常使用，但感觉神经的吻合可以提高受区的功能。如果

手术方法

皮瓣设计

腓骨皮瓣的解剖标志是腓骨头、外踝和腓骨的前后边界。它们包括在皮瓣设计的标记中。建议术前对腿部进行血管造影，以确认为正常的血管解剖。如果要将腓骨包括在皮瓣中，重要的是要把皮瓣的中心轴定位于腓骨后方。术前可以用多普勒血流仪来对皮肤的肌间隔血管进行定位。皮瓣的设计应确保近端和远端的腓骨是完整的。一般来说，骨的最大长度应包含在设计的皮瓣内，近端截骨在腓骨头下 6 cm 进行，远端截骨在外踝上 6 cm 进行。从腓骨小头至外踝画一条直线，这条线为肌肉和皮下的腓骨走行。在这条线的中点上（成年人的腓骨小头远端约 16 cm 处）做标记，为营养血管的大致位置。所需的供体腓骨长度（平均 15 ~ 16 cm）主要在腓骨的中 1/3，使营养血管的位置大致位于供体骨段的中心点。在近端应标明腓总神经的走行，浅表神经应标明在小腿下 1/3 的皮肤上，以作为提示。沿腓骨肌外侧缘标记一个环形切口。

皮瓣切取

患者取仰卧位或侧卧位，大腿上止血带。最初皮岛的切口大小，其宽度可以延伸到 14 cm。在外侧肌间隙上方掀起包括筋膜在内的皮岛，在小腿下 1/3 处确认腓浅神经。当肌间隔暴露后，可以看到良好的肌间隔穿支，分为外侧支及后侧支。肌皮穿支从腓骨肌发出，并且肌肉以肌间膜分开。在后侧肌肉浅层上方掀起皮岛，直到能从后方到达肌间隔为止。在这个过程中，必须分离许多从比目鱼肌发出的肌皮穿支。然后，需要仔细解剖肌肉与肌间隔的附着部分。当分离比目鱼肌时，可能需小心保留一薄层与肌间隔的附着部分。一旦完全与肌肉分离，皮岛必须仍然通过肌间隔附着在腓骨上。

然后，用电刀解剖外侧肌肉，保留一个小的肌

袖。在近端，腓总神经在腓骨小头下方经过，需要确认并保留。然后分离前侧及外侧肌间隔。用电刀将趾长伸肌、踇长伸肌与腓骨分离，留下一个小的肌袖附着，直到确认骨间膜。在后侧，一个 3 mm 的肌袖，包含比目鱼肌外侧、踇长屈肌或胫后肌，与腓骨一起掀起，以保证腓骨及骨膜的血供。现在，约在外踝上 5 cm 以摆锯截断腓骨，可以增加皮瓣的活力和加速最终的解剖。最后解剖腓骨前方的骨间膜。然后，用钝骨钩在远端截骨部位略向后牵拉腓骨。然后，可以追踪血管到与胫后动、静脉的连接处。在后方，钝性分离比目鱼肌与踇长屈肌。这一步可以显露踇长屈肌，在腓骨后方与腓骨分离，留下一个 2～3 mm 大小的肌袖。继续向中部解剖，修剪蒂部的前侧及内侧，腓骨后侧保留 2～3 mm 的肌肉。确认并结扎腓动、静脉远端，然后切断。

供区缝合

切取腓骨皮瓣后，松开止血带，彻底止血。用可吸收线采取间断缝合或连续缝合将踇长屈肌缝合至胫后肌和小腿骨间膜，来帮助保持大足趾的屈曲功能。将足背屈 90°，并且大足趾位于轻度过伸位，以防止最终的足趾屈曲挛缩。如果保留足够的腓骨远端以保持踝关节的稳定性，供区的并发症并不常见，但是在解剖这个部位时仍然需要小心不要损伤神经。还可以放置引流管，以防止形成血肿。切取皮岛后可能需要行植皮覆盖供区。

改良

游离腓骨皮瓣重建下颌骨

在下颌骨切除中，良性和恶性肿瘤约占 80%。大多数肿瘤是鳞状细胞癌，需要同时重建下颌骨、口腔外及口腔内的软组织。如果不需要皮岛，腓骨从同侧小腿外侧中切取；如果需要皮肤组织，则从对侧小腿切取。

考虑到下颌骨切除的部位，皮岛要位于标记的

中间，这将决定是否使用腓骨的近端或远端部分。在冠状面，皮岛位于腓骨后缘的中心。下颌骨后部重建需要构建分支和新的角度（通过截骨）；腓骨近端的使用允许蒂部放置在新的角度，靠近颈部受区血管的位置。为重建下颌前部，可使用腓骨远端来提供较长的供区血管。在掀起皮瓣后，松开止血带，彻底止血。在切除小组截骨前，重建小组在原下颌骨上使用重建钢板，用螺钉固定钢板后，方可切除下颌骨，然后去除钢板及螺钉。这样，下颌骨的原始形状将被重建并放置在正确的位置。然后，当重建团队利用重建钢板（为模板）切取腓骨时，另一组团队可以完成切除。在这个过程中，腓骨块在移植前固定在原位供血，以缩短缺血时间。一旦切除手术完成，分离骨皮瓣蒂部，并将骨皮瓣转移到受区。首先，沿着舌头放置皮岛，因为在腓骨放置之前，这在技术上更容易执行。下一步，调整腓骨重建复合钢板，以确保良好的固定。然后用以前使用过的螺钉固定钢板到下颌骨上。最后，进行显微外科吻合血管。血管吻合完成后，检查皮瓣的血运。皮瓣移植完成后，放置引流管，闭合伤口。

注意事项

如前所述，在 9% 的人群中，没有可靠的血液供应至皮岛。然而，并没有可靠的术前检查，可以确定患者的皮肤血供存在不足的风险。尽管有这个问题，但需要皮岛时而无血管供血的情况并不常见。

在切取皮瓣的过程中必须注意避免损伤下肢的神经血管，近端和远端要保留足够的腓骨，以避免膝关节、踝关节的不稳定。另外，术前通过体检或影像学检查相结合的方式仔细评估腿部的血管供应，以避免下肢缺血。

腓骨皮瓣移植前需放置在原位供血，通常是切取后立即移植到受区。当要改变骨长度时，在骨皮瓣远端和近端骨膜下继续解剖。建议截骨术时只进行最低程度的骨膜剥离。特别注意的是要尽量减少截骨的量，不要剥离骨膜或过度放置螺钉，这样可以保持截骨后有良好的血运。

病例1（图26-1）

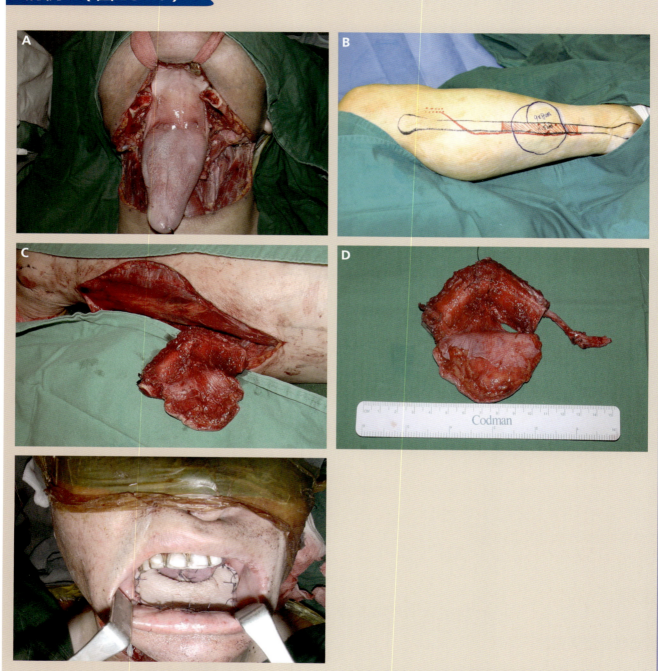

图26-1 鳞状细胞癌切除术后（SCC），可见一个长8 cm的下颌骨缺损（A）。采用双叶型腓骨骨皮瓣重建下颌骨、口底和舌根（B）。用内侧闭合楔形截骨将切取的腓骨塑形，并用固定板固定（C、D）

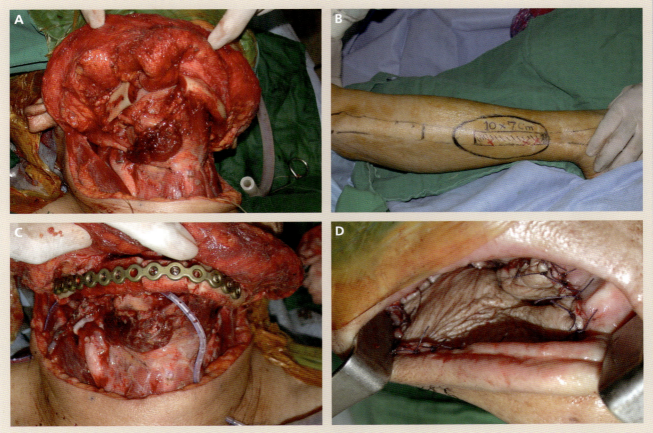

图26-2 牙槽嵴鳞状细胞癌切除术后，可见一个长8 cm的下颌骨缺损（A）。采用一个10 cm×7 cm大小的骨皮瓣在下颌骨、口底进行重建（B）。用内侧闭合楔形截骨将切取的腓骨进行塑形，并用固定板固定（C、D）

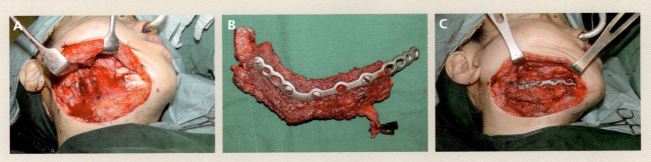

图26-3 切除一个巨大的骨肿瘤后，使用腓骨骨皮瓣重建下颌骨髁状突（A）。联合肋软骨及腓骨骨皮瓣重建下颌骨髁状突（B、C）

切除下颌体和角的成釉细胞瘤后，使用腓骨骨皮瓣重建下颌骨。带血管腓骨皮瓣具有生长潜力。3年后，一个对称 的下颌骨轮廓保持良好（图26-4）。

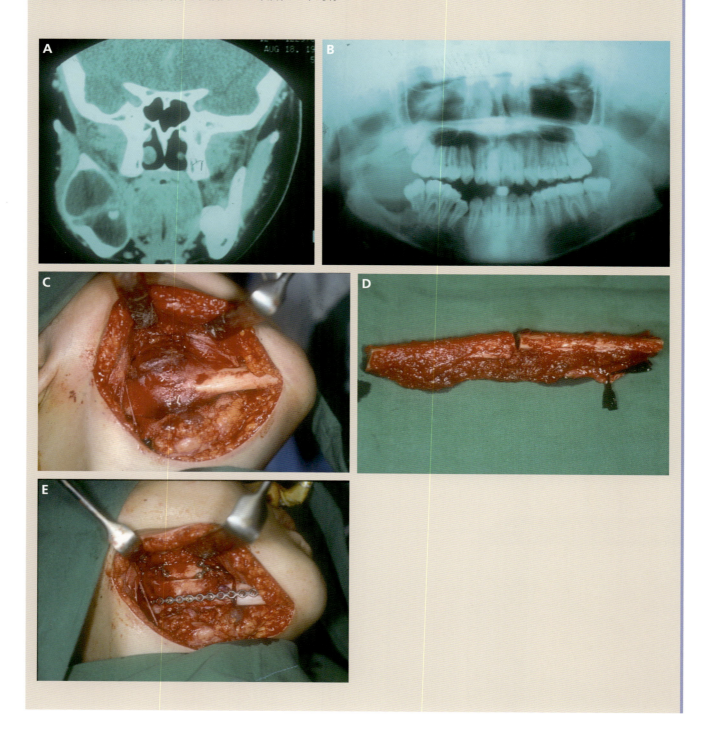

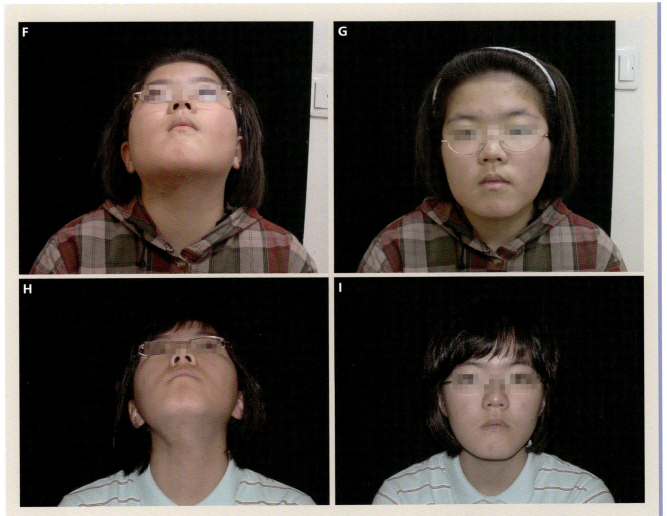

图 26-4 右下颌体的成釉细胞瘤以及术前的角度（A、B）。使用游离腓骨皮瓣进行下颌骨重建（C~E）。术后 6 个月的外观，下颌轮廓对称（F、G）。术后 3 年的外观（H、I）

相关阅读

1. Weiland AJ. Current concepts review: vascularized free bone transplants. J Bone Joint Surg Am 1981;63: 166-169.
2. Wei FC, Chen HC, Chuang CC, et al. Fibular osteoseptocutaneous flap: anatomic study and clinical application. Plast Reconstr Surg 1986;78:191-200.
3. Hidalgo DA. Fibula free flap: a new method of mandible reconstruction. Plast Reconstr Surg 1989;84:71-79.
4. Schusterman MA, Reece GP, Kroll SS, et al. Use of the AO plate for immediate mandibular reconstruction in cancer patients. Plast Reconstr Surg 1991;88:588-593.
5. Schusterman MA, Reece GP, Miller MJ, et al. The osteocutaneous free fibula flap: is the skin paddle reliable? Plast Reconstr Surg 1992;90:787-93; discussion 94-98.
6. Hidalgo DA, Rekow A. A review of 60 consecutive fibula free flap mandible reconstructions. Plast Reconstr Surg 1995;96:585-596; discussion 597-602.
7. Wei FC, Seah CS, Tsai YC, et al. Fibula osteoseptocutaneous flap for reconstruction of composite mandibular defects. Plast Reconstr Surg 1994;93:294-304; discussion 05-06.

第 27 章

吻合血管的腓骨移植
——用于肢体重建

Jong Woong Park

引言

在由高能量创伤、急性或慢性感染、假关节或肿瘤引起的大段骨缺损病例中，修复重建是一个极具挑战性的问题。带蒂或吻合血管的游离腓骨移植对大段骨缺损的重建很有用，特别是在瘢痕或无血管床的情况下，或患者同时有骨与软组织缺损时。相比于不带血管的腓骨移植，带血管腓骨移植能够保持自己的活力，并且很好地进行骨传导和骨诱导，因为它们包含有活力的骨细胞和成骨细胞。

1974 年，奥斯特鲁普（Ostrup）和弗雷德里克索（Fredrickso）在狗的下颌骨缺损中进行了一次成功的吻合血管的游离肋骨移植。1975 年，泰勒（Taylor）等报道在 2 例包含骨和软组织缺损的开放性胫骨骨折中，应用腓骨进行移植重建。在这些病例中，首先应用游离皮瓣覆盖软组织缺损，在第二阶段采用吻合血管的游离腓骨进行移植。

由于它的许多结构和生物优势，游离腓骨移植是治疗长管状骨缺损重建最合适的方法，尤其是在胫骨缺损的病例中。吻合血管的游离腓骨移植的手术指征是骨和软组织缺损长度超过 6 cm。手术的适应证已从胫骨中段、肱骨和前臂扩展到股骨远端或胫骨近端的缺损，因为这种技术既可以将游离腓骨折叠成两段，也可以与同种异体骨移植相结合。因为其允许骨有进一步生长的潜力，游离腓骨骨骺移植可用于根治性切除肿瘤后引起的髋关节和桡骨远端缺损。

解剖

根据患者的腿长，游离腓骨移植的可移植长度为 26 ~ 28 cm。腓骨的形状和大小与尺桡骨很好地匹配，另外，它也可以很好地适应胫骨或股骨的髓腔。

腓动脉起点位于胫前动脉起始处远端 3 ~ 4 cm，其直径为 1.5 ~ 2 mm；伴行静脉直径为 2.5 ~ 4 mm。

腓骨滋养动脉进入骨内的位置距胫后动脉分叉处 6 ~ 14 cm。通常情况下，这一点位于腓骨中 1/3。腓骨骨膜的血供来自 8 ~ 9 骨膜支。该皮瓣可以作为复合皮瓣应用，皮瓣面积可达 10 cm×20 cm。皮瓣的血供来自腓动脉的肌间隔穿支。大多数皮肤穿支位于腓骨远端 1/3，每个穿支距离为 3 ~ 5 cm。该穿支直径为 0.1 ~ 0.2 mm。从腓骨内侧，穿支穿过比目鱼肌，并且在腓骨肌和比目鱼肌之间发出肌间隔穿支（图 27-1）。

手术方法

受区准备

在移植部位，应完全清除任何坏死的纤维组织、感染、肿瘤组织和假关节，直到只有健康组织为止。此外，应仔细解剖受区的血管，特别是在急性或慢性感染的情况下，因为血管需要牢固地连接到周围的组织上，而且，血管壁往往很薄。通常在有活力

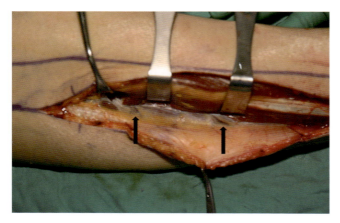

图 27-1　几个来自腓动脉（黑色箭头）的穿支

端以便于腓骨更容易外旋。将夹子固定在向上的位置有利于腓骨的外旋。从远端开始，识别腓血管并从周围组织中分离出来。在胫骨后肌和踇长屈肌附加一个小的肌袖，可以更安全地保护腓血管。结扎或以止血钳钳夹小血管分支。从周围的屈踇长肌、胫前肌和比目鱼肌解剖腓骨及腓血管，直到达到近端蒂。随后，尽可能多地通过胫后动脉的分叉点解剖近端蒂。在到达分叉点时，松开止血带以检查血运；如果存在活动性出血，应仔细结扎出血部位（图 27-3）。接下来，用两个大的血管夹夹闭并结扎蒂部，充分冲洗并关闭创面，放置引流管持续引流。如果需要骨皮瓣，则需在腓骨肌肉上行中厚皮移植。最后用柔软的敷料覆盖小腿伤口，术后应用长腿后托固定。

的地方发现用来吻合的血管较为容易而且安全。

腓骨截取

　　两个团队同时手术可以缩短整体的手术时间：一个团队准备受区，而另一个团队截取腓骨。

　　腓骨肌和比目鱼肌间的外侧入路为在小腿的外侧和后方间隙之间做一条长的纵向切口，沿皮肤切口线切开外侧筋膜。腓骨肌直接出现在后肌间隔直达腓骨。此外，腓骨肌出现在腓骨外侧，直到前肌间隔完全可见。因为对于骨膜血供的保护是带血管蒂移植成功的重要因素，保留一层（2～3 mm）肌袖是必要的。这种技术导致腓骨骨膜有鹅卵石样的形态。

　　打开前侧肌间隔，暴露前侧肌肉，这借助于一个直角钳来进行。牵拉上述肌肉和神经后，在靠近腓骨一侧切开骨间膜。打开后侧肌间隔，显露后侧肌肉。

　　使用摆锯进行腓骨远端截骨，以生理盐水冲洗，防止热损伤。在比目鱼肌深部确认近端蒂，并沿腓骨后方进行保护（图 27-2）。下一步，使用摆锯进行近端截骨，如上所述，以同样的方式保护血管。

　　一旦切断腓骨近端和远端，将血管钳放置于两

腓骨移植及内固定

　　在截取腓骨后，准备植入缺损部位。直接用手术刀或骨膜起子去除移植物两端的骨膜以促进骨愈合。从两端移除约 2 cm 的骨膜（图 27-4）。

　　这么做：第一步，远端要插入胫骨远端髓腔；第二步，将近端插入胫骨近端。如果不容易插入胫骨，应在胫骨远端开窗以利于插入髓腔。通常情况

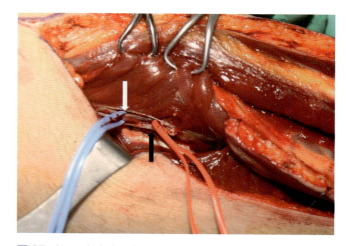

图 27-2　可以在比目鱼肌深处找到腓动脉（黑色箭头）和伴行静脉（白色箭头）

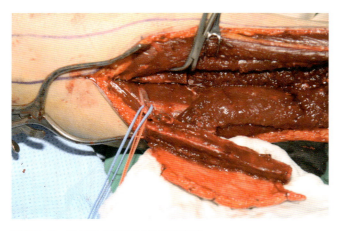

图 27-3 腓骨骨皮瓣通过腓血管连接

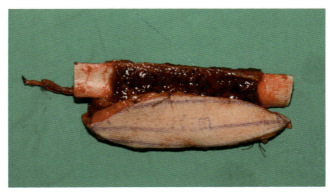

图 27-4 为植入胫骨髓腔的游离腓骨骨皮瓣做准备

下，如果将腓骨远端牢固地固定在胫骨远端，则近端就会较松。为了稳定近端，可使用克氏针或螺丝钉。

腓骨移植的固定可采用以下任意方法之一：钢板螺钉固定、外固定、髓腔内固定、螺钉内固定、外固定或螺钉固定。以前，使用 1 个或 2 个螺钉在两端固定与外部固定是最常用的方法。然而，这种方案需要较长的操作时间，而且，外固定针道感染成为一种常见的和严重的并发症。近年来，随着使用锁定钢板、外固定的概念转化为内固定，锁定板和螺钉固定允许早期负重，并有很强的稳定性（图27-5）。

血管吻合

动脉血管以 8-0 尼龙线在手术显微镜下吻合。如果有血管吻合装置可用，静脉吻合可使用血管吻合器，以缩短缺血时间、操作更为便利（图 27-6）。通常，吻合 1 条动脉和 1 条静脉是足够的；然而，在可疑的情况下，建议吻合 2 条静脉。

术后的护理

要评估血管的通畅性，应在术后 1 周内进行骨

扫描。1 周后，移植骨将以爬行替代方式取代原来的组织，可能会导致在扫描上出现假阳性。术后 2 周拆线后，应用超过膝关节的长腿石膏，直到移植骨完全融合，通常需要 8 ~ 10 周。骨融合可以通过观察移植腓骨和胫骨之间的连续骨小梁来证实。如果出现可疑情况，可用 CT 扫描来证实。骨融合后，可用助行器开始部分负重。一系列的影像学评估是必需的，直到移植的腓骨增生达到足够强度为止。

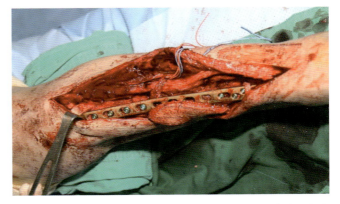

图 27-5 锁定钢板有效固定支持移植的腓骨，促进愈合和允许早期负重

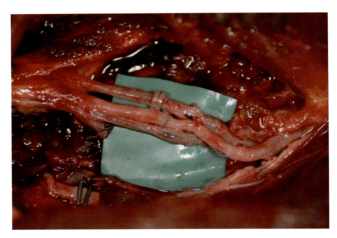

图 27-6 动脉（8-0 缝合）和两处静脉吻合（静脉吻合器）

改良

吻合血管的腓骨移植可以进行各种改良。在上肢或下肢的一个单纯骨缺损的病例中，不含软组织的吻合血管的游离腓骨可以转移到缺损部位，如果术者想监测移植骨的循环状态，也可以和一个小的浮标瓣连接。同侧的腓骨可以带蒂转移到同侧胫骨缺损部位。在这种情况下，无须吻合血管；然而，应考虑到腓血管损伤的可能性。联合一个也是由腓动脉供血的皮瓣，这个额外的步骤是有用的，不仅能够进行骨与软组织缺损的复合重建，而且能够监测腓骨移植的术后情况。此外，复合组织移植不仅可以与骨膜瓣一同进行，也可以与肌皮瓣一起进行。此外，踇长屈肌和比目鱼肌也可以纳入腓骨移植。允许骨有进一步生长的潜力，游离腓骨骨骺转移可用于根治性切除肿瘤后引起的髋关节和桡骨远端缺陷。吻合血管的腓骨移植既有骨，也有骨膜血供。因为其具有双重血供，腓骨移植可横向截成两个标记层，共享同一个蒂。双腓骨瓣用于小于 13 cm 的股骨、胫骨缺损重建。对于较大的缺损，一个单一的腓骨不能提供足够的长度。在这种情况下，可同时移植同一患者的两根腓骨。混合植骨是年轻患

典型病例

吻合血管的游离腓骨移植治疗伴急性或慢性骨髓炎的创伤性胫骨缺损

Gustilo IIIB 和 IIIC 开放性胫骨骨折往往与骨和软组织缺损相结合。不能使用传统方法进行重建。通常，骨折部位的污染是由于一个开放的伤口结合急性或慢性骨髓炎引起的。由创伤导致的急性骨髓炎的治疗计划，包括彻底清创坏死组织和清除现有的感染，这是强制性的（图 27-7）。在这两级重建中，骨缺损的重建应在对受损的软组织进行彻底清创 6~8 周后进行，然后，采用骨水泥链珠技术根除残余感染。在长骨缺损的情况下，结合周围软组织的情况，吻合血管的游离腓骨移植对于重建骨和软组织缺损是一个很好的选择（图 27-8）。

当骨皮质的后侧是健康的、没有感染的，我们建议保留后侧皮质，以促进腓骨的增生以及分配重量负荷，直到移植腓骨完全增生为止（图 27-9）。在结合腓骨骨折的情况下，稳定的腓骨钢板和螺钉有助于分担重建腓骨的负荷。

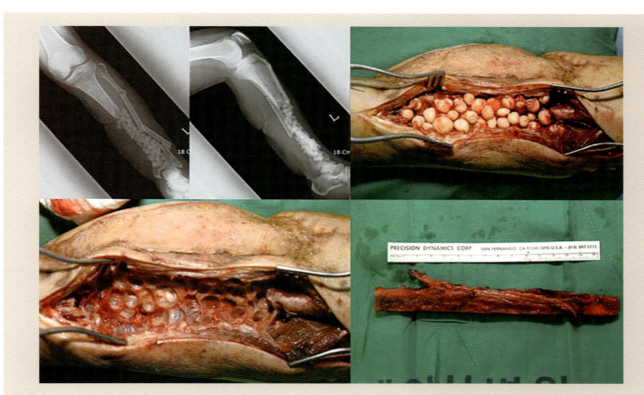

图 27-7 彻底清创是成功重建前的一个先决条件

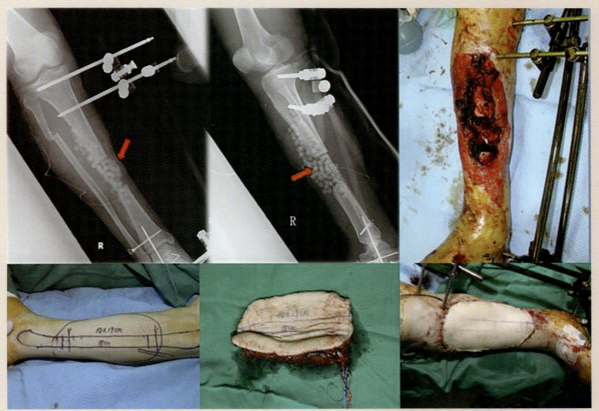

图 27-8 可以应用带皮瓣或不带皮瓣的 FVFG

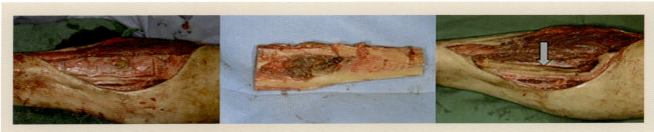

图 27-9　健康骨皮质可以被保留下来

植入骨水泥或游离腓骨移植后：
手术后，小心地保护重建腓骨，防止应力性骨折是至关重要的。可以用许多方法，包括外部固定器、环形固定器、支撑或内固定等来保护移植的腓骨。我们最近尝试使用内

固定方法，用锁定钢板来牢固固定移植的腓骨，患者可以早期开始负重活动（图 27-10）。采用我们的方法，当感染的骨和软组织完全清除时，不会增加感染的风险。

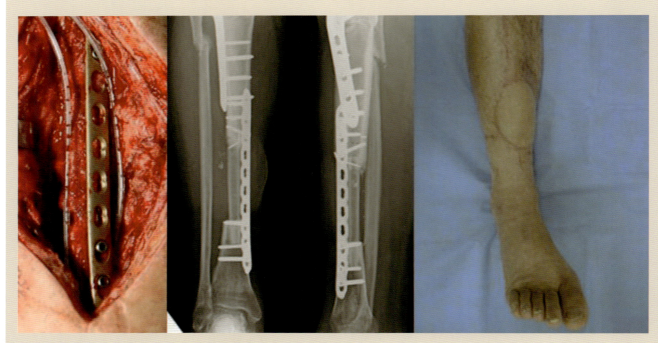

图 27-10　锁定钢板内固定提供了早期的稳定，允许早期负重和康复

吻合血管的游离腓骨移植治疗恶性肿瘤切除术后胫骨骨缺损

下肢恶性肿瘤切除后，骨与软组织重建有各种手术方案。包括大量的移植、假体、骨运输和血管及非血管化骨移植。治疗方案应根据患者的医疗状况和骨缺损类型进行选择。吻合血管的游离腓骨移植相对于无血管移植的优点在于可以在供体和受区之间实现良好的愈合，即使在放化疗的病例中。因为在股骨远端和胫骨近端经常易发生恶性肿瘤，双游离腓骨移植或结合同种异体骨的复合移植是首选的治疗方法。一个 34 岁的男性患者，根治性切除胫骨近端骨肉瘤，并填充了骨水泥用于以后的重建。对于重建，只是腓骨移植也不足以填补患者的胫骨近端干骺端缺损。对于这种情况，可以考虑各种各样的方法，包括异体骨移植，混合移植，假体或双腓骨移植；对于这种患者，我们选择了双腓骨移植手术。使用钢板来稳定移植的腓骨。双腓骨移植通常用于股骨远端、胫骨近端的重建（图27-11）。

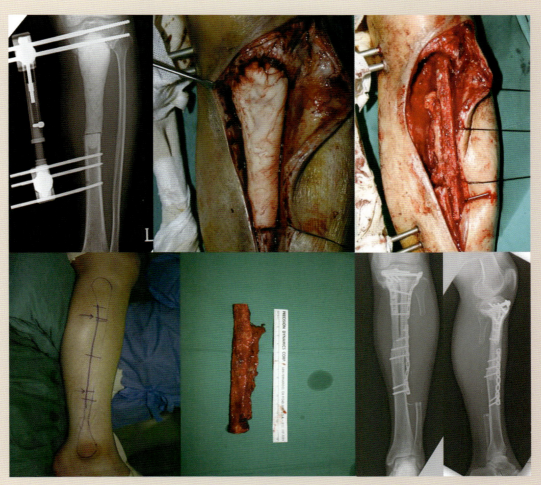

图 27-11 近端胫骨的重建与双腓骨的移植。对侧吻合血管的游离腓骨移植和同侧带蒂的腓骨移植相结合

吻合血管的游离腓骨骨骺移植用于修复巨细胞瘤切除术后的桡骨远端缺损。

吻合血管的游离骨移植被视为成长中的儿童长骨缺损重建的一个合适的方法。根治性切除肿瘤后，对于桡骨远端、肱骨近端缺损，采用吻合血管的包括近端骨骺的游离腓骨转移是重建的一个特别好的选择。该方法可以同时达到两个目的：骨缺损的重建和生长。

在一个11岁的女性患者中，根治性切除远端桡骨骨肉瘤，并使用骨水泥填充。1年后，固定骨水泥的克氏针折断。为骨缺损的重建以及提供增长潜力，采用吻合血管的包括近端骨骺的游离腓骨转移。4年后随访，移植的腓骨显示出成功的纵向生长，并且患者的腕关节功能良好，日常活动没有受到影响（图27-12）。

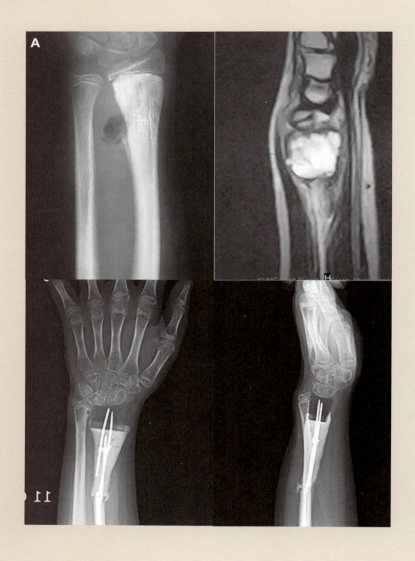

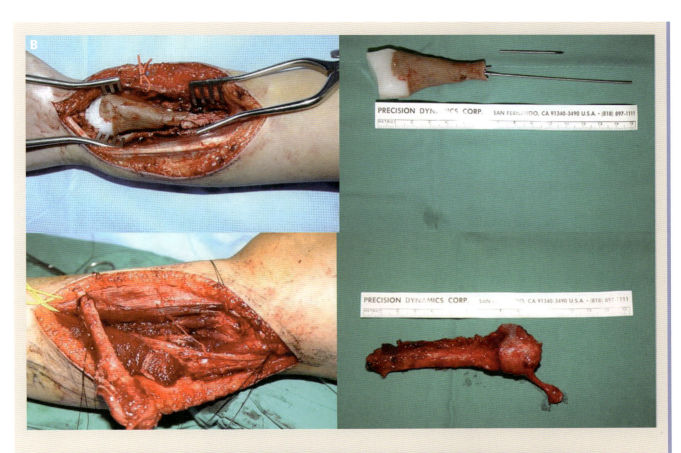

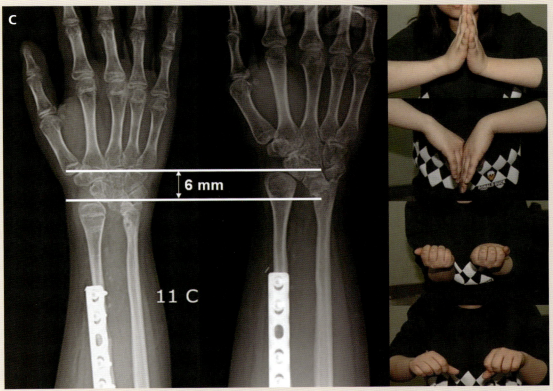

图 27-12　彻底切除远端的骨肉瘤，并使用骨水泥和聚乙烯块进行填充 (A)。采用吻合血管的包括近端骨骺的游离腓骨转移 (B)。4 年后随访，实现 6 mm 的纵向生长（C）

者胫骨和股骨扩大切除后的适应证。对于这种技术，带血管的腓骨移植结合同种异体骨来立即重建下肢骨缺损。首先，与同种异体骨相匹配的缺损被重建。然后，异体骨的髓腔扩大允许游离腓骨移植和吻合血管插入，可以通过开窗进行移植。此方法的优点是，同种异体骨移植提供了重建所需的机械强度，而血管化腓骨在愈合中起着原始骨的作用。

注意事项

　　已知的吻合血管腓骨移植相关的并发症主要有吻合血管的血栓形成、应力性骨折、骨不连、感染和各种各样的供区并发症，包括感觉异常、肌无力、大足趾屈曲挛缩和关节疼痛。为了尽量减少吻合部位的并发症和所谓的"缺血再灌注损伤"，我们使用机械装置以缩短吻合时间。浮标皮瓣是一个可行的用来评估的临床方法，但是，并不总是能够评估整体皮瓣的活力，包括对移植后腓骨的评估。

　　移植腓骨应力性骨折是最麻烦的并发症，有报道称其发生率在 7.7% ~ 22.2% 之间。腓骨应力性骨折通常发生在术后第 1 年。避免应力性骨折的传统建议是延迟负重，并在部分负重开始后谨慎使用，直到有足够的强度为止。长期的外固定或下肢支撑通常是值得选择的保护方法，但是，许多并发症都出现在这些技术中，包括外固定针道感染或需要穿戴不舒服的支具。锁定钢板用于腓骨移植后是近来的一个创新策略，可以提供早期的稳定性和防止应力性骨折。

相关阅读

1. Innocenti M, Delcroix L, Manfrini M, et al. Vascularized proximal fibular epiphyseal transfer for distal radial reconstruction. J Bone Joint Surg Am 2004; 86: 1504-1511.

2. Jupiter JB, Bour CJ, May JW Jr. The reconstruction of defects in the femoral shaft with vascularized transfers of fibular bone. J Bone Joint Surg Am 1987; 69:365-374.

3. Yajima H, Tamai S. Twin-barrelled vascularized fibular grafting to the pelvis and lower extremity. Clin Orthop Relat Res 1994; 303:178-184.

4. Duffy GP, Wood MB, Rock MG, Sim FH. Vascularized free fibular transfer combined with autografting for the management of fracture nonunions associated with radiation therapy. J Bone Joint Surg Am. 2000;82(4):544-554.

5. Moran SL, Shin AY, Bishop AT. The use of massive bone allograft with intramedullary free fibular flap for limb salvage in a pediatric and adolescent population. Plast Reconstr Surg 2006; 118:413-419.

6. Zaretski A, Amir A, Meller I, Leshem D, Kollender Y, Barnea Y, Bickels J, Shpitzer T, Ad-El D, Gur E. et al. Free fibula long bone reconstruction in orthopaedic oncology: A surgical algorithm for reconstructive options. Plast Reconstr Surg 2004; 113:1989-2000.

7. Belt PJ, Dickinson IC, Theile DRB. Vascularized free fibular flap in bone resection and reconstruction. Br J Plast Surg 2005; 58:425-430.

8. Malizos KN, Nunley JA, Goldner RD, et al. Free vascularized fibula in traumatic long bone defects and in limb salvaging following tumor resection: Comparative study. Microsurgery 1993; 14:368-374.

9. Han CS, Wood MB, Bishop AT, et al. Vascularized bone transfer. J Bone Joint Surg Am 1992; 74:1441-1449.

10. Wood MB, Cooney WP III. Vascularized bone segment transfers for management of chronic osteomyelitis. Orthop Clin North Am 1984; 15:461-472.

11. Lee KS, Chung WK, Kim KH. Vascularised osteocutaneous fibular transfer to the tibia. Int Orthop 1991; 15:199-203.

12. Lee KS, Han SB, Baek JR. Free vascularized osteocutaneous fibular graft to the tibia in 51 consecutive patients. J Reconstr Microsurg 2004; 20:277-284.

13. de Boer HH, Wood MB, Hermans J. Reconstruction of large skeletal defects by vascularized fibula transfer: Factors that influenced the outcome of union in 62 cases. Int Orthop 1990; 14:121-128.

14. Doi K, Kawakami F, Hiura Y, et al. One-stage treatment of infected bone defects of the tibia with skin loss by free vascularized osteocutaneous grafts. Microsurgery 1995; 16:704-712.

15. Brunelli G, Vigasio A, Battiston B, et al. Free microvascular fibular versus conven tional bone

grafts. Int Surg 1991; 76:33-42.

16. Beris AE, Lykissas MG, Korompilias AV, et al. Vascularized fibula transfer for lower limb reconstruction. Microsurgery 2011; 31:205-211.

17. Clemens MW, Chang EI, Selber JC, et al. Composite extremity and trunk reconstruction with vascularized fibula flap in postoncologic bone defects: a 10-year experience. Plast Reconstr Surg 2011; 129:170-178.

第 28 章

腓动脉穿支皮瓣

Donghyuk Shin

引言

当需要薄的、柔软的并且只携带少量的皮下脂肪组织的穿支皮瓣时，小腿外侧是一个潜在的理想供区。它携带最少的脂肪组织，并允许从小腿的近端、中端或远端切取。传统的皮瓣牺牲腓动脉，而腓动脉是小腿的主要血供来源之一。而穿支皮瓣能够保留腓动脉并且操作快速。在以往的研究中，小腿外侧皮肤穿支的解剖已是众所周知。即使在肥胖的个体中，这样的薄皮瓣也可以从小腿远端切取。

解剖

许多以往的解剖学研究已经统计了腓动脉皮肤穿支的走行和数量。舒斯特曼（Schusterman）等解剖 80 具尸体，统计发现每个人平均有 3.74 个腓动脉穿支。这些穿支中，平均 1.3 支为肌间隔穿支，1.9 支为肌皮穿支。大约 0.6 支在比目鱼肌和腓骨肌之间的筋膜中穿出，未穿过肌肉。由于这些穿支走行的多样性，舒斯特曼（Schusterman）提出了一个包括整个隔膜、皮岛的游离腓骨瓣。吉村（Yoshimura）等首先描述了腓骨皮瓣，他们发现平均皮肤穿支数量为 4.8 支。在这些穿支中，有 71% 为通过姆长屈肌和比目鱼肌的肌皮穿支。吉村（Yoshimura）等提出从小腿远端切取皮瓣可确保皮瓣包含肌间隔穿支，而小腿中 1/3 处是获得腓动脉穿

支皮瓣最安全的地方。

和发出穿支的血管类似，在穿出小腿筋膜前，每组穿支包含 1 条动脉和 2 条伴行静脉。虽然这些穿支精确的皮肤定位变化很大，但近端和远端的穿支分布最均匀。这些血管可以在腓骨小头下方 5～15 cm 出现，或在腓骨远端 1/3 的踝上部位出现（图 28-1）。

染料灌注表明一个穿支血管供应的平均皮肤大小为 7 cm×12 cm。为确定这些血管的具体走行，这些穿支一直被跟踪至源动脉的起始处。在解剖和临床观察中，约有 80% 的穿支来自腓动脉。当然，它

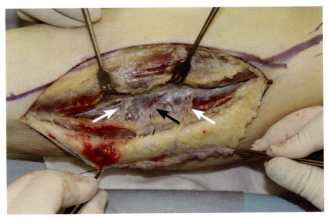

图 28-1 通过后肌间隔的肌间隔穿支（白色箭头）和通过比目鱼肌的肌皮穿支（黑色箭头）

们也可以起源于腘动脉、小腿上 1/3 的胫腓干或小腿下 1/3 的胫后动脉。

穿支中额外的小分支为周围肌肉提供血供，如果需要，允许携带一个有良好灌注的肌袖。因为腓动脉的位置较深，并且后肌间隔较宽，穿支潜在的长度至少为 4~5 cm。从起始血管到深筋膜的穿支血管的长度和方向与位置有关，与它们的类型无关。血管的直径范围为静脉 1.5~2.5 mm，动脉 1~1.5 mm。

穿支有 3 种类型。肌间隔穿支沿着整个后肌间隔走行，供应上方皮肤，很容易被解剖；肌皮穿支在肌肉中走行的路程很长，有很多肌肉分支，解剖起来困难而且烦琐，大多数肌皮穿支都穿过比目鱼肌；肌间隔肌皮穿支开始在肌肉与肌间隔中走行一小段距离，最后在到达深筋膜前进入后肌间隔，大多数肌间隔肌皮穿支穿过姆长屈肌，有少量或没有肌肉分支，更重要的是可以很容易地追踪到起点（图 28-2）。

手术方法

体表标志

腓动脉穿支皮瓣术前不需要检查小腿主要动脉的存在与否，但如果是需要牺牲腓动脉的游离腓骨或腓骨肌皮瓣手术时则需要检查。可使用可听手持式多普勒探头或彩色双工超声诊断仪代替这样的检查，用于术前穿支的定位。定位时，患者取仰卧位。髋关节和膝关节屈曲 90°，足内旋，便于标记小腿

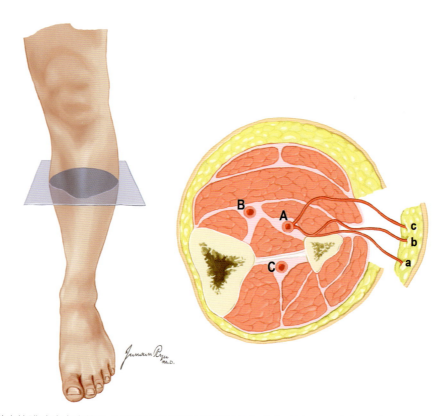

图 28-2 皮肤血液供应的腓动脉穿支的 3 个类型包括直接的肌间隔穿支（a）、肌间隔肌皮穿支（b）、肌皮穿支（c）。A: 腓动脉；B: 胫后动脉；C: 胫前动脉

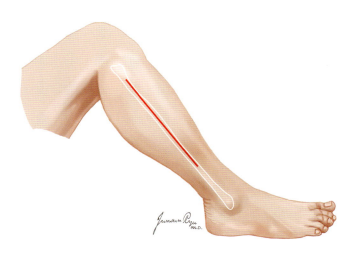

图 28-3 通过体表标志确定腓动脉穿支的位置。实际上，后肌间隔在这条线后方 1~1.5 cm 处

外侧及后侧。体表标志是腓骨小头至外踝间的连线（图 28-3）。

切取皮瓣

为了避免损伤腓总神经，至少在腓骨小头以远

8 cm 处开始解剖。一般来说，笔者倾向于在中 1/3 设计皮瓣，因为在这个范围有最可靠的穿支，并且供区多可以直接闭合。前后入路都可以。然而，笔者更喜欢后路手术，因为通过比目鱼肌的肌皮穿支更容易识别。可以在筋膜上或筋膜下进行解剖，笔者通常在筋膜上进行，这便于获得更大范围的薄皮瓣。

在确定穿支的过程中，"可见搏动"是一个强有力的确定蒂部的指标。如果发现有 2 个或 2 个以上的穿支，最大的穿支足够灌注小于 6 cm×8 cm 大小的皮瓣。

使用放大镜，逆行追踪穿支血管至腓动脉。大多数患者中，穿支会穿过比目鱼肌和踇长屈肌，在肌肉内的解剖必须小心进行，遇到肌肉内分支，应予以结扎。一个小的肌肉和深筋膜形成的肌袖可予以保留，以保护血管免受损伤。

笔者切取不含深筋膜的皮瓣，但开始时皮瓣用深筋膜维持在原位。然后，切开皮瓣的其余边界，最好是围绕单一穿支切取。可靠的皮瓣大小为 4 cm×6 cm 至 8 cm×5 cm。在完全分离皮瓣前，应再次确认供区的血管通畅。最后，在腓血管发出穿支的起始点结扎蒂部，再转移到缺损部位。如果皮瓣宽度小于 6 cm，供区多可直接缝合封闭。

典型病例

病例1

32 岁的男性患者，穿鞋时，右足拇指内侧疼痛。他在一次车祸中，该部位出现了软组织缺损，并用中厚皮移植修复。右足拇指内侧出现骨外露。鉴于修复后应提供足够的缓冲作用，但又不能过于肥厚，计划用腓动脉穿支皮瓣修复，因为其厚度与受区相似。对右足拇指内侧受区动脉和静脉进行解剖，缺损大小 4 cm×2.5 cm。切取一个 4 cm×4 cm 大小的腓动脉穿支游离皮瓣，其血管蒂长 2.5 cm。使用 10-0 尼龙线行血管端一端吻合，皮瓣成活良好，无任何并发症。患者现在穿任何类型的鞋均无痛感（图 28-4）。

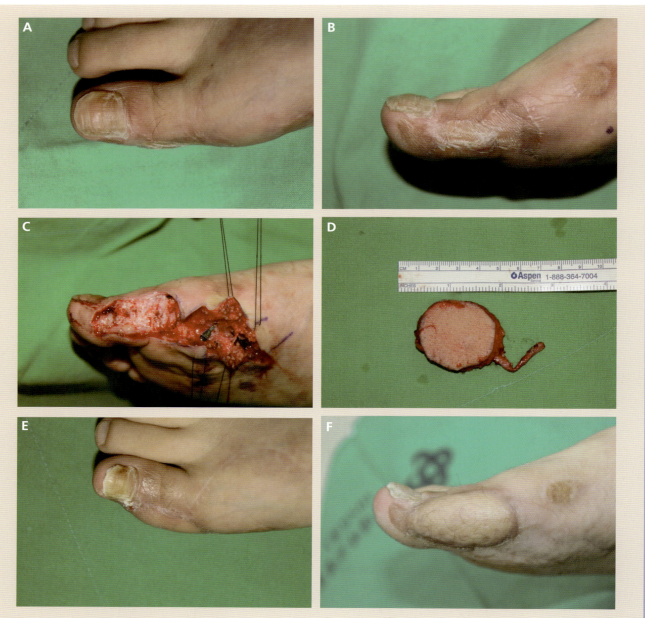

图 28-4 右足拇指内侧没有足够的软组织（A、B）。受区解剖及切取的腓动脉穿支皮瓣（C、D）。术后 8 个月随访时的外观（E、F）

病例2

57 岁的男性患者，在右足的第四个足趾趾蹼出现糖尿病坏疽。经磁共振成像诊断为第五趾近节趾骨骨髓炎。经过多次清创及适当的抗生素灌洗，创面培养为阴性。为覆盖创面，决定采用腓动脉穿支游离皮瓣。最终缺损大小为 3 cm×2 cm。受体血管为跖动脉及其伴行静脉。

切取一个 3 cm×3 cm 的腓动脉穿支游离皮瓣，蒂部长 2.5 cm，转移到缺损部位。用 10-0 尼龙线行血管行端一端吻合。皮瓣完全成活。术后有局部伤口裂开，在术后 3 周予以修复。骨髓炎问题也得以彻底解决（图 28-5）。

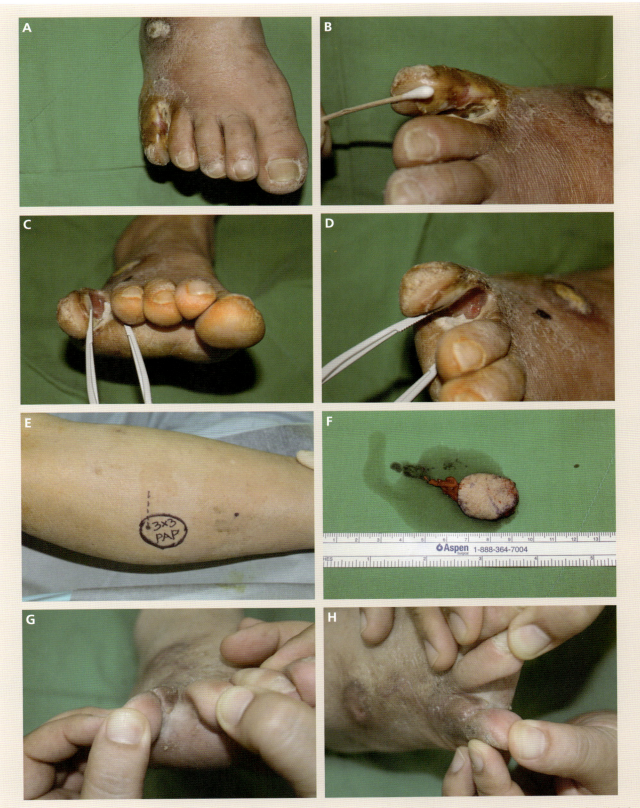

图 28-5　第四个足趾趾蹼糖尿病坏疽引起的第五趾近节趾骨骨髓炎（A、B）。几次清创和用抗生素灌洗伤口（C、D）。腓动脉穿支游离皮瓣的设计及切取（E、F）。术后 1 年随访时的外观（G、H）

改良

腓动脉穿支皮瓣可作为各种复合组织瓣来应用：包括腓骨的骨皮瓣，包括周围肌肉例如腓骨肌和踇长屈肌的肌皮瓣，包括腓肠神经的感觉皮瓣。此外，根据转移方式，带蒂皮瓣、螺旋桨皮瓣和游离皮瓣都可采用。如果皮瓣含有超过 2 个穿支，范围将可以扩展到整个小腿外侧。

注意事项

腓动脉穿支皮瓣没有绝对的不足。然而，如果是计划采用游离皮瓣，显微外科技术是必不可少的。另外，蒂的长度很少超过 5 cm。如果的确需要较长的蒂，它是不合适的或者可以考虑进行静脉移植。

相关阅读

1. Wolff KD. Peroneal artery perfoator flap. In: Blondeel PN, Morris SF, Hallock GG, et al., editor. Perforator flaps: anatomy, technique and clinical applicatios. 1st ed. St. Louis: Quality Medical Publishing; 2006. p. 707-717.
2. Yoshimura M, Imura S, Shimamura K, et al. Peroneal flap for reconstruction in the extremity: preliminary report. Plast Reconstr Surg 1984; 74: 402-409.
3. Lykoudis EG, Koutsouris M, Lykissas MG. Vascular anatomy of the integument of the lateral lower leg: an anatomical study focused on cutanesous perforators and their importance. Plast Reconstr Surg 2011; 128: 188-198.
4. Tan BK, Wong CH. An anomalous septocutaneous perforator to the skin paddle of the fibula osteocutaneous flap originating from the posterior tibial artery. J Plast Reconstr Aesthet Surg 2009; 62: 690-692.
5. Schusterman Ma, Reece GP, Miller MJ, et al. The osteocutaneous free fibula flap: is the skin paddle reliable? Plast Reconstr Surg 1992; 90: 787-793.
6. Kim CY, Naidu S, Kim YH. Supermicrosurgery in peroneal and soleus perforator-based free flap coverage of foot defects caused by occlusive vascular diseases. Plast Reconstr Surg 2010;126(2):499-507.
7. Kawamura K, Yajima H, Kobata Y, et al. Clinical applications of free soleus and peroneal perforator flaps Plast Reconstr Surg 2005; 115: 114-119.
8. Daya M. Peroneal artery perforator chimeric flap: changing the perspective in free fibula flap use in complex oromandibular reconstruction. J Reconstr Microsurg 2008; 24: 113-418.
9. Lu T, Lin C, Lin C, et al. Versatility of the pedicled peroneal artery perforator flaps for soft-tissue coverage of the lower leg and foot defects. J Plast Reconstr Aesthet Surg 2011; 64: 386-393.
10. Ozalp T, Masquelet AC, Beque TC. Septocutaneous perforators of the perneal artery relative to the fibula: anatomical basis of the use of pedicled fasciocutaneous flap. Srug Radiol Anat 2006; 28: 54-58.

第 29 章

腓动脉穿支皮瓣

Sang-Ha Oh

引言

下肢的外侧有许多来自腓动脉的肌皮穿支和肌间隔穿支，因为可以提供较薄的穿支皮瓣，因此它是修复皮肤浅表缺损的最合适的供区。来自下肢外侧的穿支皮瓣被称为小腿外侧皮瓣（Yoshimura，1984），最初，它被称为游离皮瓣、近端蒂岛状皮瓣、远端蒂岛状皮瓣、骨皮瓣等。腓动脉穿支皮瓣既可以用于手、足部的重建，也可以用于头、颈部轻中度的皮肤或黏膜缺损。特别是，笔者应用由腓动脉提供血供的游离皮瓣、岛状皮瓣来进行重建，对于下肢远端或踝关节存在表浅的皮肤缺损的患者来说，该皮瓣不需要进行修薄。解剖特点、手术步骤及应用腓动脉穿支皮瓣的病例情况陈述如下。

解剖

在下肢血管中，腓动脉通过许多肌皮穿支和肌间隔穿支向小腿外侧皮肤供血。

腓动脉在小腿上段、刚好在膝关节下方由胫后动脉发出。它在小腿后区深部就在腓骨内侧向下走行。它向小腿的前方和侧方均发出分支。穿支类型之一是肌皮穿支，它穿过腓骨长肌或比目鱼肌向皮肤提供血供，主要分布在小腿的上 1/3 到中 1/3。其他穿支是穿过腓骨长肌或比目鱼肌的肌间隔穿支，它向皮肤供血，主要分布在小腿中 1/3 到下 1/3。

肌间隔穿支位于后外侧，在后侧肌间隔。肌皮穿支的位置稍稍向后。小腿外侧穿支的数量通常是 3 ~ 8 支。由腓动脉供血的皮肤区域为 32 cm × 15 cm。单个穿支提供血供的皮肤为 7 cm × 12 cm 大小。小腿筋膜穿出位置至腓动脉的距离为 4 ~ 6 cm，腓动脉分支的直径为 0.8 ~ 1.2 mm，腓静脉分支的直径为 1.2 ~ 1.5 mm。这些分支大多源自腓动脉；但是，也并不全是来自腓动脉。雅吉玛（Yajima）等报道，比目鱼肌穿支皮瓣的血供来源占比为：腓动脉（40%）、胫腓干（28%）、胫后动脉（21%）、胫后动脉和腓动脉的近端分叉处（11%）。在血供源自腓动脉的腓动脉穿支皮瓣中，应注意肌间隔穿支或肌皮穿支的直径。它们多被发现位于小腿上 1/3 及中 1/3 处。分布在皮肤的感觉神经是腓肠外侧皮神经。它来源于腓总神经，在腓骨小头后方约 5 cm，走行于腓肠肌上方。然后，在小腿下 1/3，它加入腓肠内侧神经，并沿着它的走行发出几个皮支。

由于这些神经位于小腿筋膜下方，切取皮瓣时不会发生神经损伤。但是，当需要感觉皮瓣时，该神经可以包含在皮瓣中。另外，如果有额外的无效腔需要填充，腓骨肌或比目鱼肌也可以包含在皮瓣内。

手术方法

根据缺损位置的不同，可选择俯卧位或侧卧位。如果是选择俯卧位，膝关节应内收、屈曲以便于进行手术。

中轴线从腓骨小头至外踝，沿腓骨后缘分成3等份。其中，在上1/3及中1/3的相应区域，用多普勒确定2~3个穿支的位置，穿支应在中轴线周围。应根据穿支及缺损的大小和形状设计皮瓣（图29-1）。

上止血带防止出血，在设计好的皮瓣后缘切开。

在小腿筋膜下方向前分离皮瓣，确保穿支包含在其中。在这一点上，穿过比目鱼肌的穿支或肌间隔穿支位于后肌间隔，可以直接发现。为便于分离皮瓣，可在其中选择最大直径和搏动最强的穿支，而牺牲其他的穿支。

保留一个穿支时，在肌间隔内或肌肉内逆向解剖到腓动脉的分支点处。如果是远端蒂皮瓣，在腓动脉的分支点以上约5 mm处进行结扎和分离。在远端结扎、离断供养与腓骨相邻的肌肉的小分支，分离到皮瓣旋转点。

皮瓣通过皮下隧道或外部切口均可转移至缺损部位，这没有任何问题。松开止血带，确认皮瓣的血供。利用止血带，皮瓣及蒂部的解剖视野更好，解剖更为快捷。如果需要做游离皮瓣，可以保留腓动脉，在穿支的发出点结扎和分离分支，形成一个纯粹的穿支皮瓣。如果穿支直径小，未达预期，可以做一些改良，包括适当长度的腓动脉、静脉分离。

皮瓣在缺损处与胫后动脉或胫前动脉端一侧吻合。与伴行静脉行端一端吻合，并确认皮瓣的血供。如果皮瓣宽度为4~6 cm，直接缝合供区是可能的。当从小腿远端切取皮瓣、肌皮瓣或皮瓣尺寸较大时，供区需另外行中厚皮移植覆盖。

注意事项

穿支皮瓣中小血管的解剖和吻合需要一定的手术技巧；但是，它仍然被广泛应用。供区的发病率可以通过肌内解剖减到最低程度。细致的肌内解剖可以保留肌肉和深筋膜的功能。此外，它对于浅表皮肤缺损的修复非常有用，因为可以通过去除多余的脂肪获得一个较薄的、柔软的皮瓣。当然，要保

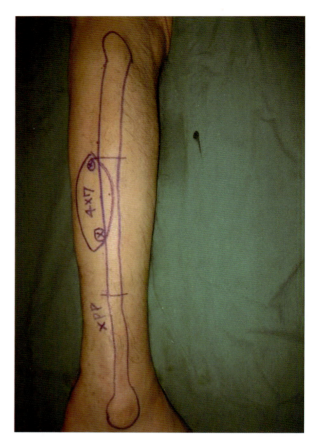

图 29-1 皮瓣设计

留穿支周围的脂肪。然而，过分修薄会造成穿支皮瓣的直接损伤和循环障碍，尤其是在肥胖患者中。在罕见的情况下，由于解剖变异，甚至可能完全丧失穿支皮瓣。因此，薄的、灵活，并且和缺损部位有着相似的颜色和纹理的穿支皮瓣是可以应用的。如果采用游离腓动脉穿支皮瓣，除了腓动脉之外的任何血管是否包含其中并不重要。能否直接闭合切口取决于缺损部位的大小，供区位于上、中1/3时多可直接缝合闭合。

但是，通常在使用远端蒂逆行皮瓣时，必须牺牲皮岛。对小腿来说，腓动脉并不是最重要的血管，因此它可以包含在血管蒂中。由于近端穿支的起源尚不清楚，故无法应用。在小腿外侧，穿支总是起源于腓动脉的中下1/3，多被用作供区。另外，在下

1/3 虽然有着强大的穿支，但如果皮瓣长度为 4 cm 或更大，直接缝合是不可能的。这时需要进行皮肤移植。考虑到美容的问题，如果供区更多选择在上 1/3 和中 1/3，在大多数病例中可直接闭合供区。此

典型病例

病例1（图29-2）

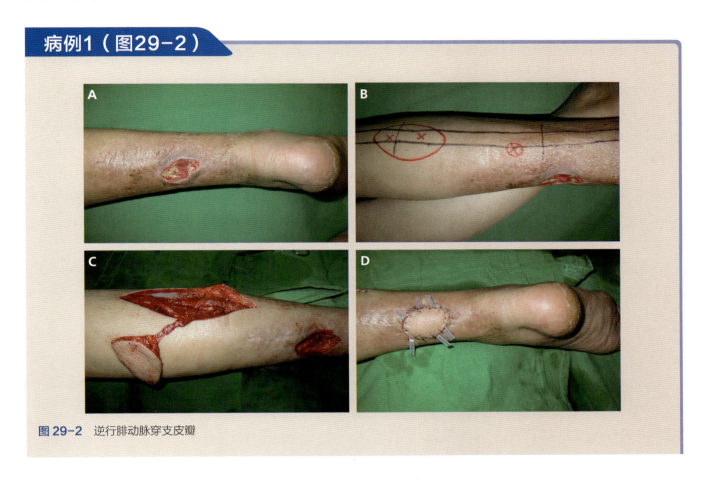

图 29-2 逆行腓动脉穿支皮瓣

病例2（图29-3）

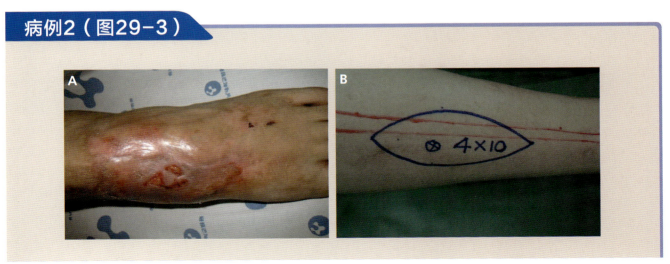

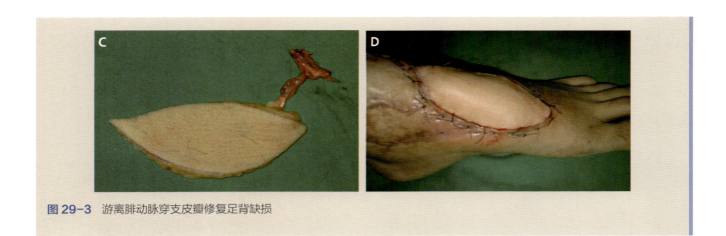

图 29-3　游离腓动脉穿支皮瓣修复足背缺损

病例3（图29-4）

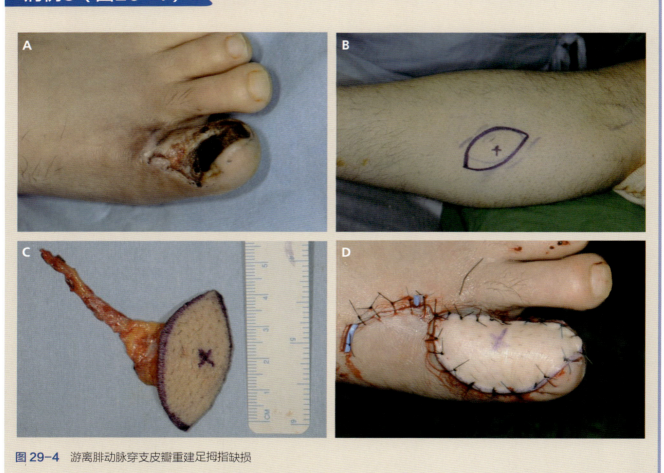

图 29-4　游离腓动脉穿支皮瓣重建足拇指缺损

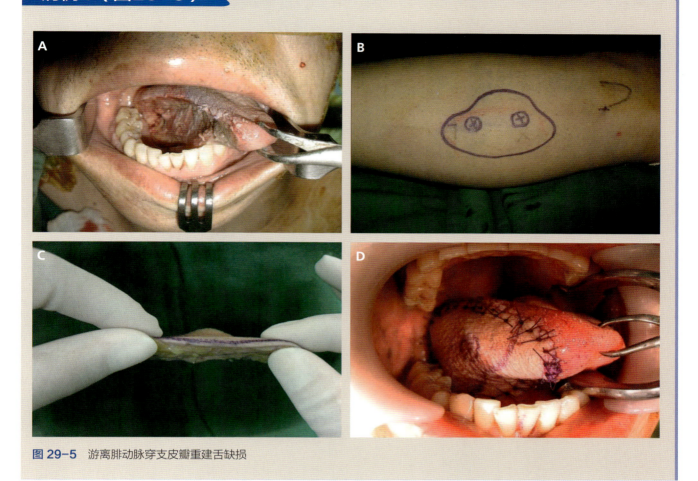

图 29-5　游离腓动脉穿支皮瓣重建舌缺损

外，腓动脉穿支皮瓣可以应用在各种条件的复合组织瓣中，例如包含腓骨的骨皮瓣、包含比目鱼肌和腓骨长肌的肌皮瓣、包含腓肠外侧神经的皮神经营养血管皮瓣等。

因此，当组织缺损小于 4 cm 时，腓动脉穿支皮瓣非常有用。对小型或中型的软组织缺损来说，重建时皮瓣体积过大并不舒服。当需要小于 6 cm 的血管蒂时，宜采用游离皮瓣。

相关阅读

1. Wei FC, Jain V, Suominen S, et al. Confusion among perforator flaps: What is a true perforator flap? Plast Reconstr Surg 2001;107: 874.

2. Chen YL, Zheng BG, Zhu JM, et al. Microsurgical anatomy of the lateral skin flap of the leg. Ann Plast Surg 1985;15: 313.

3. Hallock GG. Direct and indirect perforator flaps: the history and the controversy. Plast Reconstr Surg 2003;111: 855.

4. Wei FC, Jain V, Celik N, et al. Have we found an ideal soft-tissue flap? An experience with 672 anterolateral thigh flaps. Plast Reconstr Surg 2002;109:2219.

5. Celik N, Wei FC, Lin CH, et al. Technique and strategy in anterolateral thigh perforator flap surgery, based on an analysis of 15 complete and partial failures in 439cases. Plast Reconstr Surg

2002;109:2211.

6. Kimata Y, Uchiyama K, Ebihara S, et al. Anatomic variations and technical problems of the anterolateral thigh flap: A report of 74 cases. Plast Reconstr Surg 1998;102:1517.

7. Yoshimura M, Imura S, Shimamura K, et al. Peroneal flap for reconstruction in the extremity: preliminary report. Plast Reconstr Surg1984;74:402.

8. Beppu M, Hanel DP, Johnston GH, et al. The osteocutaneous fibula flap: An anatomic study. J Reconstr Microsurg 1992;8:215.

9. Yajima H, Ishida H, Tamai S. Proximal lateral leg flaptransfer utilizing major nutrient vessels to the soleusmuscle. Plast Reconstr Surg 1994;93:1442.

10. Wolff KD. The supramalleolar flap based on septocutaneousperforators from the peroneal vessels for intraoralsoft tissue replacement. Br J Plast Surg 1993;6:151.

11. Kawamura K, Yajima H, Kobata Y, et al. Clinical applications of free soleus and peronealperforator flaps. Plast Reconstr Surg 2005;115:114.

12. Wolff KD, Holzle F, Nolte D. Perforator flaps from thelateral lower leg for intraoral reconstruction. Plast Reconstr Surg 2004;113:107.

13. Oh SH, Oh HB, Lee SR, et al. Clinical applications of peroneal perforator flap. J Korean Soc Plast Reconstr Surg 2006;33:187-192.

第30章

穿支螺旋桨皮瓣

Joo-Yup Lee

引言

对于外科医生来说，修复小腿远端 1/3 有骨和肌腱外露的缺损仍有很大的挑战。由于局部皮瓣修复的成功率不高，因此即使是较小的创面，游离皮瓣仍是首选的治疗方式。在 20 世纪 90 年代早期，随着穿支皮瓣概念的提出，对于此类创面的覆盖有了更多的选择。由于小腿远端 1/3 处有皮穿支血管，因此能够提供稳定的穿支皮瓣来修复缺损。穿支皮瓣分类为以下几种类型：螺旋桨皮瓣、半岛皮瓣、推进皮瓣和顺行、逆行岛状皮瓣。螺旋桨皮瓣属于单个穿支的局部岛状筋膜皮瓣。设计螺旋桨皮瓣是以穿支为皮瓣旋转点。皮瓣旋转 180°，能够很灵活地覆盖小腿远端 1/3 的各种形状的缺损（图 30-1）。

螺旋桨皮瓣作为一个新的修复重建的方法，具有很多优势。①由于血管稳定，可以覆盖很大的缺损；②皮瓣可以应用于缺损远处的穿支血管供血。

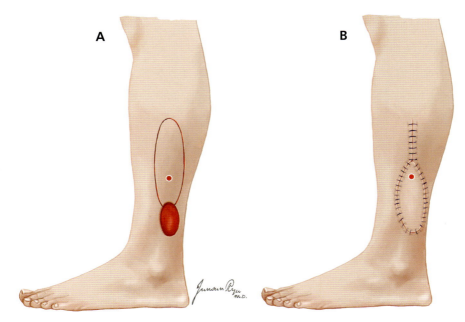

图 30-1 螺旋桨皮瓣设计示意图：以近端穿支为旋转点覆盖远端缺损

此外，螺旋桨皮瓣不牺牲主干血管，减少了对供区的损伤。由于螺旋桨皮瓣不需要吻合血管，因此能够缩短手术时间和降低术后皮瓣失败的风险。螺旋桨皮瓣适用于小腿远端 1/3 的缺损和踝关节的缺损，包括内踝和外踝。螺旋桨皮瓣也可以应用于跟腱感染伤口的修复以及糖尿病患者的伤口。

解剖

在设计螺旋桨皮瓣之前需要深入了解小腿穿支血管的解剖。对于穿支的数量以及走行已经有很多的研究。在小腿 3 条主要血管中，腓动脉是用于螺旋桨皮瓣最多的血管。腓动脉起始于胫后动脉，沿腓骨内侧嵴向下走行。腓动脉穿支穿过蹰长屈肌的附着点，从腓骨长肌和比目鱼肌之间的后外侧肌间隔穿出。最稳定的腓动脉穿支在外踝上 5 cm 穿过骨间膜到达小腿前方，这些穿支都是肌皮穿支和肌间隙穿支，穿支平均直径 0.8 ± 0.3 mm，每个穿支供应的面积是 32 ± 10 cm²。在小腿近端 1/3 的穿支大部分为肌皮穿支，而在小腿远端 1/3 则为肌间隙穿支。胫后动脉是腘动脉最大的分支，供应小腿 10% 的皮肤。在胫后动脉走行过程中平均发出 10 ± 4 个穿支至皮肤。一些文章报道，穿支只出现在小腿中远 1/3，但是大部分文章则报道，穿支分布广泛。通常有 4 ~ 5 个穿支从比目鱼肌与趾长屈肌之间的间隙穿出。3 ~ 4 个肌皮穿支从胫后动脉发出后从比目鱼内侧穿出。胫后动脉穿支直径在 0.7 ± 0.2 mm，供应面积为 34 ± 12 cm²。胫前动脉在腘动脉下缘分叉处发出，穿过骨间膜上孔隙到达小腿前面。胫前动脉有 6 ± 3 个穿支供应小腿前肌间隔皮肤。最近端的穿支在腓骨头远端 7 ~ 8 cm 处，然后穿支穿过趾长伸肌与腓骨肌之间的前肌间隔，穿出小腿中 1/3 的深筋膜。中部的肌间隙穿支或肌皮穿支位于胫骨结节远端 12 ~ 14 cm。最远端的肌间隙穿支距离胫骨结节 17 ~ 22 cm，穿支末端在趾长伸肌下方走行。这个穿支最后在小腿远端 2/3 穿出深筋膜到达皮肤。穿支都是肌皮穿支和肌间隙穿支，肌皮穿支在肌肉中的

走行很短，之后达到皮肤。因此小腿以远 1/3 的肌间隙穿支通常被设计为螺旋桨皮瓣。

手术方法

在术前，用手提式多普勒对穿支进行定位和标记。根据缺损位置附近最大的穿支设计皮瓣，皮瓣宽度要比缺损稍宽，皮瓣长轴的长度与穿支点到缺损的距离一致。手术需要应用气囊止血带。在放大镜的辅助下，在筋膜下层解剖穿支。在设计螺旋桨皮瓣时，并不需要辨认主干血管。如果主要穿支与预期旋转点差距很大，就需要调整设计。最可靠的穿支位于内踝近端 10 ~ 12 cm 处和外踝近端 5 ~ 7 cm 处。如探查穿支口径足够大，可以切开皮瓣前、后缘，在筋膜下将皮瓣掀起，仅留下皮瓣最近端和最远端不切断。选取远端最大的、合适的穿支，用血管夹夹闭其他穿支。如果血供可靠，结扎其他穿支。只有皮瓣远端血运良好，才能将皮瓣切取成岛状。将皮瓣掀起旋转 180°。直接缝合供瓣区，但是经常需要进行移植断层皮片覆盖。

改良

分布广泛螺旋桨皮瓣的优点是皮瓣的设计和旋转都有很大的灵活性。如果对皮瓣设计做一些改进，可以扩大穿支皮瓣的应用范围。缺损的位置和大小决定了选择哪种皮瓣。半岛皮瓣的设计就是一种改进，此种皮瓣对血管的影响较小，并且不需要解剖穿支，因此能够缩短手术时间。半岛皮瓣适用于旋转角度小于 90° 的皮肤缺损。如果缺损范围小，穿支距离近，皮瓣推进的距离小于 4 cm，就可以选择推进皮瓣。如果缺损距离穿支较远，就可以选择逆行或顺行岛状皮瓣。带有主干血管的皮瓣最远可以到达膝关节近端或者足背远端。虽然带主干血管的皮瓣对于严重损伤的患者是个不错的治疗选择，但其缺点是需要牺牲主干血管，并且这对于经验欠缺的外科医生来说有一定的难度。

注意事项

螺旋桨皮瓣最大的缺点是静脉瘀滞的风险很大，以及解剖出穿支需要很长的手术时间。汪（Wong）等主张应当选择直径大于 1 mm，长度大于 30 mm 的穿支，并且皮瓣的旋转角度要小于 180°。也就是说，如果皮瓣旋转角度超过 180°，就要改变旋转

典型病例

病例1

患者为 68 岁老年男性，左外踝处皮肤缺损。患者因左外踝滑囊炎，行滑囊切除术后导致深层感染。经过清创后，形成了 5 cm×4 cm 大小皮肤缺损，并且伴有外踝骨外露及腓骨肌腱外露。应用多普勒探查腓动脉穿支，在筋膜下层进行解剖，在外踝近端 5 cm 处找到腓动脉穿支。掀起皮瓣后，以穿支为旋转点，将皮瓣旋转 180°。仔细止血后将皮瓣覆盖缺损后无张力缝合，直接缝合封闭供瓣区（图 30-2）。

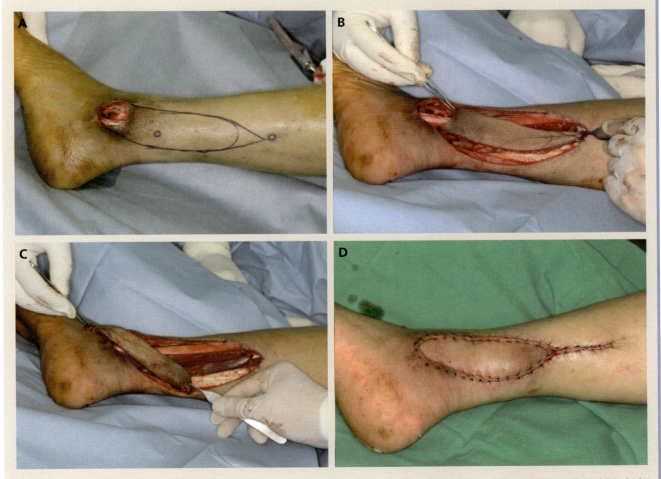

图 30-2 腓动脉穿支螺旋桨皮瓣覆盖外踝缺损。定位穿支和设计皮瓣（A）。掀起皮瓣（B）。以穿支为旋转点旋转皮瓣（C）。皮瓣覆盖缺损，一期缝合封闭供瓣区（D）

患者为 54 岁男性，右踝关节前方皮肤缺损。既往患有糖尿病 20 余年。胫前肌腱外露感染，伴有 6 cm×4 cm 大小皮肤缺损。在趾伸肌和腓骨肌之间定位胫前动脉穿支。

在筋膜层解剖寻找穿支。掀起皮瓣，以穿支为旋转点旋转皮瓣。仔细止血后将皮瓣覆盖缺损后无张力缝合，供瓣区的边缘植皮。最后随访，皮瓣完全成活（图 30-3）。

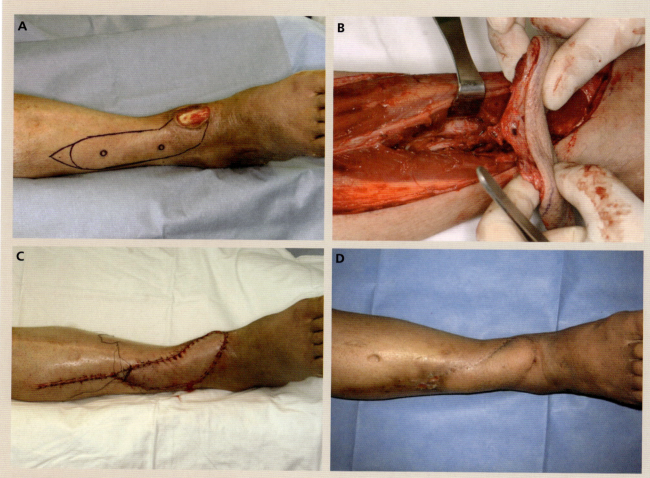

图 30-3 胫前动脉穿支螺旋桨皮瓣覆盖踝前皮肤缺损。定位穿支和设计皮瓣（A）。确认穿支（B）。以穿支为旋转点旋转皮瓣（C）。伤口完全愈合（D）

患者为 43 岁男性，跟腱外露感染。患者在跟腱修补术后出现深部感染和跟腱坏死。清创之后在跟腱位置形成 7 cm×4 cm 大小皮肤缺损。设计腓动脉穿支螺旋桨皮瓣。用皮瓣覆盖跟腱位置缺损。直接缝合供瓣区。最后随访，皮瓣完全成活（图 30-4）。

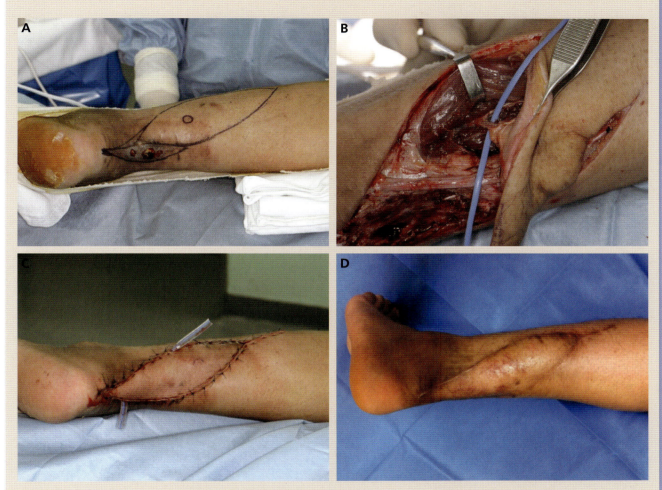

图 30-4　腓动脉穿支螺旋桨皮瓣覆盖跟腱感染处皮肤缺损。定位穿支和设计皮瓣（A）。确认穿支（B）。以穿支为旋转点旋转皮瓣（C）。伤口完全愈合（D）

方向，从而使皮瓣旋转角度小于180°。实验表明，血管蒂部的扭转导致血管通畅率明显降低。由于静脉壁薄、内压低和弹性大，因此静脉对于扭转反应更敏感。术后前72h是静脉栓塞的高发时段，因此，术后3~5天必须给予抗凝治疗。

相关阅读

1. Jakubietz RG, Jakubietz MG, Gruenert JG, et al. The 180-degree perforator-based propeller flap for soft tissue coverage of the distal, lower extremity – a new method to achieve reliable coverage of the distal lower extremity with a local, fasciocutaneous perforator flap. Ann Plast Surg 2007; 59: 667-671.

2. Schaverien MV, Hamilton SA, Fairburn N, et al. Lower limb reconstruction using the islanded posterior tibial artery perforator flap. Plast Reconstr Surg 2010; 125: 1735-1743.

3. Lu TC, Lin CH, Lin CH, et al. Versatility of the pedicled peroneal artery perforator flaps for soft-tissue coverage of the lower leg and foot defects. J Plast Reconstr Aesth Surg 2011; 64: 386-393.

4. Rad AN, Singh NK, Rosson GD. Peroneal artery perforator-based propeller flap reconstruction of the lateral distal lower extremity after tumor extirpation: case report and literature review. Microsurgery 2008; 28: 663-670.

5. Pignatti M, Pasqualini M, Governa M, et al. Propeller flaps for leg reconstruction. J Plast Reconstr Aesth Surg 2008; 61: 777-783.

6. Tos P, Innocenti M, Artiaco S, et al. Perforator-based propeller flaps treating loss of substance in the lower limb. J Orthopaed Traumatol 2011; 12: 93-99.

7. Mateev MA, Kuokkanen HOM. Reconstruction of soft tissue defects in the extremities with a pedicled perforator flap: series of 25 patients. J Plast Surg Hand Surg 2012; 46: 32-36.

8. Teo TC. The propeller flap concept. Clin Plast Surg 2010; 37: 615-626.

第 31 章

足背皮瓣

Daegu Son

引言

游离足背皮瓣具有稳定的血供，并且皮瓣血管较粗大，蒂部较长。由于皮瓣薄、柔韧性好，因此适合覆盖敏感区域。理想的带感觉的皮瓣通常需要具备以下特点：比较薄，有可靠的神经和血供，蒂部有足够的长度和宽带，两点辨别觉在 4～10 mm。

根据受区的情况，此皮瓣可以形成包含伸肌腱或第二跖骨的复合皮瓣。游离足背皮瓣特别适合应用于手背或手掌，因为在修复软组织缺损的同时可以修复运动和感觉。应用足背动脉和第一跖背动脉，足背、第一趾蹼和趾腹都可以作为游离皮瓣供区，但是这个皮瓣最大的缺点就是供区破坏较大。

解剖

动脉

游离足背动脉皮瓣的血供是足背动脉—第一跖背动脉系统（FDMA）（图 31-1）。足背动脉是胫前动脉的延续，走行在跗骨上方、姆短伸肌下方。足背动脉在第一、二跖骨基底之间走行，在此处分为足底深支和 FDMA。FDMA 走行在第一骨间背侧表面，也可能走行在肌间，甚至可能走行在肌肉下方（图 31-2）。在伸肌支持带处，足背动脉长 4～6 mm，直径 1.14 mm。应在术前检查是否存在血管的解剖变

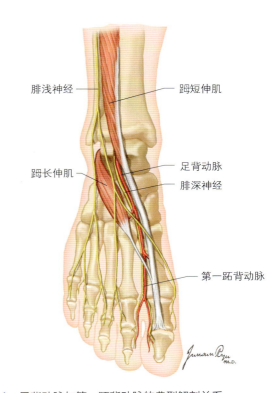

腓浅神经
姆短伸肌
姆长伸肌
足背动脉
腓深神经
第一跖背动脉

图 31-1 足背动脉与第一跖背动脉的典型解剖关系

异。阻断胫后动脉，判断足背动脉搏动是顺向血流还是逆向血流。下一步是阻断足背动脉，判断胫后动脉是顺向血流还是逆向血流。如果胫后动脉呈现逆向血流，应该做进一步更为准确的血流检测。

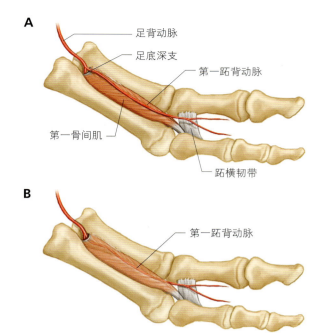

A

足背动脉
足底深支
第一跖背动脉
第一骨间肌
跖横韧带

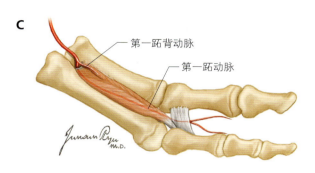

B

第一跖背动脉

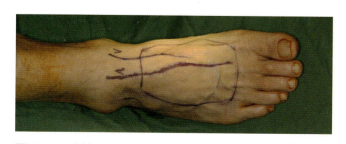

C

第一跖背动脉
第一跖动脉

图 31-2 第一跖背动脉的解剖变异

静脉和神经

内侧浅静脉系统占优势，回流入大隐静脉。支配足背内侧感觉的是腓浅神经，腓浅神经是纯感觉神经。腓浅神经的内侧支与足背动脉和 FDMA 系统伴行，此神经支配第一趾蹼。

手术方法

游离足背皮瓣优点是供区和受区可同时进行解剖。摆好体位，标记足背浅静脉，然后用多普勒探测足背动脉并标记。画出皮瓣轮廓，并标记出足背

动脉和第一跖背动脉轴（图 31-3）。

上止血带，首先切开第一、二足趾处的皮瓣最远端，寻找第一跖背动脉，通常位于跖横韧带上方。仔细解剖以防有解剖变异。结扎动脉，在动脉深层平面向近端解剖。变异动脉可能走行在第一骨间背侧肌的上方、中间或下方。姆短伸肌腱在 FDMA 浅层，就需要将其切断包含到皮瓣之内（图 31-4）。下一步保留浅静脉，切开皮瓣内侧和外侧。在第二跖骨基底这个关键点，FDMA 汇入到足背动脉（图31-5）。

在足背动脉与足底深支交汇处，结扎足底深支保留 FDMA。在足背动脉深层继续向近端解剖皮瓣，防止损伤腓浅神经、腓深神经和静脉。如果需要的静脉较长，就需要多选择内侧浅静脉系统。切开伸肌支持带，根据受区的需要分离胫前动脉。

手术成功的关键点是选择可行的皮瓣和合适的受区，切取皮瓣时能够最大限度地保护足背动脉—第一跖背动脉轴及有活力的受区基底床。皮瓣供区通常移植自体断层皮片覆盖。植皮区会出现比较明显挛缩和色素沉着（病例 1）。为防止挛缩和术后美观问题，供区可移植人工真皮。应用保留薄层脂肪的皮肤（PSFS）覆盖供瓣区的方法可以改善外观和功能问题。PSFS 保留了 2 ~ 3 mm 厚度的皮下脂肪，因此需要更长的愈合时间，但是质地和颜色更好（病例 2）。

图 31-3 皮瓣大小：远端—趾蹼，近端—踝间线，内侧—姆长伸肌，外侧—小趾伸肌外侧 1 cm

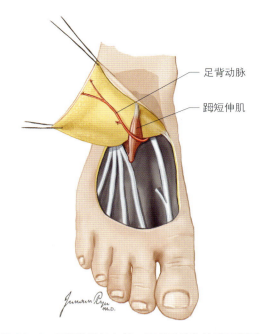

图 31-4 踇短伸肌腱与第一跖背动脉的关系示意图

足背动脉
踇短伸肌

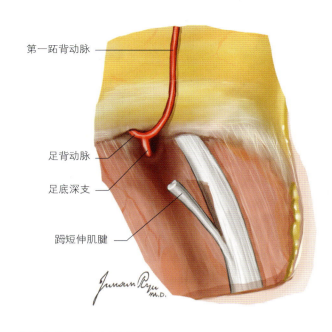

图 31-5 关键点的示意图

第一跖背动脉
足背动脉
足底深支
踇短伸肌腱

改良

根据受区的情况，此皮瓣可以形成包含伸肌腱或第二跖骨的复合皮瓣。

注意事项

解剖时要小心，以免损伤伸肌腱的腱周组织。

由于供区破坏较大，此皮瓣被应用的概率越来

典型病例

病例1（图31-6）

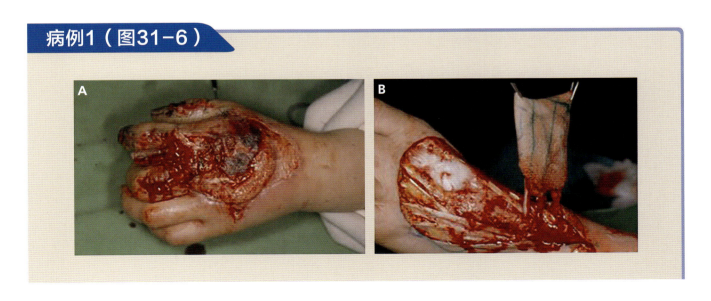

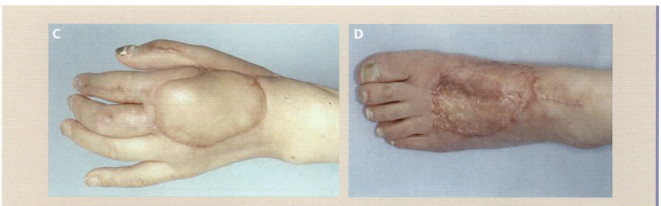

图31-6 患者左手撕脱伤伴有食指、中指伸肌腱断裂，食指骨折（A）。切取带有第二、第三伸趾肌腱的游离左足背动脉皮瓣（B）。术后1年（C）。左足背供瓣区植皮后色素沉着和挛缩（D）

病例2（图31-7）

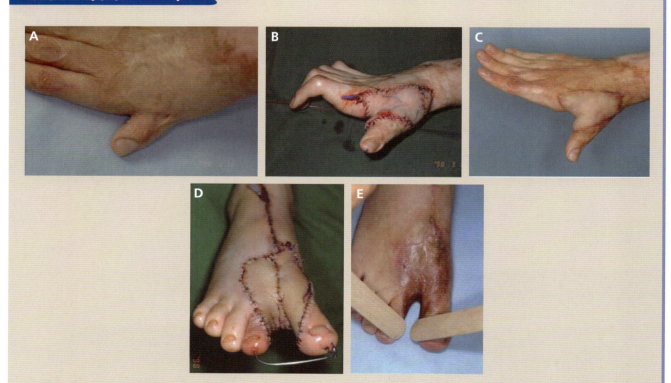

图31-7 患者被火焰烧伤后导致虎口挛缩伴有关节畸形（A）。游离移植足背动脉皮瓣（B）。右手术后18个月的外观（C）。足拇指桡侧外展角度和虎口外展最大角度接近正常（D）。右足术后18个月的外观（E）

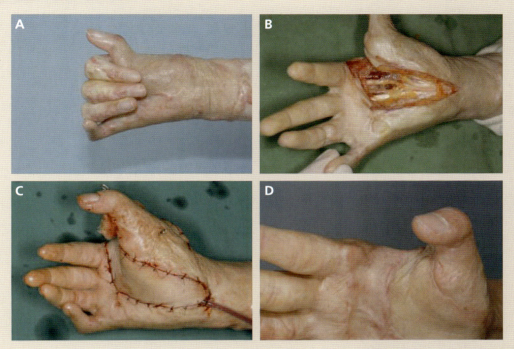

图 31-8　患者被烧伤后虎口挛缩畸形、手掌挛缩畸形，伴有掌指关节背伸畸形和指间关节过屈畸形（A）。彻底松解挛缩畸形（B）。彻底松解挛缩肌肉和克氏针纠正关节畸形后移植足背动脉皮瓣（C）。术后 18 个月的外观（D）

越小。为减少损伤供区，我们采用 PSFS(保留薄层脂肪的皮肤) 来覆盖，并提供湿润的环境，从而有利于皮肤成活。仔细解剖皮瓣和应用 PSFS 覆盖供瓣区，从而使得供瓣区没有功能障碍和减低供瓣区的外观畸形。

相关阅读

1. Morrison WA, O'Brien BM, MacLeod Am. The foot as a donor site in reconstructive microsurgery. World J Surg 1979;3:43-52.
2. Choi TH, Son DG, Han KH. Classification and reconstructive strategies of first web space contracture. J Korean Soc Plast Reconstr 2001;28:522-530.
3. May JW, Chait LA, Cohen BE, et al. Free neurovascular flap from the first web of the foot in hand reconstruction. J Hand Surg1977;2:387-393.
4. Man D, Acland RD. The microarterial anatomy of the dorsalis pedis flap and its clinical applications. Plast Reconstr Surg 1980;65:419-430.
5. Zuker RM, Manktelow RT. The dorsalis pedis free flap: technique of elevation, foot closure, and flap application. Plast Reconstr Surg 1986;77:93-104.
6. Banis JC. Thin cutaneous flap for intra oral reconstruction: the dorsalis pedis free flap revisited. Microsurg 1988;9:132-140.
7. Won DC, Son DG, Han KH, et al. Accelerated healing of composite graft in a wet environment: a pig model. J Korean Soc Plast Reconstr 2003;30:801-808.

8. Son DG, Han KH, Chang D. Extending the limits of fingertip composite grafting with moist-exposed dressing. International wound journal 2005;2: 315-321.

9. Evans RB. An update on wound management. Hand Clin 1991;7:409-430.

第 32 章

足底内侧皮瓣

Seong-Eon Kim

引言

足底内侧皮瓣适合用于足和手部没有毛发位置的重建。1954 年，米尔（Mir y Mir）首先报道了应用带蒂足底内侧皮瓣覆盖足跟处皮肤缺损。1983 年，莫里森（Morrison）等采用带感觉的游离足底内侧皮瓣修复足跟皮肤缺损。1986 年，伊达尔戈（Hidalgo）和肖恩（Shaw）总结了足底部的解剖。1988 年，井上（Inoue）报道了第一例应用足底内侧皮瓣修复重建指腹的病例。2001 年，小岛（Koshima）等报道了足底内侧穿支皮瓣。

足底内侧筋膜岛状皮瓣可以修复足跟、前足、跟腱和胫骨远端处的缺损。游离皮瓣可以重建对侧足跟或手掌。最近，穿支皮瓣的应用越来越多，已经有学者报道足底内侧皮瓣的穿支皮瓣。

足底内侧皮瓣的优势是能够提供不滑动、附着和填充良好的、有感觉的、无毛发的皮肤。另一个优势是供区不在负重区域和下方的肌肉功能不受影响。

足底内侧皮瓣的缺点是皮瓣与皮肤交界处皮肤角化过度、松弛以及远足感觉丧失。

解剖

动脉

足底血供是多源性的，来源于近端足底血管网、足底内、外侧动脉和足底深动脉。最常用的包含有足底内侧动脉蒂部的筋膜岛状皮瓣或游离皮瓣。

在内踝位置，胫后动脉位于趾长屈肌前方、蹈长屈肌后侧。在蹈展肌下方胫后动脉分为足底内侧动脉和足底外侧动脉。足底内侧动脉在蹈展肌深面走行，在蹈展肌和趾短屈肌之间向远端走行。神经和动脉在跖腱膜和趾短屈肌之间走行（图 32-1）。

神经支配

足底内侧神经在内踝下方 1~3 cm 起源于胫神经。足底内侧神经在经过蹈展肌时分为内侧支和外侧支。内侧支在足底内侧筋膜层走行，通常有 3 个感觉皮支支配足底内侧半的感觉。外侧支通常在跖腱膜下走行，在跖骨头近端 2.5~3 cm 处分出 3 个分支支配 3 个趾蹼。足底内侧神经支配足底内侧和内侧 3 个半足趾的感觉（图 32-1）。

手术方法

术前一定要检查胫前动脉和胫后动脉的情况。足底内侧皮瓣的远端应该在跖骨头近端 2~3 cm 处，皮瓣近端在足跟。皮瓣切取不能包含外侧足底。成年人的足底内侧皮瓣的平均大小为长 5~7 cm，宽 3~4 cm。

设计皮瓣的轴线在蹈展肌外侧的间隙。首先切开皮瓣最远端，在蹈展肌和蹈短屈肌之间的足底筋

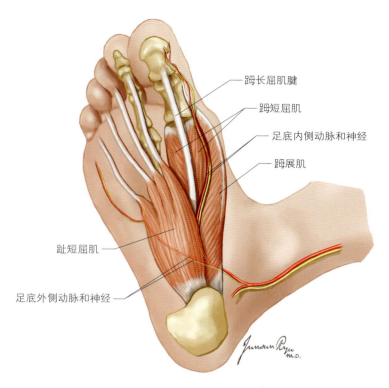

图 32-1　足底内侧区的解剖。足底内侧动脉及神经走行于跖腱膜的深层，并位于踇展肌与踇短屈肌之间

图中标注（自上而下）：
- 踇长屈肌腱
- 踇短屈肌
- 足底内侧动脉和神经
- 踇展肌
- 趾短屈肌
- 足底外侧动脉和神经

膜下层寻找足底内侧动脉和神经。找到足底内侧动脉和神经后，继续向近端切开，将蒂部和跖腱膜层在踇展肌和趾短屈肌下方切开。在切取皮瓣的过程中，需要将神经分支解剖出来。需要将足底内侧动脉和神经解剖至进入踇展肌下方的蒂部。从这个点开始，向近端切开就变得困难，如果为了切取更长的蒂部，就需要切断踇展肌，向近端切开至合适的位置。在完成皮瓣的切取后，松开止血带观察皮瓣的血运情况。

改良

逆行岛状皮瓣覆盖前足负重区

　　足底内侧皮瓣依靠足背动脉和足底外侧动脉营养，可以设计成逆行岛状皮瓣覆盖远足缺损。首先切取皮瓣近端，分离至跖骨头。由于感觉支配来自周围组织，因此不需要在皮瓣中保留神经。

游离皮瓣重建指腹

　　足底内侧皮瓣可以设计成带神经的游离皮瓣重建指腹。1988 年，井上（Inoue）等报道了第一例手术，包含足底内侧动脉的蒂部仅 1 mm 宽。

穿支皮瓣修复手指和远足小的缺损

　　2001 年，小岛（Koshima）等报道了足底内侧动脉穿支的游离皮瓣。足底内侧动脉在踇展肌和趾短屈肌之间走行，并发出数个穿支至足内侧。穿支皮瓣对足部血管的影响很小，直径小于 0.8 mm，很难被探测到和进行血管吻合。

典型病例

30 岁男性患者，右足跟处有直径 2 cm 大小的疼痛性增生瘢痕。15 年前因车祸伤后出现皮肤感染所致。当年伤口自行愈合。伤后 7 年，为缓解瘢痕疼痛行断层皮片移植术。在植皮后 6 年，瘢痕疼痛复发，并伴有植皮边缘的过度角化。将瘢痕完全切除，切取 3 cm×2 cm 大小足底内侧皮瓣覆盖于缺损处。植皮封闭供瓣区（图 32-2）。

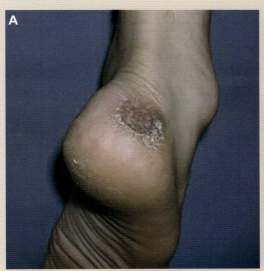
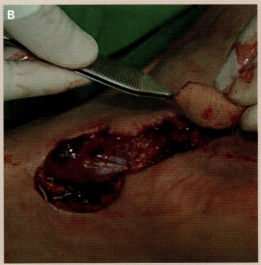

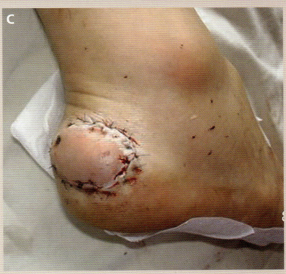

图 32-2　30 岁男性患者，右足跟处疼痛性瘢痕（A）。切取 3 cm×2 cm 大小足底内侧皮瓣覆盖于缺损处（B）。术后 1 周（C）

33 岁男性患者，右手滚丝机所致挤压伤导致皮肤坏死后形成手掌皮肤缺损。切取 7 cm×4 cm 大小游离足底内侧皮瓣，足底内侧动脉与桡动脉行端一侧吻合（图 32-3）。

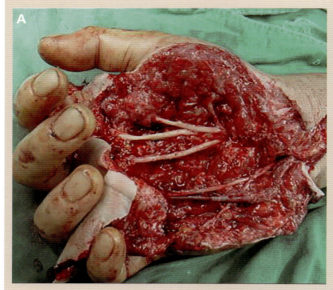

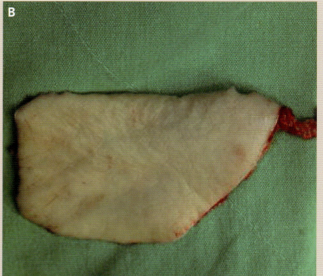

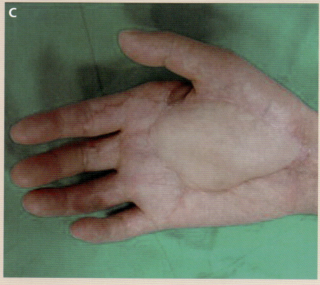

图 32-3　33 岁男性患者，手掌皮肤坏死（A）。7 cm×4 cm 大小游离足底内侧皮瓣（B）。术后 6 个月的外观（C）

55 岁男性患者，因抽丝机导致右手食指指腹缺损。切取 4 cm×3 cm 大小左足底内侧皮瓣修复指腹缺损。足底内侧动脉与尺侧指动脉相吻合，足底内侧神经与食指桡侧指神经相吻合（图 32-4）。

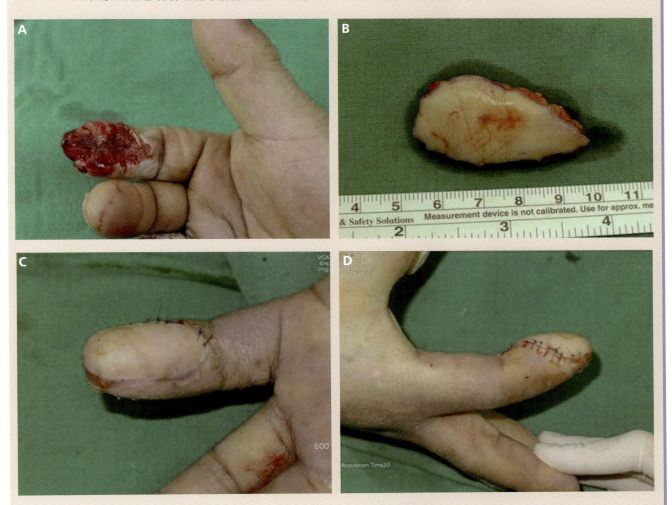

图 32-4 55 岁男性患者，食指指腹缺损（A）。4 cm×3 cm 大小带神经的左足底内侧皮瓣（B）。术后 1 个月的外观（C、D）

注意事项

（1）必须检查胫前动脉和胫后动脉的通畅性。如果胫前动脉栓塞，在用足底内侧皮瓣修复足跟时就应该更小心，以防止损伤胫后动脉。

（2）足底内侧皮瓣的主要血供来自足底深动脉弓或外侧动脉的情况并不常见。但是遇到此种情况，切取皮瓣会非常困难，就需要行皮瓣迟延术。

过度角化具有不可预见性，因此每个足底伤口都需要给予很大的关注。要避免压迫供瓣区，防止过度角化。

相关阅读

1. Mir y Mir L., Follow-up clinic. Functional graft of the heel, Plast Reconstr Surg 1975;55(6):702-703.

2. Morrison WA, Crabb DM, O'Brien BM, et al. The instep of the foot as a fasciocutaneous island and as a free flap for heel defects. Plast Reconstr Surg 1983;72:56.

3. Hidalgo DA, and Shaw WW. Anatomic basis of plantar flap design. Plast Reconstr Surg 1986;78: 627.

4. Shaw WW, and Hidalgo DA. Anatomic basis of plantar flap design: Clinical applications. Plast Reconstr Surg 1986;78: 637.

5. Baker GL, Newton ED, Franklin JD. Fasciocutaneous lsland flap based on the medial plantar artery: Clinical applications for leg, ankle, and forefoot. Plast Reconstr Surg 1990;85(1):47-58.

6. Inoue T, Kobayashi M, Harashina T. Finger pulp reconstruction with a free sensory medial plantar flap. Br J Plast Surg 1988;41(6):657-659.

7. Koshima I, Urushibara K, Inagawa K, et al. Free medial plantar perforator flaps for the resurfacing of finger and foot defects. Plast Reconstr Surg 2001;107(7):1753.

8. Serafin D. Atlas of microsurgical composite tissue transplantation. Philadelphia: W.B. Saunders company; 1996.

9. Lee HB, Tark KC, Rah DK, Shin KS. Pulp reconstruction of fingers with very small sensate medial plantar free flap. Plast Reconstr Surg 1998;101(4):999-1005.

第 33 章

吻合血管的足趾关节移植（VTJT）

Gi-Jun Lee

引言

对于手外科医生来说，手部关节破坏和先天性关节畸形的治疗非常困难。关节破坏的治疗目标是获得一个无痛、稳定并有足够活动度的关节。

治疗破坏的关节有很多治疗方案。通常的治疗方案是关节融合术和关节置换术。截肢、自体移植、不带血管的关节移植和带血管的关节移植（VTJT）都可以应用。但是还没有一个方案能够满足所有的情况。

关节融合术的手术难度小，能够解除手指疼痛，但缺点是要损失关节活动度从而带来各种不适。人工关节置换术需要植入硅或高温石墨，通常用于损伤关节的重建，非常适合于关节软骨损伤、侧副韧带完好的病例，不能用于大块骨缺损或侧副韧带缺损的病例。关节切除成形术、软组织关节成形术和软骨膜置换术等其他关节置换术的效果并不理想。自体移植或不带血管蒂的关节移植能够治疗部分关节缺损，但是不适用于整个关节损伤的病例。

VTJT 虽然手术难度大，但却是一个能提供良好活动度和稳定性的关节的有效治疗方法。

1962 年，恩汀（Entin）等首先报道了不带血管蒂的关节移植技术。由于在术后 2 周内软骨会坏死，最后会被纤维软骨替代，因此结果并不令人满意。1967 年，班克（Buncke）等首先报道了将受伤食指的掌指关节游离移植至中指，替代近指间关节。1976 年，塔彻（Toucher）等首先实施了 VTJT。1980 年，马蒂斯（Mathes）报道了将 4 岁孩子的第二跖趾关节游离移植至环指掌指关节。两年半后复查，移植关节的骨骺随着增长。1982 年，蔡（Tsai）报道了 9 例 VTJT。游离关节除了 1 例之外全部取自足部。关节的平均活动度为 22/55。蔡（Tsai）等作者得出结论：VTJT 对于年轻患者重建关节是个可行的方案。后来又有几项临床研究报道了 VTJT 的结果和临床应用。

VTJT 与其他方法相比有几个优点：①因为移植整个关节有完整的侧副韧带，所以关节稳定性好；②能够用于较大骨缺损的病例，而骨缺损较大时不能行关节置换术；③随访发现移植关节可以使用很长时间而不会患骨性关节炎；④由于移植了干骺端，孩子的关节能够继续生长；⑤关节能够恢复有限活动度，虽然平均活动度仅有 30°，但是这个活动度很有效；⑥供区的损伤相对较小，因为第二足趾的近节趾间关节可以通过植骨来重建。

VTJT 的第一个缺点也是最大的缺点是手术技术难度大。手术需要精细的显微外科解剖、微小血管的吻合、足够长度和对线良好的稳定骨的固定以及需要熟练的伸肌腱和软组织重建技术。第二个缺点就是需要长时间的全麻手术。第三个缺点是关节有 30° 或者更大角度的伸直障碍，从而影响美观和功能。第四个缺点是需要更长时间的恢复期和额外的手术。最后一个缺点是移植跖趾关节会破坏足弓，引起供区障碍。

考虑到 VTJT 手术技术的难度大和手术时间长，其适应证推荐为有强烈重建关节愿望的年轻人或年龄小于 50 岁的健康患者。此外，关节软骨损伤、侧副韧带缺失以及干骺端或骨干缺损是 VTJT 手术适应证。如果仅有软骨表面损伤，首先考虑人工关节置换术。如果患者对关节活动度的要求不高，则首选关节融合术。

对于发育期的儿童，移植有干骺端的 VTJT 是治疗创伤性或先天性关节缺损的最佳治疗方案。许多研究表明，健康的屈肌腱是实行 VTJT 手术的先决条件。最初，这项研究的学者提出，只有健康的屈肌腱才有适应证，但是后来，屈肌腱损伤的病例也被纳入手术适应证，因为可以通过韧带松解术或者肌腱重建来改善功能。受区手指的伸肌腱决定了 VTJT 手术的效果。受伤手指的伸肌腱可以通过足趾的伸肌腱来重建，但是受伤的手指肌腱会导致术后恢复较差。

解剖

熟练掌握足部血管的解剖对成功完成 VTJT 手术至关重要。1976 年吉尔伯特（Gilbert）和 1977 年梅（May）都对足部解剖进行了详细的描述。

第二足趾的近侧趾间关节（PIP）是最常用的供区，而第二足趾的跖趾关节（MTP）很少采用。对于儿童，MTP 是首选，因为它能够提供 2 个干骺端。PIP 的血供由近端横动脉弓（PTA）提供，PTA 位于 PIP 近端 8 mm 处。为了保护 PTA，要切取趾骨近端 15 mm 距离的组织。许多研究表明，PTA 起源于第二足趾的趾背动脉内侧支。但根据本文作者的手术经验，大部分 PTA 起源于足趾内侧固有动脉（MPDA），而 MPDA 位于足趾内侧神经（MDN）的背侧（图 33-1）。

MPDA 近端走行由第一跖背动脉（FDMA）的类型决定。

吉尔伯特（Gilbert）根据动脉与骨间肌之间的位置关系，将第一跖背动脉的解剖变异分为 3 种类型。Ⅰ 型占 66%，分为 Ⅰ A 和 Ⅰ B 两型，Ⅰ A 型的动

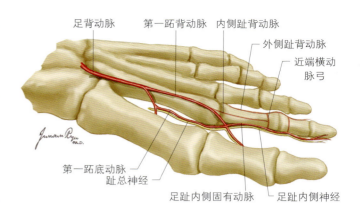

图 33-1　足趾趾动脉的解剖

脉很表浅，仅靠骨间背侧肌后部的小部分肌腹与皮肤隔开，Ⅰ B 型的动脉位于骨间肌内，但很浅、易分离。Ⅱ 型占 22%，动脉位于第一骨间肌的深层，但是比跖骨间深横韧带要浅。根据骨间肌背侧是否有小浅分支，Ⅱ 型又分为 Ⅱ A 型和 Ⅱ B 型。Ⅲ 型占 10%，第一跖背动脉很小，不是第一、第二足趾的主供血管，因此第一跖底动脉（FPMA）是皮瓣的主供血管。

在吉尔伯特（Gilbert）Ⅲ 型中，足趾内侧固有动脉与第一跖底动脉交汇，使得动脉解剖很有难度。在吉尔伯特（Gilbert）Ⅰ 型和 Ⅱ 型中，足趾内侧固有动脉与第一跖背动脉交汇，最终汇成足背动脉。解剖这个动脉要比解剖第一跖底动脉容易。

第二足趾的解剖变异可能会造成手术失败。魏（Wei）建议在第一趾蹼处从远端逆行解剖动脉，从而降低风险。

MTP 关节有超过 50° 的过伸活动度。PIP 平均活动度是 43°，伴有 12° 的伸直受限，相当于 55° 的屈曲活动度，但这只是手指活动度的一半。

手术方法

VJTJ 最常用的供区是第二足趾的 PIP 关节，因此手术方法主要是介绍 PIP 关节。

术前一定要用艾伦试验和多普勒检查受区的指

动脉的通畅情况。如果用通畅的一侧指动脉吻合，而对侧动脉已经损伤，那么受区手指就很有可能出现坏死。

术前应用多普勒标出 MPDA 的准确体表走行。超声检查有助于评估术前 FDMA 的分型，能够在术中更容易将 FDMA 解剖出来。

两组手术人员能够缩短手术时间。通常先解剖受区，在关节背侧做 40 mm 的正中切口，在近端做 Z 形切口寻找背侧静脉。供区做纵向长切口暴露伸肌腱 2 区到 4 区，要与皮肤、趾骨一起完整切取伸肌腱，而且肌腱要比截骨位置长 1 cm。蔡（Tsai）等推荐进行阶梯式截骨从而保留中央腱的止点，但是由于要保留足趾的静脉回流和固定骨比较困难，此方法并不常用。

通过掌侧 Z 形切口来解剖受区的动脉。要从关节上将屈肌腱游离下来，需要完整切除 A3 滑车，部分切除 A2 和 A4 滑车。如有可能，尽量保留 A2 和 A4 滑车。如果已经损伤 FDS，应该将其切除，但是当有止点在中节指骨的时候就需要保留滑车。

在 PIP 移植时，指固有动脉或指总动脉通常作为受区动脉。在 MCP 移植时，通常选用指总动脉或桡动脉的鼻烟壶支。在皮下能够清楚地解剖出从背侧到掌侧的供区动脉。用锯将足够长度的近节、中节指骨连同掌板一同切除，从而能够重建新的关节线（图 33-2A）。

基莫里（Kimori）和蔡（Tsai）等推荐应用从第一足趾背侧切取分离的皮瓣来减轻术后伸肌腱的粘连。但是这个方法并不常用，一是因为技术难度大，二是皮肤与肌腱粘连并不影响最后的结果。本文作者切取了第二足趾 PIP 关节背侧 6 mm × 40 mm 大小的皮肤（图 33-2B）。不驱血上止血带能够更容易切取静脉。

在解剖出皮下静脉之后，首先将第二足趾内侧的 MDN 和 MPDA 解剖出来，一直到 DIP 关节水平。MDN 保留在足趾，而仔细解剖 MPDA 将其包含到足趾皮瓣之中，在 DIP 水平结扎。在足趾侧方，在肌腱和侧副韧带浅层切开软组织，在剩余趾骨头中保留趾底动脉和神经。于趾骨头两侧切断皮瓣血管蒂，

将 DIP 关节切断，保留屈趾长肌腱。分离开屈肌腱为滑车装置，切断屈趾短肌腱，将关节皮瓣从足趾上分离下来。伸肌腱要切取足够的长度。因为要保护 MPDA 来保证 PTA 的血运（图 33-2C），所以切取近节指骨长度要大于 15 mm。在分离好皮瓣血管蒂后，为了防止皮瓣血管痉挛，需要 30min 的再灌注。用髂骨或切除手指的指骨填充供区缺损处。

应用钢丝和克氏针将足趾瓣固定在指骨上。在固定足趾瓣远端后，应该仔细测量所需骨的长度。如果足趾瓣的长度长于手指，就会引起移植关节的屈曲挛缩，因此应用稍短一点儿的移植骨很重要。在固定时一定要防止旋转畸形。在用交叉钢丝固定后，通过被动屈曲手指，检查是否存在旋转畸形，最后应用克氏针加强固定（图 33-2H）。

用足趾的伸肌腱牢固地修复手指的伸肌腱。由于皮瓣皮肤、浅静脉都要经过手指伸肌腱，因此只能有一侧（动脉的对侧）的手指伸肌腱能够用足趾伸肌腱修复（图 33-2D、E）。缝合伸肌腱时需要最大张力，从而减轻移植关节的伸直受限。有学者在 VTJT 术后 2～8 周，通过修复对侧未吻合的伸肌腱来减轻伸直受限。

在手掌侧仔细吻合动脉，防止血管蒂部扭转和压迫（图 33-2F），在手背侧吻合静脉（图 33-2G）。

MTP 重建 MCP 时，可以将 MTP 关节翻转 180° 或者跖骨头掌侧斜向截骨来纠正关节过伸。MTP 供区则通过骨移植或者第二足趾截除术来治疗。

关节重建术后的处理与传统的游离皮瓣相似。许多学者推荐应用克氏针固定 PIP 关节 3～6 周以减轻伸直受限。但是本文作者建议在术后 1 周进行早期适度的功能锻炼，考虑到骨固定和肌腱缝合很好，早期锻炼可增加移植关节的屈曲，并没有使伸直受限进一步恶化。如果骨和肌腱的缝合不够牢固，关节康复锻炼要适当延迟。

改良

很多文章都介绍了关节移植的各种改进方法。第一，通过逆行岛状皮瓣的方式用手指 DIP 关节来

重建 PIP 关节（自体同一手指的 DIP-PIP 移植）。第二，任何已经不可挽救手指完好的关节都可以通过岛状皮瓣或游离皮瓣移植至可挽救手指的毁损关节（不同手指移植）。第三，通过一块移植第二足趾的 MTP 和 PIP 两个关节来修复 MCP 和 PIP 的同时缺损。第四，第二、三足趾相邻的 PIP 关节可以同时移植重建手的相邻 PIP 关节。最后，"缠绕在一起的两个足趾"可以重建拇指。

注意事项

　　VTJT 最大的问题是伸直受限和关节仅有 30° 的活动度。许多学者提出很多方法来解决伸直受限的问题。大多数研究意见是缩短移植骨长度、最大张力的肌腱缝合和手指掌板切除。富歇（Foucher）建议 PIP 关节在伸直位固定 6 周，并进行 3 个月的动

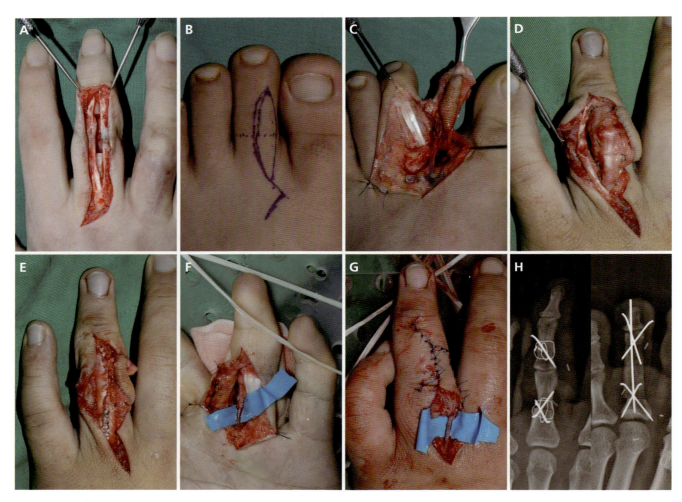

图 33-2　吻合血管的足趾关节移植术中照片

病例1（图33-3）

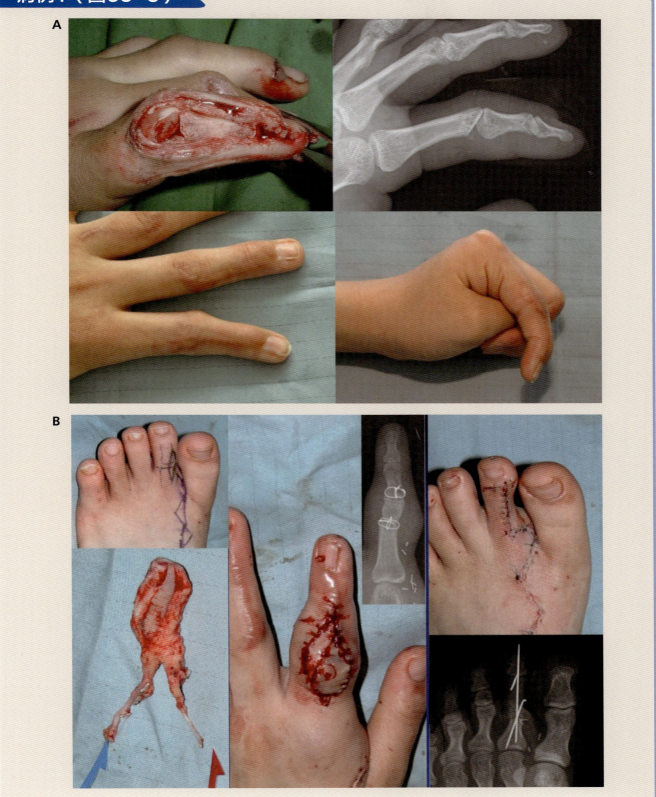

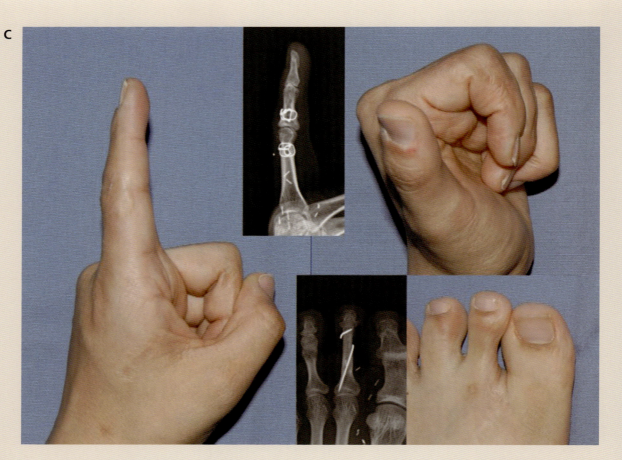

图33-3 19岁女性患者，左手食指切割伤导致PIP关节的骨骺和关节部分缺失。左手食指存在桡偏和近侧指间关节固定在158°位置不能活动。3个月后，切取左足第二足趾进行VTJT手术。治疗过程十分顺利。64个月后随访，移植后关节稳定性良好，主动活动度为7°/93°。患者重返工作岗位并且对手术效果很满意（A～C）

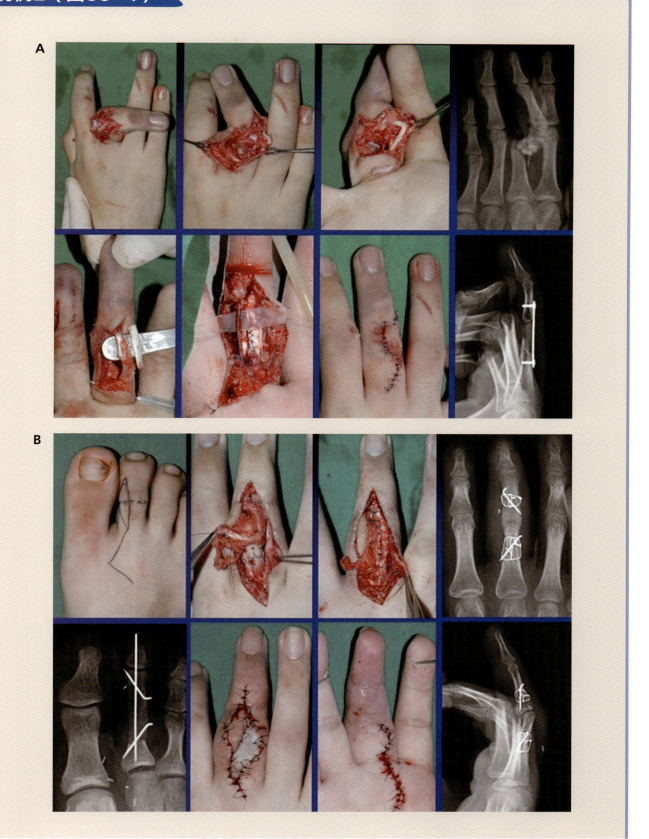

A

B

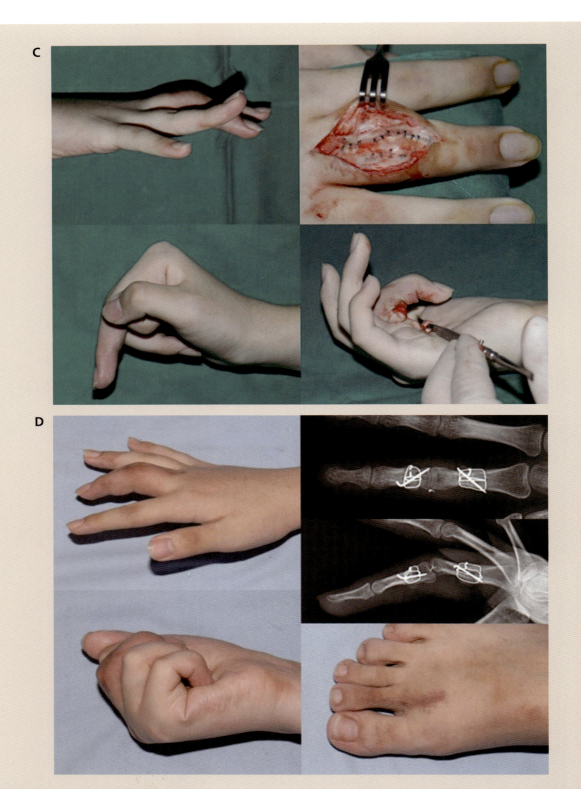

图 33-4　18 岁男性患者，既往有躁狂症病史，右手中指不全离断，强烈要求保指。PIP 关节、指动脉和屈肌腱缺失。通过植入骨水泥、移植动脉和肌腱保指成功。5 个月后切取右足第二足趾进行 VTJT 手术。在 VTJT 手术后 8 周行伸肌腱重建术。VTJT 术后 5 个月行屈肌腱松解术。12 个月后随访，移植后关节稳定性良好，主动活动度为 35°/86°。患者重返工作岗位并且对手术效果很满意（A ~ D）

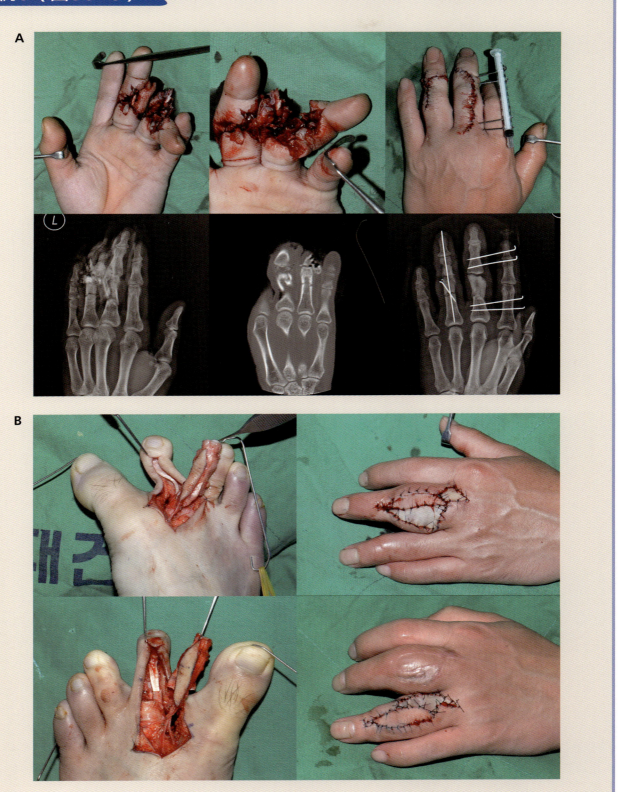

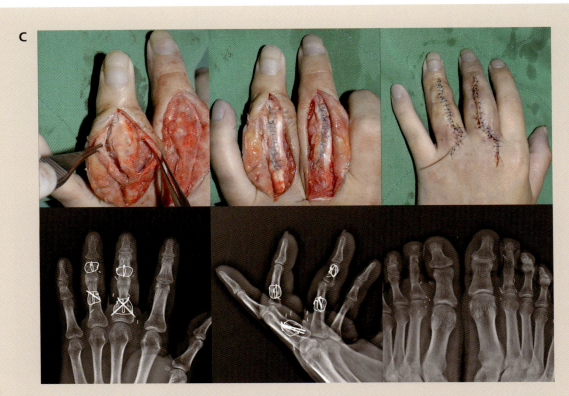

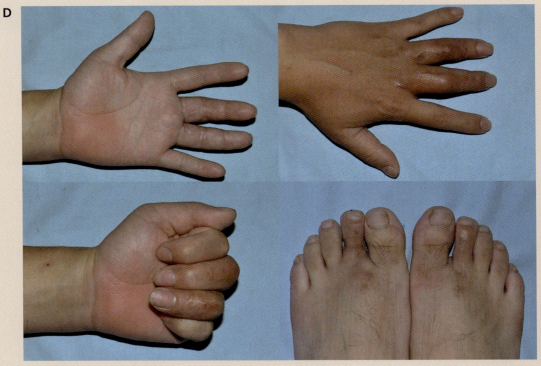

图 33-5　29 岁男性患者，左手中指、环指的 PIP 关节开放性骨折。第一次手术时去除粉碎指骨填充骨水泥。4 个月后用右足第二趾重建中指 PIP 关节。第一次重建之后 2 个月用左足第二趾重建环指。在手指修薄时，修复伸肌腱。11 个月后随访，移植后关节稳定性良好，中指主动活动度为 30°/90°，环指主动活动度为 15°/80°。患者重返工作岗位并且对手术效果很满意（A～D）

态和夜间静态夹板训练。蔡（Tsai）等推荐进行阶梯式截骨从而保留中央腱的止点，并从第一足趾处分离皮瓣来减轻瘢痕粘连。基莫里（Kimori）等推荐切除移植手指的瘢痕组织后用皮瓣替代，并且通过肌腱移植重建受损的外侧副韧带。

VTJT 重建 PIP 造成伸直受限是不可避免的，原因有以下几点。第一，足趾的近指间关节跖屈角度是 28°，相应的手指屈曲角度为 90°。手术并不能解决这个问题。第二，屈肌腱和伸肌腱的不平衡。屈肌腱完好是 VTJT 手术的适应证，但是伸肌腱通常会在之前的外伤或手术操作时受损。由于在骨固定点位置的伸肌腱术后粘连以及 VTJT 手术中肌腱缝合的力量较弱，伸肌腱的力量就会减弱。有学者会通过在 VTJT 手术中加强肌腱缝合力量和在术后 2~8 周进行二次手术修补伸肌腱来增加伸肌腱的力量。第三，移植关节周围软组织的纤维化。掌侧软组织比背侧组织更多，因此更容易发生纤维化和收缩。可以通过持续锻炼和动态辅助夹板来减轻屈曲收缩。

移植关节活动度受限通常由以下几个原因造成：在 25 mm 狭窄间隙双重骨固定、关节周围瘢痕形成和长时间的制动。这些原因可以通过交叉钢丝和克氏针的骨固定、牢靠的伸肌腱缝合以及早期康复锻炼等方法来克服。

相关阅读

1. Buncke HJ, Daniller AI, Shulz WP, et al. The fate of autogenous whole joints transplanted by microvascular anastomoses. Plast Reconstr Surg 1967;39:333-341.

2. Foucher G, Merle M, Maneaud M, et al. Microsurgical free partial toe transfer in hand reconstruction: a report of 12 cases. Plast Reconstr Surg 1980:65:616-626.

3. Tsai TM, Jupiter JB, Kuts JE, et al. Vascularized autogenous whole joint transfer in the hand – a clinical study. J Hand Surg 1982;7:335-342.

4. O'Brien BMC, Gould JS, Morrison WA, et al. Free vascularized small joint transfer to the hand. J Hand Surg 1984;9A;634-641.

5. Tsai TM, Wang WZ. Vascularized joint transfers: Indications and results. Hand Clin 1992;8:525-536.

6. Foucher G, Sammut D, Citron N. Free vascularized toe-joint transfer in hand reconstruction: a series of 25 patients. J Reconstr Microsurg 1993;6:201-207.

7. Kimori K, Ikuta Y, Ishida O, et al. Free vascularized toe joint transfer to the hand. A technique for simultaneous reconstruction of the soft tissue. J Hand Surg 2001;26B:314-320.

8. Chen YG, Cook PA, McClinton MA, et al. Microarterial anatomy of the lesser toe proximal interphalangeal joints. J Hand Surg 1998;23A:256-260.

9. Chen SHT, Wei FC, Chen HC. Vascularized toe joint transplantation. Hand Clin 1999;15:613-627.

10. Tsubokawa N, Yoshizu T, Maki Y. Long-term results of free vascularized second toe joint transfers to finger proximal interphalangeal joints. J Hand Surg 2003;28A:443-447.

11. Foucher G. Vascularized joint transfer. In: Green DP, Hotchkiss RN, Pederson WC, et al., editors. Green's Operative Hand Surgery. 5th ed. Philadephia: Elsevier; 2005. p. 1813-1833.

12. Hierner R, Berger AK. Long-term results after vascularised joint transfer for finger joint reconstruction. J Plast Reconstr Aesthet Surg 2008;61:1338-1346.

第 34 章

趾甲瓣
——用于重建手指甲

Sae-Hwi Ki • Byung-Joon Jeon • Jin-Soo Kim

引言

指端和指甲缺损通常由外伤、缺血、肿瘤或先天性异常等原因引起。虽然功能受限影响不大，但是对于患者来说，存在美观缺陷和功能受限等严重的问题。

1988年，有医生报道了第一例带血管游离指端移植。1980年，莫里森（Morrison）等报道了第一例足拇甲瓣重建足拇指的病例。

带有部分或全部趾甲瓣非常适合重建指端和指甲缺损。重建方法包括：整个足趾移植、足拇甲瓣以及第二足趾趾甲移植。本文介绍的是第二足趾趾甲移植。

第二足趾趾甲游离移植瓣有以下几个优点。第一，有很好的外形。第二，与足拇甲瓣或第一足趾趾甲游离瓣相比，供区外形损失更小。但是，这会造成第二足趾的畸形。同时，游离组织移植对于经验不丰富的外科医生来说也是个挑战。

解剖

足部动脉血供来自相通的两个血管弓系统。足底血供来自胫后动脉，而足背血供来自足背动脉。第二足趾血供来自两个背侧的趾动脉，一个来自背侧的第一跖背动脉，还有一个来自第二跖背动脉。然而，主要血供来自足底动脉弓和跖动脉发出的足底趾动脉。足底趾动脉在第二甲床的终末支分为终

末端支（TSB）和纤维骨裂支（FHB）。TSB在甲襞近端 7.6 ± 0.7 mm 起自足底趾动脉。FHB在甲襞近端 3.3 ± 0.7 mm 和甲沟外侧 3.8 ± 1.0 mm 处起自足底趾动脉。TSB和FHB的血管直径分别是 0.8 ± 0.2 mm 和 0.7 ± 0.1 mm。设计以FHB为蒂的趾甲瓣要在甲襞近端 5 mm 和甲沟外侧 5 mm。

静脉回流至与动脉伴行的静脉，再进一步回流至足背静脉，最后至隐静脉。

第二足趾神经由两个足趾神经（足底内侧神经分支）和腓深神经外侧部分（支配第一趾蹼两侧的感觉）支配。足底趾神经与趾动脉伴行，而腓深神经与第一跖背动脉伴行。

手术方法

在第二足趾背侧甲襞近端 5 mm 处做横向切口。在第二足趾内侧，甲沟外侧 5 mm 中处的外侧切口延至第一趾蹼。在背侧，将皮瓣掀起，辨认足背静脉，切开皮瓣近端。在外侧，辨认趾神经和趾动脉后，将其近端切断。确认FHB和趾腹、远端趾骨包含在皮瓣中。然后切断趾动脉和趾神经。

结扎动脉近端，掀起以FHB为蒂的足趾瓣，移植至受区。皮瓣的PDA动脉与受区合适口径的掌侧指动脉吻合。皮下静脉与受区掌侧静脉吻合。神经与受区合适的掌侧指神经吻合。

如果需要部分骨，远端趾骨的一部分可以移植至甲基质。供区在用咬骨钳修整后一期缝合封闭。

如果指端不需移植骨，可以去除部分远端指骨，从而更容易行指腹推进皮瓣，供区缺损应用 4-0 或 5-0 尼龙线一期缝合封闭。

术后每 4h 注射 1 次 2000IU 肝素，每天 1 次 10μgPGE1。密切观察皮瓣的颜色和毛细血管的反应。

改良

根据 PNB 的分型，第一、第二足趾的游离趾甲

瓣可以修复不同程度的手指、指腹以及指骨缺损。

根据缺损严重程度

根据 PNB 的分型，外科医生可以设计是否包含远端趾骨和趾腹的趾甲瓣。

趾甲骨皮瓣（趾甲、骨和趾腹）：如果缺损包含远端指骨、指腹，趾甲瓣应该包含远端趾骨和趾腹。

趾甲游离瓣（仅有趾甲）：如果缺损仅涉及指

典型病例

病例1

左手中、环指重建（图34-1）

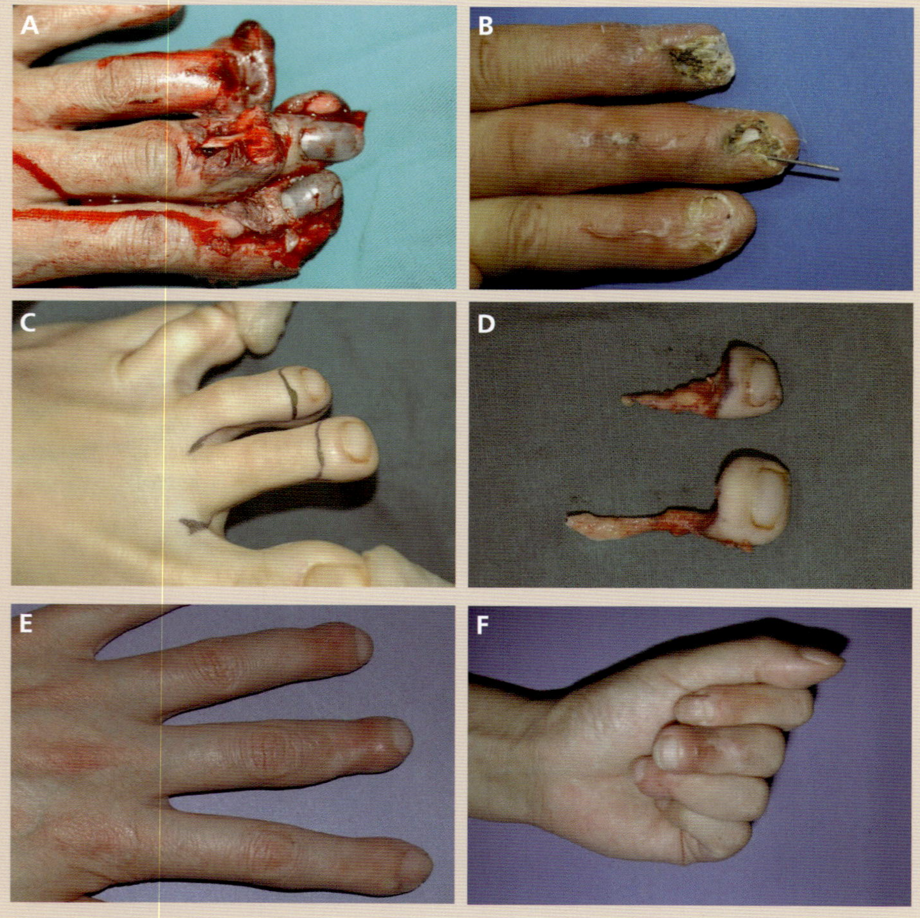

图 34-1　以纤维骨裂血管支（FHB）为蒂的趾甲瓣。受伤的食指、中指及环指（A）。远端指骨及指甲坏死（B）。皮瓣设计（C）。切取皮瓣（D）。术后 11 个月的手指外观（E、F）

病例2

右手中指横行缺损的重建（图34-2）

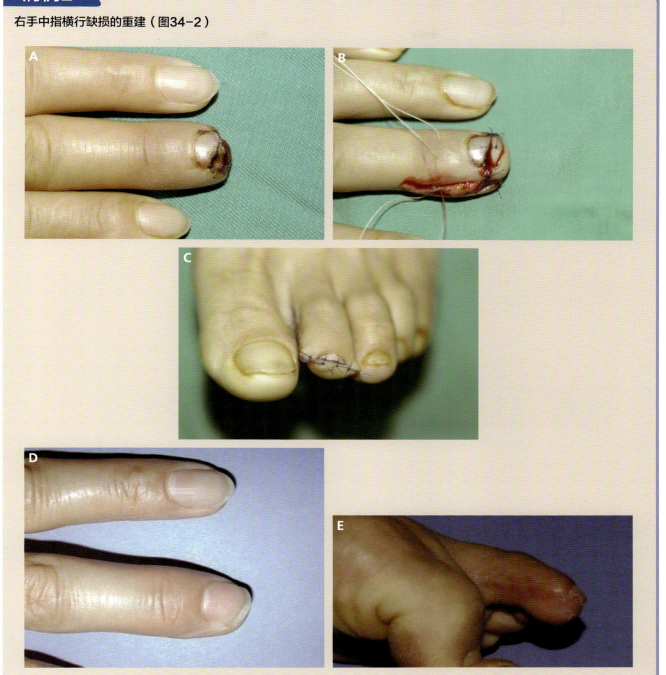

图34-2 趾甲瓣联合趾腹瓣修复横向缺损。机器导致左手中指外伤（A）。移植皮瓣（B）。缝合封闭供区（C）。左手中指术后10个月的外观（D）。供区术后10个月的外观（E）

第一足趾重建拇指（图34-3）

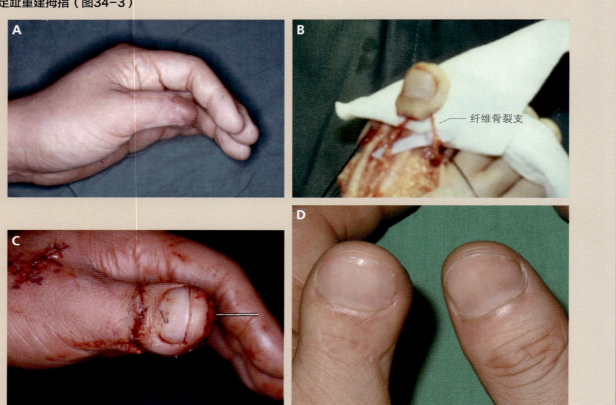

图 34-3 以 FHB 为血管蒂的第一足趾趾甲瓣。腹股沟皮瓣封闭截肢的拇指远端（A）。掀起以 FHB 为血管蒂的右足第一足趾趾甲瓣（B）。移植皮瓣（C）。受区与正常侧对比（D）

甲组织，外科医生就可以只设计趾甲瓣。

第二足趾趾甲瓣的其他改进还有趾甲皮瓣（趾甲、趾腹）和趾甲骨瓣（趾甲、趾骨）。

根据趾甲缺损的形状

游离趾甲瓣可以横向、纵向或斜向地应用。纵向缺损可以根据形状，切取一半的趾甲组织。如果缺损是横向或斜向，切取含有 FHB 血管的趾甲瓣很困难。对于这样的病例，笔者推荐切取含有趾腹的趾甲瓣（病例2）。

注意事项

由于趾甲瓣通常比较小，因此其应用有很多限制。趾甲瓣手术不能适用于老年虚弱的患者、糖尿病患者以及血管病变患者，比如雷诺综合征。因此，既往有下肢外伤病史者，术前需要行血管评估，比如超声、MDCT 等。根据患者的需求以及术者的习惯，供区可以通过局部皮瓣、残端修整、交趾皮瓣、移植断层皮片和全厚皮片等方式封闭。笔者更喜欢残端修整封闭第二足趾。由于第二足趾与第一足趾相比长度相近或更长，因此经过残端修整后外形更好、更美观。

供区趾甲组织的处理应该更加仔细，如果残留趾甲组织，会出现再生，引起患者疼痛。

如前所述，手术时应在甲襞近端 5 mm 和甲沟外侧 5 mm 处仔细解剖纤维骨裂隙血管分支（图 34-4 箭头）。

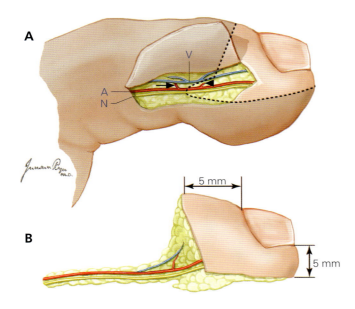

图 34-4　设计和掀起皮瓣。在第二足趾背侧，甲襞近端 5 mm 处设计横向切口。在足趾内侧，甲沟外侧 5 mm 将切口延伸至第一趾蹼。将皮瓣掀起，辨认背侧静脉（V）并切断近端。辨认趾动脉（A）和趾神经（N）并切断近端。辨认纤维骨间隙动脉分支（FHB，箭头所指）穿至甲床。箭头：终末端支。阴影区：包含趾甲、趾腹和远端趾骨的趾甲瓣（A）。足趾皮瓣设计切口在甲襞近端 5 mm 和甲沟外侧 5 mm，由 FHB 供血（B）

相关阅读

1. Koshima I, Soeda S, Takase T, et al. Free vascularized nail grafts. J Hand Surg Am 1988; 13(1): 29-32.
2. Morrison WA, O'Brien BM, MacLeod AM. Thumb reconstruction with a free neurovascular wrap-around flap from the big toe. J Hand Surg Am 1980; 5(6): 575-583.
3. Strauch B, Hall-Findlay EJ. Microneurovascular Free Transfer of the Second Toe. In: Strauch B, Vasconez LO, Hall-Findlay EJ, editors. Grabb's Encyclopedia of Flaps. 2nd ed. Philadelphia; Lippincott Williams & Wilkins; 1998. p. 1019-1020.
4. Hwang K, Ki SH, Choi HG, et al. Arterial anatomy of the second toenail bed related to toenail transfer. Microsurgery 2010; 30(8): 646-648.
5. Ki SH, Hwang K, Kim DH, et al. A toenail flap based on the fibro-osseous hiatus branch for fingernail reconstruction. Microsurgery 2011; 31(5): 371-375.
6. Muneuchi G, Tamai M, Igawa K, et al. The PNB classification for treatment of fingertip injuries. Ann Plast Surg 2005; 54: 604-606.

第 35 章

第一足趾皮瓣

Sang-Hyun Woo

引言

拇指重建的重要性怎么强调都不为过，因为拇指执行了全手 40% ~ 50% 的功能。而且，在世界范围的文化均强调手的完整性，于是要求外科医生首先要将他们的努力集中在重建所有的拇指截断中，无论哪个平面的截断，一次成功的断指再植应让患者最大限度地满意，同时对供区造成最小的伤害。当无法选择再植时，本章节将向外科医生提供几个基于组织缺损的类型及程度的显微外科的拇指重建的选择。

拇指重建的目标包括恢复其活动性、稳定性、无痛的灵敏度、足够的长度来为拇指提供外观及功能。儿童拇指的重建还需要考虑到其生长发育的潜力。尽管外科医生已经拥有大量成功的重建术式，而且新的术式还层出不穷，包括但不仅限于指腹或指背皮瓣转移、指蹼皮瓣转移、旗状皮瓣转移以及部分或全部第一足趾或第二足趾转移，这些诱人的选择呈现在外科医生面前，任何一个医生都必须在外科手术前考虑到患者的知情权。

解剖

正常拇指周长的测量有 3 点：①甲根部；②最宽处（与指间关节一致）；③近节指骨中点。同样，测量指甲的宽度及与第一足趾超出的部分平均转换。

从指甲上的这个点过甲根到近节指骨根部画一条纵向的基线。从这条线开始，拇指周长的尺寸将转换为它的第一足趾上相应的位置。为了无张力包裹，可以允许每个周长额外增加 2 ~ 3 mm。余下的中间的皮条，拇指和第一足趾周长的表现不同，通常宽度相差 0.8 ~ 1.5 cm。为了更好地包裹，在足趾尖部向趾甲下方逐渐变细。近端周围的皮肤切口线取决于拇指截断的水平。

血管分布

第一跖背动脉（FDMA）可于跖横韧带远端发出细小的背侧血管，为第一趾蹼区域提供可靠的血供。FDMA 血管继续向远端延伸为远端交通动脉并最终汇入大足趾和第二趾的足底大血管（图 35-1）。

在这项研究中的 50 个尸体解剖显示 78% 的第一跖背动脉（FDMA）从足背动脉（DPA）浅出（跖骨中段背侧），与 FDMA 血管到趾蹼皮肤的平均长度为 7 cm。然而，在 22% 的解剖中，起点位于第一跖骨区域更深的位置。如果移植时需要 7 cm 以上的动脉蒂，则需携带足背动脉近端。这样允许粗大的足背动脉作为供区动脉的病例很常见。在大多数病例中，使用第一跖背动脉或大口径的足背动脉可以为吻合口提供安全稳定的血管口径。术前应用止血带对足及受区的静脉解剖进行评估。在足部，横向的静脉弓，包括近端的隐静脉，可作为供区血管。这条弓，在大足趾两侧发出两条或者更多的背侧静

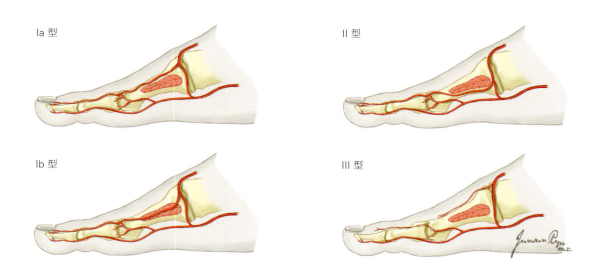

图35-1　第一跖背动脉的典型类型（FDMA）。Ia型：FDMA在第一背侧骨间肌表面。Ib型：FDMA在第一背侧骨间肌之间。II型：第一跖底动脉在肌肉下。III型：没有检测到FDMA

脉。为了防止皮瓣坏死，必须注意保留足背的静脉丛，同时探明大足趾最大的静脉弓这些与隐静脉相连的静脉，处于软组织之中，而这些软组织，不只为了覆盖肌腱，还在将脚趾移植到手后，为皮肤移植提供了良好的软组织床。

骨

同侧第一足趾最适合移植，因为大多数的第一足趾具有10°～15°的横向倾角，这允许重建的拇指更好地与相邻的手指相捏。外科医生应该遵循的一般原则是使重建部分稍短，从而与健侧相比不太显眼。大足趾的长度应该从跖趾关节远端（MTP）开始测量。它比同一个人的拇指稍大一些。如果拇指截断水平近端达掌骨中段水平，那么足趾MP关节应一起移植。对它应该做适当的缩短，使重建拇指的整体长度略小于正常的拇指。必须注意的是，大足趾的关节主要是一个背伸关节，而拇指的关节主要是一个屈曲关节。因此，足趾的跖骨截骨应从背侧向足底方向成角约60°，以便在移植足趾的MP关节可以放置在一个60°过伸的位置，从而将其转

换成一个屈曲关节（图35-2）。这种调整提供了关节的稳定和充分屈曲，掌板也应固定为这样一种方式，使新的拇指位置对MP的过伸提供一个额外的约束力。如果像所描述的那样重建MP关节，那么转移后可预期有30°～60°的主动运动，斜截骨可以定位，以便掌板可以延伸入关节，而掌板自籽骨处分开后向远端延伸，在跖骨头下方距离与趾跖骨籽骨增加5～10 mm高度的软组织，有助于防止足的跖骨头下降。它还能在足部保持一个理想的推进面。

肌腱

移植后的脚趾肌腱重建是依赖于受区组织的可用性。在第一足趾肌腱切断前应为每一个受体手肌腱的需求做出准确的长度测量，以允许有足够的肌腱进行重建。在掌骨中段分离拇长伸肌（EHL）和拇短伸肌（EHB），在鼻烟窝区背侧韧带远端修复拇长伸肌（EPL）和拇短伸肌（EPB）。蹞长屈肌（FHL）于足中部分开，通常需要做第二个横向切口，并于腕部近端连接到拇长屈肌（FPL）。

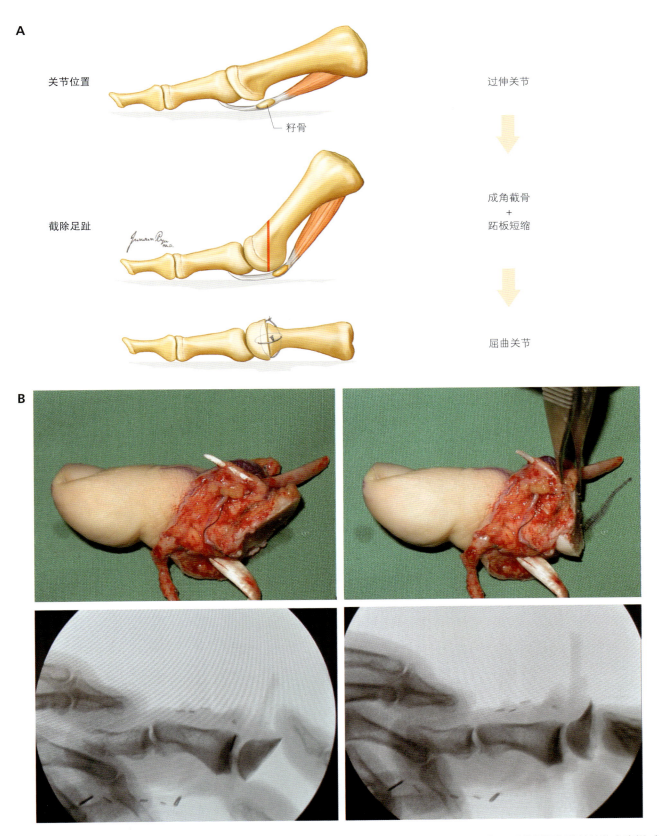

关节位置

籽骨

截除足趾

过伸关节

成角截骨
+
跖板短缩

屈曲关节

B

图 35-2　使用跖骨头角截骨术和足底板缩短术改造过伸性跖趾关节至屈曲关节的示意图 (A)。经跖骨的足拇指移植的临床病例（B）

如果 FPL 不可用或缺乏足够的偏移（小于 2 cm），为了获得足够的偏移，FHL 可并入一个相邻足趾的浅屈肌腱。如果存在功能性大鱼际肌和拇内收肌，它们加入拇指伸肌的机制只是在掌指关节的近端。拇长屈肌的滑动可以分为从近端到远端、从内侧到外侧及从桡侧向尺侧，如果肌腱的长度不足，可分别连接到拇短展肌（APB）及拇收肌（AP）上。如果大鱼际肌肉组织缺如，可以保留较长的拇短伸肌（EHB）肌腱，用于未来对侧组织的移植。同样，内收肌转移可以在稍后的时间点进行。在调节每个移植肌腱的张力时，为了为移植后指间关节屈曲挛缩的发展留有余地，足趾的趾间关节应放在充分伸展位。拇指腕掌关节和新的从足趾切取的掌指关节应放在中立位。

神经

像拇指一样，大足趾有一个背侧和一个足底神经支配。在足部，踇短伸肌下方确认腓深神经（DPN），并从此处向远端延伸支配第一趾蹼间隙。应将神经与手部桡神经浅支的一个分支吻合，从而为移植的足趾背外侧区提供感觉。在足趾，于跖趾关节远端辨认跖趾神经，并通过足底短切口向近端分离。可以分离并纵向分开趾部神经，以保留到第二足趾的足底感觉。于跖骨头近端的软组织内分离 2 条神经，在此处，即使发生神经瘤也不会引起症状。在切断足趾神经之前，必须在显微镜下仔细检查拇指指神经残端以去除残余的瘢痕，来获得足够长度的神经，便于与拇指指神经进行无张力吻合。在年轻的患者中，可以预期，经过仔细的神经修复后，移植后脚趾的最终两点辨别感觉是在原来足趾供区的两点辨别感觉范围内。在 50 例正常患者中，正常大足趾趾腹外的两点辨别感觉平均为 11 mm。

手术方法

紧急或即刻大足趾—手转移是一种基于早期显微外科在肢体急性创伤且没有可供移植的供体时修复重建概念的基础上的治疗选择之一。与后期的择期手术相比，即刻的足趾移植的拇指重建有几个优点。在没有纤维化或瘢痕粘连的开放伤口，分离解剖完整的神经血管蒂比较简单，从而提高手术的成功率，降低急诊手术重新探查率。也消除了需要缩短暴露的指骨和防止肌腱粘连或萎缩的形成，从而保持了手指的长度，并保持肌腱的滑动和增加肌腱总的活动范围。它采用一步法重建减少了恢复期。与择期重建的患者相比，急诊重建的患者修复创面的时间更短，可更早地恢复工作。然而，这个过程的一个显著缺点是患者和外科医生之间缺乏默契的倾向。患者应了解手术的全过程和术后可能获得的功能效果。此外，患者对术后功能和外观的主观满意度可能会降低，因为紧急重建不必满足那些足趾移植前，为失去手指而悲伤，又为重建后的外观满意的患者。术前血管造影仅推荐用于病史或体格检查结果提示患有下肢外周血管疾病，年龄大于 50 岁或患有心血管疾病的患者。根据拇指离断的程度，有许多拇指再造的选择（图 35-3）。在儿童中，重建拇指方法的选择是有限的，因为生长发育是一个重要的考虑因素。第二足趾移植为拇指远端缺损或掌指关节缺损提供了一个有效的方法。拇指损伤在掌骨干近端的缺损需要拇指化。在成人中，有推荐的显微外科手术和非显微外科手术重建方案。

手部解剖

在掌部残端做十字形的切口可更好地暴露手指神经和动脉。大足趾皮瓣的近端可以插到拇指上。当合并虎口挛缩时，大足趾外侧需要更多的皮瓣来修复挛缩松解术后的皮肤缺损。通过皮肤切口，解剖皮下静脉，标记完整的手指神经和浅表桡神经。明确拇长伸肌、拇短展肌和拇收肌。为了方便骨连接，应使用电锯锯出一个健康的骨断端。通常，在鼻烟窝做一个单独的锯齿形切口来解剖桡动脉、1 条以上的皮下静脉和桡神经浅支。更远端，第一掌背动脉是另一个受区动脉的候选。在手腕桡侧另做一个独立切口找到拇长屈肌腱。

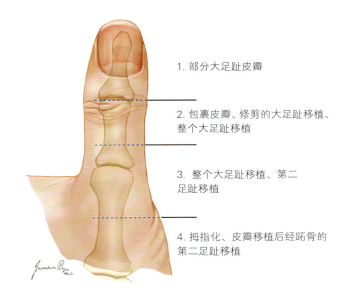

1. 部分大足趾皮瓣

2. 包裹皮瓣、修剪的大足趾移植、整个大足趾移植

3. 整个大足趾移植、第二足趾移植

4. 拇指化、皮瓣移植后经跖骨的第二足趾移植

图 35-3 基于拇指截断平面的重建方法选择

足部解剖

在大腿上段不驱血，抬高后使用充气止血带使静脉的解剖更容易。在第一趾蹼的背侧切开，以确定大足趾的主要动脉是哪条。根据研究，70% 的患者第一跖背动脉是主要的，20% 为第一跖底动脉，其余 10% 两条动脉的口径相似。根据占主要地位的动脉沿足背或足底方向继续解剖。识别皮下静脉系统后，将拇长伸肌腱解剖到适当的长度。接下来，向远端解剖腓深神经和足背动脉。在跖侧，也要解剖两条足趾神经。蹬长屈肌腱通常于足底近端做单独切口，这是为了于腕部水平修复肌腱。如果需要较长的肌腱，切口应位于踝关节周围。解剖出修复所需的所有结构后分开骨或关节囊。切断除动脉、静脉外的所有组织，并松开止血带。为了能完全地再灌注大足趾，术者应等待 15～30min。用温暖的生理盐水或 2% 利多卡因冲洗有助于更快速地得到一个"粉红"的脚趾。如果在这个时候脚趾依旧苍白，则需要在手术显微镜下对蒂部主干进行仔细检查。可能需要对主要动脉的一个微小分支进行细致的结扎。此外，还需要检查患者的血压以及手术室的温度。

趾—拇指重新固定

通过横向截骨使两个骨之间的接触面积最大化。结合克氏针固定与骨间金属缝线是实现强大固定的最有效手段。这应该在 C 形臂下进行检查。最后去除克氏针。如果截肢的水平只在关节，复合关节重建是另一个很好的方法。关节囊和软组织之间的牢固修复可以实现关节的稳定性，而不是一个单一的坚强内固定。如果在掌骨颈的截断，应改变脚趾的跖趾关节形状。应该在跖骨头背侧进行成角截骨（45°左右），并保留第一跖骨头跖面和籽骨。然后，跖骨头应该在最大背伸位固定于掌骨，以便将过伸关节转换成屈曲关节。改良的贝克尔技术或普尔弗塔夫特交错缝合，可用于屈肌和伸肌腱修复，使其达到足够强度。最主要的是，长、短伸肌腱和趾长屈肌腱与拇指相对应的肌腱缝合。肌腱修复后，应使用被动屈、伸腕对指间关节的运动范围进行检查。此时可以做动脉修复术。一旦动脉修复后组织获得了灌注，再缝合所有的神经。之后，检查新的拇指是否为"粉红"色和拇指的静脉血流量。也应做一条或两条静脉吻合。皮肤应无张力缝合。必要时进行小的皮肤移植，以避免张力过大或覆盖创面。供区的处理并不简单。应修剪跖骨的突出部分，然后可以在无张力下一期关闭皮肤。

远节或指间关节的缺损：第一足趾部分移植

拇指远端部分由甲床和甲板及相邻背侧皮肤、指腹和远节指骨组成。因此，远端拇指复合缺损后重建其原有的功能和外观非常具有挑战性。这种水平的截肢不会导致任何残疾或功能障碍，一些患者可能感觉不到重建的必要性，这取决于他们的生活方式、习俗或文化背景。然而，对那些有更好的审美外观和更完善的拇指功能需求的患者，需要一个使拇指尽可能自然的方法。拇指远端截肢水平可分为 3 个平面（图 35-4）。第一个平面，有指腹、部分甲床和包含小于 60% 指甲宽度的指背皮肤缺损，不考虑远端指骨骨折或缺损。使用包含部分大足趾趾甲的骨—趾甲瓣的修复。甲床下的远端指骨总是包含在皮瓣中。在第二个平面，可以应用从大足趾切取的、包含整个甲床的足趾皮瓣来修复超过60%的指甲宽度的甲床缺损。部分大足趾移植与指间关节的关节融合术可重建在第三个平面中的指间关节水平截肢造成的缺陷。大足趾保留部分趾甲移植技术，在拇指和大足趾之间的指甲宽度的差异超过3 mm时是有用的。使用大足趾移植修复指间关节的方法多种多样，在捏和牢固地抓住较大的物体时发挥关键作用，使用趾间关节融合术可以从大足趾获得迷你的趾甲瓣。使用类似的技术，捏力和用力握可达到预期位置的60%～66%和对侧的57%。患者不会严重抱怨日常生活运动受限。因此，更推荐在指间关节进行一个简单关节融合术，而不是一个复杂或解剖困难的使用大足趾和第二足趾，于指间关节包括拇指完整的掌指关节和腕掌关节的拇指末节缺损的重建术。更适合在指间关节离断的残端，使用中厚皮片一期封闭大足趾，以减少供区并发症。

近节指骨远端缺损：趾甲瓣手术和修整的大足趾移植

改良甲瓣包括皮肤、指甲和指甲床、指腹和大足趾的部分远端趾骨以及来自髂嵴的皮质骨移植。神经血管蒂源自第一跖背动脉或足背动脉、足背静脉系统、趾底神经或腓浅神经或腓深神经。这种技术修复拇指完全皮肤撕脱伤但骨和肌腱完整的病例是最合适的。而且，如果是掌指关节远端的截肢，这种皮瓣的主要优点是它与对侧正常拇指大小良好匹配并减少在供区的并发症。这个方法并不适用于儿童的拇指重建，因为其缺乏生长潜力。重建的拇指可能有一个有限的活动范围，并且移植骨可能会发生再吸收。供区同样需要一个跨趾皮瓣，以覆盖缺损。修整的大足趾转移是另一个大足趾移植拇指重建的改良技术。该技术包括减少大足趾内侧的骨和软组织，以创造一个更自然的拇指。需要在远端和近端指骨内侧进行纵向截骨以减少骨性结构。于大足趾指间关节的骨膜和内侧副韧带获得近端蒂皮瓣。可以简单地修复骨膜、内侧副韧带和关节囊来实现新的指间关节的稳定性。损失一些指间关节的

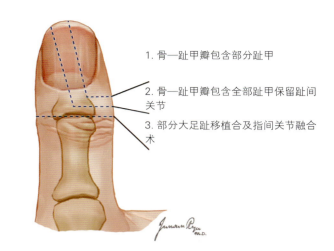

1. 骨—趾甲瓣包含部分趾甲

2. 骨—趾甲瓣包含全部趾甲保留趾间关节

3. 部分大足趾移植合及指间关节融合术

图 35-4 基于拇指末节截肢平面的部分大足趾移植方案示意图

活动度换来一个更好的外观。这些改良的手术方式为趾甲瓣提供了美观的优点，同时避免了骨移植的吸收、指腹的滑动性和非常困难的解剖问题。除了这些手术方式，还有一些改良后的趾甲瓣技术可用。这些技术是带血管的关节及趾甲瓣联合转移或基于单根血管蒂的神经血管皮瓣和腱骨皮瓣联合转移。这提供了一个看似正常的拇指，为未来的增长保留了骨骺，并减少了供区的并发症。尽管有许多优点，但是，这些技术是不受欢迎的，因为手术操作非常复杂。

掌指关节及其近端缺损：整个大足趾移植

根据班克（Buncke）的报道，"大足趾重建大拇指"是整个大足趾移植最可接受的适应证，是在近节指骨的近端部分截肢（图35-5）或掌骨远端区域包括一个完整的大鱼际肌和完好的拇腕掌关节。与第二足趾移植相比，它可以提供一个广泛的接触面积的指腹，具有较强的抓力和捏力以及最佳的移动性。主要的缺陷是供区在功能和外观方面有不足。在其他出版物中已经详细描述了手术过程。在这里，笔者将提供一些手术的提示和指导。

改良

第二足趾移植

与大足趾移植相比，第二足趾移植修复近端掌骨截肢的优势是可以减少供区的并发症。由于患者的个人或文化倾向，可能需要保留大足趾。在这种情况下，移植可以用来重建拇指，即使术后的外观和强度不如大足趾移植。这个手术通常需要一个预制的皮瓣为掌部周围提供富余的软组织。为了一次完成重建，也可联合应用足背皮瓣和经跖骨的第二足趾移植。

于足背和足底做 V 形切口。可为受区和供区都提供足够的皮肤覆盖。这个手术的足部解剖与大足趾移植类似。如果没有足够的软组织覆盖，跖骨应与骨间肌一并切取。总是需要行植皮覆盖跖骨。跖趾关节的运动范围弧主要是背屈。因此，它可能会导致拇指过伸畸形。这可以通过掌板缩短和跖骨头的成角截骨来避免。对于关闭供体位置，应于大足趾和第三脚趾之间修复跖骨间韧带。跖骨之间需要临时进行克氏针内固定来确保有一个狭窄的指蹼和保护供区外观。

拇指化

自从引入微血管足趾—拇指移植手术，正常的食指或无名指拇指化再造拇指越来越不受青睐。然而，考虑到截肢水平、年龄、一般状况和患者的偏好，这个手术仍然是拇指截肢或掌指关节近端重建的有效方法。与其他手指拇指化相比，食指的拇指化是更容易和更安全的，因为不需要血管、神经和肌腱的交叉。中指自发地取代了已移植的食指的功能。此外，第二掌骨的切除导致了虎口的加深。大鱼际肌功能的存在是拇指化取得满意疗效的关键。然而，即使不能完好保存大鱼际肌，重建的拇指也可能作为捏和抓时其他手指对侧的一个固定对抗位置。如果需要，二期行关节成形术以及用第四指浅

屈肌、小指展肌的小肌肉来提供更多的对抗。在先天性拇指缺损的病例中，各指的拇指化存在一些差异。在新的拇指中，屈肌和伸肌腱应在不同的长度和位置分开和重新缝合以达到正确的张力平衡。同时，二次手术包括肌腱松解术或关节成形术常常是由于在治疗过程中存在手掌或肌腱的陈旧瘢痕。术后功能结果显示，指间关节和掌指关节的整个运动范围为 61°，握力为健侧的 69%，捏力为健侧的 41%。

顶部成形术

在拇指离断合并多手指截肢病例，短拇指不具有功能。一个短的断指可以作为一个包含指骨的岛状皮瓣移植在拇指上以实现更有用的长度。这个手术被称为"顶部成形术"。这种拇指化的方法已于 1952 年由莱特（Letter）介绍，作为不完全的拇指重建的带神经血管蒂的手指移植方法。在多个手指截肢中，这种技术可以应用在任何水平的拇指截肢中。用正确的术语，用不同的手指作为岛状皮瓣进行移植是真正的拇指化。但这个手术是基于一个游离皮瓣的模式，应该被称为"游离的顶部成形术"。在双手多个手指截肢中，受伤的手指可以转化为对侧拇指再造。这种技术有它的优点，作为一个单一的手术重建复合组织，还提供了可接受的感觉和外观的结果。

注意事项

供区问题

即使一个成功的大足趾移植可以在功能以及外观上取得令人满意的效果，也应尽量减少供区并发症。有些患者偶尔会抱怨有足部轻度不适和对寒冷的不耐受。整个大足趾移植后，负重区移到第二和第三跖骨头。伤口愈合后对跖骨痛没有严重的抱怨。此外，在体育活动中，被涉及的脚很难"蹬地"。这是籽骨向近端迁移后继发的第一跖骨头的下降以及第一跖骨体的过度跖屈造成的。因此，至少应该保

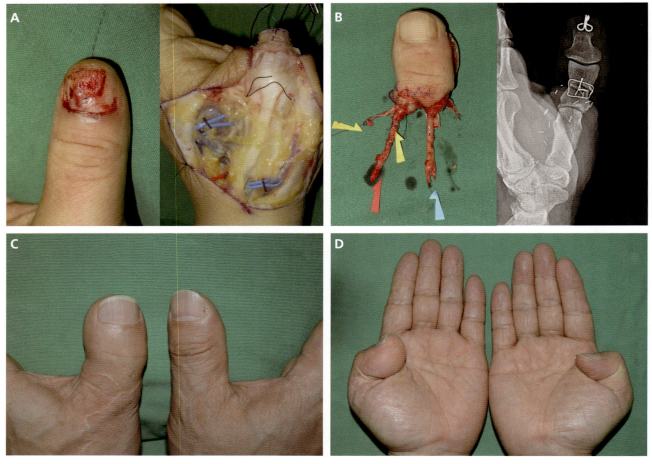

图 35-5　左拇指甲床的恶性黑色素瘤。于拇指近端指骨的近 1/3 截指（A）。切取大足趾以及使用钢丝固定骨的术后图观（B）。术后观察，28 个月后（C、D）

留 1 cm 的近节趾骨以防止发生这些并发症。不只是保留足趾的长度，供区的伤口愈合对维持正常的步态也是非常重要的。一期封闭的供区比植皮或其他任何类型的皮瓣手术而言，提供了早期和稳定的伤口愈合。总体来说，大足趾的选择性截肢在步态上没有主要的客观障碍。

并发症

　　足趾移植报道的失败率为 2.5% ~ 7.2%。影响手术失败的主要因素是第一跖背动脉的解剖变异、直径和主要动脉的分支模式。影响失败的其他因素还包括吸烟、年龄和患者凝血系统的状态。在动脉解剖过程中最重要的考虑是对任何小分支的细致结扎。偶尔，甚至在足趾的解剖后松开止血带也会导致足趾缺乏灌注，甚至要过 20 ~ 30min 再松开卡血带。在这种情况下，应在显微镜下对主要动脉的解剖情况进行检查。如果有主要动脉的小分支仍开放，应该结扎它以预防节段性痉挛。如果没有涉及血管的问题，用温盐水冲洗是获得再灌注的最佳方式。在一个缺乏灌注的困难病例中，即使在完美的动脉吻合后，也应在显微镜下对近端受体动脉的解剖状态进行检查。如果没有发现问题，必要时可行臂丛神经阻滞来实现血管扩张。唤醒全身麻醉患者是另一种刺激灌注的方法。直到术后第 5 ~ 7 天，仍需对强制灌注状态进行密切监测。为进一步保证移植的足趾完全存活，决定再次探查的阈值应非常低。任何循环问题或血管状况都应立即到手术室在显微镜下检查。不幸的是，即使在所有可能的修正手术后实现正常的循环，仍可能存在顽固的循环问题。在这种情况下，管状的腹股沟皮瓣是挽救移植骨的最后手段。至少应保留 1 cm 的近节趾骨以防止供区发生并发症。供区的一期闭合，提供了早期和稳定的伤口愈合。

相关阅读

1. Wei FC, Chen HC, Chuang CC, et al. Reconstruction of the thumb with a trimmed-toe transfer technique. Plast Reconstr Surg 1988; 82: 506-513.
2. Woo SH. Thumb Reconstruction. In: Chung KC, Evans GRD editors. Hand and Upper Extremity Reconstruction. 1st ed. Philadephia: Elsevier; 2009. p. 277-292.
3. Woo SH, Kim JS, Kim HH, et al. Microsurgical reconstruction of partial thumb defects. J Hand Surg Br. 1999; 24: 161-169.
4. Woo SH, Lee GJ, Kim KC, et al. Immediate partial great toe transfer for the reconstruction of composite defects of the distal thumb. Plast Reconstr Surg 2006; 117: 1906-1915.
5. Wei FC, Epstein MD, Chen HC, et al. Microsurgical reconstruction of distal digits following mutilating hand injuries: results in 121 patients. Br J Plast Surg 1993; 46: 181-186.
6. Morrison WA, O'Brien BM, MacLeod AM. Experience with thumb reconstruction. J Hand Surg Br 1984; 9: 223-233.
7. Woo SH, Seul JH. Distal thumb reconstruction with a great toe partial-nail preserving transfer technique. Plast Reconstr Surg 1998; 101: 114-119.
8. Buncke HJ, Valauri FA. Reconstruction of the thumb with a trimmed-toe transfer technique. Plast Reconstr Surg 1988; 82: 514-515.
9. Adani R, Cardon LJ, Castagnetti C, et al. Distal thumb reconstruction using a mini wrap-around flap from the great toe. J Hand Surg Br 1999; 24: 437-442.
10. Wei FC, Silverman RT, Hsu WM. Retrograde dissection of the vascular pedicle in toe harvest. Plast Reconstr Surg 1995; 96: 1211-1214.
11. Morrison WA, O'Brien BM, MacLeod AM. Thumb reconstruction with a free neurovascular wrap-around flap from the big toe. J Hand Surg Am 1980; 5: 575-583.
12. Wei FC, Chen HC, Chuang CC, et al. Reconstruction of the thumb with a trimmed-toe transfer technique. Plast Reconstr Surg 1988; 82: 506-515.
13. Upton J, Mutimer K. A modification of the great-toe transfer for thumb reconstruction. Plast ReconstrSurg 1988; 82: 535-538.
14. Tsai TM, Aziz W. Toe-to-thumb transfer: a new technique. Plast Reconstr Surg 1991; 88: 149-153.
15. Wei FC. Toe-to-hand transplantation. In: Green DP, Hotchkiss RN, Pederson WC, Wolfe SW, et al., editors. Green's Operative Hand Surgery. 5th ed. New York: Churchill Livingstone; 2005. p. 1835-1863.
16. Morrison W. Microsurgical thumb reconstruction. The Hand & Upper Limb. Vol 11. Edinburgh: Churchill Livingstone; 1994. p.133-150.
17. Buncke HJ, Buncke GM, Lineaweaver WC, et al. Bad results after large toe to thumb transplantation. Ann Chir Main Memb Super 1991; 10: 513-516.
18. Foucher G, Moss ALH, Microvascular second toe to finger transfer: a statistical analysis of 55 transfers. Br J Plast Surg 1991; 44: 87-90.
19. Gu YD, Zhang GM, Chen DS, et al. Toe-to-hand transfer: an analysis of 14 failed cases. J Hand Surg Am 1993; 18: 823-827.

第 36 章

第二趾腹皮瓣

Dong Chul Lee

引言

可用于修复指尖缺损的治疗方案是非常广泛的，从二期干预到用游离皮瓣覆盖。然而，没有一个单一的选择是适用于所有类型的指尖损伤，最有效的指尖治疗方法取决于多种因素，如患者的喜好、文化价值观、医疗保健系统和治疗外科医生的专业知识。最重要的是，外科医生有明确的目标，以保留受伤手指的功能和美观。而修整截肢可能是最权宜的治疗选择，可能发生痛性神经瘤，而且与截肢残肢有关的外观可能让一些患者相当不满意。手是我们身体中除了脸以外第二个最引人注目的部位，而恢复手的美观，被认为是重建的一个重要目标。恢复无痛的、无毛发的指尖皮肤是手重建外科医生的金标准，而趾腹皮瓣是满足指尖截肢功能和美观的一个极好的选择。我们更喜欢使用趾腹游离皮瓣修复远端指骨外露或软组织缺损，因为缺损的无毛发的组织被相似组织类型所取代。我们已经显著地减少了与此游离皮瓣相关的手术时间。

解剖

皮瓣是局限于胫侧半的趾腹组织，而且神经血管的解剖是非常一致的，包括足底内侧动脉、足底皮下静脉和趾底神经。第二趾的足底内侧动脉正好在跖趾关节近端起源于第一跖底动脉。向远端延伸至趾腹的深层结缔组织，直至与足趾对侧对应的趾底动脉形成一个拱形的血管弓。趾底神经与这条动脉伴行。纤细的足底皮下静脉位于真皮深层的浅面，其走行是弯曲的，但在解剖时是高度可预知的。

手术方法

第二趾游离皮瓣的手术可以行臂丛神经和椎管内阻滞麻醉，而儿童或术中清醒会产生强烈感觉的患者可行全身麻醉。偶尔也选择在掌骨和跖骨处行阻滞作为其次的麻醉方法。于指尖和指腹缺损区适度驱血后，上止血带下开始手术（图 36-1）。经过彻底的清创，测量缺损的面积，并大致估测切取游离皮瓣的大小。然后于掌侧做一个锯齿形切口来辨别和暴露供区的神经血管束。需要注意的是，要小心保护好位于关节褶皱两侧的皮下静脉（图 36-2）。将皮瓣设计在第二足趾的胫侧，呈水滴状并沿锯齿形切口向近端延伸。皮瓣大小通常为 1.7 cm × 2.7 cm，但更大尺寸（大于 2.3 cm × 3.3 cm）的皮瓣也是可行的，同时能直接缝合伤口（图 36-3）。拇指的原则是保持在允许的比例之内，即小于无毛发足趾趾腹宽度的 3/5。皮瓣设计不应使皮肤紧邻甲皱襞，我们通常保留 2 mm 宽的皮肤以防止供体部位出现第二趾甲相关的并发症。如上所述，足底皮下静脉位于沿两侧关节皱褶的皮肤层，因此，必须小心设计皮肤切口，防止损伤到其下的静脉（图 36-4）。如果它们不容易被发现，可以按摩小腿来使皮下静脉充盈（图

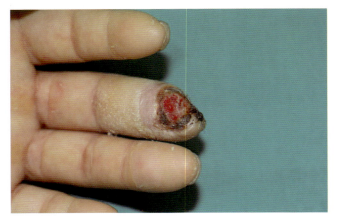

图 36-1　29 岁的工人患者，中指腹完全缺损

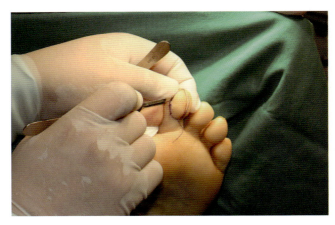

图 36-3　于真皮下层切取皮瓣

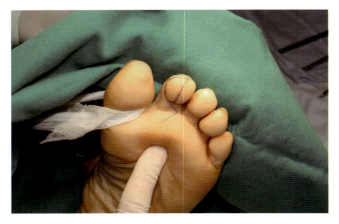

图 36-2　皮瓣设计、切取皮瓣时应保留皮下静脉

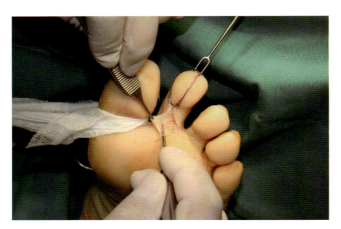

图 36-4　于皮瓣内侧切取以便识别皮下静脉

36-5)。在 3.5 倍放大镜下仔细解剖来识别进入滴泪状皮瓣根部纤细的皮下静脉（图 36-5）。皮瓣可由 1 个或 2 个直径 0.8～2 mm 的皮下静脉供血。在确定了静脉后，于趾腹组织两侧的肌腱表面切取皮瓣的其余部分（图 36-6）。分离附着于骨与皮肤的垂直纤维来向远端进行解剖。清除远端垂直纤维后，供应皮瓣的趾底动脉位置深在。在远节趾骨近端水平找到连接足底内侧动脉与外侧动脉的分支，可以作为一个标志，有助于找到内侧动脉。剥离垂直纤维，继续向近端分离皮瓣（图 36-7）。

环绕趾骨的动脉分支在趾间关节远端水平，沿其路线到趾骨背侧（图 36-8）。为了在跖趾关节充分暴露动脉蒂，必须谨慎烧灼这个分支。泪滴形皮瓣将包含一个 2 cm 长的神经血管蒂（图 36-9）。在此时，将皮瓣从足趾上完全游离，移植到受区的手指，并放置在一侧。以常用的显微外科方式完成动脉、神经和静脉的吻合。趾足底动脉在中节指骨水平与指动脉匹配良好。我们常用 9-0 或 10-0 尼龙线进行吻合。神经也在中节指骨水平吻合，因为吻合口放置在指尖可能引起疼痛而且延长恢复时间。手指掌侧静脉在中节指骨的水平直径为 1.2～1.5 mm，可以吻合。吻合完成后，将皮瓣插入缺损处，一期缝

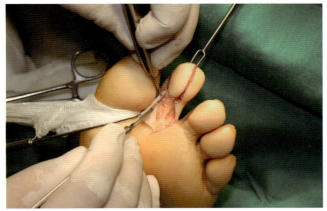

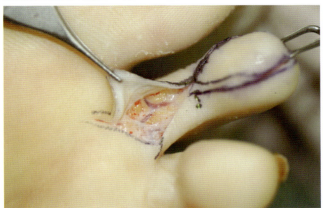

图 36-5　皮下静脉清晰可见

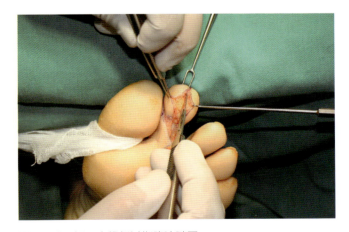

图 36-6　切口中线经过指腹达腱周

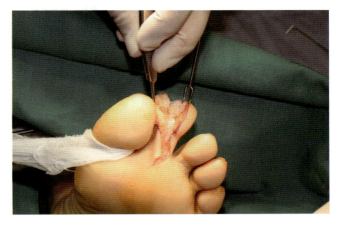

图 36-7　将皮瓣牵向内侧。图中显示皮瓣的指腹中部动脉出血，即分离动脉弓的出血点

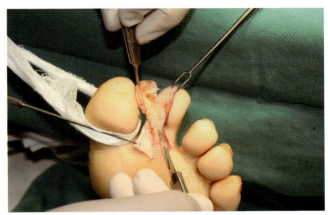

图 36-8　指动脉已在皮瓣内侧暴露出来

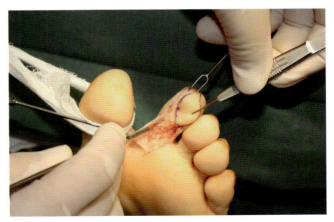

图 36-9　皮瓣内侧分离过程

合供区（图 36-10）。在某些紧密缝合的病例中，足趾可能出现苍白，但 1h 后就会恢复灌注。如果足趾 1h 后还显示灌注减少，可以选择性拆除部分缝线并用植皮来覆盖一部分伤口。在这里，供区的二期干预将不会是一个问题。静脉吻合可能无法充分引流术后的皮瓣，这可能会导致静脉瘀血。经常会在外

部使用医用水蛭 2～5 天来缓解瘀血。我们的方法是需要使用低分子右旋糖酐 5 天，偶尔还要使用亚治

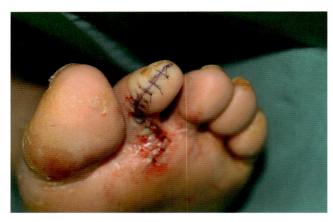

图 36-10　供区术后立即进行一期缝合

疗剂量的肝素。

改良

　　趾腹皮瓣是一个高度特异性的皮瓣，适合覆盖

指端缺损，所以它的使用是高度针对相同类型的软组织缺损。在指尖有指甲或远端指骨缺损的病例中，趾腹皮瓣可能需要包含额外的复合组织。

注意事项

　　趾腹是指尖软组织缺损的最佳替代组织，因为它有相同的组织学类型以及一个其他方法很难达到的近似外形。足趾是一个"慷慨"的器官，可以允许切取其体积的一半以上仍能进行一期缝合（图36-12）。即使不能直接缝合，足的非着力部位的皮肤移植也不会造成足趾的疼痛。趾腹皮瓣的缺点和那些大多数显微血管游离皮瓣一样。吸烟或那些小口径血管的患者会发生血管痉挛。我们的经验是用最少的针数进行吻合（即 1 mm 口径的血管小于 6 针）。当这个手术的操作是在掌部和跖部神经阻滞时，我们没有发现任何与血管痉挛相关的问题。只要足

典型病例

病例（图36-11）

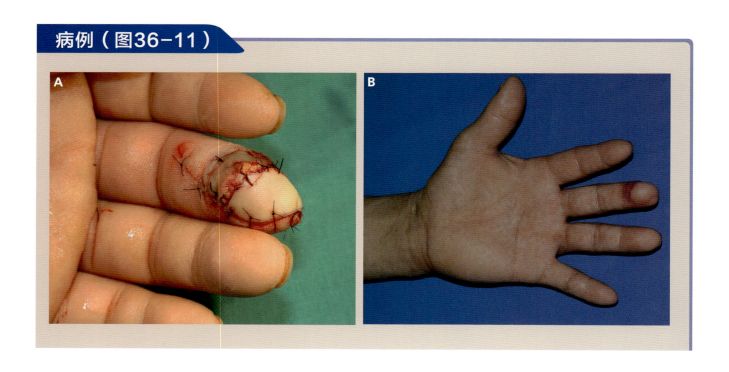

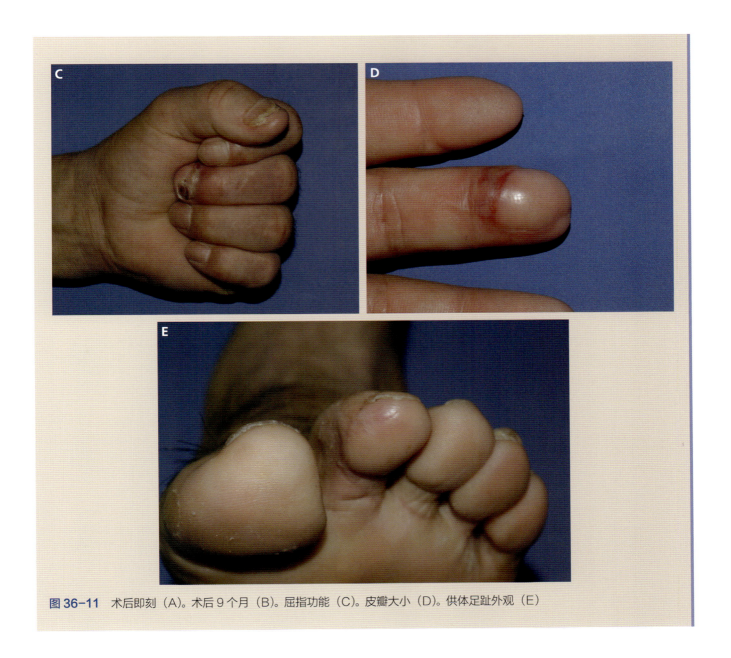

图 36-11　术后即刻（A）。术后 9 个月（B）。屈指功能（C）。皮瓣大小（D）。供体足趾外观（E）

和手的手术各需要不到 30min 上止血带的时间，这种手术就可以在区域阻滞麻醉下进行。由于皮瓣中单纯的感觉神经很短，神经再生是相当迅速的。在指尖 4～8 mm 的感觉恢复是完全可以接受的。指尖损伤的处理因不同的外科医生、不同的医疗机构而多种多样。如果患者到达一个医疗机构，足趾趾蹼皮瓣在技术上是可行的，我们相信这个皮瓣会是从功能及美观上的最好选择，而且感觉恢复迅速。几乎任何重建都可以恢复触觉功能。修复的指尖看起来就像几乎任何重建都可以让一个受伤的手指恢复到它的原始形状和外观。因此，如果在可接受的外科手术时间和较小的并发症发生率范围内，第二趾部分游离皮瓣是手外科医生一个值得考虑的方法。

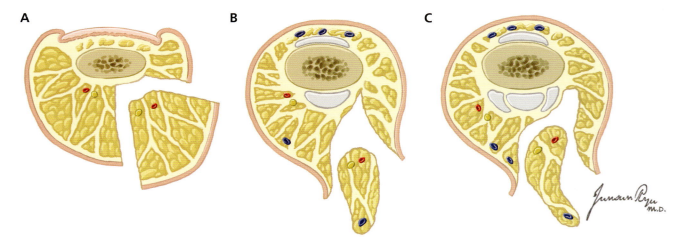

图 36-12　足趾皮瓣的冠状面观。指腹平面（A）。远端指间关节平面（B）。近节指骨平面（C）

相关阅读

1. Lee DC, Kim JS, Ki SH, et al. Partial second toe pulp free flap for fingertip reconstruction. Plast Reconstr Surg 2008; 121: 899-907.

2. Lin CH, Lin YT, Sassu P, et al. Functional assessment of the reconstructed fingertips after free toe pulp transfer. Plast Reconstr Surg 2007; 120: 1315-1321.

3. Meyer-Marcotty MV, Kall S, Vogt PM. Neurovascular flaps for the reconstruction of fingertip injuries. Der Unfallchirurg 2007; 110: 433-446.

4. del Pinal F, Garcia-Bernal FJ, Regalado J, et al. The tibial second toe vascularized neurocutaneous free flap for major digital nerve defects. J Hand Surg Am 2007; 32(2): 209-217.

5. Sawabe K, Ishiko T, Miyata A, et al. Resurfacing of the donor defect with a second toe plantar flag flap after free first toe pulp flap. Scand J Plast Reconstr Surg Hand Surg 2004; 38(5): 306-309.

6. Tang H, Fang G, Cheng G, et al. Free pulp flap of toe in repairing thee pulp defect of finger. Zhonghua zheng xing wai ke za zhi 2002; 18: 153-154.

7. Vollinger M, Preisser P, Partecke BD. Operative treatment of vulnerable scars and deep soft-tissue defects of the thumb with a free toe pulp neurovascular flap. Handchirurgie, Mikrochirurgie, plastische Chirurgie: Organ der Deutschsprachigen Arbeitsgemeinschaft fur Handchirurgie : Organ der Deutschsprachigen Arbeitsgemeinschaft fur Mikrochirurgie der Peripheren Nerven und Gefasse 2001; 33: 271-276.

8. Hahn SB, Park HJ, Kang HJ, et al. Finger reconstruction with a free neurovascular wrap-around flap from the big toe. J Reconstr Microsurg 2001; 17: 319-323.

9. Chan BK, Tham SK, Leung M. Free toe pulp transfer for digital reconstruction after high-pressure injection injury. J Hand Surg Br 1999; 24: 534-538.

10. Halbert CF, Wei FC. Neurosensory free flaps. Digits and hand. Hand Clin 1997; 13: 251-262.

11. Guelmi K, Barbato B, Maladry D, et al. [Reconstruction of digital pulp by pulp tissue transfer of the toe. Apropos of 15 cases]. Revue de chirurgie orthopedique et reparatrice de l'appareil moteur 1996; 82: 442-446.

12. Li X, Wang Y, You R. Application of different types of free foot flaps in hand surgery. Microsurgery 1995; 16: 730-738.

13. Ratcliffe RJ, McGrouther DA. Free toe pulp transfer in thumb reconstruction. Experience in the West of Scotland Regional Plastic Surgery Unit. J Hand Surg Br 1991; 16: 165-168.

14. Deglise B, Botta Y. Microsurgical free toe pulp transfer for digital reconstruction. Annals of plastic

surgery 1991; 26: 341-346.

15. Rose EH. Small flap coverage of hand and digit defects. Clinics in plastic surgery 1989; 16: 427-442.

16. Rose EH, Norris MS, Kowalski TA. Microsurgical management of complex fingertip injuries: comparison to conventional skin grafting. Journal of reconstructive microsurgery 1988; 4: 89-98.

17. Yeap CL, Chew CC, Tan KC. Microsurgical reconstruction of the upper and lower limbs. Ann Acad Med Singapore 1987; 16: 353-356.

18. Stern PJ. Free neurovascular cutaneous toe pulp transfer for thumb reconstruction. Microsurgery 1987; 8: 158-161.

19. Lister G. The choice of procedure following thumb amputation. Clin Orthop Relat Res 1985; 195: 45-51.

20. Doi K, Kuwata N, Kawai S. Reconstruction of the thumb with a free wrap-around flap from the big toe and an iliac-bone graft. J Bone Joint Surg Am 1985; 67: 439-445.

21. Morrison, WA, MacLeod AM, O'Brien BM. Digital reconstruction in the mutilated hand. Annals of plastic surgery 1982; 9: 392-399.

22. Hamilton RB, Morrison WA. Microvascular segmental thumb reconstruction: a case report. Br J Plast Surg 1980; 33: 64-67.

23. Foucher G, Merle M, Maneaud M, et al. Microsurgical free partial toe transfer in hand reconstruction: a report of 12 cases. Plast Reconstr Surg 1980; 65(5): 616-627.

24. del Pinal F. The indications for toe transfer after "minor" finger injuries. J Hand Surg Br 2004; 29(2): 120-129.

25. Dautel G, Corcella D, Merle M. Reconstruction of fingertip amputations by partial composite toe transfer with short vascular pedicle. J Hand Surg Br 1998; 23(4): 457-464.

26. Rose EH, Norris MS, Kowalski TA. Microsurgical management of complex fingertip injuries: comparison to conventional skin grafting. J Reconstr Microsurg 1998; 4(2): 89-98.

27. O'Brien B. Neurovascular island pedicle flaps for terminal amputations and digital scars. Br J Plast Surg 1968; 21(3): 258-261.

28. Buncke HJ, Rose EH. Free toe-to-fingertip neurovascular flaps. Plast Reconstr Surg 1979; 63(5):607-612.

29. Koshima I, Inagawa K, Urushibara K, et al. Fingertip reconstructions using partial-toe transfers. Plast Reconstr Surg 2005; 105(5): 1666-1674.

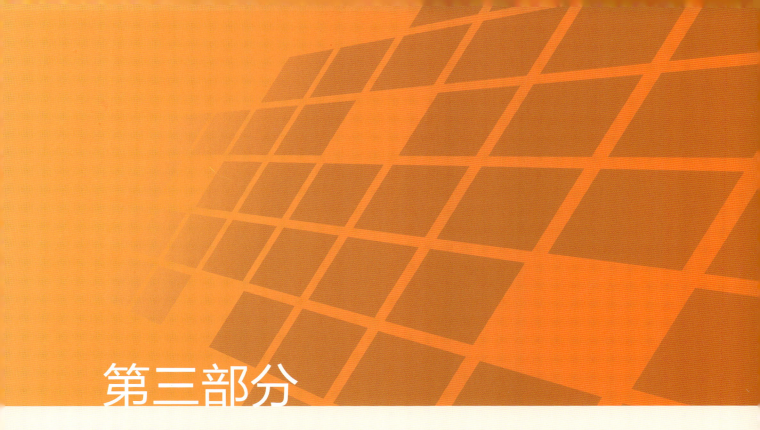

第三部分

躯干部皮瓣

引言

肩胛皮瓣，是基于肩胛下动脉的皮穿支，仍然是一个覆盖皮肤缺损的常用供区。多斯·桑托斯（Dos Santos）（1980）最早描述了肩胛皮瓣，纳西夫（Nassif）（1982）首先描述了肩胛旁皮瓣。

临床应用

肩胛和肩胛旁皮瓣最早被设计为游离皮瓣，可作为岛状皮瓣或基于穿支的局部皮瓣，用于修复重建腋窝部位。

作为游离皮瓣，肩胛皮瓣可覆盖那些非常耐磨的皮肤区域（如承重的足后跟、踝关节、肘关节的伸侧和头颈部）。

优点

肩胛皮瓣有一个非常可靠的、恒定的、大口径的且有很好长度（至少 3 cm）的血管蒂。皮瓣是纯粹的皮肤，因此，解剖时快速而安全。继发性缺损不留下任何功能性并发症。该皮瓣可与其他组织相联合，如肌肉和骨骼。它可以作为"通血"皮瓣，因此，要更好地保留受区动脉。它为头部和颈部重建提供了一个更好的、颜色匹配的皮瓣。相比于肩胛皮瓣、肩胛旁皮瓣具有较大的血管区域，而且，

该皮瓣联合骨皮瓣也更方便。

缺点

患者需处于俯卧位或侧卧位，为两个手术团队同时进行手术时增加了困难。皮瓣的大小需严格限制为可以直接缝合关闭伤口。应用肩胛旁皮瓣会留下一个更明显的供区瘢痕，因此通常不用于年轻女性的重建修复。

解剖

肩胛和肩胛旁皮瓣的血管蒂来自旋肩胛动脉的皮支，是肩胛下动脉的一个终末分支。静脉回流依靠旋肩胛动脉的两条伴行静脉。肩胛下动脉起源于腋动脉第三部分（81%）以及第二部分和第一部分（分别为 13% 和 3%），并向下方和内侧走行。距起点 2 cm 处，肩胛下动脉分为旋肩胛动脉和胸背动脉。罗斯韦尔（Rosewell）报道，旋肩胛动脉恒定存在（100%），虽然 3% 的动脉是腋动脉的直接分支（图37-1）。旋肩胛动脉穿过由肩胛下肌、大圆肌下缘和肱三头肌长头旁组成的三边孔。然后，其沿肩胛骨的外侧缘，大约在脊柱与肩胛下角之间的中点水平发出若干分支：①一条降支至肩胛骨外侧缘；②一条分支至小圆肌，另一条分支至大圆肌；③一条分支至冈下肌，一条皮穿支或浅支至皮肤；④最大的终支至肩胛下肌（图 37-2）。皮穿支发出的两个主要

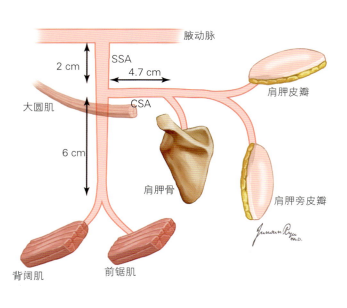

图 37-1　肩胛下动脉系统

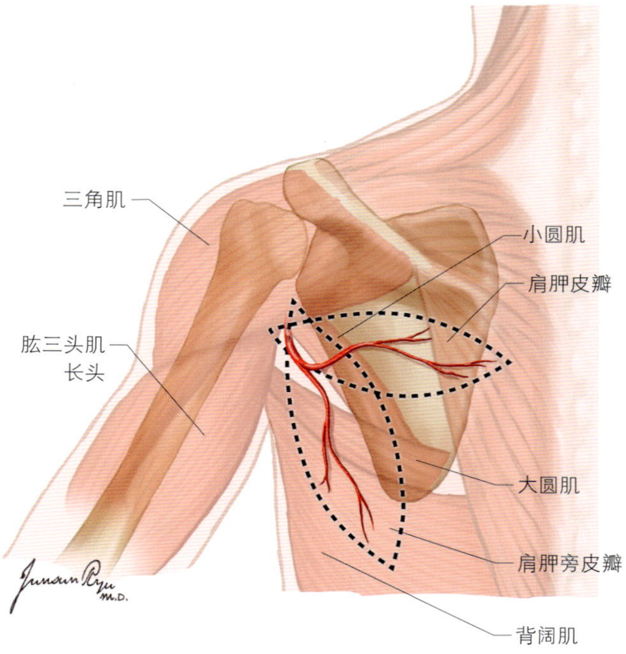

（右图标注）
三角肌
肱三头肌
长头
小圆肌
肩胛皮瓣
大圆肌
肩胛旁皮瓣
背阔肌

图 37-2　肩胛和肩胛旁皮瓣的血管解剖

（左图标注）
腋动脉
SSA
2 cm
4.7 cm
大圆肌
CSA
6 cm
肩胛皮瓣
肩胛骨
肩胛旁皮瓣
背阔肌
前锯肌

分支：水平支肩胛动脉和分布于背部深筋膜表面的垂直支副肩胛动脉。

手术方法

体位

患者取侧卧位或俯卧位；准备好手臂，允许在手术区域全方位运动。由于在血管蒂的近端部分需要进一步地解剖时会增加解剖难度，所以不推荐采用俯卧位。

皮瓣设计和大小

该皮瓣的轴线为肩胛冈与肩胛骨下角间中点的横行线（图 37-3）。皮肤范围至少可以延伸到背部的中线（大于 30 cm）。供瓣区能直接缝合的最大宽度为 8～10 cm。

皮瓣切取方法

于皮瓣远端边缘，靠近背部中线处，在冈下肌筋膜表面掀起皮瓣。掀起一半皮瓣后，便可找到穿过三边孔的血管蒂。在此时，可以根据血管蒂的位置对皮瓣外侧部的设计进行调整，然后完成其余的切口。皮瓣仅靠血管蒂附着。在三边孔内继续解剖，暴露出旋肩胛动脉降支。此处解剖是手术最复杂的一部分，这是因为：有多个分支，且难度随着深度的增加而增加。一直到肩胛下支，蒂长 6～8 cm。许多外科医生青睐顺行解剖而不是逆行解剖的方法：在解剖和掀起皮瓣前明确皮瓣的血管蒂。

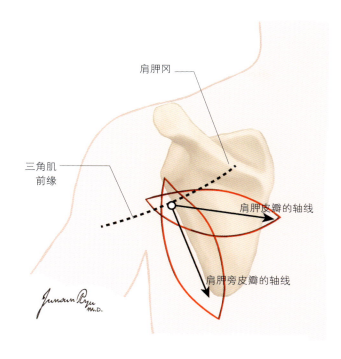

肩胛冈

三角肌
前缘

肩胛皮瓣的轴线

肩胛旁皮瓣的轴线

Junoan Ryu M.D.

图 37-3 肩胛和肩胛旁皮瓣的设计

优化临床效果的技术要点

- 掀起皮瓣时始终于深筋膜浅层进行解剖，是更

容易、更快的方法。

- 虽然文献报道血管蒂是恒定的，但也有文献报道副肩甲动脉浅出点存在解剖变异。
- 因此，必须小心，以保证能解剖到三边孔。
- 从远端向近端掀起皮瓣更实际、更容易和更快。
- 血管蒂的长度和动脉直径在不同的横断部位会有所不同。

关闭供区

如果皮瓣的宽度在 8 ~ 10 cm 内，供瓣区可直接缝合。

改良

组织扩张皮瓣

可在皮瓣手术前放置 2 个组织扩张器。预扩张组织对于切取皮瓣后皮肤的无张力缝合是非常有用的。

典型病例

病例1

4 岁男童，因交通意外伤入院。足背侧皮肤撕脱合并关节开放。设计 6.0 cm×15.5 cm 大小的肩胛皮瓣移植至足部。1 年后，他可以穿着舒适的鞋配件行走（图 37-4）。

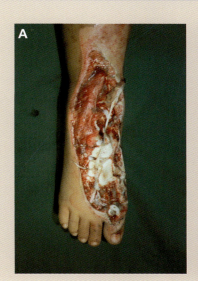
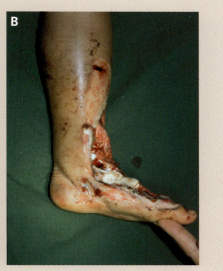

A

B

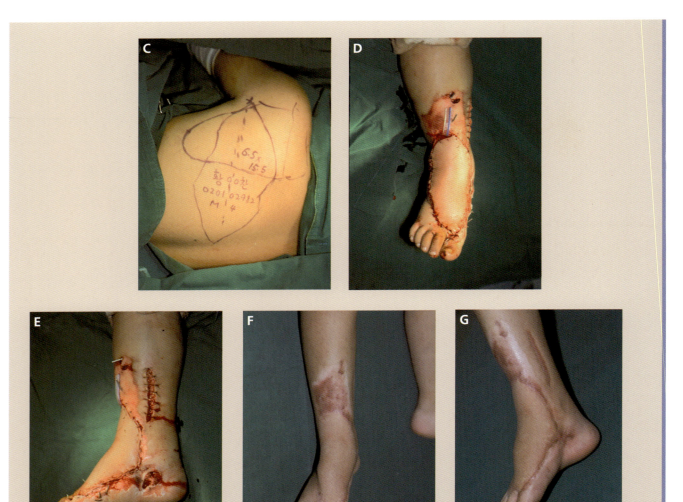

图37-4 交通事故患者。足背侧皮肤撕脱伤合并跗骨外露（A）。侧面观（B）。肩胛皮瓣的设计：6.5 cm×15.5 cm大小（C）。术后（D）。术后，侧面观（E）。术后1年（F）。侧面观（G）

病例2

35岁的男性患者，由于热压伤导致肘部肱桡关节外露坏死。设计和切取肩胛皮瓣。术后10年随访，皮瓣经久耐用，不臃肿。X线片显示了保留住的肘关节。肘部的运动范围不受限制（图37-5）。

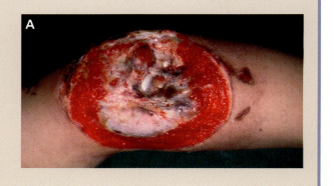

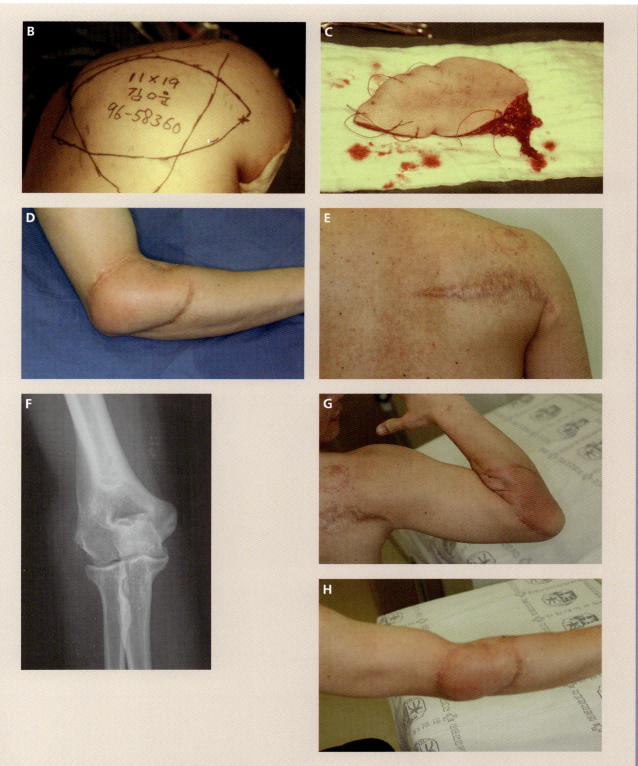

图 37-5　热压伤患者。桡骨头外露合并皮肤坏死。侧面观（A）。设计 11 cm×19 cm 大小的肩胛皮瓣（B）。切取带血管蒂的皮瓣（C）。术后 10 年（D）。供区瘢痕（E）。术后 10 年的 X 线片：肘关节保留（F）。完全屈曲（G）。完全伸直（h）

3 岁男孩在一次交通事故中受伤。右腘窝皮肤撕脱伤合并腓总神经损伤及膝关节外露。经过彻底清创、设计肩胛旁皮瓣移植覆盖软组织缺损。术后 1 年的照片显示，供瓣区的瘢痕以及受区得到良好的覆盖（图 37-6）。

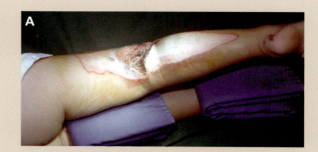

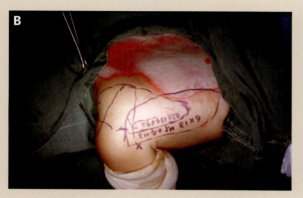

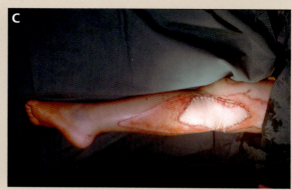

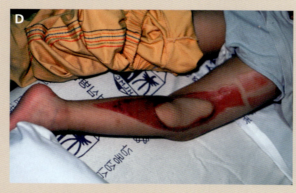

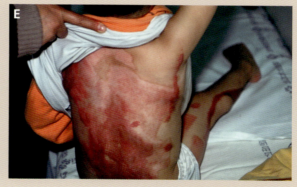

图 37-6　交通事故患者。腘窝皮肤撕脱伤合并膝关节外露（A）。设计 6 cm×13 cm 大小的肩胛旁皮瓣（B）。术后（C）。术后 1 年受区及供区的情况（D、E）

病例4

35 岁男性患者，因高压电烧伤两侧腕关节坏死。覆盖这个不规则形状的软组织缺损，设计并解剖肩胛与肩胛旁联合皮瓣（6 cm×8 cm，9 cm×27 cm）。术后 3 个月，为二次重建手术提供了满意的覆盖（图 37-7）。

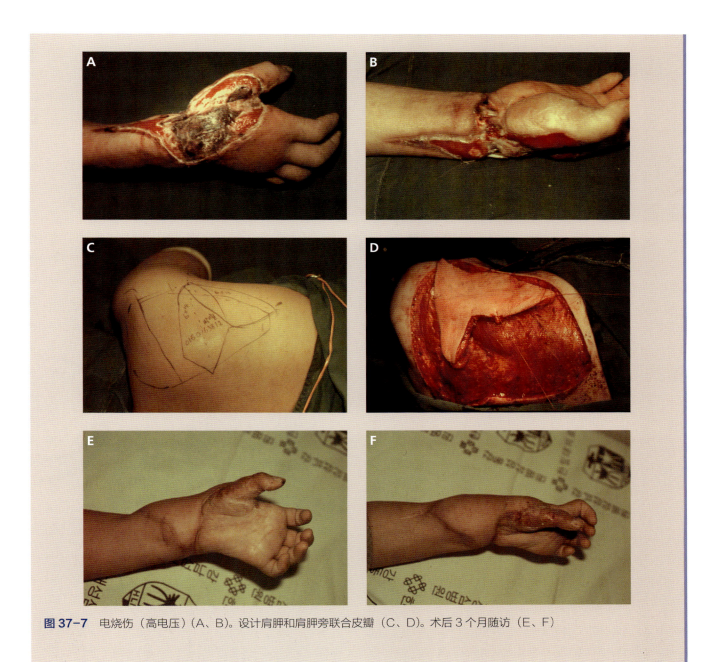

图 37-7 电烧伤（高电压）（A、B）。设计肩胛和肩胛旁联合皮瓣（C、D）。术后 3 个月随访（E、F）

骨皮瓣

保留降支的骨分支可将肩胛骨外侧缘加入皮瓣中。此骨皮瓣可用于手或足的复合组织缺损的重建。根据若欧（Roll）所述，供区没有显著的并发症。

肩胛与副肩胛联合皮瓣、肩胛、背阔肌肌皮瓣联合皮瓣和嵌合皮瓣

由肩胛下动脉树供血的几乎所有的组织都可以切取作为联合或嵌合皮瓣。上述皮瓣对于覆盖非常大的缺损或匹配三维组织缺损是非常有用的。

通血皮瓣

如果继续向更近端进行解剖，分叉点可以包括到血管蒂中。利用分叉点、T形动脉作为通血皮瓣可保留供区的主要血管。

注意事项

尽管非常少见，但仍存在解剖变异的血管束，尤其是在三边孔部位。根据罗斯威尔（Rowsell）的报道，在他的解剖中有3%找不到肩胛下动脉，因此，在此部位解剖时应非常小心。

相关阅读

1. Hallock GG. The Combined Parascapular Fasciocutaneous and Latissimus Dorsi Muscle Conjoined Free Flap. Plast Reconstr Surg 2008; 121(1): 101-107.

2. Hahn SB, Choi NH. Free Vascularized Scapular and Parascapular Flap. Korean J Orthop 1990; 25(1): 277-283.

3. Kawamura K, Yajima H, Kobata Y, et al. Anatomy of Y-Shaped ConFigureurations in the Subscapular Arterial System and Clinical Application to Harvesting Flow-Through Flaps. Plast Reconstr Surg 2005; 116: 1082-1089.

4. Koshima I, Soeda S. Repair of a wide defect of the lower leg with the combined scapular and parascapular flap. Br J Plast Surg 1985; 38: 518-521.

5. Nassif TM, Vidal L, Bovet J, et al. The parascapular Flap: A New Cutaneous Microsurgical Free Flap. Plast Reconstr Surg 1982; 69(4): 591-600.

6. Rowsell AR, Davies DM, Eisenberg N, et al. The anatomy of the subscapular-thoracodosal arterial system: study of 100 cadaver dissections. Br J Plast Surg 1984; 37: 574-576.

7. Roll C, Prantl L, Feser D, et al. Functional Donor-Site Morbidity Following (Osteo-) Fasciocutaneous Parascapular Flap Transfer. Ann Plast Surg 2007; 59: 410-414.

8. Angrigiani C, Pefaure J, MackFarlane M. Scapular and parascapular flaps. In: Wei FC, Mardini S editors. Flaps and Reconstructive Surgery. China: Saunders Elsevier; 2009. p. 271-285.

9. Dos Santos LF, Girbert A. Free scapular flap. In: Strauch B, Vasconez LO, Hall-Findray EJ, Lee BT, et al., editors. Grabb's Encyclopedia of Flaps. 3rd ed. Philadelphia: Lppincott Williams & Wilkins; 2009. p. 1531.

10. Masquelet AC, Gilbert A. Scapular and parascapular flaps. In: Masquelet AC, Gilbert A editors. An Atlas of Flaps of the Musculoskeletal System. London: Martin Dunitz; 2001. p. 243-245.

11. O'Brien BM, Morrison WA. The scapular flap. In: O'Brien BM, Morrison WA editors. Reconstructive Microsurgery. Edinburgh: Churchill Livingstone; 1987. p. 251-254.

12. Serafin MD. The scapular flap. In: Serafin MD, Donald G editors. Atlas of Microsurgical Composite Tissue Transplantation. Philadelphia: W.B. Saunders co; 1996. p. 339-346.

13. Serafin D. The parascapular flap. In: Serafin MD, Donald G editors. Atlas of Microsurgical Composite Tissue Transplantation. Philadelphia: W.B. Saunders co; 1996. p. 359-364.

第 38 章

背阔肌肌皮瓣

Junmo Lee

引言

1896 年，伊希尼奥·坦西尼（Iginio Tansini）最早描述了在乳腺癌根治术后应用背部皮瓣来重建乳房。1976 年，奥利瓦里（Olivari）描述了在对乳腺癌术后复发或放疗损伤后无须延迟而安全地切取背阔肌肌皮瓣。在同一年，鲍德特（Baudet）报道了 2 例基于胸背血管的成功游离皮瓣的移植；随后，背阔肌肌皮瓣成为显微外科重建最受欢迎的皮瓣之一。

临床应用

背阔肌肌皮瓣具有良好的特性，可以在塑造成一个合适的皮瓣后覆盖任何形状的疾病或填充缺损。

优点

背阔肌肌皮瓣完全依靠胸背动脉血管蒂提供的一条既长又宽的皮瓣。在所有存在的肌肉中，它提供了最大的软组织覆盖范围，即 10 ~ 12 cm 宽、25 ~ 30 cm 长的受区面积。

缺点

皮瓣相对比较臃肿，对于专业运动员或球员，应该从非优势侧切取。

解剖

肌肉

又大又平、呈三角形的背阔肌以腱性组织起自下 6 个胸椎（斜方肌前方）和起自附着于脊椎和腰骶椎的棘上韧带以及髂后上棘的胸腰筋膜后层。同时从髂后上棘外侧发出肌肉纤维至竖脊肌，并从 3 ~ 4 肋下缘发出肌肉，与腹外斜肌交错。肌肉走行绕大圆肌下缘至其前表面。在这里，它终止时呈扁平的肌腱，长约 7 cm，并附着在肱骨结节间沟的表面。它可以使肱骨内收、外展、内旋。

变异

肌肉经常会有一些来自肩胛骨的、横向穿过肩胛下角的肌肉纤维加入。一个长 7 ~ 10 cm、宽 5 ~ 15 mm 的肌肉腋弓可能穿过背阔肌边缘，于腋窝后壁中点腋神经和血管前加入胸大肌肌腱、喙肱肌或肱二头肌的筋膜。约 7% 的病例存在这种情况。

血液供应

腋动脉的最大分支为肩胛下动脉，通常是从肩胛下缘远端发出，它与胸背神经向远端伴行至背阔肌，而且，在距离起始处 4 cm 左右，分为旋肩胛动脉和胸背动脉（图 38-1）。它沿着肩胛骨的侧缘，于背阔肌和前锯肌之间，为大圆肌和肋间肌提供血液，并与肋间动脉吻合。

神经支配

肌肉是由臂丛神经后束、C6～C8 发出的胸背神经支配。它走行在血管神经蒂中，并于至胸背动脉的 1/2 点或近端 1/3 点即约 1.3 cm 处分开。

手术方法

（1）患者取侧卧位（图 38-2A）。必须小心避免过分牵拉臂丛神经引起的神经麻痹。

（2）从腋后襞至髂嵴中线画一条连线（图 38-2B），标出肌肉前缘（x）。上臂外展时，沿着这条线，神经血管门距离腋动脉约 10 cm。

（3）神经血管蒂可以向近端追溯到肩胛下动脉分为旋肩胛动脉和胸背动脉的血管门处（图 38-2C）。在分叉点处结扎胸背血管和伴行的神经，保留完好的旋肩胛动脉（图 38-2D）。

（4）包含胸背血管的背阔肌肌皮瓣已经准备好，将其移植到受区行血管的端—端吻合，如果缺损大于 10 cm，无法直接缝合关闭供瓣区（图 38-2E）。

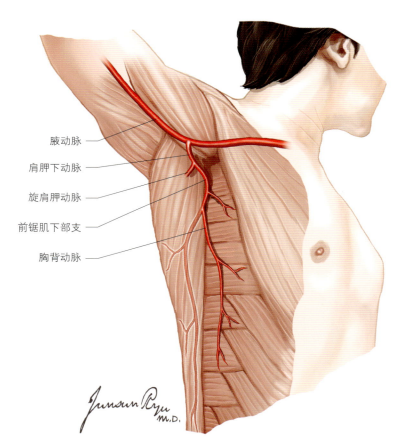

腋动脉
肩胛下动脉
旋肩胛动脉
前锯肌下部支
胸背动脉

图 38-1 腋动脉的分支

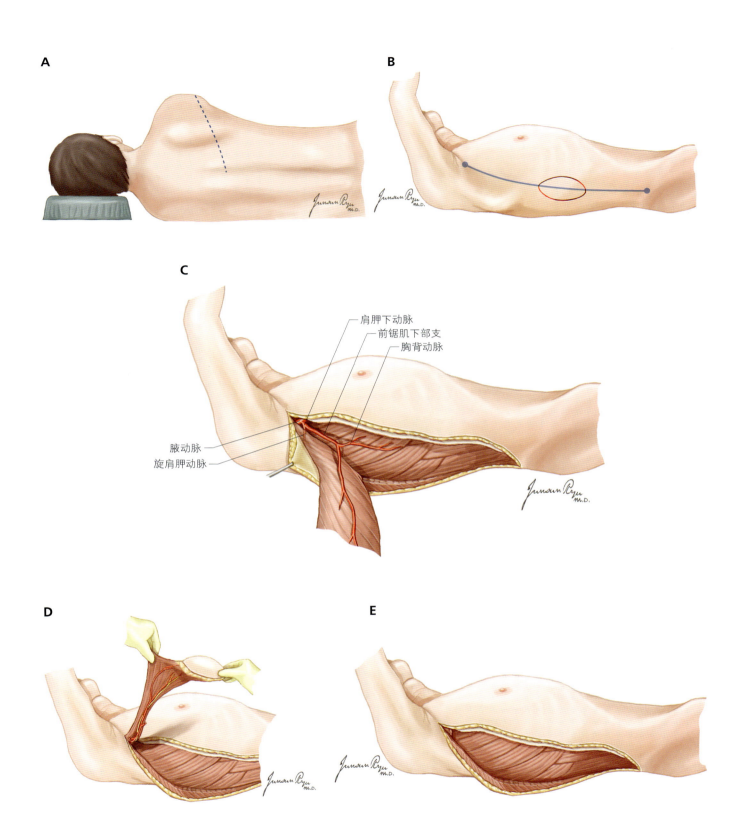

图 38-2　设计和切取皮瓣的步骤

Figure labels in C:
肩胛下动脉
前锯肌下部支
胸背动脉
腋动脉
旋肩胛动脉

病例（图38-3）

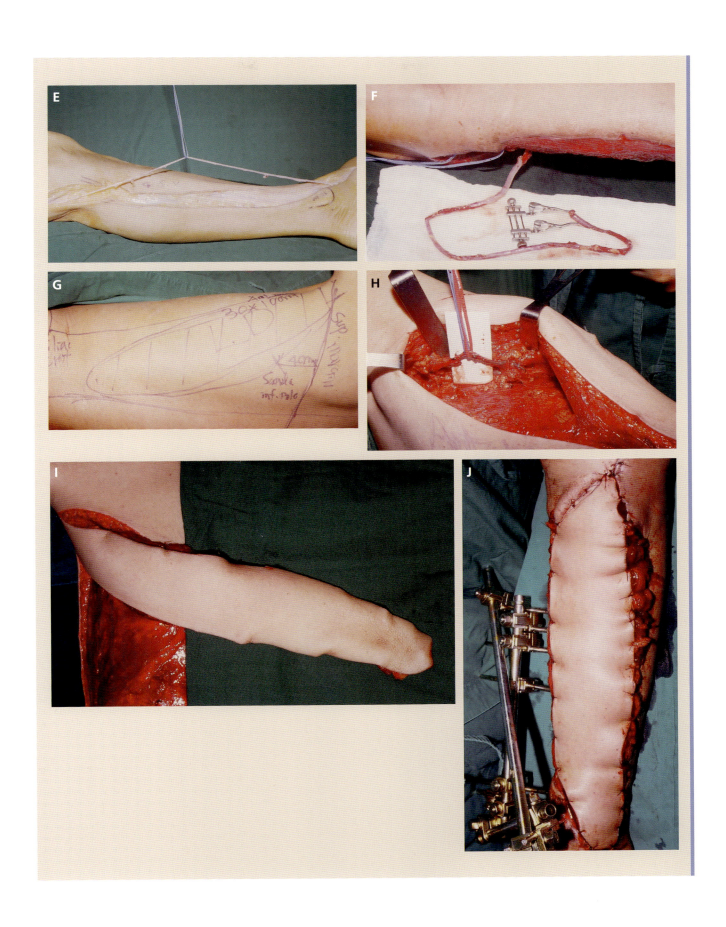

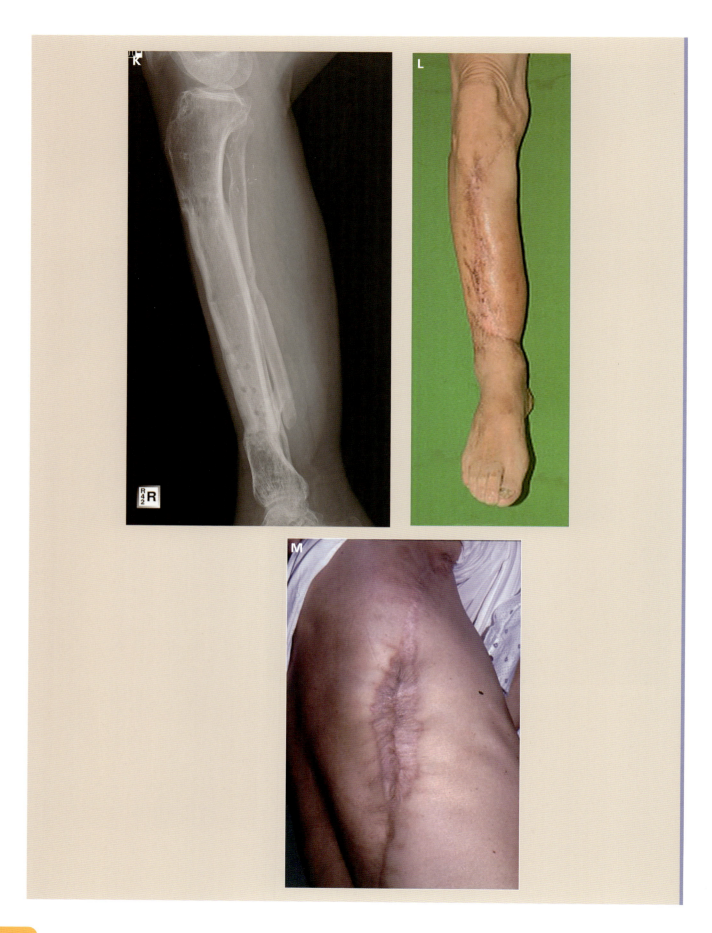

图38-3　66岁的男性患者（A~M），因摩托车车祸导致右侧胫骨中段外露，伴30 cm×11 cm大小软组织缺损，转至骨科病房。小腿X线片显示有粉碎性骨折，用外固定架固定。术前造影确定胫前动脉在小腿近端骨间膜水平发生栓塞。计划将胸背动脉供血的背阔肌肌皮瓣移植到腿部伤口缺损部分。患者取俯卧位。在腘窝区解剖胫前动脉以获得足够的长度与胸背动脉吻合。从对侧腿切取移植的静脉。在腘窝部暴露约7 cm长的胫前动脉后，通过大隐静脉移植延长。利用大隐静脉移植延长短的胫前动脉，使供血动脉吻合成为可能。用外科笔画出背阔肌肌皮瓣。在血管门附近识别胸背血管蒂。前、下、内侧解剖完成，留下完整的近端血管蒂。胸背动脉与从胫前动脉吻合延长的大隐静脉相吻合。随访的X线片中显示胫腓骨愈合良好。在胫骨粉碎性骨折缺损部分覆盖着健康的肌皮瓣，无裂开、无感染。患腿使用良好，没有任何不适。皮瓣供区愈合良好

改良

　　为了恢复背阔肌的胸背运动支的本体感受器，可以使用显微神经吻合修复胸背神经，例如，吻合腓肠神经或浅腓总神经来实现移植肌肉的保护性感觉。感觉到运动神经支吻合已被动物实验证实，而且有若干患者已经用感觉神经恢复的肌肉运动了多年。

相关阅读

1. Maxwell GP, Manson PN, Hoopes JE. Experience with thirteen latissimus dorsi myocutaneous free flaps. Plast Reconstr Surg 1979; 64: 1-8.
2. Olivari N: The latissimus dorsi flap. Brit. J. Plast. Surg 1976;9:126-128.
3. Baudet J, Guimberteau J, Nascimento E. Successful clinical transfer of two thoraco-dorsal axillary flaps. Plast Reconstr Surg 1976; 58: 680-688.
4. Jobe MT. Microsurgery. In: Canale ST, Beaty JH editors. Campbell's Operative Orthopaedics. 11th ed. Philadelphia: Mosby Elsevier; 2008. p. 3744-3748.
5. Harii K. Microvascular tissue transfer-Fundamental techniques and clinical applications. Tokyo: Igaku-shoin Ltd.; 1983.
6. Lee JM. Latissimus dorsi myocutaneous free flaps. In Microsurgery, 2015.
7. Bannister LH. Muscle. In: Gray HL, Williams PL, Bannister LH editors. Gray's anatomy. 38th ed. 38th ed. New York: Harcourt Publishers Ltd.; 2000. p. 836-837.
8. Manktelow RT. Microvascular reconstruction: Anatomy, applications and surgical technique. New York: Springer-Verlag Berlin Heidelberg; 1986.
9. Buncke HJ. Microsurgery: Transplantation-replantation. Philadelphia: Lea & Febiger; 1991.10. Chang KN, DeArmond SJ, Buncke HJ, Jr. Sensory reinnervation in microsurgical reconstruction of the heel. Plast Reconstr Surg 1986; 78(5): 652-664.

第 39 章　背阔肌/胸背动脉穿支皮瓣

Jeong Tae Kim • Youn Hwan Kim • Giuseppe Visconti

引言

　　背阔肌肌皮瓣是一个最常用的皮瓣。然而，使用此肌皮瓣面临的问题是如何更好地保护肌肉和周围组织。多年来，人们一直试图用不包含肌肉组织的胸外侧区的胸背皮瓣、胸背动脉皮瓣和穿支皮瓣来取代背阔肌肌皮瓣，以减少供瓣区的并发症和保留运动功能。从此发展成为一种薄皮瓣的类型，作为一个再换肤的工具，而且另一个肌间隔穿支也包括在穿支皮瓣的蒂内。胸外侧区发出许多穿支，包括直接皮穿支、肌间隔穿支和肌皮穿支。基于它们的穿支也被称为背阔肌穿支皮瓣、胸背动脉穿支皮瓣和胸外侧穿支皮瓣。这些皮瓣在许多重建中是有用的，如使用薄皮瓣覆盖伤口，用薄的皮瓣重建伤口，重建头颈部缺损，包括口腔表面以及重建需要不同组织成分的缺损。

解剖

　　肩胛下动脉来自腋动脉，分为胸背动脉和旋肩胛动脉。在距肩胛下动脉分为旋肩胛动脉和胸背动脉的分叉处 8 ~ 14 cm 处胸背动脉进入背阔肌。血管束进入肌肉前发出分支到前锯肌。胸背动脉发出 2 条主要肌支滋养背阔肌。背阔肌由平行肌肉前缘走行的外侧支和水平分支滋养，斜向进入肌肉的背侧和内侧。沿着分支的走行，穿过肌肉，发出多个终

支到皮肤作为穿支，这些肌皮穿支间断出现在背部区域。肌间隔穿支或其他皮肤分支从背阔肌和前锯肌之间到达皮肤。皮肤分支起源于胸背动脉主干或前锯肌分支或胸外侧动脉。它们还提供肌间隔穿支或直接皮穿支。在胸外侧区域可以发现 3 排明显的穿支（图 39-1）。最前的一排是从胸外侧血管发出的、呈纵向分布的直接皮穿支。中间一排由从胸背血管系统的皮肤分支发出的肌间隔穿支组成。最后一排由穿过背阔肌的肌皮穿支组成。在这些穿支间有水平的连接。需要用不同的命名来区分这些来自同一供体的皮肤区域的穿支皮瓣。根据这里推荐的新版本的命名系统，基于肌皮穿支的穿支皮瓣被称为背阔肌穿支皮瓣和基于肌间隔穿支的皮瓣被称为胸背动脉穿支皮瓣。在这个区域存在一个额外的穿支皮瓣，基于胸外侧动脉的直接皮肤穿支，并把它命名为胸外侧穿支皮瓣。这支穿支由动脉及其伴行静脉组成，虽然用肉眼很难分辨出它们。胸背神经是背阔肌和前锯肌的运动神经，距离血管入口的距离很短，在解剖穿支蒂时易于保留。占主导地位的感觉神经是肋间神经的外侧支，在这个区域，所有 3 种形式的穿支皮瓣都可因此分支而切取为有感觉皮瓣，因为这个分支沿着穿支蒂走行。其他的感觉神经，如支配肋软骨及侧胸的神经应予以保留。侧胸区域的穿支皮瓣应作为皮穿支皮瓣切取，但可以和基于血管蒂独立分支的背阔肌、前锯肌、肋骨或肩胛骨及区域内的脂肪组织进行组合。

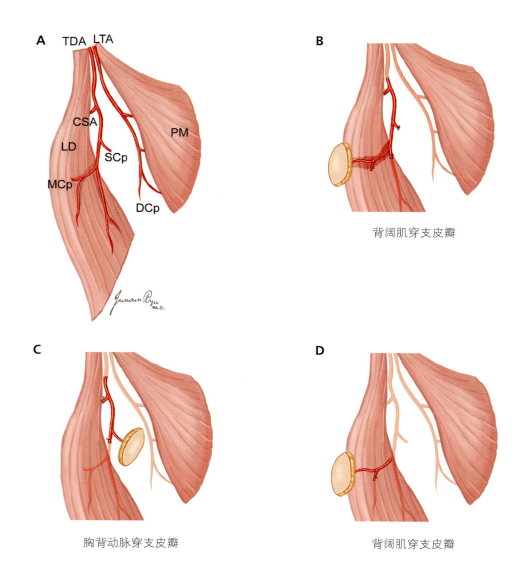

图 39-1　起源于外侧的穿支皮瓣。TDA：胸背动脉；LTA：胸外侧动脉；LD：背阔肌；PM：胸大肌；CSA：旋肩胛动脉；MCp：肌皮穿支；SCp：肌间隔穿支；DCp：直接皮穿支（A）。带背阔肌肌皮穿支的背阔肌穿支皮瓣（B）。带胸背动脉肌间隔穿支的胸背动脉穿支皮瓣（C）。背阔肌穿支皮瓣包括背阔肌的肌皮穿支和胸背动脉的近端分支（D）

手术方法

　　术前可使用多普勒识别穿支。然而，彩色多普勒或能量多普勒成像应成为首选，因为声音多普勒由于主干血管的干扰而可能不可靠。然而，当一个人熟悉了穿支的识别，术前可能不再需要使用多普勒设备，因为可以在预计的区域找到可靠的穿支，而且在这个区域还可发现其他排穿支。此外，对于儿童和软组织萎缩的老年患者，皮瓣比平时更容易切取。糖尿病、心脏病和瘫痪等都不是切取穿支皮瓣的主要障碍。可用于这些穿支皮瓣的皮肤范围可延伸到三角肌肌间沟上方、脊椎中线内侧、髂后上棘下方及同侧乳头前。皮瓣的轴线可以是水平的，但斜向设计更好，以确保有效地直接缝合供瓣区。皮瓣设计的关键解剖标志是背阔肌前缘和腋窝。在靠近胸背血管的近端定位肌皮穿支是很实用的，因为其缩短了经肌肉的解剖分离。预期的穿支区域位于距离腋窝中心 8～10 cm（儿童 6～8 cm），肌肉前缘后侧 2 cm 内。下一个穿支可低于第一个穿支 2～5 cm。当包含穿支血管切取皮瓣时，所有的穿支都可放心地作为穿支皮瓣的血管蒂。选择穿支应根据"可靠穿支"的概念，指的是一个可见搏动的穿支，从肌肉分出时的正常直径大于 1.5 mm，而且常有伴行的皮神经。应选择"可靠的穿支"，因为它有更大的能力供应超过其自身区域的更大面积。以这一步为基础，更好地设计皮瓣，或为了能在穿支上正确地定位皮瓣，要在识别可靠的穿支后进行调整。皮瓣可以设计在不同的方向；然而，最好通过抓捏实验评估，根据最松弛的或多余的皮肤区域设计皮瓣，以达到直接缝合供瓣区的目的。带蒂皮瓣，穿支蒂的位置应在偏心位置以保证旋转弧更宽而且使蒂部更长。带蒂皮瓣可以达到整个肩部、上臂、上背部、胸部和颈部的下半部分。基于适应证，根据皮瓣的旋转弧设计皮瓣，以达到缺损处。切取后，为了直接封闭大的供瓣区，可以设计一个局部皮瓣。在女性患者中，皮瓣最好是按照文胸线设计而且要避免乳腺的侧向位移。在设计成标准的背阔肌肌皮瓣前，患者取仰卧位或半卧位，让上肢自由以及轻微垫起背部，来减少术中改变体位的需要。将解剖穿支血管蒂的手术区域放置在靠近桌子边缘来确保舒适的解剖是很重要的。于背阔肌前缘的前方 2～3 cm 做一个随意的 S 形切口，然后沿着预计皮瓣的前缘切开。用锋利的工具于深筋膜表面垂直解剖直到发现搏动的穿支。持续垂直牵引皮肤，在相同的层次解剖，直到找到可靠的穿支。小血管的分支和副神经分支是达到可靠穿支的良好指标。找到一个可靠的肌皮穿支后，向远端追溯来分离它进入脂肪和皮肤的穿入点。沿着解剖的走行轻柔地分离肌束，应仔细地结扎或在安全距离使用双极电凝烧灼小肌支。为了分离肌间隔或直接皮穿支，应沿皮下层解

剖至主干动脉。可以用自动牵开器固定，解剖血管蒂部，确保一个足够的空间。橡皮血管圈有助于轻柔地牵引以保护血管蒂和神经。因为肋间穿支数量较少且不如可靠的穿支明显，外科医生可以将其与可用的穿支进行区别。因为可靠的穿支会由于痉挛而使动脉搏动消失，穿支蒂应频繁地使用血管扩张剂进行灌溉。在直视下完成穿支蒂的分离及对术前设计皮瓣的调整后，皮瓣的整个轮廓就明确了。皮瓣厚度可按照受区的情况控制在浅、深脂肪层之间进行解剖。最终的厚度可以在 4～10 mm 的范围内。找到可靠的穿支后，皮瓣可以在同层次之间修薄。已切取的皮瓣应固定在原位直到可防止由于皮瓣自重导致的穿支蒂意外脱离。在体瘦患者和老年患者中，穿支更加突出，更容易被发现。有时，肌皮穿支就像肌间隔穿支那样易于解剖。因为易于解剖以及切开后不久便可见，我们称之为"早上好"穿支蒂。容易暴露的穿支蒂类型是由年龄引起的背阔肌和脂肪组织萎缩造成的。最后，分离出孤立的血管蒂，直接缝合供瓣区或植皮，接负压吸引管。如果无法直接缝合，可从猫耳朵部位取皮修剪后移植修复近似的缺损，而不是从另一个供区切取新的皮肤。因为可直接缝合供瓣区以及比传统的肌皮瓣的肌肉解剖更少，所以血清肿的风险很低。

改良

穿支皮瓣

由于穿支蒂通常比常规皮瓣长，可以根据受区的情况保留肩胛下动脉的近端主干动脉，因此，停止解剖血管蒂或只在其肌肉下进行解剖经常能够保留住旋肩胛动脉甚至到前锯肌的血管。

通血皮瓣

肩胛下动脉的近端分支，如旋肩胛动脉或到前锯肌的分支可用于行 T 形吻合或嵌合模式皮瓣。

感觉皮瓣

可采用肋间神经外侧支形成有感觉的皮瓣。在寻找可靠的穿支时，很容易发现并分离出若干肋间神经。为了感觉皮瓣需保留它们，尤其是在口腔内的、手或足的重建时。从胚胎学上讲，神经和血管芽共同发育，以感觉神经作为找到可靠穿支的良好指标。

薄皮瓣

皮瓣厚度可以通过沿筋膜表面浅表与深部脂肪组织之间的解剖来控制。最终的厚度可以在4~10 mm的范围内。皮下层由浅层和深部脂肪组织组成。找到可靠的穿支后，可以在这些层次之间修薄皮瓣。使用2个皮肤拉钩拉伸皮瓣，可用电刀的切割模式控制厚度（4~10 mm），即所谓的"控制的表面重修"。穿支蒂周围应完整地留下2~3 cm的皮下组织袖来达到缓冲作用以及确保有更可靠的静脉回流。

分叶皮瓣

基于相邻肌间隔穿支可以组合成更远的皮岛、皮肤脂肪或脂肪穿支皮瓣以及可以劈成2个或更多皮瓣，这些皮瓣可以有非常有用的填充效果。

包括骨和 / 或肌肉的复合或嵌合皮瓣

肩胛下血管系统有几个可靠的分支，如旋肩胛动脉、到前锯肌的分支、肩胛下角动脉以及到皮肤的皮穿支。穿支皮瓣可根据受区缺损联合各种组织成分。与其他常规皮瓣相比，基于穿支的复合皮瓣，移植更舒适，而且皮瓣的每个组件均可以更少受限制地放置在受区。

保留肌肉模式

可以设计一个大的皮肤皮瓣，包括一小段肌肉或一小部分肌肉，最近人们将其命名为保留肌肉模式。不管是为了皮瓣厚度还是供区并发症，笔者建议在大多数情况下避免进行保留肌肉的手术。然而，当未发现可靠的穿支或解剖过程中损伤了穿支时，保留肌肉可以作为初学者非常有用的候选方案。

最优结果的技术要点

在穿支和主干血管的解剖过程中，使用血管扩张剂灌注血管是一个很好的选择。尽管如此，血管蒂对痉挛或瘀血相当敏感。最初的临时静脉瘀血看起来更严重，需要更多的临床经验把它从真正的皮瓣失败中区分出来。为了防止发生短暂的静脉瘀血，建议可采用以下几种方法：

- T形吻合，来分散进入穿支皮瓣的血流量和压力。
- 额外穿支可以包括在蒂内，尤其是很长的穿支。
- 为了增加静脉回流可以解剖出远离主蒂的另一根卫星静脉。
- 包含小段的肌肉也有利于更好的静脉回流，尤其是用小穿支和需要大或长的皮瓣时。

皮瓣使用适应证

带蒂皮瓣

带或不带肌肉的带蒂皮瓣可用于修复肩、下半部分的颈部、上臂、背部、同侧胸壁、乳房重建以及波兰综合征或其他胸壁的缺损。

游离皮瓣

胸外侧区穿支皮瓣因为其高度灵活，在头颈部重建时是非常有用的。取代前臂桡侧皮瓣，这个薄的穿支皮瓣对头部和颈部重建来说是一个很好的选择，且没有明显的供区瘢痕，特别是口腔内或舌表面以及三维的重建。

上肢和下肢修复

在重建上肢表面和填充时，包括手和脚，这都是个相当灵活的穿支皮瓣。

注意事项

这种皮瓣技术是有缺陷的，如在下列情况下：

解剖不恒定

轻松识别可靠的穿支的学习曲线是陡峭的。

手术时间长

寻找一个可靠的穿支以及在某些情况下，改变患者的位置都会增加手术时间。

蒂部损伤

在解剖过程中以及在嵌入皮瓣时压缩和扭转潜在的对蒂部的损伤。

早期的暂时性血管功能不全

早期临时的血流障碍，包括皮瓣缺血和瘀血。这是在新的血流重新分配时通过狭窄的穿支蒂克服流量过载的适应现象。为了防止出现这种短暂的静脉瘀血现象，人们已经提出了几种方法：T形吻合、额外的穿支、增压的静脉、包含一小部分肌肉及其他方法，如应用血管扩张剂、取适当的体位和使用烤灯。

相关阅读

1. Angrigiani C, Grilli D, Siebert J. Latissimus dorsi musculucutaneous flap without muscle. Plast Reconstr Surg 1995; 96: 1608-1614.
2. Van Landuyt K, Hamdi M. Thoracodorsal artery perforator flap. In: Blondeel P, Morris S, Hallock GC, et al., editors. Perforator flaps: anatomy, technique, and clinical applications. St Louis: Quality Medical Publishing; 2006. p.442-459.
3. Rowsell AR, Davies DM, Eisenberg N, et al. The anatomy of the subscapular-thoracodorsal arterial system: study of 100 cadaver dissections. Br J Plast Surg 1984; 37: 574-576.
4. Heitmann C, Guerra A, Metsinger SW, et al. The thoracodorsal artery perforator flap: anatomic basis and clinical application. Ann Plast Surg 2003; 51: 23-29.
5. Kim JT. Two options for perforator flaps in the flank donor site. Latissimus dorsi and thoracodorsal perforator flaps. Plast Reconstr Surg 2005; 115: 755-763.
6. Kim JT. Latissimus dorsi perforator flap. Clin Plast Surg 2003; 30: 403-411.
7. Koshima I, Saisho H, Kawada S, et al. Flow-through thin latissimus dorsi perforator flap for repair of soft-tissue defects in the legs. Plast Reconstr Surg 1999; 103: 1483-1490.
8. Kim JT, Koo BS, Kim SK. The thin latissimus dorsi perforator based free flap for resurfacing. Plast Reconstr Surg 2001; 107: 374-382.
9. Schwabegger AH, Harf C, Rainer C. Muscle-sparing latissimus dorsi myocutaneous flap with maintenance of muscle innervations, function, and aesthetic appearance of the donor site. Plast Reconstr Surg 2003; 111: 1407-1411.

第40章 端—侧神经吻合的神经肌肉皮瓣

Kyoung Moo Yang

引言

面肌麻痹会影响表情表达、咀嚼、发音、闭目，引起面部不对称，影响患者的容貌。治疗难以逆转的面瘫的外科重建技术大多集中于试图修复面肌主动活动及表情表达。

背阔肌神经肌肉游离皮瓣是目前最常用的神经肌肉游离皮瓣重建手术。移植神经肌肉的背阔肌游离神经肌瓣或神经肌皮瓣，也许是重建面部运动功能的最可靠的游离组织。在可选取的可移植肌肉中，背阔肌肌肉量最大，对供区来说，对大部分人来说，牺牲背阔肌不会明显影响上肢的功能。近年来，一期吻合血管的游离肌肉移植术作为治疗面瘫的标准重建方法，可使患侧自主运动，完成与健侧同步的微笑动作。

股薄肌是外科手术可选择的、最可靠的神经肌肉移植部位。股薄肌切取快速，手术切口瘢痕位于大腿的内侧，不会影响下肢功能。上肢损伤导致屈肘功能障碍的情况罕见，但上肢的功能影响是毁灭性的，且可引起一系列复杂的问题。本文报道采用神经端—侧吻合的神经肌肉游离筋膜瓣重建运动功能。

屈肘运动属于需重建的重要功能。无论仅是肌肉缺损，还是存在神经损伤导致不可逆的去神经化，无法直接修复，吻合血管的功能性肌肉游离移植都是一种可选择的治疗方式。

神经的端—侧吻合大多用于重建感觉功能。但有报道表明，神经端—侧吻合在重建运动功能时也有良好的效果。

解剖

背阔肌神经肌肉瓣

背阔肌肌腱有 6 个起点：①下 6 个胸椎的棘上韧带；②腰筋膜后层；③髂嵴肌腱附着点；④腹外斜肌外侧；⑤ 9 ~ 12 肋肋间肌；⑥肩胛肌。

背阔肌的前缘及上缘基本上是游离的，位于斜方肌深面。背阔肌延续成宽腱膜，止于肱骨结节间沟内唇。在止点附近，背阔肌绕大圆肌肌腱旋转 180° 后到达大圆肌肌腱的前方。两者之间形成一关节囊（图 40-1）。

背阔肌的功能包括使肱骨外展、内旋、内收。

动脉

背阔肌属 V 形肌肉，由 2 条动脉供血。主要供血动脉为胸背动脉，次要供血动脉为肋间后动脉穿支供血。任一支血流中断，背阔肌仍可以完全存活。

背阔肌由肩胛下动脉的一个终末分支供血，肩胛下动脉是腋动脉的第三分支。肩胛下动脉走行 5 cm 后分为旋肩胛动脉及胸背动脉。胸背动脉直径一般为 2 ~ 4 mm，在腋窝后部走行 8 ~ 13 cm 后进入背阔肌（图 40-2）。

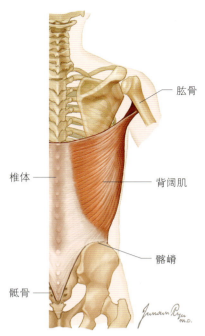

图 40-1 背阔肌的解剖

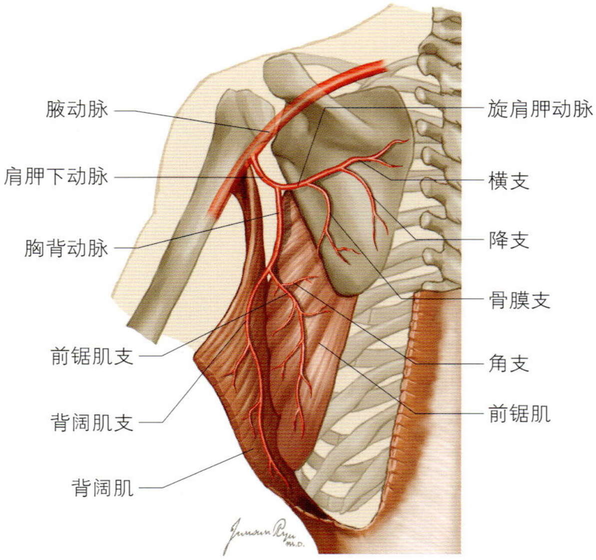

（图右）
腋动脉
肩胛下动脉
胸背动脉
前锯肌支
背阔肌支
背阔肌
旋肩胛动脉
横支
降支
骨膜支
角支
前锯肌

图 40-2 胸背动脉分布及背阔肌

胸背动脉主要为背阔肌供血，但也分出分支为前锯肌、腋窝局部皮肤、肩胛下肌及大圆肌供血。

胸背动脉在神经血管门处进入肌肉深面，距前锯肌、背阔肌肌间沟前缘平均距离 2.1 cm。上肢内收 90° 时，神经血管门位于肱骨与胸壁之间的中部，同时位于腋动脉远端约 10 cm 处。

胸背动脉进入神经血管门后发出分支，水平分支于背阔肌上缘平行走行，直接在背阔肌内侧与第 9 肋间动脉穿支吻合。另一支降支与背阔肌外侧缘平行走行，直接在背阔肌外侧与第 9、第 10 肋间动脉穿支吻合。

这些主要动脉分支有许多二级分支以直角发出，二级分支和主要血管分支之间有多处吻合，并发出穿支从肌肉深面直达肌肉表层。

静脉

伴行静脉的命名与动脉类似，肩胛下静脉平均直径为 9 mm，平均长度 2 cm。在某些情况下，旋肩胛静脉直接从腋静脉发出，平均直径 6 mm，平均长

度 4 cm。也有存在 2 支旋肩胛静脉的情况。

神经

胸背神经是后束的分支，接受 C6 ~ C8 的神经纤维（图 40-3）。胸背神经在肩胛上神经及肩胛下神经之间发出，沿腋后壁至背阔肌。胸背神经包含本体感觉神经纤维及运动神经束。

皮肤感觉由肋间神经的外侧皮穿支后支及背支的外侧分支支配。外侧皮穿支在穿出前锯肌约 2.2 cm 处分为前支及后支。前支于浅表走行至胸大肌，后支向后走行，穿过背阔肌的外侧缘，在肌肉表面进入皮下组织层面。这些神经支沿腋中线走行，与胸长神经位置接近。背阔肌接收很多来自背神经支的外侧支的皮穿支。

股薄肌神经肌肉瓣

股薄肌是大腿内侧内收肌之一，是内收肌群最表浅的肌肉，起自耻骨下支内侧部分及耻骨联合的

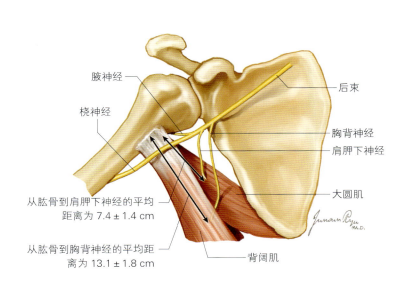

图 40-3　胸背神经的解剖

图中标注：
腋神经
桡神经
从肱骨到肩胛下神经的平均距离为 7.4 ± 1.4 cm
从肱骨到胸背神经的平均距离为 13.1 ± 1.8 cm
后束
胸背神经
肩胛下神经
大圆肌
背阔肌

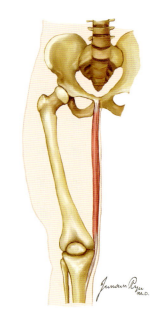

图 40-4　股薄肌的解剖

下半部。股薄肌是一个扁平肌肉，位于缝匠肌及长收肌之间。其深面为大收肌及半膜肌，股薄肌延伸为一圆形肌腱经过股骨内侧髁内侧面后方，止于胫骨上段（图 40-4）。

大腿内收时在体表可明显看出长收肌肌腱，股薄肌紧贴在长收肌肌腱后方，位于大收肌浅层。股薄肌被大腿深筋膜覆盖，是最表浅的大腿收肌。

股薄肌近端 3/5 由平行肌纤维组成，远端 2/5 移行为肌腱。远端接收前方的肌肉纤维，近端接收近端的肌肉纤维。

因此，前方肌纤维较后方肌纤维更长。股薄肌宽 5 ~ 6 cm，长 30 ~ 32 cm，肌纤维平均长度为 24 cm。

动脉

股薄肌供血类型属 Ⅱ 型，有主要血管蒂及次要血管蒂共同供血。主要血管蒂起源于股深动脉系统，通常为旋股内侧动脉的分支。位于大收肌和短收肌之间，与伴行静脉一起于耻骨结节远端 8 ~ 10 cm 处进入股薄肌深面。肌支血管蒂长度为 6 ~ 7 cm。动脉外径为 1.2 ~ 1.8 mm。次要血管蒂是股动脉或股深动脉的分支，在肌肉远端 10 ~ 15 cm 处进入肌肉，偶尔 2 支血管蒂供血范围相当，更多情况下近端血管蒂更长。

静脉

通常旋股内侧动脉肌支有 2 条静脉伴行，直径通常为 1.5 ~ 2.5 mm，长约 6 cm。

神经

股薄肌由闭孔神经的前支支配。闭孔神经由腰丛（L2 ~ L4）发出，通过闭孔后，闭孔神经分为前支及后支。前支在长收肌后面，内收肌及大收肌表面下行。前支支配短收肌、长收肌及股薄肌。后支沿短收肌下行，支配长收肌的深面（图 40-5）。

支配股薄肌的神经通常在血管蒂穿入点上方 2 ~ 3 cm 处进入肌肉。通常股薄肌神经支分为 3 束，股薄肌前 25% ~ 50% 的肌肉通常由单束神经支配。

其余肌肉由余下的 2 束神经支配。因此，股薄肌可依不同的神经束支配分为 2 个功能性的单元。

大腿内侧皮神经属闭孔神经的分支，支配大腿近端内侧皮肤，与支配股薄肌的运动支伴行，作为独立的分支走行于长收肌下方。

手术方法

背阔肌神经肌肉瓣

背阔肌血管蒂较长，由于组织量大，血供可靠，长度足够，是重建大部分头颈部皮肤软组织缺损的理想皮瓣选择。传统的含神经血管的背阔肌肌瓣治疗面瘫的手术方法在前文已有详细描述。

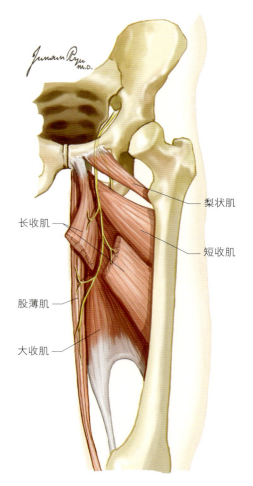

图 40-5 闭孔神经支配股薄肌

梨状肌
长收肌
短收肌
股薄肌
大收肌

应用背阔肌修复面瘫可使用传统的肌肉筋膜瓣方式进行修复，即在切取皮瓣前按缺损的需要在背阔肌表面标记范围。患者取坐位，皮瓣外侧缘为自腋后线至髂脊后部连线，之后患者取侧卧位，首先，选取非优势手侧背阔肌作为供区，自腋窝经腋后线做皮肤切口。内侧根据需携带的皮瓣面积大小设计切口，掀起肌皮瓣后注意将肌筋膜与皮肤缝合几针固定，避免肌筋膜穿支撕脱损伤。首先解剖出胸背血管及神经，将血管蒂部解剖至腋动脉处，如有必要，游离旋肩胛动、静脉。之后再在前锯肌和肩胛骨表面解剖背阔肌，自腋窝至皮肤做椭圆形切口，在肌间沟内距肌肉深面前缘 2.1 cm 处暴露胸背血管。分离足够长度的胸背神经后，即切取所需的背阔肌节段。切断肌肉起点后，肌皮瓣经皮下隧道越过锁骨穿过胸大肌，追踪解剖胸背血管，依需要血管蒂的长度及供区血管外径选择游离至近端旋肩胛动脉或肩胛下动脉。血管分支向大圆肌和肩胛下肌走行。在分离至血管门处需仔细解剖胸背神经。胸背神经平均长度约为 12.3 cm。如需达到重建运动功能的目标，需在尽量接近神经血管门处进行神经吻合。也可进一步分离出运动神经束的横支及降支。

结扎前锯肌下部血管蒂之后，在背阔肌下胸壁部分继续解剖。血管蒂通常位于距胸背动脉起点处平均约 5.5 cm 处。之后掀起皮瓣，暴露背阔肌起点，观察胸背血管蒂主干供血的神经肌肉单元是否灌注满意。如果软组织缺损相对小，可选择分别由胸背动脉的前后穿支供血的两个节段的背阔肌皮瓣。一个节段可作为一个神经血管肌肉瓣应用于面部功能重建，另一个可携带小的肌袖作为穿支皮瓣修复软组织缺损。

股薄肌神经肌瓣

患者取仰卧位，屈膝屈髋，下肢外展位，此体位可使位于耻骨长收肌的腱性起点及肌腹更明显。自耻骨结节沿长收肌走行至股骨内侧髁画线，标定股薄肌上缘。外展肢体时，须注意动作非常小心，避免压缩或者拉伸导致腓总神经损伤。皮瓣设计为新月形，皮瓣宽度由大腿上部的皮肤量决定，以切除后能直接拉拢缝合为宜。

先探查受区手臂创面，并准备好受区的血管和神经，受区创面及血管准备完成后，可以将股薄肌切取下来，下肢可恢复位置，随需要移动。

首先沿皮瓣前缘做切口，直达深筋膜层，在筋膜下层从前往后掀起皮瓣直至长收肌及股薄肌的肌间隔。将大隐静脉携带入皮瓣内，并结扎大隐静脉的近端及远端。解剖长收肌及股薄肌之间，找到血管蒂位置，位于股薄肌边缘 8～12 cm 处，在长收肌下穿过。助手可以牵拉长收肌以显示蒂部。蒂部动脉及伴行静脉均发出分支进入长收肌。

之后自远端向近端解剖，自长收肌及大收肌处将股薄肌分离开。次要血管蒂位于主要血管蒂远端 10～15 cm，距耻骨结节 6～12 cm。如需移植整条股薄肌，需结扎切断这些次级血管蒂。

移植神经的选择非常重要，需要在术前决定，在受区创面准备中再次确认。需要根据临床经验决定可能的神经吻合水平，以便决定血管修复的水平。

准备好的股薄肌及其完整的神经血管蒂仅在起止点附着，在神经血管蒂完全解剖出来后再将肌肉起止点切断，可切取 10 cm 长度的神经蒂。

动脉血管可根据直径是否匹配选择与肱动脉做端—侧吻合，或与合适的分支做端—端吻合。如果只需吻合 1 条静脉，可选肱动脉的伴行静脉做端—端吻合。之后进行神经修复，如选择小腿神经作为供区，在膝关节内侧腘绳肌上方做单独切口。

最后，将皮瓣边缘和股薄肌缝合固定，避免牵拉损伤肌皮穿支。

注意事项

游离背阔肌神经肌瓣

背阔肌是一个大的三角形的表浅背部肌肉。胸背动脉在肌肉深面到达神经血管门后发出分支。通常发出横支和内侧支两分支。偶尔也有第 3 支存在。在肌肉组织中，节段性的穿支与辐射状的肌束平行延伸。胸背神经分支发出点位于动脉穿支发出点近端。神经分支一般与动脉穿支伴行，但主干偶尔可能会偏离动脉走行。胸背血管神经蒂自腋动脉发出至神经血管门的长度为 10～14 cm，如果进行肌内解剖，可延长 5～10 cm。

游离股薄肌皮瓣

股薄肌形态轻薄，有许多次级穿支（通常为 2～3 支，偶尔可达 5 支），并非需要所有穿支对肌肉供血。主要血管蒂可能是双蒂，肌内注射染色研究证明，当此情况出现时，近端蒂可对血管门近端肌肉供血，远端血管对血管门远端肌肉供血。

皮瓣血供仅在股薄肌近端是可靠的，有时术中很难确定皮瓣刚好在肌肉筋膜连接处的正上方。通常仅有 1 支皮穿支，且此穿支紧贴主要血管蒂穿出股薄肌。大腿内侧皮肤较臃肿，用于修复前臂时皮肤会过于臃肿。

典型病例

病例1

35 岁男性患者，上肢在出生时受伤，导致上肢严重无力。术者设计了股薄肌神经肌肉游离皮瓣，与患侧正中神经端—侧吻合，血管与肱动脉端—侧吻合。监测术后肘关节运动范围及肌力 1 年（图 40-6）。

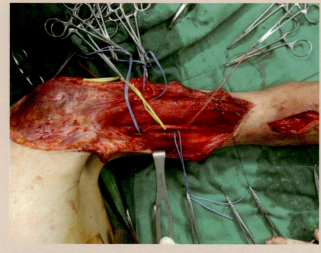
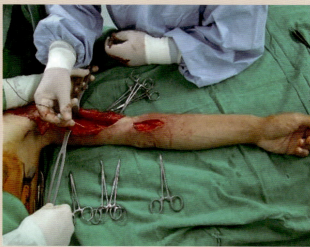
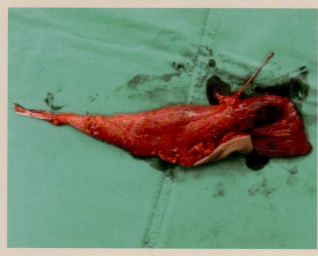
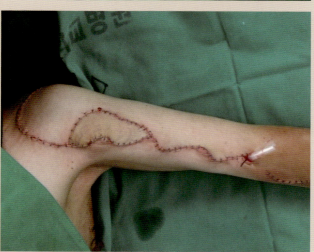

图 40-6　病例 1

39 岁女性患者，恶性骨肿瘤术后左侧半面瘫。笔者设计了神经肌肉背阔肌游离皮瓣，神经与患侧舌下神经端一侧吻合，术后 21 个月随访（图 40-7）。

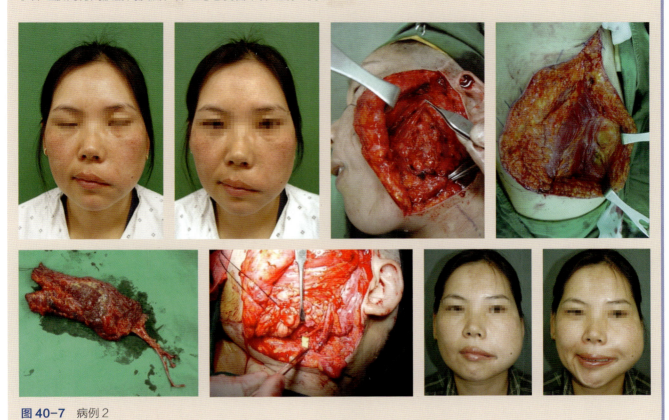

图 40-7　病例 2

病例3

47 岁女性患者，中耳炎术后左侧半面瘫。笔者设计了背阔肌游离神经肌瓣，神经与患侧舌下神经端一侧吻合（图 40-8），术后 12 个月随访。

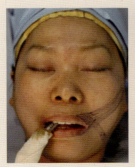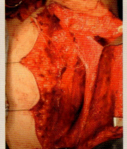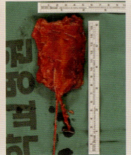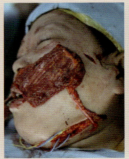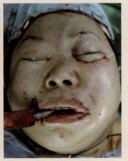

图 40-8　病例 3

相关阅读

1. Watanabe Y, Akizuki T, Ozawa T, et al. Dual innervation method using one-stage reconstruction with free latissimus dorsi muscle transfer for re-animation of established facial paralysis: simultaneous reinnervation of the ipsilateral masseter motor nerve and the contralateral facial nerve to improve the quality of smile and emotional facial expressions. J Plast Reconstr Aesthet Surg 2009; 62(12): 1589-1597.

2. Ferguson LD, Paterson T, Ramsay F, et al. Applied anatomy of the latissimus dorsi free flap for refinement in one-stage facial reanimation. J Plast Reconstr Aesthet Surg 2011; 64(11): 1417-1423.

3. Watanabe K, Kiyokawa K, Rikimaru H, et al. Anatomical study of latissimus dorsi musculocutaneous flap vascular distribution. J Plast Reconstr Aesthet Surg 2010; 63: 1091-1098.

4. Kay S, Pinder R, Wiper J, et al. Microvascular free functioning gracilis transfer with nerve transfer to establish elbow flexion. J Plast Reconstr Aesthet Surg 2010; 63(7): 1142-1149.

5. Baker PA, Watson SB. Functional gracilis flap in thenar reconstruction. J Plast Reconstr Aesthet Surg 2007; 60(7): 828-834.

6. Wechselberger G, Schoeller T, Bauer T, et al. Surgical technique and clinical application of the transverse gracilismyocutaneous free flap. Br J Plast Surg 2001; 54(5): 423-427.

7. Kwon ST, Chang H, Oh M. Anatomic basis of interfascicular nerve splitting of innervated partial latissimus dorsi muscle flap. Journal of plastic, reconstructive & aesthetic surgery. J Plast Reconstr Aesthet Surg 2011; 64(5): e109-114.

8. Donald S. Atlas of microsurgical composite tissue transplantation. Philadelphia: W.B. Saunders; 1996.

9. Strauch B, Vasconez LO. Grabb's Encyclopedia of Flaps. 3rd ed. Philadelphia: Lippincott Williams & Wilkins; 2009.

第41章

胸大肌肌皮瓣

Su Bong Nam • Kyeong Ho Song

引言

胸大肌肌皮瓣包括很多种皮瓣，如肌瓣、肌皮瓣、功能瓣、岛状瓣、游离皮瓣等，优点在于可以应用于各种部位的重建。在外科常将胸大肌皮瓣作为局部皮瓣应用于胸部的修复，作为岛状皮瓣重建头颈部，还可作为游离皮瓣修复四肢软组织缺损。胸大肌有 2 个独立的神经血管结构：锁骨部及胸肋部。锁骨部胸大肌负责肩关节屈曲，胸肋部胸大肌负责肩部外展，两部分协作完成肩部的内收、内旋。胸大肌肌肉面积大，且呈扇形，供血分型为 Ⅴ 型，包括主要及次要血供。肌瓣较肌皮瓣供区并发症少，并发症女性多发于男性。作为游离皮瓣时，血管蒂长度约为 3 cm，通常仅包含 1 根动脉，直径约 2 mm，包含 2 根静脉，直径 3 ~ 4 mm。胸大肌肌皮瓣的缺点在于血管蒂长度较短。

胸大肌肌皮瓣优点如下：血供丰富；皮肤面积大；不需延迟即可移植；血管蒂转移弧范围大；肌肉量大；供瓣区封闭方便，仰卧位即可切取皮瓣等。胸大肌可以肌瓣或肌皮瓣修复头颈部。阿里安（Ariyan）于 1979 年首先报道，进行颈部清扫术患者的口内缺损以胸大肌来修复，皮肤组织量充裕。胸大肌肌皮瓣修复头颈部的优势如下：皮瓣位置与缺损位置邻近，可以用岛状瓣修复创面，手术快速，不需要术中改变体位，不会影响血管吻合，即使不吻合，血管也很安全，术后感染风险低，术后下颌

骨重建的金属板或移植骨暴露风险低。缺点如下：创面愈合问题；出现口腔颈部瘘情况比游离皮瓣更常见；旋转弧度及组织量均有限，切取后上肢及肩部有一定并发症。

解剖

胸大肌分为 2 部分：锁骨部及胸肋部。锁骨部起点源于锁骨内侧半 2/3，止于肱骨结节间沟外侧唇，宽度为 10 ~ 15cm，长度为 15 ~ 20 cm。胸肋部起于胸骨表面前方、第 2 ~ 6 肋软骨及腹外斜肌腱膜，止于肱骨结节间沟外侧唇，宽度为 15 ~ 18 cm，长为 22 ~ 26 cm。横截面约为 8.7 cm × 26.1 cm。内侧及外侧的胸肌神经有 4 ~ 6 支运动神经支。

胸部皮肤由胸肌支及胸外侧动脉的肌皮穿支或直接穿支支配（锁骨部由肩峰支或三角肌支支配）。胸大肌的动脉由许多胸肩峰动脉分支组成（从腋动脉第二段发出）。腋动脉被胸小肌分为 3 部分。胸大肌的次级动脉血供有乳内动脉和胸外侧动脉发出分支供血；动脉外径包括肩峰支（锁骨部）及胸锁关节处的胸肌支。血管蒂是最后一组动脉血供，体表投影为自锁骨中点起，经锁骨中点和肩峰剑突轴线做垂线，再自肩峰尖端指向剑突。静脉由动脉的伴行静脉及胸肩峰静脉组成。肩峰支有 1 ~ 2 个分支，外径在 3 ~ 4 mm 之间，长约 4 cm。胸肌支有 2 个分支，外径 3 ~ 4 mm，长 3 cm。胸大肌由 2 种神经支配，包括胸外侧神经（C6、C7）及胸内侧神经（C8–

T1）的多个分支。臂丛发出的胸外侧神经供应锁骨部及胸肋部上部，胸内侧神经自臂丛的内侧束发出，支配胸小肌及胸肋部下部。单束神经的外径为 0.75～1 mm，长度约为 3 cm。

手术方法

锁骨部分

锁骨部胸大肌可携带皮瓣为椭圆形，宽 5～8 cm，长 8～15 cm，皮瓣长轴位于锁骨下方 1～2 横指处，与锁骨平行。如需获得有感觉的神经皮瓣，应将锁骨上神经包含在皮瓣内。

游离皮瓣解剖步骤如下：①切开皮瓣内侧及上方的皮缘，在三角胸肌间沟处暴露头静脉；②延长切口暴露锁骨前层及与胸大肌肱骨附着处；③切开其余皮瓣皮肤，暴露锁骨部及胸肋部分割线；④适度牵拉至锁骨头止点断端，继续在肌肉下平面分离；⑤远端肩峰动脉（三角肌支）邻近头静脉，予以结扎切断；⑥追踪动脉及伴行静脉至位于胸小肌止点内侧的胸肩峰轴线；⑦结扎切断胸肌支到胸肋部的分支；⑧胸外侧神经分支通过胸锁筋膜（应尽可能留下长达 3 cm 的长度，如肌肉已有神经支配，则予以切断），如果皮瓣需包含部分锁骨，则保留肌肉起点部分不切断。用摆锯纵向切开锁骨，维持足够厚度，避免骨折。可在锁骨上固定钢板以加强支撑。如果不携带锁骨，则可将起点自锁骨上剥离下来。沿血管轴修剪肌肉，进一步减少皮瓣携带的肌肉量。目前皮瓣仍和局部血供相连，可见持续的血液灌注。

胸肋部分

胸肋部分胸大肌可携带皮瓣为椭圆形，可直接缝合关闭，宽 8～9 cm，长 10～15 cm（长轴自肩峰尖端至剑突）。皮瓣可较下方的肌肉瓣面积 50% 左右。

采用胸大肌肌皮瓣修复头颈部时，锁骨中点作为轴点，依据缺损确定皮瓣最远端，连接为皮瓣旋转轴线。

切取游离皮瓣时，切开皮肤直达肌层（可选用胸肋部整体，也可选取下部 4/5，中部 3/4）。进行功能性肌瓣或肌皮瓣移植时，应测量并记录正常的肌肉静息长度。在纵轴上每隔 5 cm 处以缝线标记。在体表定位胸肌支近端走行，在肩峰至剑突绘制连线，经锁骨中点做垂线。胸肋部起自第 6 肋软骨至第 2 胸椎水平腹外斜肌腱膜。将肌肉向上牵拉，暴露内侧及外侧胸神经的多个分支及血管蒂。轻柔地牵拉肌肉，在锁骨中段标记胸肩峰神经干。此皮瓣由胸肌支动、静脉供血。

以胸大肌肌瓣或肌皮瓣进行头颈部重建，切开皮瓣皮缘，切口稍斜，坡口向外直达肌层。适当游离相邻皮肤，以更好地暴露视野仔细解剖，并有利于直接缝合封闭供瓣区。确定胸大肌的外侧缘，在胸大肌及胸小肌之间确定分离平面。游离胸大肌的中部及上部，注意保护胸骨旁穿支。向头侧掀起肌肉，在肌肉深面寻找定位的血管蒂，妥善保护血管蒂，横向切断肌肉。在锁骨处，在皮瓣上角做切口，更易对蒂部进行解剖。接近锁骨处，可将皮瓣完全切开成为岛状瓣。将皮瓣移植至头颈部。

改良

胸三角皮瓣可经延迟术后与部分或全部三角肌瓣联用。为了外观需要，术中需要尽可能保留胸大肌的横向边界。

理想条件下，肌皮瓣的肌肉部分需随着解剖的明确尽量缩小，以减少皮瓣厚度，甚至达到真正的岛状皮瓣。一个真正的岛状皮瓣，仅在血管蒂周围保存完整的外膜组织，以保护在皮瓣移植过程中避免牵拉损伤血管蒂。如果皮瓣移植距离长，可根据需要移除或者内固定替换锁骨，使血管蒂自锁骨下穿过。皮瓣应设计在乳头以上或者乳头以下，如果供瓣区以局部转移皮瓣方式关闭，需从外观角度考虑胸部的瘢痕及乳头位置。向上腹部延长可形成一个薄皮瓣，必须包括腹壁的筋膜，以包含入筋膜的血管丛。设计皮瓣必须在胸大肌之上，可以保护穿支血管进入远端筋膜血管丛。这样对于女性患者可以导致尽量少的胸部缺损，对于修复头部缺损，可有更大的旋转弧度。

典型病例

病例1

舌癌（图41-1）

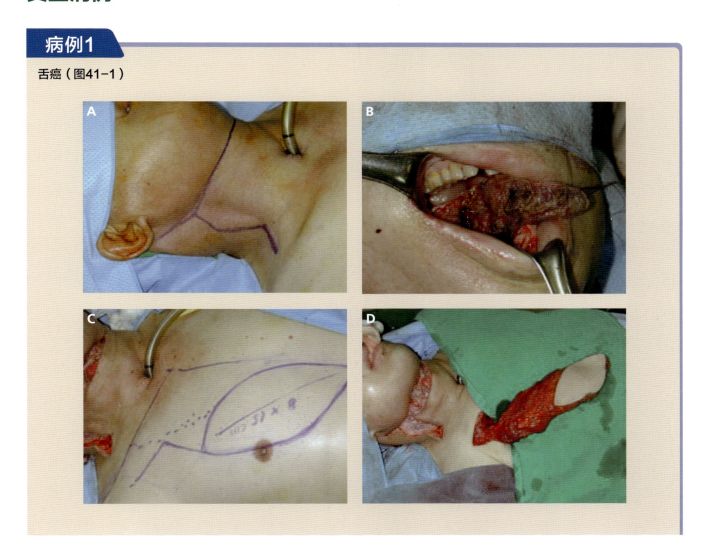

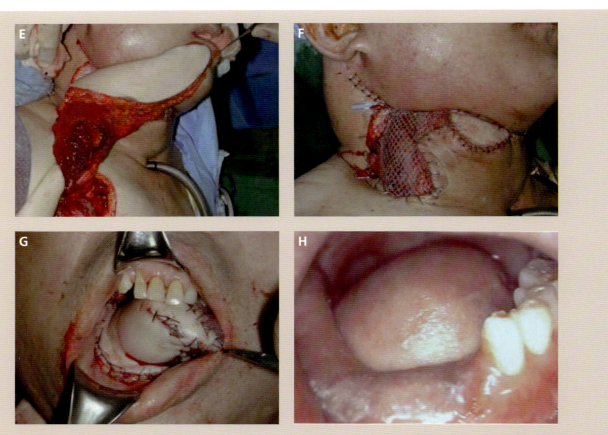

图41-1　颈部术前切口设计（A）。术中舌癌切除后创面及暴露齿槽（B）。设计胸大肌肌皮瓣（C）。掀起胸大肌肌皮瓣术中（D）。皮瓣掀起后，经颈部皮下隧道转移至颈部及口内（E）。皮瓣转移至口腔，因皮瓣较大，供瓣区以网状皮移植覆盖（F）。术后外观（G）。术后6个月的外观（H）

病例2（图41-2）

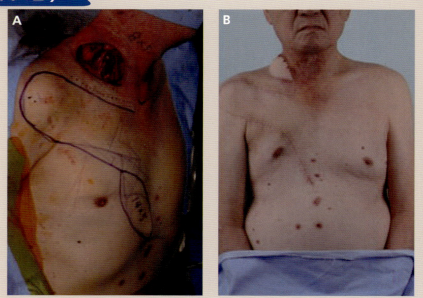

图41-2　颈部外侧区域复发肿瘤术后，设计胸大肌肌皮瓣，并考虑以后有可能需要做胸三角皮瓣（A）。术后4个月的外观（B）

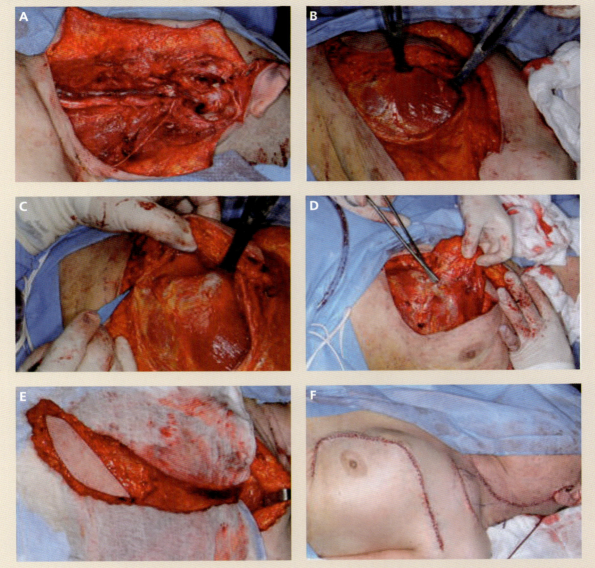

图41-3　左侧腮腺癌复发切除后及颈部创面术中观，有大血管外露。患者曾行两次放疗及化疗（A）。保留胸三角皮瓣供瓣区的前提下，掀起胸大肌肌皮瓣（B）。将腹外斜肌腱膜包含在皮瓣内（C）。分离皮瓣时，在胸骨外侧缘可见一些来自乳内血管的穿支（D）。胸大肌岛状皮瓣在胸三角皮瓣下穿过（E）。术后观，较经典的修复颈部缺损胸大肌肌皮瓣组织量小（F）

相关阅读

1. Lew DH, Tark KC, Lew JD. Refined pectoralis major myocutaneous flap for head and neck reconstruction. Arch Plast Surg 1990; 17: 1083-1091.

2. Belt PJ, Emmett J. Local transposition flap repair of the pectoralis major myocutaneous flap donor site. Plast Reconstr Surg 2004; 114 : 732-737.

3. Russell RC, Feller AM. Elliott LF. The extended pectoralis major myocutaneous flap: Uses and indications. Plast Reconstr Surg 1991; 88: 814-823.

4. Ariyan S. The pectoralis major myocutaneous flap.

Plast Reconstr Surg 1979; 63: 73-81.

5. Rikimaru H, Kiyokawa K, Inoue Y, et al. Three-dimensional anatomical vascular distribution in the pectoralis major myocutaneous flap. Plast Reconstr Surg 2005; 115: 1343-1352.

6. Serafin D. Atlas of microsurgical composite tissue transplantation. Philadelphia: W.B. Saunders company; 1996.

7. Urken ML, Cheney ML, Sullivan MJ, Biller HF. Atlas of regional and free flaps for head and neck reconstruction. New York: Raven Press; 1995.

8. Yang KM, Kim YJ. Tendon injury and wrist trauma/ Flaps for microsurgical reconstruction. An-yang: Academya; 2012.

第 42 章

乳内动脉穿支皮瓣

Kwang Seog Kim

引言

1965 年，巴坎建（Bakamjian）首次报道了内侧胸三角皮瓣二期修复咽及食管。长时间以来，胸三角皮瓣因质地薄而柔软和头颈部皮肤颜色相近，通常用于头颈部的重建。此外，皮瓣切取直接简单。然而胸三角皮瓣的缺点在于皮瓣坏死率高，供瓣区需要植皮覆盖，且蒂部易产生猫耳，需要修整。此外，胸三角皮瓣具有相对宽的蒂部，旋转弧度受限，因此产生了许多改良的胸三角皮瓣手术方法。

近 20 年来，穿支皮瓣因具有独特的优势而得到迅速发展，包括供区并发症低、重建的精确性高等。穿支血管岛状皮瓣因可于全身各处切取，具有血供可靠、转移自由度高等优点，其应用成为目前的流行趋势。因此，穿支血管皮瓣的概念也被应用于改良的胸三角皮瓣中。

乳内动脉穿支（IMAP）皮瓣属改良的胸三角皮瓣，通常作为穿支血管岛状皮瓣应用。2006 年，于（Yu）等报道 2 例以第二或第三乳内动脉穿支为蒂的皮瓣成功修复气管造口及颈前部重建病例。2007 年，内里根（Neligan）等报道以第二或第三乳内动脉穿支皮瓣修复颈前部皮肤缺损。同年，韦斯利（Vesely）等报道了应用基于第一乳内动脉穿支的双侧皮瓣修复颈前大片皮肤缺损，增加了皮瓣大小和旋转弧度。

IMAP 皮瓣具有所有胸三角皮瓣的优点，避免了胸三角皮瓣的不足。IMAP 皮瓣薄而柔软，血供可靠，

供瓣区可直接缝合，而胸三角皮瓣则需要植皮覆盖创面。IMAP 通常基于 1~2 支穿支血管，因此与胸三角皮瓣相比可有更大的转移弧。进一步解剖皮瓣蒂部穿支远端乳内血管可进一步增加穿支皮瓣的转移弧。此皮瓣可用于重建皮肤、食管及气管缺损。然而此皮瓣仍有一些局限，乳内动脉血管解剖在不同个体间甚至同一个体的两侧都可能存在变异。如软组织缺损涉及乳内动脉，则不宜采用此皮瓣。曾经取乳内动脉进行冠脉搭桥的患者也不宜进行此手术。因此，术前确定穿支穿出点非常重要。尽管切取较大皮瓣后，供瓣区通常可以一期缝合关闭，仍有可能发生女性乳房不对称等畸形，男女均可发生乳头位置变化等情况。

解剖

根据以前的报道，乳内动脉血管的解剖是高度变异的。

乳内动脉

尽管外科医生更喜欢使用乳内动脉这一名词，但现在已经命名为胸廓内动脉。乳内动脉起自锁骨下动脉的第一部分，接近锁骨下动脉发出点。在胸腔内沿胸骨两侧旁开 1 cm 处下行（图 42-1），进入肋间肌深面，但位于胸横肌浅层。继续下行至第 6 肋间分为肌膈动脉及食管上动脉。乳内动脉与 2 个

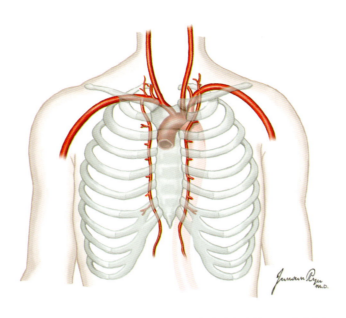

图 42-1 乳内动脉解剖示意图。乳内动脉起自锁骨下动脉靠近起点的第一部分。位于胸骨旁开约 1 cm，在胸腔内向下走行

伴行静脉并行，通常在第 3、第 4 肋间隙合并为一支乳内静脉，直接流入无名静脉。文献报道，乳内动脉的平直径为 2.4～3.2 mm。如在第 4 肋软骨水平测量，动脉直径通常为 1～3.5 mm，伴行静脉直径通常为 2～3 mm。当存在 2 条乳内静脉时，内侧静脉往往更为粗大。此外，右侧乳内血管往往更为粗大。

IMAP

乳内动脉在第 5～7 肋间隙发出乳内动脉穿支血管，每支穿支血管蒂通常包括 1 支动脉、1 支静脉及伴行神经。乳内动脉穿支通常位于胸骨外缘旁 1 cm（0.1～5.5 cm）处。通常最粗大的乳内动脉穿支为第 2 支穿支，其次为第 3 支穿支。文献报道第 1～5 支穿支的平均直径范围分别为 0.5～1.5 mm、1～1.83 mm、0.8～1.47 mm、0.5～1.50 mm、0.7～1.50 mm。虽然以上 5 支穿支粗大，较为可靠，但第 6、第 7 穿支

直径也足够为 IMAP 皮瓣供血。以上 5 支穿支文献报告的穿支平均长度范围分别为 17.5～84.0 mm、51.8～96.0 mm、28.3～87.0 mm、22.5～80.0 mm、29.7～63.0 mm。穿支间血管在真皮下层或胸肌筋膜层吻合成血管网。

手术方法

手术通常在全麻下进行，患者采取仰卧位。术前需用超声多普勒检查，仔细定位距离缺损处最近的乳内动脉穿支血管的穿出点。根据缺损部位及形状在胸骨中线及腋前线之间、锁骨及剑突之间设计横向、斜向或垂直的 IMAP 岛状皮瓣，提前以画线笔在体表标记。首先沿皮瓣外缘切开皮肤，在胸骨缘附近确定可能从胸大肌穿出的乳内动脉穿支。自外向内掀起筋膜皮瓣，进一步解剖蒂部，结扎切断不需要的穿支血管及神经支，使皮瓣可充分旋转。有若干方法可延长血管蒂。

包括在肌间隙解剖蒂部，去除肋软骨，向分支远端进一步解剖乳内动脉。暴露乳内血管进一步增加皮瓣转移范围。然后，如果患者今后有可能接受冠脉搭桥手术，则需尽量避免牺牲乳内动脉。掀起皮瓣后转移至受区，供区及受区均可直接缝合。

改良

胸三角皮瓣

胸三角皮瓣是 IMAP 皮瓣的原型形式。此皮瓣由于有较宽的皮肤蒂，其内包含多支乳内动脉穿支，旋转弧度有限。因此，胸三角皮瓣通常被作为转位皮瓣或翻转皮瓣应用。

乳内动脉穿支附加皮瓣

此皮瓣属胸三角皮瓣及 IMAP 皮瓣的中间形式，如前所述，胸三角皮瓣蒂部较宽，活动度差，远端缺血坏死率高。而 IMAP 皮瓣属真正的穿支

血管岛状皮瓣，可提供可靠的血供、更高的活动度，但是当IMAP皮瓣较大时，发生静脉危象的可能性增加。乳内动脉穿支附加皮瓣则可克服这两方面的缺点。

双侧IMAP皮瓣

IMAP皮瓣的主要优势是有最低的供瓣区并发症及其卓越的美学效果。然而，尽管切取大皮瓣后

典型病例

病例1

60岁男性患者，主动脉夹层术后切口感染，前胸正中软组织缺损，右上胸部肌内瘘。经积极清创手术及瘘管切除术后，以左侧第二支、第三支IMAP横行皮瓣覆盖皮肤缺损部位，皮瓣大小6 cm×11 cm。皮瓣旋转180°，覆盖创面缝合固定。切除供瓣区及瘘管后直接缝合创面。术后，整个皮瓣全部成活，无骨髓炎或窦道复发。长期随访提示预后良好（图42-2）。

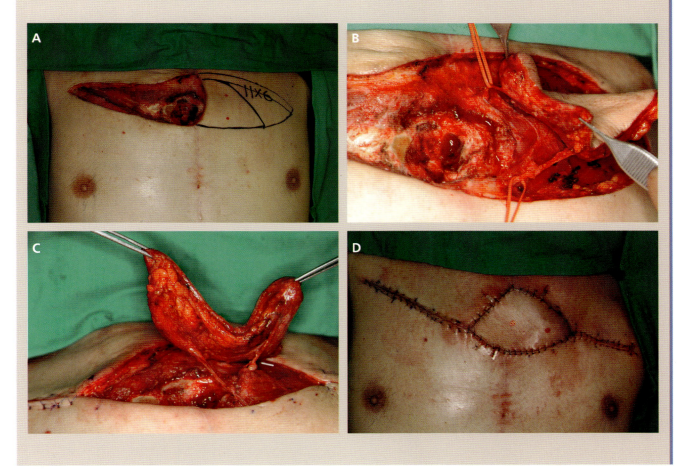

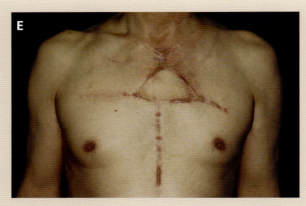

图 42-2 60 岁男性患者，主动脉夹层术后切口感染，前胸正中软组织缺损，右上胸部肌内瘘。术前如图所示（A）。经积极清创手术及瘘管切除术后，以左侧第二支、第三支 IMAP 横行皮瓣覆盖皮肤缺损部位，皮瓣大小 6 cm×11 cm（B）。术中掀起皮瓣后的表现（C）。皮瓣旋转 180°，覆盖创面缝合固定。切除供瓣区及瘘管后直接缝合创面（D）。随访 14 个月，整个皮瓣全部成活（E）

病例2

69 岁女性患者，左上胸鳞状细胞癌，切除肿瘤至正常组织 2 cm 处。以右侧第二支、第三支 IMAP 设计 9 cm×18 cm 大小横行皮瓣，掀起覆盖创面。皮瓣旋转 180°，缝合固定至缺损区域，直接拉拢缝合供瓣区。术后平顺，皮瓣完全成活。长期随访提示皮瓣耐磨性及弹性均良好（图 42-3）。

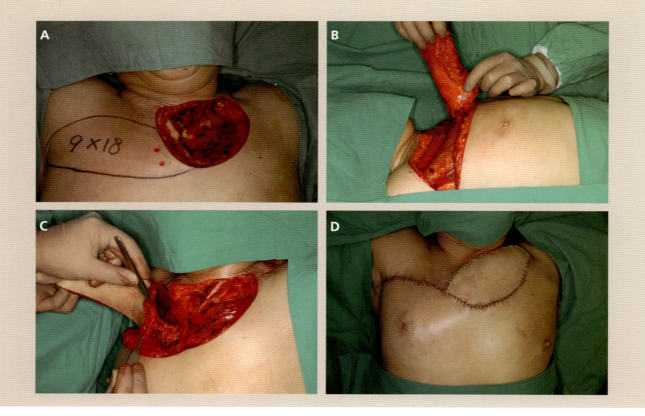

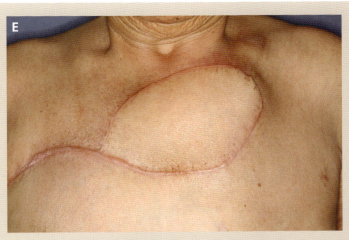

图42-3　69岁女性患者，左上胸鳞状细胞癌，切除肿瘤至正常组织2 cm处。以右侧第二支、第三支IMAP设计9 cm×18 cm大小横行皮瓣，掀起覆盖创面，皮瓣术前观（A）。掀起皮瓣后术中观（B、C）。术后观。皮瓣旋转180°，缝合固定至缺损区域，供瓣区直接拉拢缝合。术后平顺，皮瓣完全成活（D）。长期随访6个月，提示皮瓣全部成活，重建成功（E）

供瓣区可一期缝合，则会导致乳房的畸形。此外，如以植皮覆盖供瓣区，并发症的发生率高，且严重影响外观。因此，对于修复较大缺损创面的，双侧IMAP皮瓣可能是减少乳房畸形的更好选择。

基于 IMAP 皮瓣的 V-Y 推进皮瓣

　　应用V-Y推进皮瓣因皮瓣切取容易和供瓣区并发症少，被认为是一个可靠的重建软组织缺损的方法。且因采取邻近组织修复皮肤缺损，修复后外观良好，在皮肤颜色及纹理上匹配度较好。然而，是否可采用V-Y皮瓣修复取决于皮下组织松弛度，应用范围有限。为了克服这种皮瓣移动性的问题，穿支血管V-Y推进皮瓣应运而生。这种皮瓣结合了穿支皮瓣和V-Y推进皮瓣的优点，即皮瓣设计简单，保留肌肉和主要血管，可直接缝合供瓣区，受区及供瓣区皮肤颜色和纹理相匹配。

　　由于基于IMAP皮瓣的V-Y推进皮瓣具有IMAP皮瓣及V-Y推进皮瓣的优点，此皮瓣可有效地应用于修复胸骨及胸骨下段软组织缺损。

注意事项

皮瓣远端缺血的可能

　　静脉危象是穿支皮瓣的常见并发症。此外，IMAP皮瓣通常较窄，因此皮瓣远端有可能因供血不足而出现缺血。为了避免皮瓣远端坏死，需注意避免皮瓣扭折，尤其注意无张力缝合。另外，皮瓣修薄不能超过皮瓣的一半。

供瓣区瘢痕

　　前胸是增生性瘢痕及瘢痕疙瘩的常见部位。因此术中及术后需特别注意抗瘢痕治疗，以减轻瘢痕增生。

相关阅读

1. Bakamjian VY. A two-stage method for pharyngoesophageal reconstruction with a primary pectoral skin flap. Plast Reconstr Surg 1965; 36: 173-184.
2. Gillis JA, Prasad V, Morris SF. Three-dimensional analysis of the internal mammary artery perforator flap. Plast Reconstr Surg 2011; 128: 419e-426e.
3. Kalender V, Aydm H, Karabulut AB, et al. Breast reconstruction with the internal mammary artery pedicled fasciocutaneous island flap: description of a new flap. Plast Reconstr Surg 2000; 106: 1494-1498.
4. Karabulut AB, Kalender V. Internal mammary artery pedicled island flap for the treatment of chest wall radionecrosis. Plast Reconstr Surg 2001; 108: 583-584.
5. Kim KS, Kim ES, Hwang JH, et al. Internal mammary artery perforator-based V-Y advancement flap for the reconstruction of soft tissue defects in the sternal region. J Plast Surg Hand Surg 2013; 47: 543-544.
6. Neligan PC, Gullane PJ, Vesely M, et al. The internal mammary artery perforator flap: new variation on an old theme. Plast Reconstr Surg 2007; 119: 891-893.
7. Saint-Cyr M, Schaverien M, Rohrich RJ. Preexpanded second intercostal space internal mammary artery pedicle perforator flap: case report and anatomical study. Plast Reconstr Surg 2009; 123: 1659-1664.
8. Schmidt M, Aszmann OC, Beck H, et al. The anatomic basis of the internal mammary artery perforator flap: a cadaver study. J Plast Reonstr Aesthet Surg 2010; 63: 191-196.
9. Vesely MJ, Murray DJ, Novak CB, et al. The internal mammary artery perforator flap: an anatomical study and a case report. Ann Plast Surg 2007; 58: 156-161.
10. Wong C, Saint-Cyr M, Rasco Y, et al. Three- and four-dimensional arterial and venous perforasomes of the internal mammary artery perforator flap. Plast Reconstr Surg 2009; 124: 1759-1769.
11. Yu P, Roblin P, Chevray P. Internal mammary artery perforator (IMAP) flap for tracheostoma reconstruction. Head Neck 2006; 28: 723-729.

第43章

肋间动脉穿支皮瓣

Jung Dug Yang

引言

自从 1931 年埃塞尔（Esser）报道后，肋间血管神经皮瓣就已经应用于临床。巴丹（Bardan）是第一位报道应用带神经血管束的外侧肋间游离筋膜皮瓣，保留了腹部肌肉组织的学者。然而在 1979 年，凯里根（Kerrigan）和丹尼尔（Daniel）报道应用修复大面积腹部缺损之前，肋间血管并没有作为皮瓣血管蒂被广泛地应用于临床。最后，在众多新解剖学概念产生后，肋间血管被广泛应用于临床，进行各部位的重建。

随着皮瓣外科学中穿支血管概念的出现，之前报道的许多肌皮瓣都可以保留作为穿支血管皮瓣，保留肌肉组织单独切取。哈姆迪（Hamdi）等最近报道应用肋间动脉穿支（ICAP）皮瓣修复胸部尤其乳腺区域。本章作者详细解释了应用肋间动脉穿支皮瓣修复乳房缺损的解剖学基础和外科技术。

解剖

肋间动脉可分为 4 个节段，即椎段、肋间段、肌间段及腹部段。椎段是肋间动脉后支的第一段，长约 8 cm，发出 3 个分支。延续为肋间段，肋间段平均长约 12 cm。肋间段非常重要，本段分出主要肌皮穿支 0.8 mm，通常每隔 1~3 cm 发出 1 支，共有 5~7 个穿支。肌间段长约 12 cm 起自前肋及腹肌连接处，延伸至腹直肌外侧缘。最后腹部段与腹壁深

动脉吻合。

肋间动脉前支起自乳内动脉（第 1~6 间隙）及肌膈动脉（第 7~9 间隙）。肌间动脉前支与后支在第三肋前内侧交通。

穿支皮瓣根据不同的供血动脉进行分类。肋间背侧动脉穿支（DICAP）皮瓣是基于肋间血管椎段的穿支血管供血的。外侧肋间动脉穿支（LICAP）皮瓣基于肋段穿支供血。肋间前动脉穿支（AICAP）皮瓣以肌段腹部段发出的穿支供血。哈姆迪（Hamdi）报道乳房重建可采用的最大的穿支位于第 4 和第 6 肋间隙。距离背阔肌前缘 0.8~3 cm 之间。因此 LICAP 皮瓣更适合覆盖乳房外下象限的缺损。

手术方法

乳房重建可采用 ICAP 皮瓣，LICAP 皮瓣及乳房下 ICAP 皮瓣可用于部分乳房切除后的修复。设计 LICAP 皮瓣时，皮瓣应与皮纹平行，延伸至背阔肌前缘，皮瓣设计在乳房下皱襞水平的胸部（图 43-1A）。皮瓣宽度依缺损面积决定，皮瓣长度由缺损位置决定。通过肉眼观察背阔肌前缘，确定 LICAP（图 43-1B）。切取的皮瓣可移植到缺损部位（图 43-1C）。

根据外侧肋间动脉穿支，在乳房下皱襞水平，设计乳房下 ICAP 皮瓣为横向皮瓣（图 43-2A）。切口深达皮下组织层，解剖探查穿支血管（图 43-2B）。之后通过皮下隧道将皮瓣转移至乳房缺损处，解剖过程中需小心，避免损伤穿支（图 43-2C）。供

瓣区可直接缝合封闭。

注意事项

　　虽然 ICAP 皮瓣的优点很多，但因自身特点仍存在局限性。首先，本皮瓣蒂部很短，和其他皮瓣相比，活动度有限，仅能修复邻近组织缺损。与其他乳房重建方法相比，可修复的乳房范围受限，ICAP皮瓣不能覆盖内上象限的乳房。另外，皮瓣蒂部较狭窄，皮瓣预后不稳定，如果蒂部剥离太多，虽然

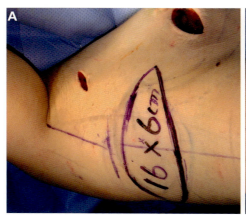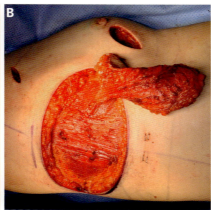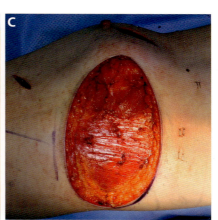

图 43-1　外侧肋间动脉穿支（LICAP）皮瓣

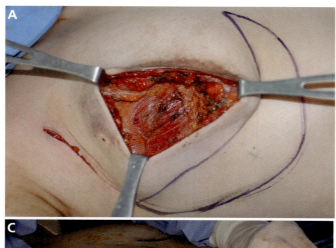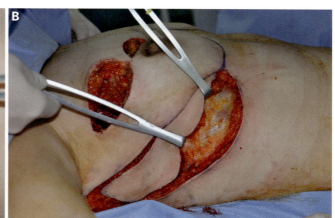

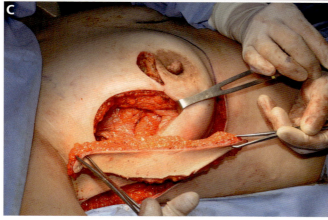

图 43-2　乳房下肋间动脉穿支（ICAP）皮瓣

皮瓣活动度加大，但是皮瓣充血或苍白的可能性很大。因此在切取皮瓣时，需非常小心解剖蒂部。

典型病例

病例

37 岁女性，普外科患者，乳腺癌部分根治术后，肿瘤位于左乳左上象限。癌肿大小 9 cm×6 cm，皮肤缺损 7 cm×1 cm。自腋后线至乳房下设计 ICAP 皮瓣。皮瓣经皮下隧道覆盖创面，保留乳腺组织。图 43-3 显示了术后 5 个月的外观。

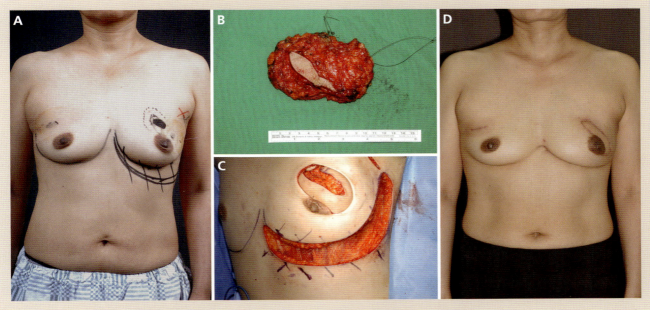

图 43-3　37 岁女性，侵袭性乳管癌患者，肿瘤位于左乳左上象限，术后观（A）。切除的肿物（B）。术中掀起乳房下 ICAP 皮瓣（C）。术后 5 个月的外观（D）

相关阅读

1. Hamdi M, Van Landuyt K, de Frene B, et al. The versatility of the inter-costal artery perforator (ICAP) flaps. J Plast Reconstr Aesthet Surg 2006; 59: 644-652.

2. Hamdi M, Spano A, Van Landuyt K, et al. The lateral intercostal artery perforators: anatomical study and clinical application in breast surgery. Plast Reconstr Surg 2008; 121: 389-396.

3. Hamdi M, Van Landuyt K, Blondeel P, et al. Autologous breast augmentation with the lateral intercostal artery perforator flap in massive weight loss patients. J Plast Reconstr Aesthet Surg 2009; 62: 65-70.

4. Narushima M, Yamamoto T, Yamamoto Y, et al. Lateral intercostal artery perforator-based reversed thoracodorsal artery flap for reconstruction of a chronic radiation ulcer of the lower back wall. Ann

Plast Surg 2011; 67: 352-356.

5. Hamdi M, Van Landuyt K, Monstrey S, et al. Pedicled perforator flaps in breast reconstruction: a new concept. Br J Plast Surg 2004; 57: 531-539.

6. Veber M, Ho Quoc C, Fakiha M, et al. Lateral Intercostal Artery Perforator (LICAP) flap for lateral breast defect reconstruction. Ann Chir Plast Esthet. 2011; 56: 568-573.

7. Beer GM, Manestar M. The number of intercostal artery perforators over the distal latissimus dorsi muscle. Clin Anat 2010; 23: 216-221.

8. Wong C, Maia M, Saint-Cyr M. Lateral intercostal artery perforator flap in combination with thoracoabdominal advancement flap for correction of contour deformities following autologous breast reconstruction. Plast Reconstr Surg 2011; 127: 156e-158e.

9. White A, Kalimuthu R. Salvaging difficult chest and epigastric defects with the intercostal artery perforator flap. Plast Reconstr Surg 2010; 125: 124e-125e.

10. Kerrigan CL, Daniel RK. The intercostal flap: an anatomical and hemodynamic approach. Ann Plast Surg 1979; 2: 411-421.

11. Lin CT, Huang JS, Hsu KC, et al. Different types of suprafascial courses in thoracodorsal artery skin perforators. Plast Reconstr Surg 2008; 121: 840-848.

12. Acartürk TO. Lateral intercostal artery perforator-based reverse thoracic flap for antecubital reconstruction. J Plast Reconstr Aesthet Surg 2008; 61: e5-8.

13. Yunchuan P, Jiaqin X, Sihuan C, et al. Use of the lateral intercostal perforator-based pedicled abdominal flap for upper-limb wounds from severe electrical injury. Ann Plast Surg 2006; 56: 116-121.

14. Isik D, Tekes L, Eseoglu M, et al. Closure of large myelomeningocele defects using dorsal intercostal artery perforator flap. Ann Plast Surg 2011; 67: 159-163.

15. Munhoz AM, Montag E, Arruda E, et al. Immediate conservative breast surgery reconstruction with perforator flaps: new challenges in the era of partial mastectomy reconstruction? Breast 2011; 20: 233-240.

16. Akyurek M. Vertical mastopexy and lateral intercostal artery perforator(LICAP) flap with pectoralis muscle sling for autologous tissue breast augmentation in the bariatric patient. Ann Plast Surg 2011; 66: 29-35.

17. Salim F, Chana J. Intercostal adipofascial perforator flap for reconstruction of overcorrected gynaecomastia deformity. J Plast Reconstr Aesthet Surg 2010; 63: 1385-1387.

18. Hallock GG. The island anterior intercostal artery perforator flap as another option for the difficult epigastric abdominal wound. Ann Plast Surg 2009; 63: 414-417.

19. Karagoz H, Eren F, Ulkur E. Use of the lateral intercostal artery perforator-based pedicled reverse thoraco-abdominal flap for treatment of antecubital burn contractures. Burns 2011; 37: 134-138.

20. Follmar KE, Prucz RB, Manahan MA, et al. Internal mammary intercostal perforators instead of the true internal mammary vessels as the recipient vessels for breast reconstruction. Plast Reconstr Surg 2011; 127: 34-40.

第 44 章

Eul-Sik Yoon

引言

　　腹直肌肌皮瓣于1979年被霍姆斯特朗（Holmstron）首次报道，为基于腹壁下深动脉（DIEA）供血的皮瓣，在皮瓣手术中应用逐渐增多。1989年小岛（Koshima）提出完整保留腹直肌及其支配神经的皮瓣，依目前的术语，即腹壁下深动脉皮瓣。此皮瓣有许多优点：瘢痕位置隐蔽，改善整体轮廓，有腹壁整形作用，手术过程中无须改变体位，血管解剖均一可靠，旋转弧度较大。然而，此皮瓣也存在一些不足：有轻微的功能缺损，肥胖患者皮瓣较臃肿，腹直肌移植后影响腹壁功能。

腹直肌肌瓣的适应证

　　·需要移植整块肌肉。

　　（1）结合肌肉表面植皮，覆盖大面积皮肤缺损。

　　（2）结合肌肉表面植皮，覆盖污染部位。

　　（3）改善缺血部位的血供。

　　（4）结合肌肉表面植皮，覆盖暴露的关节或假体。

　　（5）结合肌肉表面植皮，覆盖存在骨髓炎的部位，以增强外科清创及抗感染治疗作用。

　　（6）为大面积缺损提供一个良好的血管化皮瓣。

　　·仅需要移植部分节段肌肉。

　　·可设计不同大小和尺寸的肌皮瓣。

　　（1）沿整个肌肉长轴。

　　（2）沿脐部多条辐射轴线。

　　·肌皮瓣可去除表皮，或去除整个真皮及表皮，以填充轮廓缺损。

　　·传统的腹直肌肌皮瓣，需要旋转覆盖，皮瓣远端需要次级血供，并需要吻合腹壁上深动脉或腹壁下深动脉增加血供。

解剖

腹壁（图44-1）

浅层筋膜

　　浅层筋膜的浅层为坎珀（Camper）筋膜，位于身体体表脂肪层下方。

　　浅层筋膜的深层为斯卡帕（Scarpa）筋膜，属筋膜的膜样层，附着在腹股沟韧带下方的大腿上深筋膜。在中线上附着于白线及耻骨弓。

肌肉

　　每侧腹壁包含5块肌肉：

　　– 腹外斜肌。

　　– 腹内斜肌。

　　– 腹横肌。

　　– 腹直肌。

　　– 锥状肌。

腹外斜肌

　　腹外斜肌起自下8个肋骨，与前锯肌及背阔肌相连接。向下延伸至内侧，远端腱膜进入髂前上棘及腹直肌外侧缘及肋缘。

腹内斜肌

腹内斜肌起自髂嵴前部，腹股沟韧带的外侧半，腹横肌腱膜后方。与腹外斜肌垂直，于内上方走行。附着于下 4 个肋软骨后方，于第 9 肋软骨前方由肌肉转变为腱膜。

腹横肌

腹横肌包括肌肉及腱性的起点，肌肉起点起自髂嵴内侧唇及腹股沟韧带外侧 1/3；另一部分起自下 6 肋软骨内表面。腱性起点起自腰椎横突。下方至内侧弓状线，肌纤维参与构成腹直肌后鞘。

腹直肌

腹直肌为双供血肌肉，肌腹有 3 个腱划：分别位于剑突、脐部及两者之间。这些腱划在肌肉前方进行分隔。腹直肌起自第 5~7 肋软骨前表面，以腱性部分止于耻骨。腹直肌外侧缘在肋缘跨过第 9 肋软骨（距白线或中线约 6.6 cm），至第 5 肋软骨。内缘为腹中线及白线。

锥状肌

锥状肌是位于腹直肌前的三角形肌肉。起自耻骨体，位于腹直肌止点下方，走行至脐下白线。弓状线位于脐和耻骨联合中点，或耻骨上 6.6 cm。

腹直肌鞘

白线在剑突及耻骨联合之间，由腹外斜肌及腹内斜肌、腹横肌肌腱交叉而成。腹直肌前鞘由肋缘、腹外斜肌腱膜、腹内斜肌腱膜的中部构成。三肌在下部形成腱膜。

腹直肌后鞘包括一半腹内斜肌和腹横肌腱膜。后鞘在剑突下方 6.6 cm，耻骨联合上方 6.6 cm。后鞘在肋缘上方缺如，腹横肌向内侧走行至肋软骨；腹内斜肌附着于肋缘。

动脉

主要血管：腹壁下深动脉（DIEA）

长度：7 cm（6~8 cm）

直径：3.5 mm（3~5 mm）

腹壁下动脉在表浅走行，进入腹直肌鞘后到达腹直肌深面。DIEA 自腹股沟韧带上方 1 cm 处髂外动脉内侧面发出，在腹横筋膜深面，沿腹直肌外侧缘弧形线水平向内上方走行。动脉进入腹直肌鞘处直径为 3.4 mm。起点至进入腹直肌后鞘总长度约为 7.6 cm。

在进入腹直肌后鞘之前，DIEA 于近起点处发出 1 支内侧支至耻骨。穿入腹直肌鞘后，发出 2 支肌支：内侧支及外侧支。外侧支在腹内斜肌及腹横肌之间的平面与肋间深动脉相交通。另外，外侧支还发出肌皮穿支来支配脐周皮肤。

发出脐支后，内侧支向上走行并发出肌皮穿支。大的肌皮穿支在平脐水平以 40° 角向上穿出。

部分血管自 DIEA 内侧支发出，进入筋膜平面，穿过白线及腹外斜肌。

主要血管：腹壁上深动脉（DSEA）

长度：3 cm（2~4 cm）

直径：1.5 mm（1~2.5 mm）

DSEA 起自乳内动脉。在第 6 肋软骨处发出，在第 7 肋软骨下方腹横肌处向远端走行。

DSEA 有 3 个分支：内侧支、外侧支、节段性分支。外侧支于腹外斜肌及腹横肌之间肋缘下外侧走行。腹壁上动脉浅支在皮下与第 8 前肋间动脉平行走行，并与 SIEA 交通。DSEA 较 DIEA 细，直径约 1.6 mm。

次要血管：肋下及肋间动静脉

长度：2 cm

直径：0.5~1 mm

静脉

主要静脉：腹壁下深静脉

长度：6 cm（4~8 cm）

直径：4 mm（2~5 mm）

主要静脉：腹壁上深静脉

　　长度：3 cm（2～4 cm）

　　直径：2.5 mm（1～3 mm）

次要静脉：腹壁下浅静脉

　　长度：6.4 cm（3.5～10 cm）

　　直径：2.1 mm（1～3 mm）

神经

　　前皮支由 T7～T12 组成，在腹内斜肌及腹横肌之间走行，支配运动及感觉。其中 T7～T9 支配脐上皮肤，T10 支配脐周，T11～T12 及 L1 支配脐下皮肤。

手术方法

皮瓣大小

肌瓣

　　腹直肌胸肋附着处宽 6.6 cm，耻骨附着处宽 2.2 cm，从肋缘至脐部平均长度是 13.2 cm，脐部至耻骨平均长度为 13.2 cm，因此从肋缘到耻骨处平均长度为 26 cm。如将腹直肌从附着点剥离，腹直肌将缩短至静息长度的 1/3。

肌皮瓣

　　沿腹直肌长轴，可从任意地方设计横行皮瓣，但是在弓状线以下并没有明确的穿支。这就是如果不包含脐部穿支，腹直肌横行皮瓣远端第 IV 区容易坏死的原因。

脐旁轴型皮瓣（扩大的腹壁下动脉皮瓣）

　　DIEA 终末支有 1 支直径较大的肌皮穿支，为脐周皮肤供血。这些血管在脐上指向肩胛下角。皮瓣设计可自脐至腋中线，作为血管轴线。可切取长约 30 cm、宽约 10 cm 的皮瓣，可直接缝合供瓣区。

　　DIEA 血管蒂自髂外动脉至腹直肌长约 7.6 cm，

肌间血管蒂大致长 6 cm，因此皮瓣有效血管蒂长 13～14 cm。

皮瓣的解剖、切取及术后护理

　　如设计横行皮瓣，应尽量保留更多的脐周穿支。皮瓣最远可达腋前线。掀起皮瓣后，可直接缝合供瓣区。腹直肌横行肌皮瓣宽可达 10 cm，长可达 20 cm，可横跨腹白线及对侧腹直肌。如果以同侧 DIEA 作为供区血管，皮瓣的远端第 IV 区也得到灌注。但如果仅以 DSEA 及 DSEV 作为供区血管，脐部至剑突部的血液灌注会有所减少。

　　自对侧腹壁远端顶点切开皮瓣后再切开皮下组织，逐步掀起皮瓣。之后，掀起皮瓣至白线，结扎对侧腹直肌的穿支。继续解剖至白线外 1 cm，至同侧腹直肌前鞘。垂直切开前鞘，据需要皮瓣的宽度，暴露腹直肌内侧缘。掀起同侧的皮瓣尖端至皮瓣外侧缘，结扎切断同侧穿支血管。皮瓣可超过肌肉外缘 2 cm，也需要垂直切开腹直肌前鞘侧方。解剖 DIEA 及 DIEV，之后在下方切断腹直肌。用无创微血管夹夹闭 DIEA 及 DIEV 后，观察皮瓣的血运是否正常。尽管有时双侧的 DIEA 及 DIEV 都是必要的，但吻合血管的 TRAM 通常只保留同侧的 DIEA 及 DIEV。皮瓣及肌肉组织量可根据受区的需要进行调整。

　　掀起皮瓣后，可直接缝合封闭供瓣区，如连续缝合肌膜、用不可吸收线间断缝合皮肤等，很少直接应用补片加固腹壁。在原位重建脐部。术后，患者处于半卧位以减轻供瓣区切口的皮肤张力，引流管需保留 1 周，总住院时间 1～2 周。乳房重建术后需使用外科胸罩 1 个月，以保持重建乳房的形状，术后 2 周内需严密观察皮瓣血运。腹部约束带需使用至术后 1 个月（图 44-2、图 44-3）。

改良

皮瓣迟延

　　对于高风险患者，建议手术进行皮瓣迟延，可

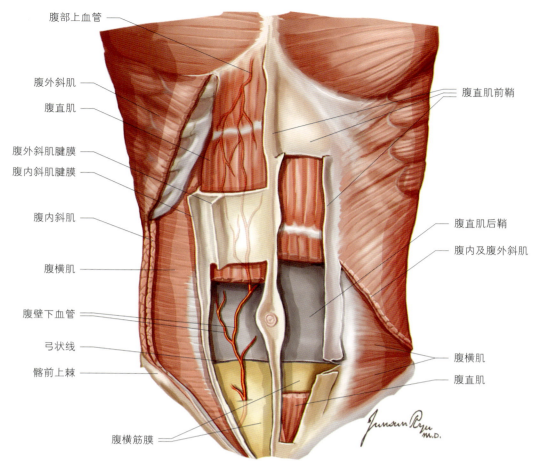

图中标注（自上而下，左侧）：
腹部上血管
腹外斜肌
腹直肌
腹外斜肌腱膜
腹内斜肌腱膜
腹内斜肌
腹横肌
腹壁下血管
弓状线
髂前上棘
腹横筋膜

图中标注（右侧）：
腹直肌前鞘
腹直肌后鞘
腹内及腹外斜肌
腹横肌
腹直肌

图 44-1 腹壁的解剖

增加皮瓣的成活率。迟延手术应该在术前 2 周内进行。

皮瓣修薄

修薄皮瓣时要注意穿支血管的区域，以避免损伤穿支血管。

皮瓣神经感觉重建

可以与第 4 肋间神经吻合重建皮瓣神经感觉。

功能性肌肉移植

由于节段性运动神经支配的小偏移，此技术的临床效果尚不明确。然后，腹直肌在移植后是可以具有功能的。

保留肌肉的 TRAM 皮瓣

此皮瓣可尽量保留外侧和内侧的腹直肌，维持患者术后腹部力量及腹壁轮廓。术后保留的肌肉可

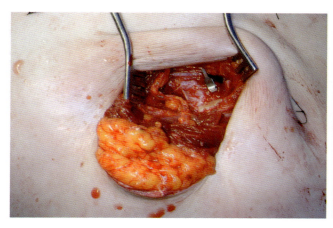
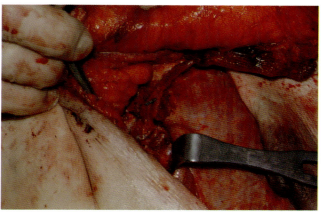

图 44-2 笔者应用乳内血管作为乳腺重建的首选。暴露乳内血管，仔细分离肋软骨骨膜，切除乳内动脉上 2~3 cm 软骨。最后在显微设备下完成受区血管的准备

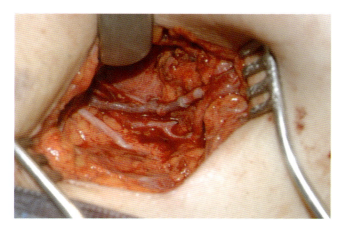

图 44-3 在腋窝处吻合血管。找到胸部动脉及静脉。以 Adson-Beckman 拉钩暴露术野，以静脉吻合器完成静脉吻合

由外侧肋间神经血管供养。同时，也可将腹直肌劈裂为内侧及外侧部分，分别重建 2 个不同的缺损。但是，在暴露腹直肌前鞘前探查 DIEA 及 DSEA 是非常必要的。此外，该手术方法的血管蒂损伤、肌肉失神经营养的风险较高，术后护理需密切注意。

基于 DIEA 的带蒂皮瓣

基于下方血管蒂的带蒂皮瓣的转移弧由肋缘水平的腹直肌确定，在耻骨及腹股沟韧带处剥离腹直

肌纤维可延长皮瓣旋转水平。

在内侧及外侧穿支间劈裂皮瓣

此皮瓣适用于修复 2 个不同部位，如同时进行阴道及膀胱颈的重建。

基于 DSEA 的游离腹直肌瓣的移植

以 DSEA 为基础，在剑突部剥离腹直肌，在腹直肌后鞘内侧缘肋缘水平解剖 DSEA。

蒂部延长的腹壁上动脉皮瓣

可通过切断肌肉起点并移除第 7、8 肋骨达到延长蒂部的目的。

蒂部延长的腹壁下动脉皮瓣

切断耻骨部附着肌肉来达到延长蒂部的目的。

皮瓣旋转及植入方法

腹壁上动脉皮瓣旋转点通常位于肋缘。腹壁下动

脉皮瓣旋转点通常位于耻骨处，可修复躯干下半部及会阴部缺损。需自骨性起点仔细分离腹直肌。

经盆腔的垂直腹直肌肌皮瓣（VRAM）

霍姆斯特罗（Holmstro）于 1979 年首次报道了腹直肌瓣，舒克拉（Shukla）及休斯（Hughes）于 1984 年首次报道了经盆腔改良的腹直肌皮瓣。

盆腔脏器切除术往往造成盆腔内无效腔，会导致大量的术后并发症，尤其是放疗后的并发症。

另外，小肠盆腔脱垂会导致小肠粘连、梗阻、肠瘘形成。此外，盆腔无效腔还会限制放疗的范围和剂量而影响癌症的复发。

在这种情况下，经盆腔垂直腹直肌瓣可作为适当的临床选择。尤其是盆腔脏器切除术后，此皮瓣提供了更快速、适宜的修复会阴伤口，并可预防术后多种并发症。

解剖

解剖如上所述，与 TRAM 皮瓣相同。

手术方法

皮瓣解剖、切取及术后护理

在腹直肌上方标记椭圆形皮瓣，依据会阴缺损确定皮瓣范围。自肋缘至腹股沟垂直掀起皮瓣。沿设计切口纵向切开皮肤。于皮下解剖至腹直肌鞘。

先切开皮瓣外缘，掀起腹直肌后暴露后鞘。向下探查腹壁下深血管。解剖蒂部至血管起点，并与周边组织剥离，避免发生蒂部扭转或者压迫。在耻骨支上方做皮下隧道，将皮瓣转移至会阴处。

向内旋转皮瓣转移至盆腔缺损处，以最大限度消灭无效腔，防止张力过大。盆腔内应留置引流系统。患者取截石位，缝合皮瓣。

术后皮瓣采取常规监测手段，如多普勒超声等。患者应在气垫床上严格卧床休息至少 96h。术后取大腿外展位，住院期间在骶骨处放置枕头降低会阴伤口的压力。

注意事项

（1）腹直肌属Ⅲ型肌肉，接受 2 套血液供应：腹壁上深动脉（DSEA）及腹壁下深动脉（DIEA）。

（2）腹壁上深动脉及腹壁下深动脉发出分支进入腹直肌外侧缘 2~3 cm 的腹直肌前筋膜。

（3）在脐周 3~5 cm 可见一簇粗大的脐周穿支血管，是 DIEA 的终末支。

（4）如设计肌皮瓣，至少需要携带这些穿支血管蒂之一。

（5）腹壁皮瓣多采用 DIEA 作为供区血管，因为 DIEA 长度及直径都超过 DSEA。

（6）在腹直肌内 DIEA 和 DSEA 交通支有多个"瓶颈"血管。

（7）肋间动脉在深层及肌层存在分水岭，和 DIEA 及 DSEA 的分水岭类似。

（8）在浅层及皮肤层，在真皮下血管网中可见腹壁上浅动脉（SSEA）及腹壁浅动脉（SIEA）的分水岭。

（9）同时，在 SSEA 和 SIEA 之间可见肋间动脉的外侧皮穿支。

（10）在 SIEA 及旋髂浅动脉之间存在分水岭。

（11）在皮肤层面及肌肉层面之间可见真皮下交通支越过中线。

（12）穿过腹直肌前鞘后，脐穿支向外上方皮下走行，与肋骨平行。

（13）皮瓣设计中，需要尽量携带多的穿支血管，脐周穿支血管更粗大、更多，是 DIEA 的终末支。

（14）而且，设计皮瓣时如需要更长的血管蒂，需以脐至肩胛骨下角连线为轴线延伸皮瓣轴线。

（15）为了减少供瓣区并发症，应采用下腹部横切口。

典型病例

病例1（图44-4）

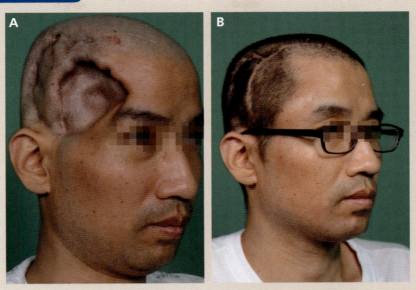

图 44-4 患者腹直肌游离皮瓣修复肿瘤术后颞部凹陷，以筋膜替代硬脑膜（A）。图为术后 6 个月放疗后的表现（B）

病例2（图44-5）

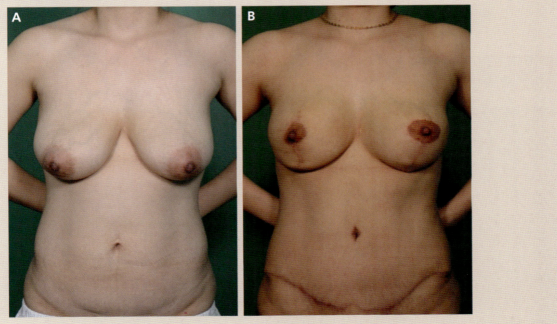

图 44-5 32 岁女性吸烟患者，右侧乳腺癌，笔者设计保留乳头的乳腺癌根治术联合游离 TRAM 皮瓣重建。对侧乳腺进行手术缩胸。术后 7 天，发现部分乳头坏死，在局麻下进行手术修复（A）。术后 7 个月的表现（B）

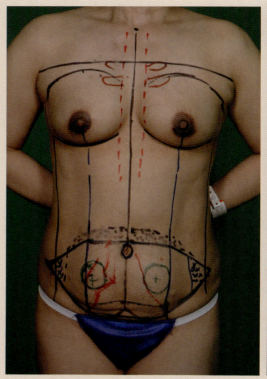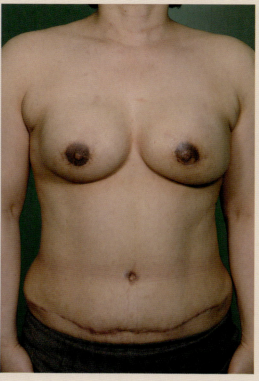

图 44-6 双侧保留皮肤的乳腺癌切除术，笔者倾向于采用垂直放置的 TRAM 皮瓣进行乳腺重建。皮瓣垂直地覆盖胸部，血管蒂则朝向内侧，以自然的解剖位置朝向乳内血管

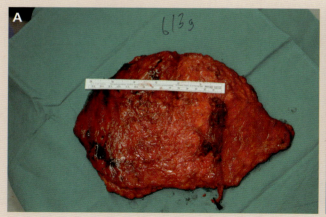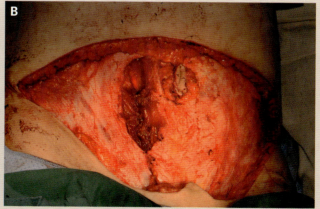

图 44-7 应用筋膜保留技术打开腹直肌鞘解剖内侧排穿支、横向排穿支的长条形的 MS-2 TRAM 皮瓣。笔者倾向于横向双穿支筋膜保留游离横行腹直肌肌皮瓣技术，实现最大的腹部皮瓣灌注及最小概率的供区并发症。可应用于大部分患者（A）。切取横向双穿支筋膜保留游离横行腹直肌肌皮瓣后的供瓣区（B）

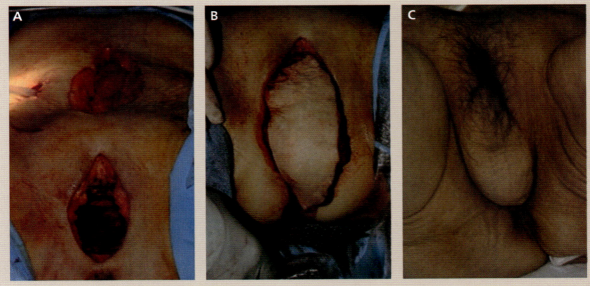

图44-8 65岁女性患者，宫颈鳞状细胞癌。会阴皮肤缺损。腹腔内采用 VRAM 皮瓣（A）。皮瓣术后观（B）。术后6个月（C）

相关阅读

1. Moran SL, Nava G., Behnam AB, Serletti JM:et al. An outcome analysis comparing the thoracodorsal and internal mammary vessels as recipient sites for microvascular breast reconstruction: a prospective study of 100 patients. Plast Reconstr Surg 2003; 111(6): 1876-1882.

2. Haywood RM, Raurell A, Perks AGB, et al. Autologous free tissue breast reconstruction using the internal mammary perforators as recipient vessels. Br J Plast Surg 2003; 56: 689-691.

3. Conacher ID, Doig JG, Rivas L, et al. Intercostal neuralgia associated with internal mammary artery grafting. Anaesthesia 1993; 48: 1070-1071.

4. Schwabegger AH, Gschnitzer C, Ninkovic MM. Contour deformity at the internal mammary recipient site. Br J Plast Surg 1999; 52: 674.

5. Majumder S, Batchelor AGG. Internal mammary vessels as recipients for free TRAM breast reconstruction: Aesthetic and functional considerations. Br J Plast Surg 1999; 52: 286-289.

6. Dupin CL, Allen RJ, Glass CA, et al. The internal mammary artery and vein as a recipient site for free-flap breast reconstruction: A report of 110 consecutive cases. Plast Reconstr Surg 1996; 98: 685-689.

7. Hefel L, Schwabegger A, Ninkovic M, et al. Internal mammary vessels: anatomical and clinical considerations. Br J Plast Surg 1995; 48: 527-532.

8. Moran SL, Nava G., Behnam AB, et al. An outcome analysis comparing the thoracodorsal and internal mammary vessels as recipient sites for microvascular breast reconstruction: a prospective study of 100 patients. Plast Reconstr Surg 2003; 111(6): 1876-1882.

第45章 纵行腹直肌肌皮瓣（VRAM）

Ho Seong Shin

引言

腹直肌据马蒂斯（Mathes）及纳海（Nahai）的肌肉分类，属双重供血的Ⅲ类肌肉，由腹壁上深动脉（DSEA）及腹壁下深动脉（DIEA）共同供血。通常，任一血管蒂都可完成整个肌皮瓣的灌注。DIEA是腹壁供血的主要动脉（平均直径为 2.5~3.8 mm），大小是DSEA的2倍。因此，腹直肌肌皮瓣可以DSEA为血管蒂向上转移，也可以下部DIEA为蒂转移，或作为游离皮瓣移植。

在20世纪70—80年代，流行以腹直肌肌皮瓣（携带横向皮瓣的腹直肌肌皮瓣，TRAM皮瓣）作为岛状皮瓣或者游离皮瓣来修复乳房缺损。之后肌肉劈裂技术及基于DIEA的穿支血管皮瓣技术的发展使供瓣区的并发症减少。近年来，应用腹壁下深脉穿支皮瓣（DIEP）已成为乳房重建的标准术式，尽管一些医师仍坚持认为TRAM皮瓣联合迟延术及人工补片对保持腹壁的稳定性临床效果更佳。

纵行腹直肌肌皮瓣（VRAM皮瓣）可覆盖胸壁、腹股沟、会阴及大腿的大面积软组织缺损。主要用于创伤后或良性肿瘤术后修复。德里·SV（Deo SV）等报道VRAM皮瓣是一个应用广泛而可靠的皮瓣，旋转范围大，可达到不同的解剖部位，如躯干、胸壁、大腿及会阴，可用于肿瘤根治性切除术后软组织缺损的覆盖。

适应证

（1）应用整块肌肉。

· 联合植皮覆盖广泛皮肤缺损。

· 联合植皮覆盖感染创面。

· 增加受区血供（适于放射性溃疡）。

· 覆盖外露的关节或者假体。

· 增强手术清创及抗生素对骨髓炎的疗效。

· 提供血运丰富的肌肉组织来填充无效腔，重塑外形。

（2）采用节段肌肉可同样进行移植。

（3）可设计不同大小及形状的肌皮瓣。

· 沿皮瓣长轴设计。

· 沿脐部放射轴线设计。

（4）肌皮瓣可以去除皮肤组织，整个真皮及表皮层可移除，使用肌肉筋膜瓣填充轮廓缺损。

（5）传统的岛状腹直肌肌皮瓣远端可有血供，但是含DSEA及DIEA供血的皮瓣血供加强。

优点

（1）整条肌瓣或肌皮瓣可由DSEA或DIEA单独完全供血。

（2）可以DIEA的脐旁穿支设计超长（42 cm）皮瓣。

(3) 血管蒂较长（平均 7.6 cm），DIEA 直径 3.4 mm，静脉平均直径 4 mm。

(4) 解剖肌肉内 DSEA 及 DIEA 可显著增加蒂部长度。

(5) 解剖过程快速，患者仰卧位时即可进行。

(6) 通常采用下腹部横切口，减少供瓣区畸形。

(7) 腹直肌相对较平且薄。

缺点

(1) 腹直肌神经支配是分节段支配，神经纤维短，因此，不适宜做功能移植。

(2) 切口疝虽然少见，但也偶有发生，尤其是弓状线下的腹直肌前鞘未得到适当修补时。

解剖

动脉

(1) 腹壁下深动脉：DIEA 起自髂外动脉内侧，在腹股沟韧带上 1 cm 处和旋髂深动脉相对。动脉向内上走行，在腹横筋膜深面走行至腹直肌外侧缘弓状线水平。DIEA 之后越过弓状线进入腹直肌鞘。DIEA 起点处直径 3.4 mm。起点至进入腹直肌后鞘，长度为 7.6 cm。

(2) 腹壁上深动脉：DSEA 是乳内动脉的 2 支终末支之一。起自第 6 肋软骨后方，在腹横肌上沿第 7 肋软骨后方走行，进入腹直肌鞘。进入腹直肌鞘后即分为 3 支：内侧支、外侧支、外侧段分支。DSEA 较 DIEA 细小，起点处外径 1.6 mm。起点 3 支分叉处长度约 3 cm。

皮瓣设计

(1) 肌瓣：腹直肌胸肋连接处宽约 6.6 cm；耻骨连接处宽约 2.2 cm。平均长度约为 26 cm。如从起止点剥离，长度则缩短至静息状态的 1/3，约 17 cm。

(2) 肌皮瓣——纵行皮瓣。

· 垂直皮岛（Vertical Skin Paddle）：皮瓣可设计于腹直肌全长上方。DIEA 灌注皮肤范围较 DSEA 大。DIEA 供血范围可至对侧中线外 5 cm，同侧腋前线或腋后线。相对的，DSEA 灌注范围较小，在脐上至剑突，越过肋缘，可达同侧腋中线。

· 脐旁皮瓣（腹壁下深动脉扩展皮瓣）：脐旁穿支是 DIEA 的终末支。可自脐部沿血管轴至腋中线设计皮瓣。皮瓣平均长度 30 cm，宽 10 cm，切取后可直接缝合供瓣区。DIEA 蒂自髂内动脉至进入腹直肌平均长度 7.6 cm。肌肉内血管蒂可增加蒂部长度约 6 cm。因此有效的血管蒂总长度为 13 ~ 14 cm。

手术方法

(1) VRAM 皮瓣设计。依据缺损范围确定皮瓣的大小。

(2) 在腹外斜肌筋膜外侧缘及内侧缘标记皮瓣的切口，沿腹直肌筋膜内缘切开皮肤，暴露白线。切开腹直肌筋膜，在腹直肌筋膜下掀起左侧腹直肌。为了保护进入腹直肌的穿支血管不被损伤，要携带至少 5 cm 宽的筋膜，随皮瓣的掀起，可在腹直肌外侧找到腹壁上血管。

(3) 切开皮肤，并注意皮瓣边缘的角度，以避免皮瓣供血不足。自腹直肌后侧筋膜剥离腹直肌，保留后侧筋膜，以减少腹部疝气的发生。

(4) 掀起 VRAM 皮瓣，可见腹直肌后筋膜，结扎自腹直肌后筋膜进入腹直肌的小穿支。自耻骨联合区切断腹直肌。完整掀起整个肌肉及腹直肌前鞘。

改良

面部皮肤及神经缺损的重建

腮腺区肿瘤切除术后的重建，需解决皮肤软组织缺损及神经缺损。需要一个血管化良好的皮瓣覆盖皮肤软组织缺损，同时可以通过游离神经移植来重建面部神经缺损。

当恶性肿瘤扩大切除导致大片软组织缺损时，吻合血管的游离皮瓣是修复重建的适宜选择。以携带几个肋间神经的腹直肌肌皮瓣进行面部神经重建。

腹直肌瓣用作肿瘤切除术后软组织缺损覆盖的组织瓣，肋间神经用于移植修复面部神经缺损。

典型病例

病例1

VRAM皮瓣行胸骨修复

57 岁女性患者，心脏瓣膜置换术后。术后出现胸骨不连，胸骨区皮肤软组织缺损，大小 7 cm×3 cm。依缺损设计

VRAM 皮瓣。患者术后 2 周愈合良好，无出现并发症的证据。术后 1 年随访，未见相关并发症（图 45-1）。

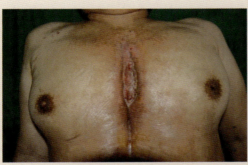
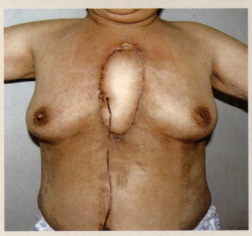
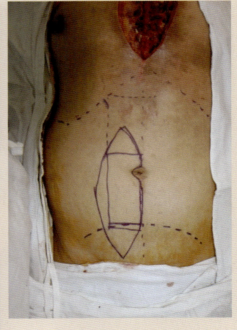

图 45-1 病例 1

头颈部修复

60岁男性患者，舌癌扩大切除、颈部清扫术后，遗留舌及咽喉缺损，大小6 cm×6 cm。依软组织缺损大小设计 VRAM。术后恢复顺利，随诊2年，患者未出现肿瘤复发及转移（图45-2）。

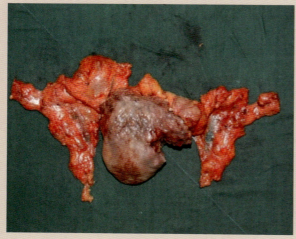
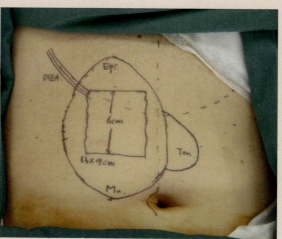
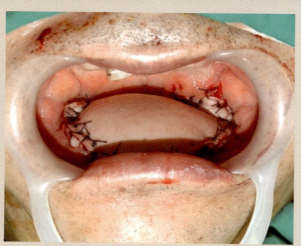

图45-2 病例2

口腔颌部缺损的修复

纵行腹直肌肌皮瓣可用于口腔颌部大片软组织缺损的早期修复，使患者可接受及时的辅助治疗，重建效果可靠，并发症少。仔细地设计皮瓣，严谨地嵌入皮瓣可提高修复后的效果，但是难以改善吞咽功能。

上肢软组织缺损的重建

腹直肌可提供足够的长度，可超过非迟延带蒂

相连通的外侧段动脉。这个分支发出了多个肌肉和肌皮穿支血管，最终止于脐动脉穿支。内侧支发出脐分支，并继续伴行产生多个肌肉和肌皮穿支血管，终止于多个乏血管区，并与腹壁上动脉在腹直肌形成的末梢血管网相连通。乔德里（Chowdhry）等报道，腹壁下动脉通常在脐下 7.5 cm 处发出第一穿支，然后在脐下 10 cm 处进入腹直肌后鞘（图 46-4）。

大的肌皮穿支动脉在脐水平与腹壁下动脉分离并向外侧走行。小的肌动脉和肌皮动脉从整个腹壁下动脉的全程发出，分布于股直肌内外侧的肌肉和肌单位。这些肌皮穿支血管从肌肉的内外侧缘穿过约 2 cm。节段动脉也从腹壁下动脉发出。这些筋膜穿支血管穿过白线内侧和腹外斜肌腱膜侧面（图 46-5）。

静脉

静脉回流是通过与动脉伴行的静脉完成的。腹壁下静脉的外径约 4 mm，而腹壁上静脉的外径约 2.3 mm。主要的静脉回流是通过浅静脉网（SIEV）以及腹壁下静脉完成的。浅静脉网的静脉血流与深静脉网的静脉血流通过一个交通静脉相连通。

神经

前皮支由 T7 ~ T12 从腹横肌和腹内斜肌肌间隙发出。这些节段神经是混合神经，包括运动和感觉神经束。它们支配腹横肌和腹内斜肌。它们穿过腹

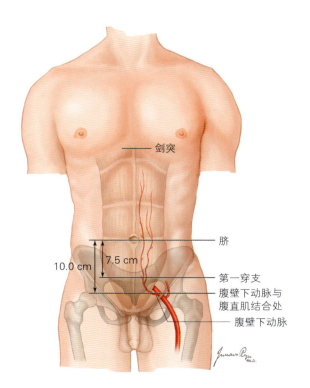

图 46-4 腹壁下动脉穿支皮瓣的安全解剖标记

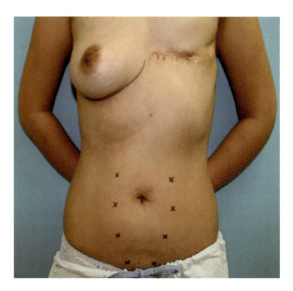

图 46-5 穿支血管的位置

直肌外侧缘与腹直肌上部。运动神经支配肌肉，而感觉神经束穿过肌肉支配皮肤。T7～T9 支配脐上皮肤，T10 支配脐周皮肤，T11、T12 和 L1 支配脐下皮肤。

手术方法

术前设计和标记

术前，动脉的走行、穿支位置以及起点都是有用的信息，需要标记出来，甚至可以通过多层螺旋 CT 血管造影测量动脉的直径（图 46-6）。

外科医生可以根据皮瓣的大小、厚度和形状来设计。准确预估缺损对于选择覆盖缺损方式、缺损体积和形状是有用的。最常见的设计是标准的椭圆腹壁成形术，其他如垂直穿支皮瓣、脐周穿支皮瓣和横向的穿支皮瓣也可用到（图 46-7、图 46-8）。

皮瓣的设计：大小、形状和体积

首先，在脐周画 1 条围线，直径约 3 cm。其次，在剑突、两侧髂棘、耻骨上画 1 条通过白线的附加线。用多普勒探头来识别 2 排内外侧腹壁下动脉分支的穿支点。通常，医生可能会在腹直肌间隙找到高达 6～7 个穿支（图 46-9）。

皮瓣切取

可沿设计线或按受区外形切开第一切口，深至腹部肌肉筋膜的浅层皮下脂肪、脂肪深层和斯卡帕（Scarpa）伪筋膜层。在此之后，外科医生必须找到腹直肌前鞘和腹外斜肌上的无血管平面。这个平面可以用电刀或手指进行分离。最好从外侧到内侧，或从外周部分到皮瓣的中央部分进行分离。应毫不

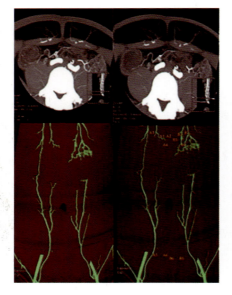
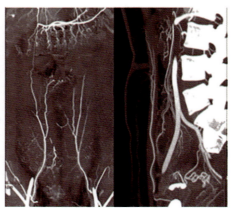

图 46-6　腹壁的 CT 血管造影

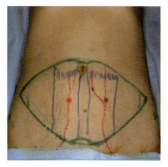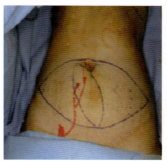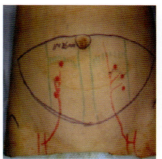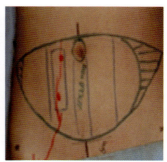

图 46-7　皮瓣的设计：大小、形状和体积

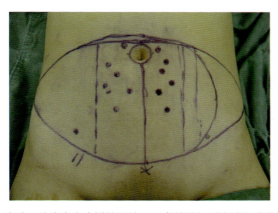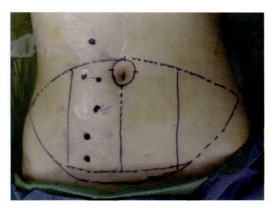

图 46-8　腹壁下动脉穿支皮瓣的设计和用多普勒探测腹壁下动脉的位置

犹豫地分离腹直肌的外侧缘。然后，可能会遇到通过腹直肌鞘的穿支。此时，外科医生必须小心分离皮瓣，避免损伤血管。可以使用蚊式血管钳或小的组织剪进行分离。乔德里（Chowdhry）等在尸体解剖研究中报道了腹壁下动脉穿支皮瓣的安全解剖标记。他们报道，从脐到腹壁下动脉与腹直肌交点为 10 cm。这提示腹壁下动脉穿过腹直肌在脐和耻骨之间约 2/3 的长度。腹壁下动脉在脐下 7.5 cm 处分为外侧和内侧两支。外科医生可以在脐下约 7 cm 的半径内找到所有的穿支血管（总共 4～7 支）。

选择 1 个或 2 个可靠的穿支血管很重要，这些穿支血管需有可见的脉动，多普勒可探测到，而且口径较大。这样一个穿支血管足以供应一个皮瓣的营养；然而当设计 1 个大皮瓣，通常选择 2 个穿支血管会更安全。通过多普勒选择腹壁下动脉穿支血管，然后在腹直肌鞘上用龙胆紫墨水进行标记。沿腹直肌鞘上的标记切开，寻找腹壁下动脉，沿纤维走行分离肌肉组织。

腹壁下血管从腹直肌穿出后接近体表，它起源于腹股沟韧带下的髂外动脉，蒂部进入腹直肌，从脐部穿过肌肉层约 10 cm。股直肌的蒂部可以很容易地被分离出来。需进行仔细分离暴露直到主要穿支血管蒂部可以看见其穿过筋膜。需小心分离穿过腹直肌的腹壁下动脉和静脉。然后，沿纤维走向分离肌肉，并且需要注意的是鉴别和保护肋间神经支配的肌内侧。可以用血管钳夹闭小的肌支。支配皮瓣

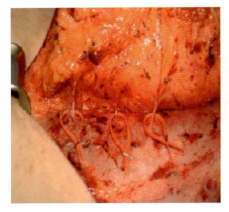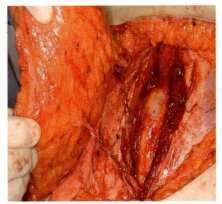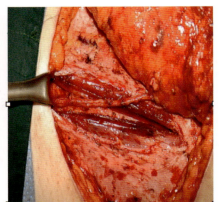

图 46-9 主要穿支血管的暴露和皮瓣的设计

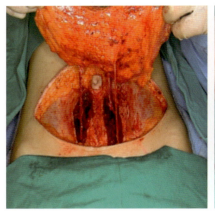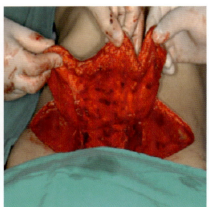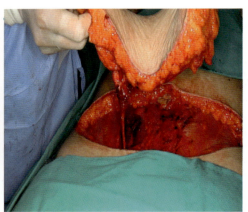

图 46-10 掀起皮瓣

的感觉神经通常与穿支血管相伴行，也需分离并且游离吻合。这些神经可用于受区的感觉恢复。

需切断和结扎腹壁下血管与腹壁上血管的连接部。当蒂部转移时，岛状皮瓣可保持足够的血供，应检查皮瓣边缘的出血情况。外科医生可仔细控制皮瓣的厚度、体积和形状。在制作皮瓣的过程中应尽量避免损伤皮瓣末梢动脉，必须保留真皮下血管丛的循环（图 46-10）。

供瓣区的封闭

分离和切断肌肉可以用可吸收缝合线来缝合。用不可吸收的缝合线闭合前腹直肌鞘。当患者肥胖或腹壁薄弱时使用硅橡胶护套预防腹疝会更好。外科医生应该决定脐部的新位置，并且完成腹壁脐的重建。主要的创面可以通过腹壁整形术来封闭。

典型病例

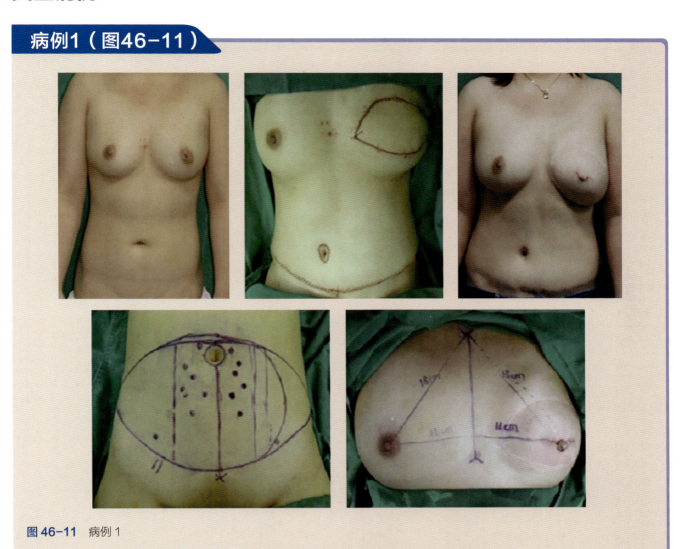

图 46-11 病例 1

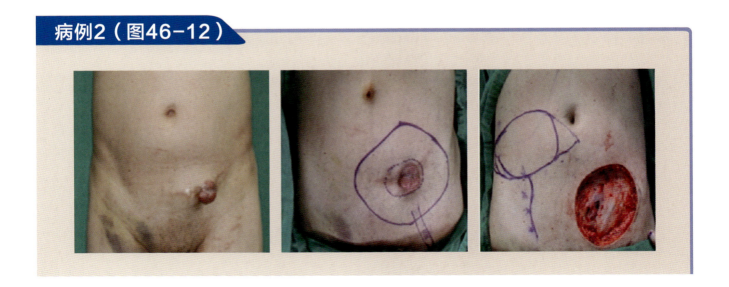

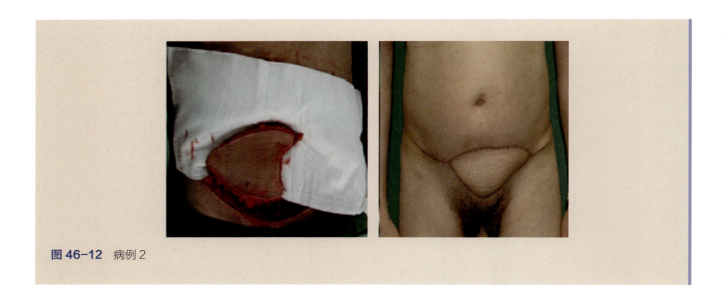

图 46-12 病例 2

相关阅读

1. Hatrampf CR. Scheflan M, Black PW. Breast reconstruction with a transverse abdominal island flap. Plas Reocnstr Surg 1982; 69: 216-224.
2. Koshima I, Moriguchi T, Soeda S, et al. Free thin paraumbilical perforator-based flaps. Ann Plast Surg 1992; 29: 12-17.
3. Allen RJ, Treece P. Deep inferior epigastric perforator flap for breast reconstruction. Ann Plast Surg 1994; 32: 32-38.
4. Blondeel PN. One hundred free DIEP flap breast reconstruction: A personal experience. Br J Plast Surg 1999; 52: 104-111.
5. Hamdi M, Weiler-Mithoff EM, Webster MHC. Deep inferior epigastric perforator flap in breast reconstruction: experience with the first 50 flaps. Plast Reconstr Surg 1999; 103(1): 86-95.
6. Saeed Chowdhry, Ron Hazani, Philip Collis, et al. Anatomical landmarks for safe elevation of the deep inferior epigastric perforator flap: cadaveric study. J Plast Surg 2010; 28: 336-342.
7. Alessano Cina, Marzia Salgarello, Lorenzo Bonomo, et al. Planning breast reconstruction with deep inferior epigastric artery perforating vessels: multidetector CT angiography versus color Doppler US. Radiology 2010: 255(3): 979-987.

第 47 章

空肠瓣

Hee-Chang Ahn

引言

口咽部的破坏会改变患者的语音、咀嚼、吞咽和呼吸。同时也会引起颈动脉和 IX~XII 颅神经的暴露和污染。当颈部肿瘤切除加淋巴结清扫并且行术后辅助放疗时，发生严重的神经血管损伤的风险大大增加。

咽食管重建的目的是为了获得伤口的一期愈合，保护其功能和重要结构。

理想的软组织重建应该能提供薄的、柔软的血管上皮层，并且在潮湿和污染环境中也可持久耐用。

显微外科技术的作用

由于应用游离组织移植重建可以提供足量、合适以及良好的血管化组织，而且采用一次手术就可以修复复杂的缺损，从而解决了许多问题。

颈部的不适和畸形也可借助游离组织移植来解决。结合先进的技术可确保皮瓣的成活率达到 90%～95%，这些因素使得显微血管重建技术成为修复头颈部大面积缺损最合适的方法。

重建的时机

大多数缺损应该在切除的同时予以重建。应充分暴露缺损，需额外去除一点儿受体血管。同时，应避免存在软组织挛缩，充分确定所需组织的量。一期治疗可最大限度地延长患者的"正常"生活时间，预后差、寿命有限的患者不再需要重复住院和特殊护理。最后，及时恢复患者的外观和功能，可极大地改善患者的态度。

供区的选择

评估缺损的过程中必须充分考虑受区血管的位置、条件、所需组织的类型和数量。颈段食管的环形缺损需要用一个薄的管状软组织来修复。内脏瓣是最可靠的重建来源，卷成筒状的筋膜皮瓣则是次要的选择。

游离空肠移植是最常用的内脏瓣。其适应证是颈部食管的环形缺损或近环形的部分缺损，而不适用于没有管腔缩小的原发性闭锁。游离空肠移植的相对禁忌证包括曾经做过胃或空肠手术、小肠炎症性疾病、严重的肠系膜动脉粥样硬化和门静脉高压症。

缺点

空肠瓣更易受到缺血的影响（能耐受缺血的最长时间为 2h）。根据手术的不同，瘘的发生率在 1.8%～30% 之间。由于患者同时还需要做一个剖腹手术或者腹腔镜手术，也增加了瘘的发生风险。

解剖

在腹部上中线做一切口，在找到近端空肠之前要进行充分暴露。

从距离特里茨（Treitz）韧带约 40 cm 起始，选择一段 15～20 cm 长的空肠，这段空肠由肠系膜上动脉及其伴行静脉营养。

选取由肠系膜上动脉发出的几个节段空肠动脉和与这些节段动脉相连通的主要分支动脉。这些血管供应相关节段空肠的营养。一段空肠血管蒂的长度为 4～6 cm，包含直径 1.5～3.5 mm 的空肠静脉和动脉（图 47-1）。

手术方法

术前准备

需游离空肠移植的患者术前只喝液体。手术前 1 天进行机械性肠道准备，应用柠檬酸镁或其他温和的口服剂后，晚上用温和的清洁灌肠剂进行结肠减压。

在重建过程中应用一个系统的方法对顺利完成重建是至关重要的。其顺序是：①缺损部位的准备；②选择和分离血管；③转移和部分插入皮瓣；④皮瓣再血管化；⑤完全插入皮瓣和完成重建。

缺损部位的准备

首先封闭能够一期闭合的缺损，剩余部分就是需要用游离组织来修复的部分。

我们发现在喉全切除术后最好切除颈段食管后壁剩余的部分组织。将空肠移植物与保留的后壁进行两个环形的吻合比用一个长的缝合线吻合会取得更好的效果，因为后者更易于形成并发瘘管。

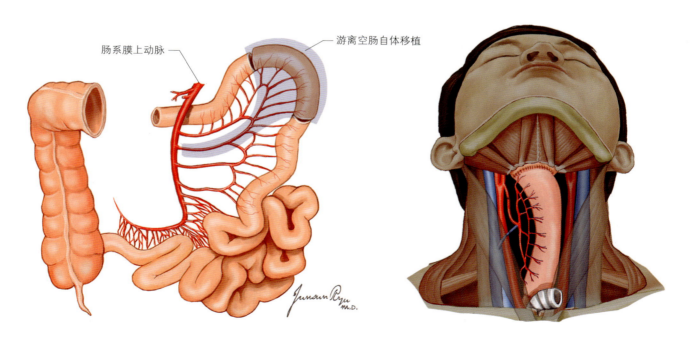

肠系膜上动脉　　　　　　　　游离空肠自体移植

图 47-1　空肠瓣的解剖

受区血管

面部或颈部血管的喉上分支通常进行端—端吻合。端到端的连接可直接通到颈内静脉。也可使用颈外静脉或面横静脉。还有一些可用的血管可能在对侧颈部才能找到。

作为颈外动脉的较低分支，甲状腺上动脉、面部或舌动脉是流入端血管的首选。

皮瓣移植与血运重建

在游离空肠移植中，近端肠袢以顺蠕动的方式与瓣完全嵌合。空肠的直径可通过简单切割游离肠系膜的方式扩大以匹配下咽部的直径。如果吻合部位存在较大差异，可用部分 3～4 cm 的小肠，折叠缝合到主要肠段，从而可以有效地使管腔直径加倍。

移植后，移植空肠的浆膜层应该是粉红色的，远端蠕动应可见，应该良好呈现空肠的蠕动和黏液分泌功能。

最后的嵌合和封闭

压缩或扭曲的血管袢根部可导致术后早期血栓形成和坏死。可通过颈部切口将封闭式负压引流管放置在颈部。

必须根据裁剪长度来确定空肠段的切割。过度地缩短会导致缝合线的张力过大，引起缺血、破裂以及瘘的形成。过长则产生一个小袋，可形成颈部憩室。

一部分血管化的空肠可用来作为术后监测，以评估皮瓣的灌注。可通过颈部切口从肠管根部剥离多余的空肠肠系膜，最好能将其缝合在下方皮瓣以起到防止重建中断的作用。可以用湿润的纱布敷料覆盖暴露的小肠。

显微血管的监测

不需要用部分空肠瓣来恢复食管外形上的连续

性。短缺的部分可通过颈部切口将血管化的蒂部切开进行暴露。3～5 天以后，肠系膜根部发生血栓的风险小，可在治疗室去除空肠监测，通常无须麻醉。虽然也有其他技术，维持空肠监控依然是安全可靠的方式。

术后护理

患者术后常规在显微外科单元或 ICU 进行常规监测。即使患者的血压正常，也必须保证充足的水以防止颈部低灌注和受体静脉血管塌陷。发生在静脉吻合期间的血容量不足可能导致血栓形成。

在术后早期，应该至少放置 5 天引流管。胃造口术或鼻胃管应该保持间歇抽吸，直到听到活跃的肠鸣音。

经常规的监测，如果造影剂能顺利通过且无泄漏或狭窄阻塞，患者可以开始进流质饮食，并在手术 1 周后出院，如果移植物愈合良好且功能被证实，在接下来的几周内，可逐步过渡到正常饮食。在经口进食 1 个月后可拔除营养管。

改良

增强带蒂空肠血循环

在空肠蒂和受区血管增加血管吻合，可以增强动脉的流入和静脉的流出。

游离空肠肠系膜瓣

切取空肠时可携带一段肠系膜，并作为游离瓣进行移植。利用这种技术，可获取很长一段空肠（25 cm）和肠系膜。

游离或带蒂空肠片

可以劈开空肠作为咽道或食道重建的补片，或

病例1（图47-2）

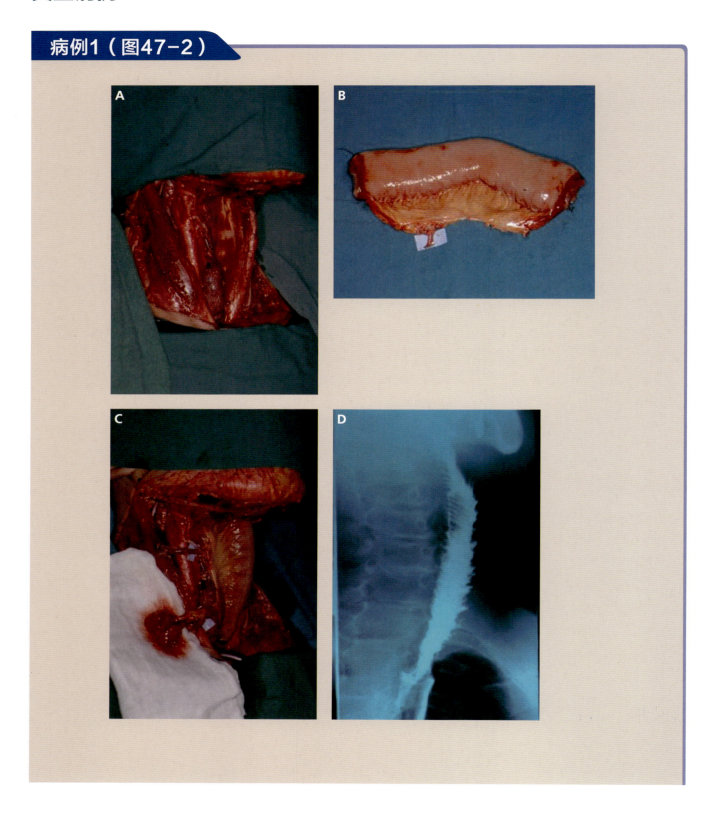

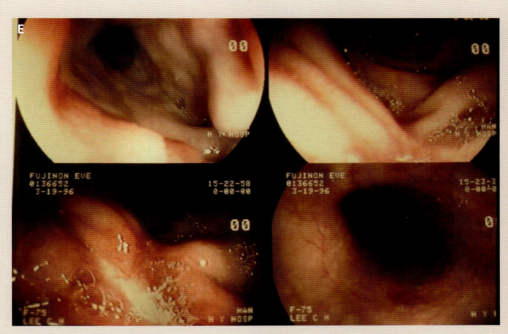

图47-2　颈部改良根治剥离术后可见咽食管部位的缺损（A）。获取一段约 15 cm 的空肠及其血管，空肠近端根据蠕动活动来标记（B）。将空肠移植至颈部，甲状腺上动脉和颈外静脉与空肠血管吻合，暴露一个小的浮瓣用于术后监测（C）。食管钡剂照影显示钡剂在重新构建的咽食管通道中顺畅通过（D）。内窥镜检查显示咽部和颈段食管重建良好（E）

病例2（图47-3）

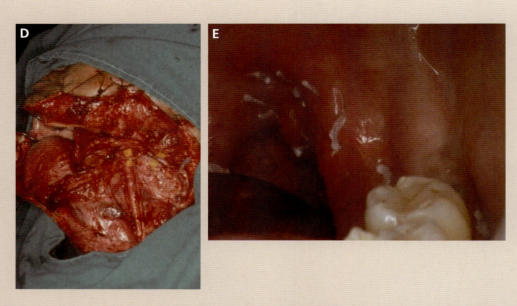

图 47-3 可见左侧扁桃体癌和溃疡形成（A）。经咽侧壁颚部离断后对病变部位进行了广泛的切除（B）。沿着肠系膜血管剥离游离空肠（C）。将空肠瓣移植到咽后壁，并提供黏膜功能（D）。移植的空肠瓣与口腔黏膜相近，而且在吞咽和发音中起到良好的运动功能（E）

作为口腔修复的衬片（图 47-3）。

空肠用于语音重建

游离空肠瓣可同时用于食管重建及语音重建。空肠分为 2 个部分：第一部分可用于食管的重建，第二部分可用于发音管道的构建。

注意事项

最严重的早期并发症是皮瓣坏死。细致的显微外科技术和术后最初的 72h 的仔细监测是至关重要的。无论何时，如果移植皮瓣的血管有问题，患者应立即被送至手术室进行颈部探查。

最严重的晚期问题是发生唾液瘘和吞咽困难。在游离空肠移植中近端缝合线是瘘最常见的位置，对它的观察可以超过 4 周的时间，瘘是不可能自发地闭合的，应对患者进行探查，并重新行内脏吻合以封闭瘘口。

吞咽困难也是游离空肠移植的常见晚期并发症。术后早期 2 个月，肠内水肿可引起吞咽困难。此外，多余的空肠形成假性憩室也可引起吞咽困难。通常，持续性吞咽困难是由狭窄引起的；在患者中发生率接近 22%，狭窄往往发生在空肠远端吻合口处。这种吞咽困难往往可以通过连续扩张术来处理，但在难治性的患者中，进行吻合口的修补是必要的。最后，吞咽困难也可能是由于移植后空肠运动性差引起的。移植的空肠保留固有的蠕动功能，这可能与保留部分的咽部不协调。此外，对舌下神经或Ⅸ、Ⅹ 以及Ⅻ对颅神经的损伤也可能造成吞咽困难。

应用游离组织移植技术进行咽部和颈部食管显微血管重建的成功需要掌握良好的游离组织瓣

的解剖和生理学知识，仔细地进行术前规划，熟练地掌握显微血管技术和细致地进行术后护理。外科医生还必须了解该项技术的可能并发症，并准备应对措施。目标是尽可能地恢复患者的术前美学和功能水平。

　　一个及时的重建提供了技术上的优势，并产生卓越的功能和美容效果。单阶段的治疗降低了生存期望，减低患者的发病率，并最大限度地提高他们的生活质量。

相关阅读

1. Chen HC. Discussion on "Microvascular reconstruction of the hypopharynx: defect classification, treatment algorithm, and functional outcome based on 165 cases." Plast Reconstr Surg 2003; 111: 661–663.
2. Chana JS, Chen HC, Sharma R, et al. Microsurgical reconstruction of the esophagus using supercharged pedicled jejunum flaps: special indications and pitfalls. Plast Reconstr Surg 2002; 110: 742–748.
3. Chang SY, Chen HC, Tang YB, et al. Prefabrication of jejunum for challenging reconstruction of cervical esophagus. Plast Reconstr Surg 1999; 104: 2112–2115.
4. Coleman JJ II, Tan KC, Searles JM, et al. Jejunal free autograft: analysis of complications and their resolution. Plast Reconstr Surg 1989; 84: 589–595.
5. Disa JJ, Pusic AL, Hidalgo DA, et al. Microvascular reconstruction of the hypopharynx: defecttion, treatment algorithm, and functional outcome based on 165 cases. Plast Reconstr Surg 2003; 111: 652–660.
6. Hypopharyngeal and Esophageal Reconstruction.
7. Jejunum Flap.

第 48 章

臀上动脉穿支皮瓣

Jin Sup Eom

引言

人们已经报道过种类众多的臀部皮瓣。由于臀部区域是很好的软组织来源，尤其是有皮肤、脂肪组织、肌肉以及良好的血供。在众多的臀部皮瓣中，包括最初的随意皮瓣，到最新进展的穿支皮瓣，比如臀上动脉穿支皮瓣（SGAP）、臀下动脉穿支皮瓣（IGAP）和股深动脉穿支皮瓣。尽管这些穿支皮瓣可用于修复骶骨缺损和下背部缺损等众多重建需求，但其主要用于乳房重建。这是由于臀部皮瓣作为人体最厚的皮瓣之一，可以为乳房重建提供最佳的材料。

1993 年，小岛（Koshima）报道了基于臀下动脉的穿支皮瓣。该皮瓣是带蒂皮瓣，用于覆盖骶部缺损。1995 年，艾伦（Allen）和塔克（Tucker）首次报道了用臀上动脉穿支皮瓣进行乳房重建。1999 年，布朗德尔（Blondeel）报道了游离皮瓣在神经感觉与支配中的研究。

对于乳房重建，如果不能使用腹部皮瓣，臀上动脉穿支皮瓣通常被认为是次好选择。其最佳适应证为腹部组织缺损、广泛腹部瘢痕，以及腹部皮瓣失败后需要辅助皮瓣（表 48-1、图 48-1）。

与多数外科医生所优先选择的下腹部皮瓣相比，臀上动脉穿支皮瓣有许多缺点。最明显的缺点之一是皮瓣垂直方向过短可能会导致上胸部填充失败，并导致上部缝合位点下拉。在延迟重建的情况下，

表 48-1　臀上动脉穿支皮瓣的适应证
下腹部组织量不足
因上腹部瘢痕无法应用腹直肌肌皮瓣
腹壁整形术后
腹直肌肌皮瓣后的二次重建

皮瓣缩短是产生足够的突起并模仿自然下垂的实质障碍。尤其在亚洲妇女中，臀上动脉穿支皮瓣较少，表现为臀部皮肤和脂肪组织过多。

在切取皮瓣手术方面，臀上动脉穿支皮瓣的缺点是穿支动脉的解剖困难和烦琐。大多数穿支动脉

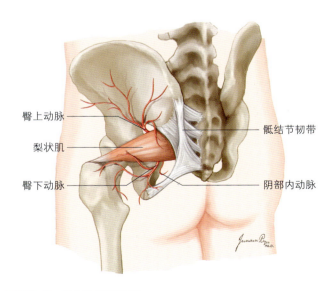

图 48-1　臀上动脉的解剖

臀上动脉
梨状肌
臀下动脉

骶结节韧带
阴部内动脉

表 48-2　臀上动脉穿支皮瓣特点

乳房切除平均重量	皮瓣初始平均重量	去除组织平均重量	皮瓣最终平均重量	最大宽度	皮瓣穿支数量	蒂部长度
230g	304g	77g	227g	8 ~ 12 cm	只有 1 支	5 ~ 7 cm

解剖必须在肌肉中进行，并且涉及众多小分支的结扎。即使经过经典烦琐的解剖，所得到的血管蒂的长度也非常短，只有 7~9 cm。其他缺点包括：臀部畸形、位置需要变化和长时间缺血。

臀上动脉穿支皮瓣的优点则与供区部位有关：患者疼痛感觉减轻，术后恢复更快；供体瘢痕可以很容易地被泳装所隐藏；可以更简单地进行穿支动脉的选择，穿支瓣的质量可靠一致；一旦通过血管蒂的灌注没有受损，就几乎不会有部分皮瓣受损的可能；臀部的皮肤更厚、更坚韧，有利于乳头重建。

解剖

臀上动脉穿支皮瓣的血管解剖结构更简单和恒定，尤其是与腹壁下动脉皮瓣或股前外侧皮瓣等其他穿支皮瓣相比。臀上动脉从髂内动脉分出后走行于骶骨后。大（直径＞1 mm）的穿支动脉的平均数目为 2~3 支；然而，在大多数情况下，1 条穿支动脉足以滋养整个皮瓣。这些穿支动脉主要位于上外侧臀部。当切取皮瓣时，蒂的平均长度为 8 cm，起源动脉的平均直径为 3 mm（表 48-2）。如果想要做成感觉皮瓣，可以并入第二和第三腰神经。

手术方法

设计臀上动脉穿支皮瓣没有必要取站立位。皮瓣设计的整个过程可以于患者侧卧位时在手术台上进行。设计过程首先要确定两个重要解剖标志（图 48-2）：大转子、髂后上棘（PSIS）。在这两个解剖标志间做连线并标记该线的中间 1/3，这是假定的臀上动脉出现点，也是血管解剖的终点。该线外侧 1/3 是常见的最大穿支动脉的终点。另一条线是在大转子和尾骨尖之间作连线，为梨状肌上缘。将这条线作为指示线以防止切断梨状肌及深层机构。然后用超声于大转子和 PSIS 间连线外 1/3 处检测穿支动脉（图 48-3）。以下内侧到上外侧斜向标记皮瓣，可包括皮瓣内穿支动脉。根据患者的皮肤松弛程度，设计皮瓣短轴的长度为 8 ~ 12 cm。

先从皮瓣上、下缘外侧掀起皮瓣，从筋膜下层将皮肤及脂肪与肌肉进行分离。翻转皮瓣外侧端，由外向内寻找穿支动脉（图 48-4、图 48-5）。如果发现足够大的穿支动脉并将其选取为主穿支，则沿其走行于伴随的肌纤维间分离穿支。结扎小分支血管至臀大肌内层筋膜，于肌肉中分离穿支动脉（图 48-6）。穿支动脉的走行几乎垂直于臀大肌。当接近内层筋膜时有很多非常接近的大的分支血管（图 48-7）。通过内层筋膜后，可继续向近端解剖 1 ~ 2 cm，这样可以有更大口径的血管与乳房血管匹配。

保护好穿支血管和主干血管后，则将皮瓣内侧部分从肌肉层分离出来（图 48-8）。

将臀上动脉穿支皮瓣用于乳房重建时，最好将患者的体位改为仰卧位，这样可以为胸部血管吻合提供最佳的环境。改变患者体位时，应当先闭合供区创面。通常闭合供区创面和变更患者体位不超过 0.5h，并且这一时间也应计入缺血时间。

改良

艾伦（Allen）报道了穿支皮瓣的不同选择。通常，在臀上动脉穿支皮瓣的穿支是肌皮穿支。艾伦

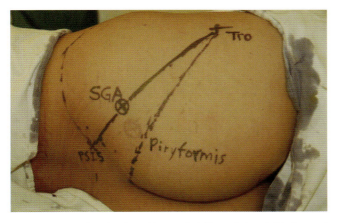

图48-2 皮瓣设计的标记位置。从大转子到髂后上棘（PSIS）画一条线，这条线的内 1/3 被假定为臀上动脉的起点。以线的外 1/3 为中心，易于发现穿支血管。另一条线是大转子和尾骨尖之间的连线，它代表梨状肌上缘

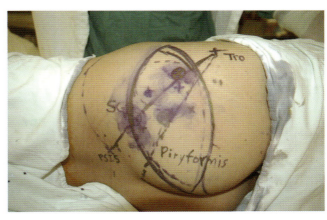

图48-3 穿支血管及岛状皮瓣的设计。用多普勒检测标记穿支血管的位置。岛状皮瓣的范围从标记斜线的内侧到外侧，包含穿支血管

快捷，并且皮瓣的存活也较好。

（Allen）发现，在臀上部有 1 个穿支并没有穿过臀大肌。穿支走行在臀大肌的上缘，因此可以归为肌间隔穿支。使用这种穿支方式，穿支的分离更容易和

在设计皮瓣时，应考虑一期缝合后供区的预期畸形。特别是在缝合线的内侧端，皱缩的皮肤可以导致严重的外观问题和不适感。

基于第二、三腰神经可以实现感觉性皮瓣。

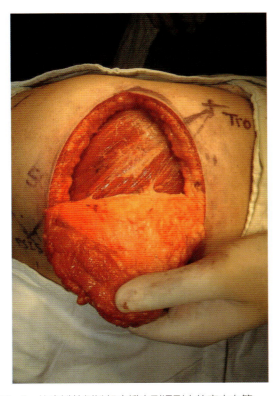

图48-4 从皮瓣外侧掀起皮瓣直到遇到大的穿支血管

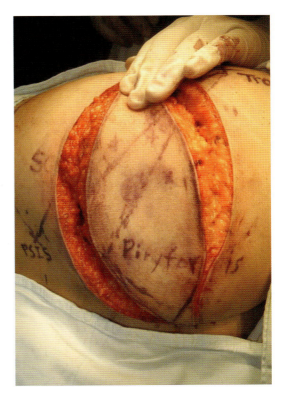

图48-5 用多普勒准确检测到穿支血管的位置

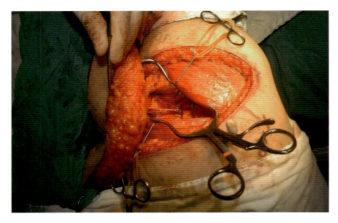

图 48-6 穿支血管的解剖。分离穿支血管。小心分离肌纤维内的穿支血管

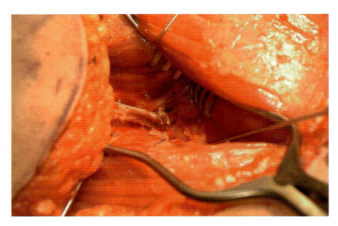

图 48-7 从臀大肌内层筋膜的上面分离穿支血管。在筋膜内和筋膜外可见较多大的分支

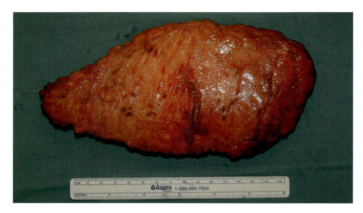

图 48-8 臀上动脉穿支皮瓣。标记皮瓣的长度

典型病例

病例1

37岁女性患者，需要立即做乳房重建，即使她的腹部只有一点儿多余的皮肤和软组织，她也希望用自体组织重建乳房。行臀上动脉穿支皮瓣保留乳头的乳腺癌根治术后。

切除乳房标本的重量为263g，皮瓣初始重量为354g，皮瓣最后重量为253g。重建的结果可与腹部皮瓣相媲美（图48-9）。

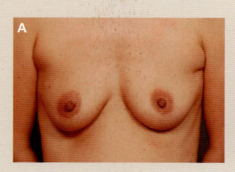
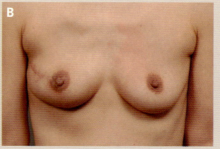

图 48-9 术前（A）。术后7个月（B）

46岁女性患者，想立即用自体组织重建乳房，但她经历了腹部手术，在上腹部有一个倒置的T形瘢痕。腹直肌肌皮瓣转移术后收获的效果似乎很小，所以保留皮肤乳房

切除术后应用臀上动脉穿支皮瓣。患者对重建满意，患者对臀部变小的供区畸形是可以接受的（图48-10）。

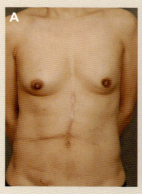
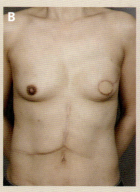
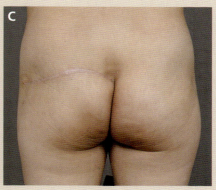

图48-10　术前（A）。术后6个月（B）。术后6个月供区的外观（C）

如果臀上动脉穿支皮瓣是用于覆盖相邻缺损的带蒂皮瓣，则不需要将穿支剥离到肌肉内。然而，当缺损超出上骶骨边缘比如中线下背部，穿支解剖可以扩大皮瓣的移动性。

注意事项

足够的组织量对于乳房再造的成功至关重要。因此，外科医生往往倾向于获取大尺寸的皮瓣。然而，如果切取过多的皮肤，则很难直接缝合创面。臀部创面的闭合不能通过诸如闭合腹部创面那样通过屈曲身体来弥补。

一些学者认为，可以更宽、更高地牵拉下方臀部瓣，但是效果不清楚。保证一期缝合效果的最佳途径是在皮瓣设计中细致地估计多余的皮肤以限制皮瓣的尺寸大小。

内里根（Neligan）警告当过多的脂肪出现于臀部皮肤时有皮瓣受损的风险，而这被认为与穿支过

小息息相关。

尽管切取皮瓣的过程相当简单，但成功切取臀上动脉穿支皮瓣需要更多的时间和精力。这是由于大部分的解剖操作是在肌肉内分离穿支。使解剖更容易的一个窍门是沿着肌纤维平面进行更广泛的剥离。由于没有实际切割肌纤维，所以无须担心广泛剥离会造成肌肉损伤。最困难的一步是恰好于内层筋膜前后进行解剖和分支结扎，手术野非常深，而且术中需不断面对大的血管分支。另外，由于总有无分支的短血管，因此也很难确定哪一部位适合进行显微吻合术。最佳的解决方案是通过分离肌肉拓宽狭窄的空间。

相关阅读

1. Fujino T, Harashina T, Aoyagi F. Reconstruction for aplasia of the breast and pectoral region by microvascular transfer of a free flap from the buttock. Plast Reconstr

Surg 1975; 56: 178–181.

2. Shaw WW. Superior gluteal free flap breast reconstruction. Clin Plast Surg 1998; 25: 267–274.

3. Codner MA, Nahai F. The gluteal artery free flap breast reconstruction: making it work. Clin Plast Surg 1994; 21: 289–296.

4. Allen R, Tucker C Jr. Superior gluteal artery perforator free flap for breast reconstruction. Plast Reconstr Surg 1995; 95: 1207–1212.

5. Guerra AB, Allen RJ, Dupin CL. Breast reconstruction with the superior gluteal artery perforator (S-GAP) flap. Seminars Plast Surg 2002; 16: 27–34.

6. Guerra AB, Metzinger SE, Bidros RS, et al. Breast reconstruction with gluteal artery perforator (GAP) flaps: a critical analysis of 142 cases. Ann Plast Surg 2004; 52: 118–125.

7. Strauch B, Yu HL. Gluteal region. Atlas of Microvascular Surgery: Anatomy and Operative Approaches. New York: Thieme Medical Publishers; 1993.

8. Blondeel PN. The sensate free superior gluteal artery perforator (S-GAP) flap: a valuable alternative in autologous breast reconstruction. Br J Plast Surg 1999; 52: 185–193.

9. LoTempio MM, Allen RJ. Breast reconstruction with SGAP and IGAP flaps. Plast Reconstr Surg 2010; 126(2): 393-401.

10. Rozen WM, Ting JW, Grinsell D, et al. Superior and inferior gluteal artery perforators: In-vivo anatomical study and planning for breast reconstruction. J Plast Reconstr Aesthet Surg 2011 ; 64(2): 217-225.

11. Baumeister S, Werdin F, Peek A. The sGAP flap: rare exception or second choice in autologous breast reconstruction? J Reconstr Microsurg 201; 26(4): 251-258.

12. Rad AN, Flores JI, Prucz RB, Stapleton SM, Rosson GD. Clinical experience with the lateral septocutaneous superior gluteal artery perforator flap for autologous breast reconstruction. Microsurgery 2010 Jul; 30(5):339-347.

13. Werdin F, Peek A, Martin NC, et al. Superior gluteal artery perforator flap in bilateral breast reconstruction. Ann Plast Surg 2010; 64(1): 17-21.

14. Alonso-Burgos A, García-Tutor E, Bastarrika G, et al. Preoperative planning of DIEP and SGAP flaps: preliminary experience with magnetic resonance angiography using 3-tesla equipment and blood-pool contrast medium. J Plast Reconstr Aesthet Surg 2010; 63(2): 298-304.

15. Acartürk TO, Parsak CK, Sakman G, et al. Superior gluteal artery perforator flap in the reconstruction of pilonidal sinus. J Plast Reconstr Aesthet Sur. 2010; 63(1): 133-139.

16. Uppal RS, Casaer B, Van Landuyt K, et al. The efficacy of preoperative mapping of perforators in reducing operative times and complications in perforator flap breast reconstruction. J Plast Reconstr Aesthet Surg 2009; 62(7): 859-864.

17. Emerging trends in microsurgical breast reconstruction: deep inferior epigastric artery perforator (DIEP) and the superior gluteal artery perforator (SGAP) flaps. Howard MA, Mehrara B. Int J Surg 2005; 3(1): 53-60.

18. De Frene B, Van Landuyt K, Hamdi M, et al. Free DIEAP and SGAP flap breast reconstruction after abdominal/gluteal liposuction. J Plast Reconstr Aesthet Surg 2006; 59(10): 1031-1036.

19. Granzow JW, Levine JL, Chiu ES, et al. Breast reconstruction with gluteal artery perforator flaps. J Plast Reconstr Aesthet Surg 2006; 59(6): 614-621.

20. Guerra AB, Soueid N, Metzinger SE, et al. Simultaneous bilateral breast reconstruction with superior gluteal artery perforator (SGAP) flaps. Ann Plast Surg 2004; 53(4): 305-310.

21. Blondeel PN, Van Landuyt K, Hamdi M, et al. Soft tissue reconstruction with the superior gluteal artery perforator flap. Clin Plast Surg 2003; 30(3): 371-382.

22. Gurunluoglu R, Spanio S, Rainer C, et al. Skin expansion before breast reconstruction with the superior gluteal artery perforator flap improves aesthetic outcome. Ann Plast Surg 2003; 50(5): 475-479.

23. Verpaele AM, Blondeel PN, Van Landuyt K, et al. The superior gluteal artery perforator flap: an additional tool in the treatment of sacral pressure sores. Br J Plast Surg 1999; 52(5): 385-391.

第 49 章

骶旁穿支岛状皮瓣

Youn Hwan Kim · Jeong Tae Kim

引言

已有大量的手术方式被用于覆盖腰骶部缺损，包括切开引流术、切开二期愈合、一期缝合、菱形皮瓣、V-Y 成形术、臀大肌肌皮瓣、筋膜翻转皮瓣，以及最新的臀上动脉穿支皮瓣。手术的选择取决于清创后的缺损大小。

腰骶部缺损的大小多样，复发性和慢性感染往往导致广泛的缺损。如果缺损较小，局部脂肪筋膜皮瓣便可以轻易地覆盖缺损。然而，更大的缺损则需要切取更大的局部组织进行覆盖，例如 V-Y 成形翻转前移皮瓣。随着穿支概念的发展，穿支皮瓣可以用于覆盖大的骶骨缺损，然而，术中需行细致的解剖，并会花费很长的时间，还可能导致术后蒂部扭转或受压等严重的并发症。

我们基于穿支的岛瓣皮瓣技术不同于传统方法，无须识别近端主干血管和进行肌间解剖，并且可以不用解剖主干血管而简单地切取穿支皮瓣。皮瓣的切取止于穿支的范围，并且可以移动皮瓣以覆盖大的缺损。这种皮瓣设计适用于多种大小缺损的重建。在这一研究中，笔者展示了用穿支岛状皮瓣来覆盖腰骶部不同大小的缺损的效果。

解剖

小岛（Koshima）等介绍，臀部有腰动脉、臀上动脉、骶外侧动脉、臀下动脉和阴部内动脉等诸多动脉。另外他们强调，穿支恒定可靠地沿着骶骨外侧边界走行。然而，大多数外科医生都关注臀上动脉和臀下动脉而不是骶旁动脉，因为他们认为这些穿支的血管分布优于其他臀部穿支动脉。此外，骶旁动脉的血管蒂非常短，不适合与主干血管进行移植。然而，大石（Onishi）和丸山（Maruyama）建议使用基于围绕于骶后孔周围的骶旁动脉的脂肪筋膜瓣。他们指出，骶旁动脉与臀上动脉有丰富的血管交通。他们的方法是利用骶旁穿支和基于臀上动脉的皮肤组织的概念。

混乱的命名导致穿支概念的混淆。不同的学者仅仅把基于肌皮穿支皮瓣定义为真正的穿支皮瓣，这一皮瓣需要进行肌间解剖。笔者同意这一观点，为了防止混淆应该将基于其他穿支的皮瓣从穿支皮瓣的术语中排除。因此，笔者用基于穿支的皮瓣来替代穿支皮瓣。

手术方法

患者于全麻下取俯卧位。伤口包括缺损和龙胆紫染色的空腔，行整体切除清创术。我们发现众多稳定可靠的穿支沿骶骨外侧边界于髂前上棘（PSIS）和尾骨的中点走行。这些穿支邻近缺损邻近，并且我们确定设计皮瓣的边界与缺损邻近。由于供区闭合后皮瓣会有旋转，做这个设计时应考虑到缺损的外形。

然后，在筋膜上或筋膜下平面由远端向近端掀起皮瓣。在切取皮瓣近端时，于穿支蒂附近应十分小心。不一定需要行蒂部血管分离，也不需要在皮瓣近端部分修剪和识别穿支。切取皮瓣直到可无张力缝合即可。

皮瓣首先行无张力转移，并且供区部位的旋转点要行部分双层缝合来完全封闭，然后将皮瓣嵌入缺损中。在供区及皮瓣下均放置负压引流管，并采用低负压吸引。

改良

依据缺损的大小和数量，"基于穿支"的岛状皮瓣有若干改进。当缺损广泛时，不能用单侧穿支皮瓣覆盖。在这种情况下，比如病例4，可以使用双侧皮瓣来修补缺损，也不会产生并发症，但是在皮瓣的连接处应当进行谨慎和细致的缝合。

典型病例

病例1

62岁男性患者，由于长期卧床患有褥疮。我们设计了一个13 cm×6 cm大小骶旁穿支岛状皮瓣，皮瓣轴线延长

至髂后上棘（PSIS）与尾骨之间的中点（图49-1）。

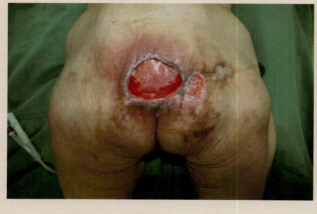
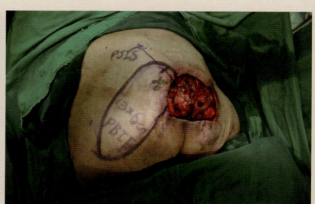
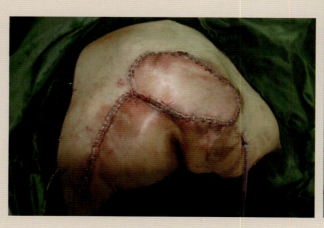
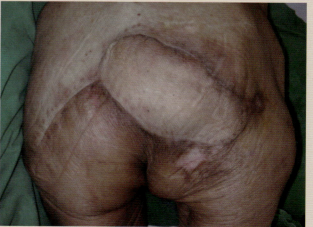

图49-1　病例1

63 岁的男性患者，患有 2 型糖尿病并住进急救室，伴有严重疼痛，阴囊肿胀。他的肛周疼痛 1 周。最初，腹部 CT 显示在阴囊、阴茎、会阴有积气，被诊断为福尼尔（Fournier's）坏疽。这个感染起源于肛周，但没有明确脓肿是否侵犯括约肌。在急诊超声的引导下引流用于会阴脓肿根治性清创术。阴茎和阴囊的感染通过切开引流得到初步控制。然而，肛周感染需要通过持续引流、清创、应用广谱抗生素和结肠造口术才能治愈。肛周的细菌培养结果为耐甲氧西林金黄色葡萄球菌（MRSA）。患者在整形重建外科感染得到控制，清创术后的肛周缺陷得到重建。进行负压技术（VAC；KCI 医疗，美国），静脉注射万古霉素，伤口在第 5 次清创术后开始稳定。不幸的是，肛门括约肌的肌肉已经缺损，包括阴囊和肛周底部。因此，临时造瘘变为永久。为覆盖阴囊肛门，笔者设计了一个 15 cm×7 cm 的穿支皮瓣。髂后上棘（PSIS）和尾骨作为表面标志为骶外侧的边界，沿途定位众多恒定可靠的穿支。选择邻近缺损的穿支；而且皮瓣边缘与缺损相邻。这样做是为了使皮瓣在蒂部行最小的解剖而得到足够的旋转幅度，并很容易转移皮瓣。然后在筋膜下由远向近掀起皮瓣。分离皮瓣近端，靠近穿支蒂部时要非常小心，在靠近穿支 1 cm 时停止分离，保留蒂部的一部分组织。长的穿支皮瓣能够覆盖阴囊和肛门的底部，可直接缝合供区。幸运的是，在 6 个月的随访中，患者愈合良好，无任何并发症（图 49-2）。

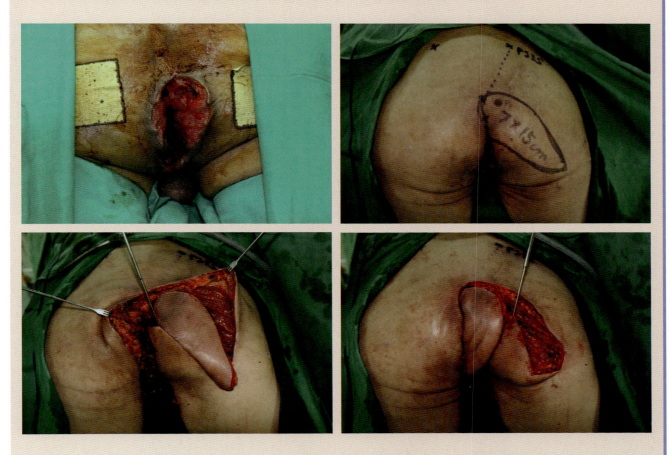

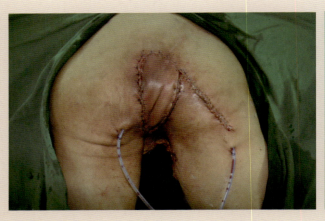
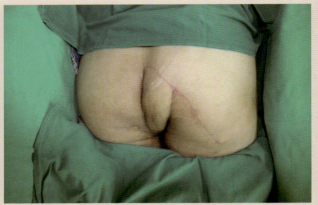

图 49-2 病例 2

病例3

45 岁女性患者，患有慢性骨髓炎，坐骨部位软组织严重感染。我们设计了 PBIF 皮瓣，并将皮瓣轴作了轻微改良，皮瓣内含有的丰富的软组织和脂肪可用来封闭无效腔（图 49-3）。

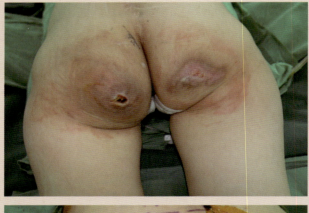
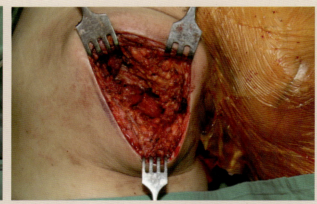
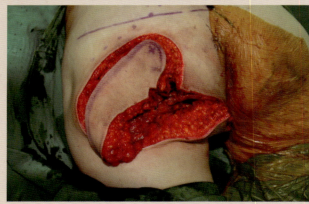
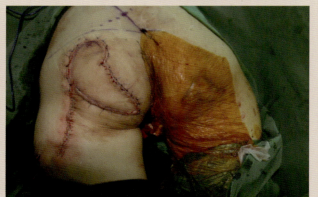

图 49-3 病例 3

双侧PBIF

35岁男性患者，患有尾骨周围的Ⅳ级疼痛。我们做了彻底清创并应用了负压技术。缺损大小为45 cm×32 cm，我们

设计基于臀下动脉的双侧 PBIF 皮瓣。创面成功得到修复，直接缝合供区（图 49-4）。

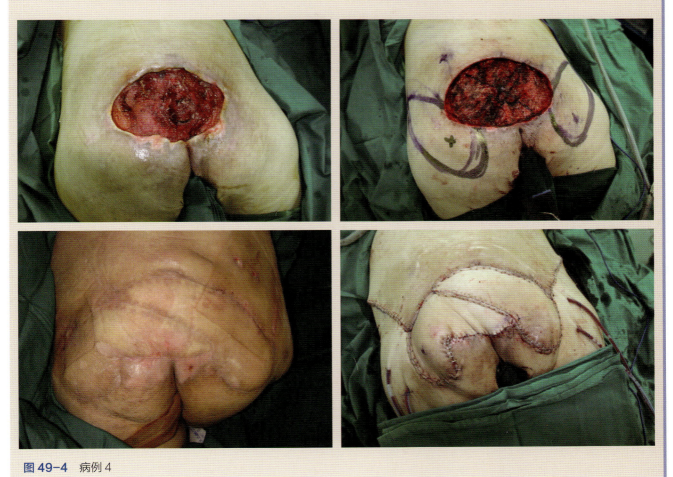

图 49-4 病例 4

皮瓣成分依据缺损而选择。当皮瓣远端边缘是斜高形时，可以通过大块的脂肪组织来进行修复。足够量的软组织可用于填充，包括一部分皮瓣远端剥去表皮的筋膜肌肉组织。设计皮瓣的长度长于缺损是使皮瓣刚好覆盖缺损非常有用的方法。

包括用部分肌肉填补无效腔在内的方法离真正意义上的穿支概念还很远，后者包括供区最小的供体。

对于大面积软组织缺损和用坚固充足的皮瓣实现足够的填充，传统的肌皮瓣作为重建选项之一仍然被广泛使用。如果空腔太大或存在顽固性骨髓炎，则首先选择肌皮瓣，即使穿支瓣已经前移。一些学者宣称，穿支在一些情况下不能常规使用。然而，我们对穿支皮瓣的改良包括斜面切取脂肪组织，剥除远端皮瓣的表皮，使皮瓣包含肌肉，使其等同于常规肌皮瓣。根据我们的病例，PBIF 还可以在完全

清创后控制顽固性感染。小岛（Koshima）等描述臀部具有来自腰动脉、臀上动脉、骶外侧动脉、臀下动脉和阴部内动脉的众多穿支。因此基于穿支的岛瓣（PBIF）可以应用于每个臀部及臀部区域，而不用管原来的蒂。这种PBIF的概念可以应用于存在穿支的每个区域，并且也可用于转子区域。

穿支的经典穿支皮瓣。当长度不够且旋转不足时，穿支附近的边缘要解剖至筋膜上并且进行下挖，避免损伤穿支周围的组织。此外，近端解剖或挖掘可以使皮瓣自然旋转，并且其可以在T形接头处实现，于皮瓣的旋转点和供区之间进行无张力缝合，而其通常是在张力下缝合的。

注意事项

我们主要的关注点是供区的一期缝合。8 cm的宽度可以实现无张力缝合。椭圆形或楔形的设计对于直接闭合供区部位特别有用。能否直接缝合可以通过评估皮瓣设计来实现。供区闭合并且翻转皮瓣后，缺损的形状由圆形变为椭圆形。切取皮瓣后首先进行旋转点无张力缝合。因为这是供区部位一期缝合的关键步骤，我们使用1–0缝合材料以获得足够的强度。在缝合旋转点之后，可以很容易地无张力地缝合剩余区域。这是防止伤口裂开的关键步骤，否则可能使闭合更困难。同时可能需要真空辅助闭合或其他皮瓣手术。

由于没有修剪蒂部，再加上蒂部扭转就可能导致皮瓣瘀血。因此，以下程序可以用来弥补不分离

相关阅读

1. Kim JT, Kim YH, Naidu S. Perfecting the design of the gluteus maximus perforator-based island flap for coverage of buttock defects. Plast Reconstr Surg 2010; 125: 1744-1751.
2. Kim YH, Naidu S, Kim CY, et al. A perforator solution for excisional defects of pilonidal sinus. J Plast Reconstr Aesthet Surg 2011; 64: 138-140.
3. Koshima I, Moriguchi T, Soeda S, et al. The gluteal perforator-based flap for repair of sacral pressure sores. Plast Reconstru Surg 1993; 91: 678-683.
4. Acartürk TO, Parsak CK, Sakman G, Demircan O. Superior gluteal artery perforator flap in the reconstruction of pilonidal sinus. J Plast Reconstr Aesthet Surg 2010; 63: 133-139.

第50章　腹股沟皮瓣

Dong Chul Lee

引言

腹股沟皮瓣是第一个用于重建手术的游离皮瓣，因此 20 世纪的显微血管吻合技术和轴型皮瓣促使腹股沟游离皮瓣的产生具有历史性意义。由于现代重建手术的主要原理是基于上述两个核心原则，所以概述腹股沟皮瓣的发展是很有意义的。

关于沿着皮下血供来切取轴型皮瓣的想法是非常了不起的。此外，考虑到是早在公元前 600 年就产生这样的想法则更是伟大。另外，索什鲁塔（Sushruta）介绍了印度自公元前 2000 前就一直流传的前额旁正中皮瓣鼻再造术。

索什鲁塔（Sushruta）所在时代两千多年后的 1889 年，人们产生了对皮肤血管模式的系统认识。卡尔·曼肖（Carl Manchot）发表了名为《人体皮肤动脉血管》的开创性论文，为基于血管蒂的轴型皮瓣铺就了解剖学基础，并且基于股动脉的腹股沟覆盖方法于这本书中首次发表。

与轴型皮瓣相比，显微血管吻合术的想法是一个相对较新的发明，其起源可以追溯到亚力克西斯·卡雷尔（Alexis Carrel）的关于血管缝合和吻合的技术，此技术使他在 1912 年被授予诺贝尔奖。

追随卡雷尔（Carrel）的脚步，半个世纪后（20 世纪 60 年代），雅各布森（Jacobson）和苏亚雷斯（Suarez）将眼科显微镜用于心脏外科手术领域，并将可吻合血管的下限从 4 mm 降到 1 mm 的范围。因此，诞生了显微血管手术，最终促进了腹股沟游离皮瓣的发展。

在世界范围内，有远见的外科医生意识到这两个相关想法存在的潜力巨大的整形收益，在整个 20 世纪 60 年代，从太平洋到大西洋的多个地区上促进了显微外科器械和技术的发展。这些先驱的辛勤工作最终于 1972 年和 1973 年实现了显微外科手术。

在 1972 年，班克（Buncke）和麦克莱恩（McClean）报道了用大网膜瓣做的第一例血管游离组织移植。这一时期，杰克逊（Jackson）和麦克格雷戈（McGregor）终于阐明了巴坎建（Bakamjian）胸三角皮瓣的生理基础，已经在腹股沟区进行了几次成功的轴型皮瓣应用，并第一次公布了系列的腹股沟皮瓣。在杰克逊（Jackson）和麦克格雷戈（McGregor）的要求下，保罗·史密斯（Paul Smith）探索了包括尸体解剖和血管造影在内的真正的解剖基础，并于临床演示不久后做了报告。

1973 年，罗林（Rollin）和泰勒（Taylor）结合腹股沟瓣和游离组织移植的想法报道了第一例腹股沟游离皮瓣。墨尔本的奥勃根（O'Brien）和上海的杨（Yang）同时独立地报道了同样的皮瓣。

因此，直到 20 世纪 70 年代，随着腹股沟游离皮瓣或穿支皮瓣的出现，外科医生们看到了管状皮瓣时代的结束。后者由吉利斯（Gillies）和麦金杜（McIndoe）于 20 世纪 20 年代创立。整形外科因此勇敢地走进了新世界——我们用自己发现的轴型皮瓣和显微血管吻合技术进行一步法的修复重建。

解剖

　　腹股沟的皮肤组织由旋髂浅动脉（SCIA）供应，而旋髂浅动脉是股动脉的第一个分支。随后髂外动脉离开腹膜向后通过腹股沟韧带进入股三角并变成股动脉。我们来做一下回顾，股三角形上缘为腹股沟韧带，外缘为缝匠肌，内缘为内收肌，深面为腰大肌和髂肌。从表面看，股动脉由阔筋膜包绕并将其穿透形成第一分支旋髂浅动脉，其后又分为浅支和深支。

　　浅支由旋髂浅动脉分出后向前走行至髂前上棘。这一分支起于缝匠肌深筋膜的近端和脂肪结缔组织的远端。从浅支起点到旋髂浅动脉，它在前内侧腹股沟区域的中间部分发出了一些穿支动脉（0.3～0.5 mm）。

　　深支位于筋膜深处，并且比浅支（0.8～1.7 mm）短小。缝匠肌中至少有 2 条皮肤穿支动脉（0.85 ± 0.12 mm）。血管蒂长约 4.8 cm（± 1.3 cm），沿上外侧方向走行，发出较小的分支供应它们穿透的深筋膜区域。

　　深支也可以从股动脉和股静脉分出，然后于缝匠肌深筋膜的外侧走行。在缝匠肌外侧缘后方穿过深筋膜后，深支进入深筋膜上缘并于腹股沟外侧发出几个分支。

　　浅支大而长时，深支往往短而小。一般而言，浅支是更常用的皮瓣的营养来源。在有限的病例中，当缺失浅支时一般有 1 条大而长的深支。深支和浅支的末端有时会交通于旋髂深血管系统、腹壁下深血管系统和旋股外侧血管系统

　　皮瓣有 2 套不同的静脉系统：与旋髂浅动脉伴行的静脉和单独的静脉。

　　旋髂浅静脉（SCIV）经大隐静脉汇入股静脉。在 40% 的病例中，旋髂浅静脉直接汇入大隐静脉，在 36.3% 的病例中，旋髂浅静脉汇入腹壁浅静脉形成共同的静脉干。12.7% 的旋髂浅静脉与外侧副隐静脉共干，10.9% 的病例中，旋髂浅静脉与腹壁浅静脉和外侧副隐静脉共干。旋髂浅静脉的平均外径为 1.6 mm（± 1.3 mm）。常规静脉干的平均外径为 2.5 mm（± 1.9 mm）。在 7.2% 的案例中，旋髂浅静脉又薄又短，不能充分地引流皮瓣。通常情况下，旋髂浅动脉的伴行静脉是并行且恒定的，平均外径为 1.1 mm（± 0.6 mm）。

手术方法

　　术中患者取仰卧位，经麻醉和准备后开始设计皮瓣。用合适的可以触及的解剖标志（腹股沟韧带、髂前上棘、股动脉）进行标记。从腹股沟韧带的中点向股动脉做纵线。沿该线，在其与腹股沟韧带的交叉点下方约 2.54 cm 处找到血管蒂。参照这些标志，也可以找到预测的缝匠肌内侧缘。

　　使用超声探头找到位于皮瓣基底部的旋髂浅动脉并标记。设计特定的大小（相当于 25 cm × 12 cm），从皮瓣下缘开始切开。将皮瓣向下解剖至缝匠肌深筋膜并沿着筋膜上层平面朝腹股沟韧带的方向切取。发现旋髂浅动脉深支，在此处穿过深筋膜。经这种方式找到穿支，牵拉皮肤切口的近端皮缘为显微解剖做好准备。经超声观察和解剖面的深入观察确定血管蒂。

　　当确定一条穿支，沿着其边界继续解剖直到发现任何一条来源于旋髂浅动脉浅支的血管。浅支的伴行静脉优于皮下静脉。细微的显微解剖有助于保护伴行静脉。最终结扎旋髂浅动脉、伴行静脉（通常 1 支，也有可能 2 支）和旋髂浅动脉浅支后确认皮瓣循环。

　　对于宽度 < 10 cm 的供区，可以直接缝合。切取的皮瓣移植到受区并吻合血管。旋髂浅动脉通常口径小且短，因此需要仔细地进行术前设计。当血管大小不匹配时可以进行侧—端吻合或者血管扩张。

改良

　　传统上，腹股沟游离皮瓣作为常规的带蒂皮瓣用以覆盖手和腹股沟周围区域的缺损。利用旋髂浅动脉穿支允许将腹股沟皮瓣改进为超薄皮瓣或微小

腹股沟皮瓣去覆盖多种类型的缺损。用髂骨作为骨皮瓣偶尔用于改进腹股沟游离皮瓣重建下颌骨缺损。

髂骨瓣是腹股沟皮瓣的外延，并且像腹股沟皮瓣自身一样也由旋髂浅动脉的分支滋养。尽管旋髂浅动脉自身的起源不一，但它几乎总是以一两种方式出现。通过正确地识别和跟踪旋髂浅动脉，其总

典型病例

病例1

65岁男性患者，手部挤压伤，给予修复重建（图50-1）。

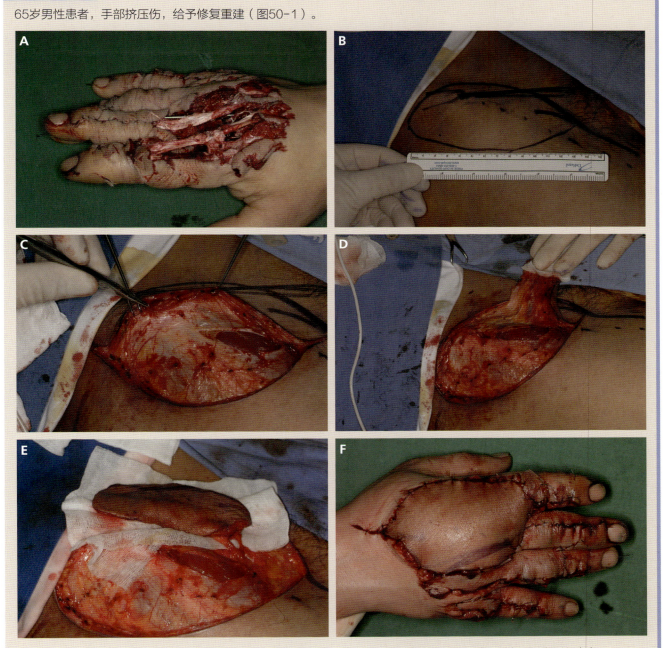

图50-1 术前手部皮肤缺损（A）。皮瓣设计（B）。掀起皮瓣，可见SCIA（C）。蒂部的分离（D、E）。皮瓣覆盖（F）

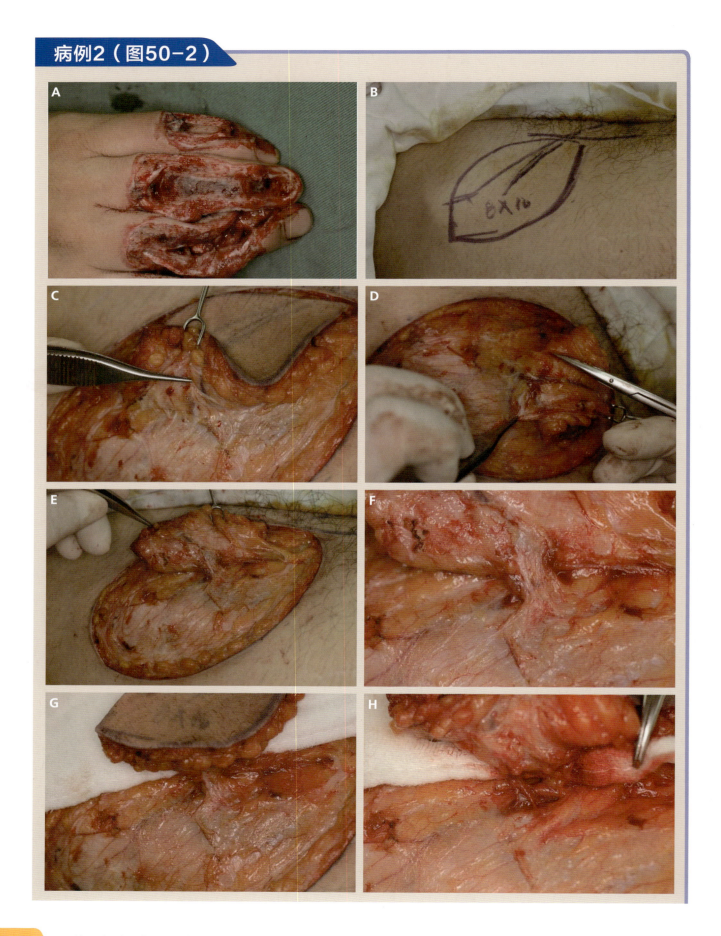

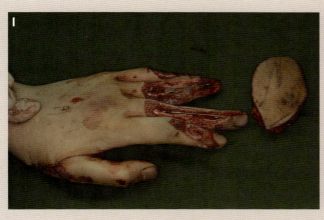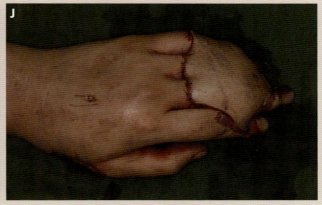

图50-2　术前皮肤缺损（A）。皮瓣设计；腹股沟韧带和股动脉的标记（B）。掀起浅筋膜（C）。需注意浅静脉（D）。蒂部（E）。蒂部的分离（F）。穿支血管从SCIA浅支发出（G）。蒂部的分离。穿支血管从SCIA浅支发出（H）。掀起皮瓣（I）。皮瓣覆盖（J）

是可以用作髂骨瓣的血管蒂。可以描画皮瓣的轮廓大小，例如其内侧缘贴于股三角的外侧。髂骨瓣可以由旋髂浅动脉的浅支、深支的中穿支、深支的侧支血管或三者共同供应。

浅支起于缝匠肌内侧，并平行走行于腹股沟韧带下2 cm，几乎总是位于斯卡帕（Scarpa）筋膜深面。通常，最外侧的分支会被放弃，因为这一外分支会穿透筋膜到大腿外侧皮神经，而若髂骨瓣包含这一分支，则需要去除皮神经，增加供区的并发症。该区域的神经被缝匠肌筋膜覆盖，而在筋膜平面上进行解剖，可以使损伤神经的概率最小。在髂嵴最外侧，旋髂浅动脉分为浅支和深支。浅支直接到达皮肤并且可能对髂骨瓣的血液供应起主要作用。

旋髂浅静脉在整个股三角区域位于动脉上方。静脉常常位于斯卡帕（Scarpa）筋膜表面而不是深面。深静脉系统是脆弱的，直径为1.1 mm；而浅静脉系统较大（-2 mm），并有坚固的血管壁。这两者都有可能缺如，或者直径不够用于移植。一切都是一样的，深静脉系统由于皮瓣不能在中间修薄而被优先选择。

注意事项

腹股沟游离皮瓣是显微外科医生的常用皮瓣。然而，它是有潜在问题的。如前所述，考虑这种皮瓣时，缺乏血管供应和血管口径小是最麻烦的问题。解决办法是进行术前评估和术中熟悉血管显微解剖，后者有一个陡峭的学习曲线。对于整形策略好的一面是，腹股沟皮瓣有着最小的供区并发症和明显的美观效果。

腹股沟皮瓣是一种被许多整形外科医生都学习使用的皮瓣，管蒂皮瓣时代即将结束，未来一步法重建将成为金标准。随着时间的推移，其他更合适的血管游离瓣将被发展出来，而腹股沟瓣则会逐渐停止使用。但是，即使在今天，腹股沟皮瓣仍然被经验丰富的显微外科医生和患者所喜爱，因为与其他皮瓣相比有许多益处：主要是其大小适宜和供区瘢痕位于腹股沟处，不明显。

相关阅读

1. McGregor IA, Jackson IT. The groin flap. Br J Plast Surg 1972; 25: 3-16.

2. Smith PJ, Foley B, McGregor IA, et al. The anatomical basis of the groin flap. Plast Reconstr Surg 1972; 49: 41-47.

3. Lister GD, McGregor IA, Jackson IT. The groin flap in hand injuries. Injury; 1973: 229-239.

4. Kutz JE, Hyland WT, Stott WG, et al. Free groin flap to the hand with end-to-side vessel anastomosis. South Med J 1976; 69: 1242-1244.

5. Serafin D, Rios AV, Georgiade N. Fourteen free groin flap transfers. Plast Reconstr Surg 1976; 57: 707-15.

6. Ohmori K, Harii K, Sekiguchi J, et al. The youngest free groin flap yet. Br J Plast Surg 1977; 30: 273-276.

7. Acland RD. The free iliac flap: a lateral modification of the free groin flap. Plast Reconstr Surg 1979; 64: 30-36.

8. O'Brien BM, Morrison WA, MacLeod AM, et al. Microvascular osteocutaneous transfer using the groin flap and iliac crest and the dorsalis pedis flap and second metatarsal. Br J Plast Surg 1979; 32: 188-206.

9. Panje WR. Free compound groin flap reconstruction of anterior mandibular defect. Arch Otolaryngol 1981; 107: 17-22.

10. Penteado CV. Venous drainage of the groin flap. Plast Reconstr Surg 1983; 71: 678-684.

11. Freedlander E, Dickson WA., McGrouther DA. The present role of the groin flap in hand trauma in the light of a long-term review. J Hand Surg Br 1986; 11: 187-190.

12. Chuang DC, Colony LH, Chen HC, et al. Groin flap design. Plast Reconstr Surg 1989; 84: 100-107.

13. Baron JL, Benichou M, Louchahi N, et al. [Current techniques and indications of pedicled groin flap for hand surgery. Apropos of 100 cases]. Ann Chir Plast Esthet 1991; 36: 31-44.

14. Murakami R, Fujii T, Itoh T, et al. Versatility of the thin groin flap. Microsurgery 1996; 17: 41-47.

15. Murakami R, Tanaka K., Kobayashi K, et al. Free groin flap for reconstruction of the tongue and oral floor. J Reconstr Microsurg 1998; 14: 49-55.

16. Cooper TM., Lewis N, Baldwin MA. Free groin flap revisited. Plast Reconstr Surg 1999; 103: 918-924.

17. Van Wingerden JJ. The groin flap revisited--what the textbooks do not tell. South African journal of surgery 1999; 37: 21-23.

18. Parmaksizoglu F, Beyzadeoglu T. Composite osteocutaneous groin flap combined with neurovascular island flap for thumb reconstruction. J Hand Surg Br 2003; 28: 399-404.

19. Dabernig J, Watson S, Hart A. Free microdissected thin groin flap design with an extended vascular pedicle; thin anterolateral thigh perforator flap using a modified microdissection technique. Plast Reconstr Surg 2007; 119: 2327-2328; author reply 2328.

20. Hsu WM, Chao WN, Yang C, et al. Evolution of the free groin flap: the superficial circumflex iliac artery perforator flap. Plast Reconstr Surg 2007; 119: 1491-1498.

21. Collins D, Sebire NJ, Barnacle A, et al. 'Mini' free groin flap for treatment of a tufted angioma of the finger. J Plast Reconstr Aesthet Surg 2011; 64: e128-131.

Joon Pio Hong • Hyun Suk Suh

引言

　　腹股沟皮瓣由旋髂浅动脉提供血供，是最早成功用于重建修复的游离皮瓣之一。其作为带蒂皮瓣，由麦克格雷尔（McGregor）和杰克逊（Jackson）首次报道，而后丹尼尔（Daniel）和泰勒（Taylor）描述了腹股沟皮瓣作为游离皮瓣的使用。因有着瘢痕隐蔽、可获得皮肤组织量大、易切取的优点，该皮瓣在显微外科早期被广泛应用。然而，随着其他有更强抗感染能力的肌瓣在四肢修复中的应用，同时因其蒂较短而无法满足像足部及脚踝这些受区蒂表浅的缺损修复，腹股沟皮瓣在下肢修复中的应用逐渐减少。另外，腹股沟皮瓣还有着其他劣势，如血管蒂较短导致血管移植的并发症增加，动脉解剖变异较大，供区、受区血管管径不匹配，肥胖会导致皮瓣臃肿肥厚以及供区血肿等。穿支皮瓣概念的引入、腹股沟皮瓣向旋髂浅动脉穿支皮瓣（SCIP）的改进并使用自由式游离皮瓣的方法，使得外科医生克服了上述一些缺点，如皮瓣臃肿、血管解剖变异等。尽管有技术和理念的改进，旋髂浅动脉穿支皮瓣在足踝等表浅位置的应用仍然受到限制。为了使旋髂浅动脉穿支皮瓣不仅能应用于下肢的下 1/3，也能应用于其上 2/3 部位，我们采用了穿支对穿支吻合的超显微技术，同时改良为在浅筋膜上切取旋髂浅动脉穿支皮瓣。在既往研究的基础上，我们能够在深筋膜上切取这些穿支皮瓣，从而减小了皮瓣厚度，同时清晰的穿支解剖也使修薄臃肿皮瓣成为可能。即使这样，蒂短、供区及受区穿支不匹配、供区淋巴漏等并发症的问题仍然存在。于浅筋膜上掀起皮瓣的改良使深层脂肪结构得以保护，并可清楚地从浅层脂肪小叶中分辨出更深处的较大脂肪小叶。这种方法主要有两个方面的优势：第一，在该层次可以安全地切取较薄的皮瓣，当然，高体质指数的患者仍需在重建后进一步修薄皮瓣；第二，该方法可以保留深层组织，如淋巴结，减少了术后淋巴漏、切口不愈合的风险。在我们早期的旋髂浅动脉皮瓣案例中，曾有一深部组织和淋巴结损伤而导致长期的淋巴漏和切口不愈合的情况，而自使用改良方法后未再出现过供区并发症。旋髂浅动脉穿支皮瓣作为自由式游离皮瓣，最大的优势在于腹股沟区有丰富的穿支血管。

解剖

　　旋髂浅动脉起源于股动脉外侧壁，穿过脂肪淋巴组织向髂前上棘走行，于深筋膜和缝匠肌间旋髂浅动脉发出深、浅两支，浅支向腹股沟区走行并沿途发出许多小分支（直径 0.3～0.5 mm），其深支在缝匠肌深筋膜下穿过腹股沟韧带向外上方走行，沿途发出分支营养缝匠肌，而后于缝匠肌外侧缘、股动脉外侧 3～5 cm 处穿出深筋膜，进入皮下脂肪层并发出分支（直径 0.5～0.8 mm）营养腹股沟前外侧区域。深、浅两支通常有伴行的皮肤轴向静脉（旋髂浅静脉），与旋髂浅动脉同行分布于皮下脂肪层，且浅静脉血管直径多大于同行的动脉血管。在皮瓣切取过程中，要选择搏动最强且解剖位于皮瓣中央的穿支血管。

手术方法

术前需对患者进行多层螺旋 CT 扫描及血管造影，以评估供受区血管情况，并用多普勒超声标记受区软组织缺损周围可用的穿支血管以及旋髂浅动脉穿支皮瓣血管蒂位置。术中两组人员同时操作，一组根据多普勒超声寻找受区穿支血管，另一组同时切取皮瓣。从股动脉内侧 2 cm 处沿腹股沟韧带向髂前上棘做连线，标记穿支走行，用多普勒定位分辨穿支血管及旋髂浅动脉，并沿皮瓣轴向标记数个穿支血管，而后根据皮瓣轴线、穿支血管走行、受区大小形态设计并标记皮瓣范围，其最远可延伸至髂前上棘处。从皮瓣上缘或下缘切开皮肤，深度至皮下脂肪层下，相比于传统的旋髂浅动脉皮瓣，我们将切口深度控制在浅筋膜下，即深浅脂肪层之间，以便于保留淋巴结。在掀起皮瓣过程中，可能会遇到从浅支或深支发出的多个穿支血管，其中深支穿出深筋膜的位置多靠近外侧，而浅支多靠近内侧，尽管旋髂浅动脉深、浅两支都会遇到，但没有必要同时切取。选定穿支血管后，从内外侧掀起皮瓣并游离血管，并向其起源血管剥离以获得足够长的蒂和较粗的血管。术后静脉使用血管舒张药物，$10\mu g$ 前列腺素 E1（Eglandin；Welfide 韩国首尔）与 5% 葡萄糖溶液混合，每 4h 输注 1 次，连续输注 5 天；另外，连续 5 天皮下注射低分子肝素（Fraxiparine；Sanofi-Aventis 法国巴黎）3800IU；弹力包扎使用 7 天。根据患者的自身情况，下肢重建术后 5~7 天可下床活动，上肢、躯干、头颈部重建则为术后 2~3 天可下床活动。

改良

为了保证良好的静脉回流，浅静脉经常会被用到，当然，大部分皮瓣是与受区 1 条静脉吻合，但约 1/3 用到浅静脉系统，且无并发症发生，如伴行静脉部分汇入浅静脉系统或皮瓣动脉的伴行静脉与受区差别较大时。

旋髂浅动脉穿支皮瓣主要有两大限制：首先，血管解剖变异较大，穿支血管可能发自旋髂浅动脉的浅支或深支。但我们可以根据其近端位置来判断起源血管，一般深支通常于股动脉外侧至少 3~5 cm 处穿出深筋膜，所以如果穿支血管在股动脉 3~5 cm 范围内，那它很可能发自浅支。其次，旋髂浅动脉穿支皮瓣的蒂宽且短，但如果选择发自浅支的穿支血管就能避免这个问题。在我们医院，一般倾向于选择来源于旋髂浅动脉浅支的穿支血管，在一些既往的解剖研究中发现，部分患者浅支缺如或者过短，但基于我们 200 余例病例的经验，绝大多数情况下起源于浅支的穿支血管是较为可靠的，若细致解剖至深筋膜并使其血管直径大于 1 mm，绝大多数旋髂浅动脉浅支可以保证 5 cm 长的蒂。

注意事项

由于解剖层次较多而导致各穿支走行方向各异，因此对于初学者来说，旋髂浅动脉穿支皮瓣要难于股前外侧皮瓣和胸背动脉穿支皮瓣，它包含着一个三维血管网，所以在离断腹壁浅动脉分支或者小的穿支血管时应慎重。但经过数次操作后，外科医生多会熟悉局部的血管解剖并能够在 30min 内切取皮瓣。

典型病例

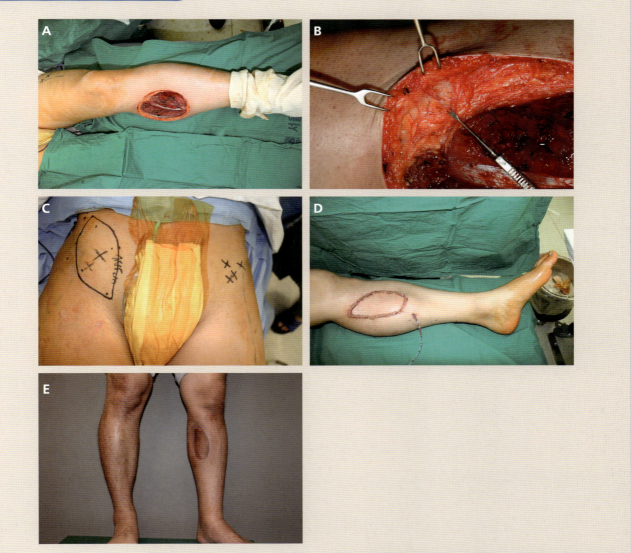

图51-1　30岁男性患者，左侧小腿脂肪肉瘤扩大切除后（A）。受区穿支定位于缺损的内侧缘（B）。取旋髂浅动脉穿支皮瓣，大小15 cm×7 cm，蒂长4 cm，厚度6 mm（C）。供、受区穿支动脉及伴行静脉成功吻合，术后外观满意（D）。放射治疗6个月后，患者对皮瓣外观满意，肿瘤无复发（E）

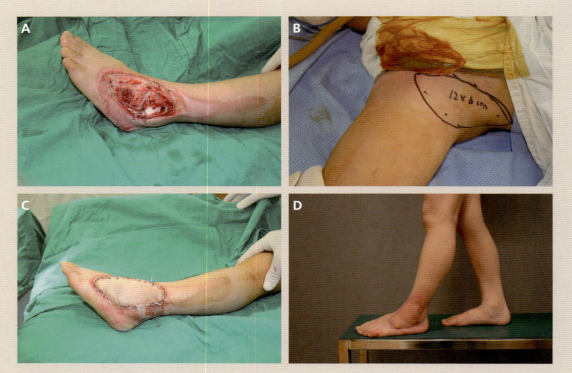

图51-2　5岁男孩，因交通事故致左足背撕脱伤（A）。取旋髂浅动脉穿支皮瓣，大小12 cm×6 cm(B)。与胫前动脉侧方吻合，术后外观满意（C）。术后10个月，局部外观满意，无皮瓣修薄需求（D）

病例3（图51-3）

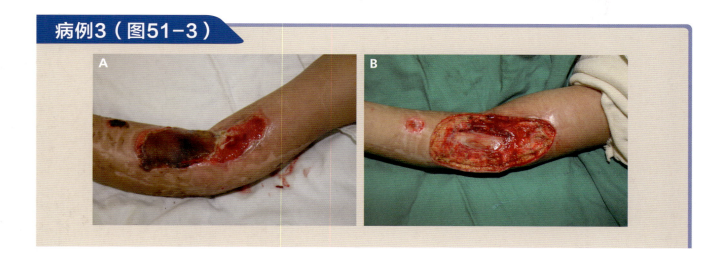

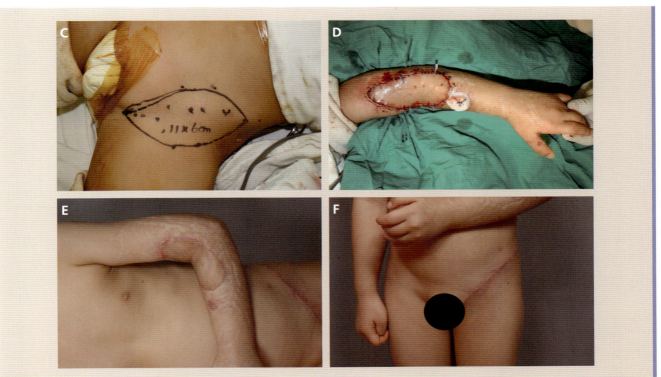

图51-3　5岁女孩，左肱骨髁上骨折闭合复位外固定后发生筋膜间室综合征和皮肤坏死（A）。清除坏死组织（B）。取旋髂浅动脉穿支皮瓣，大小11 cm×6 cm（C）。术后即刻外观（D）。术后3个月供、受区外观（E、F）

病例4（图51-4）

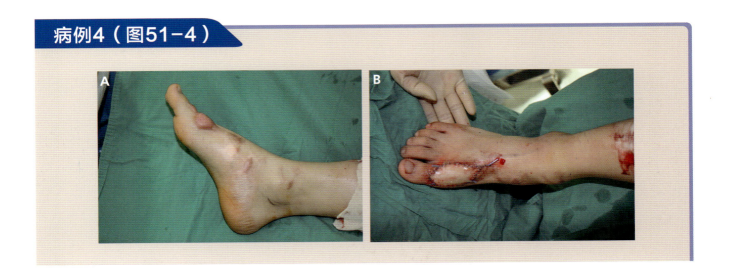

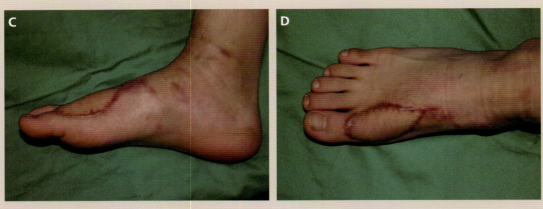

图 51-4　14 岁男孩，右足第一跖趾关节创伤后瘢痕挛缩（A）。切除瘢痕组织，松解挛缩，取右侧 7 cm×4 cm 大小的旋髂浅动脉穿支皮瓣，动脉与足背动脉端—侧吻合，静脉与并行的静脉端—端吻合（B）。术后 3 个月，局部外观满意，且无修薄需求（C、D）

相关阅读

1. Hong JP, Koshima I. Using Perforators as Recipient Vessels (Supermicrosurgery) for Free Flap Reconstruction of the Knee Region. Ann Plast Surg 2010; 64: 291–293.

2. Hong JP, The Use of Supermicrosurgery in Lower Extremity Reconstruction: The Next Step in Evolution. Plast Reconstr Surg 2009; 123: 230-235.

3. Koshima I, Inagawa K, Urushibara, K, et al. Supermicrosurgical lymphaticovenular anastomosis for the treatment of lymphedema in the upper extremities. J Reconstr Microsurg 2000; 16: 437-442.

4. Koshima I, Nanba Y, Tsutsui T, et al. Superficial circumflex iliac artery perforator flap for reconstruction of limb defects. Plast Reconstr Surg 2004;113:233-240

5. Wei FC, Mardini S. Free-style free flaps. Plast Reconstr Surg 2004;114:910-916.

6. Acland RD. The free iliac flap: a lateral modification of the free groin flap. Plast Reconstr Surg 1979; 64: 30-36.

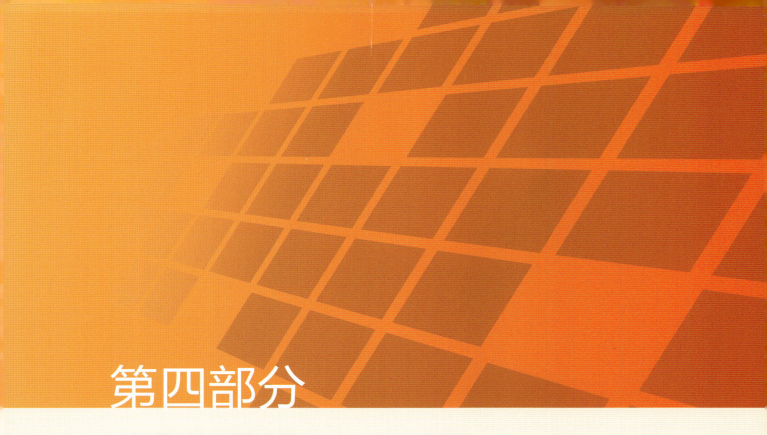

第四部分

头颈部皮瓣

第 52 章

颞顶筋膜瓣

Yoon Kyu Chung

引言

颞顶筋膜瓣 (Temporoparietal Fascial Flap，TPF) 可用作带蒂皮瓣修复头颈面部或游离皮瓣修复上、下肢的软组织缺损，该筋膜瓣具有薄、坚韧、血供丰富的特点，并且可切取面积大，特别适合用于像手背这些要求极薄组织的部位。颞浅动脉为其提供血供，对于血管吻合能够提供足够的直径和长度的蒂，同时对供区影响很小。因其操作难度较大，同时一些新的穿支皮瓣的出现，使颞顶筋膜瓣的应用日益减少，但它仍有一些宝贵的优点。

解剖

颞顶筋膜是一层较薄、血供丰富的结缔组织，厚度 2.0 ~ 2.5 mm，面积 11 cm × 15 cm，位于头皮毛囊下方，向上与帽状腱膜相续，前下于颧弓下方与皮下肌肉腱膜系统 (Superficial Musculoaponeurotic System，SMAS) 相连。颞顶筋膜浅层较松弛地附着于颧弓上的皮下层，向上逐渐变韧、变紧直至顶部。但颞顶筋膜深层被无血管的疏松结缔组织隔开。

应注意将颞顶筋膜与其深面的颞肌筋膜相区别，后者进入颞肌并被包裹。颞浅动脉是颈外动脉两终末分支中的 1 支，穿过颧弓后即进入颞顶筋膜，随之向上走行，主干在颧弓上约 2 cm 处分为前 (额) 支和后 (顶) 支，在耳轮最高点上 10 cm 处颞浅动脉逐渐浅行，于耳轮上 12 cm 处穿出筋膜形成皮下血管网。颞浅静脉及分支多数与动脉伴行，但变异较多，有时可能与动脉分离。

面神经额支斜向穿过颧弓并于颞顶筋膜深面走行，三叉神经的感觉支之一耳颞神经穿过颧弓，于颞浅血管后方走行，分布于颞浅筋膜浅层与皮下组织间，形成皮瓣感觉功能，此为颞顶筋膜瓣作为带感觉皮瓣移植、恢复受区感觉的理论基础。

手术方法

在设计切口前，应使用多普勒超声于耳轮脚前定位颞浅动脉及向上的走行，在此区域颞浅动脉直径约 2 mm 且迂曲上升。与动脉相反，静脉位置多不固定、难以预测，且位置更加靠前和表浅。

手术取耳轮脚前至颞上线的垂直切口，若需暴露更多的筋膜，可扩大为 T 形或 Y 形切口，切口两侧头皮皮瓣应在皮下脂肪层和颞顶筋膜间掀起，以便于保护其深处的毛囊。随着皮瓣向顶部分离，皮下脂肪会越来越薄，其内的血管也越来越表浅，这时解剖分离应包括筋膜瓣，操作会比较单调但是需要特别小心，避免损伤毛囊和保留必需的血管组织。因静脉非常薄弱且位于动脉浅层皮下组织中，解剖时也应小心谨慎。为了避免损伤面神经额支，筋膜瓣的分离解剖范围应在耳屏下 0.5 cm 与同侧眉毛上 1.5 cm 的连线之间。在完成困难的浅层皮瓣的分离后，可轻松地从深面的颞肌上分离颞顶筋膜瓣，两者间是无血管的疏松组织。而后根据受区样板标记需要的筋膜瓣大小，并将其与周围切开，用电凝仔细止血，此时筋膜瓣仅以血管蒂与原位相连。

神经额支损伤多可通过术中剥离范围不超过耳屏下0.5 cm与同侧眉毛上1.5 cm处连线来避免。颞浅静脉位置不稳定是危险因素，另外，解剖分离冗长乏味是该筋膜瓣的主要缺点。

注意事项

暂时性或永久性脱发由术中毛囊破坏引起。面

典型病例

病例1

62岁女性患者，活塞挤压并烧伤右手背部，可见10 cm×9 cm大小组织缺损，伸指肌腱及骨间肌外露。清创术后曾行两次植皮术，但伸指肌腱仍外露，予以行颞顶筋膜瓣游离移植术，术后4个月，伸指功能恢复（图52-1）。

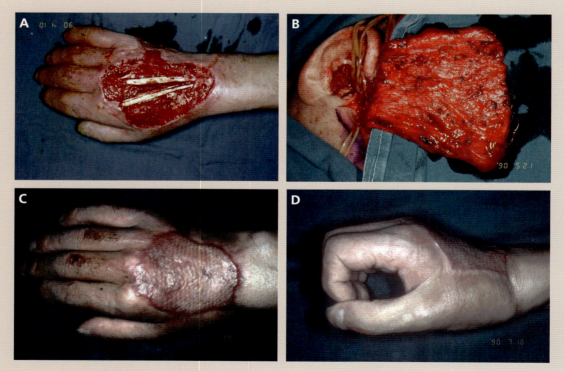

图52-1 10 cm×9 cm大小的软组织缺损并伸指肌腱外露（A）。切取颞浅筋膜瓣（B）。术后4个月的外观（C、D）

52 岁男性患者，压缩机导致右手腕部受伤，尺骨远端骨折伴尺神经和尺动脉损伤，急诊行尺骨骨折内固定、神经动脉修复术，术后遗留有 8 cm×8 cm 大小的软组织缺损并屈肌腱暴露。为了保证肉芽组织在无菌环境下生长，缺损区予以无菌生理盐水湿敷 21 天，而后取游离颞顶筋膜瓣覆盖缺损组织和屈肌腱，移植术后 28 天行腕屈肌功能锻炼和物理治疗。术后 20 年回访，患者腕屈功能良好，无粘连或挛缩迹象（图 52-2）。

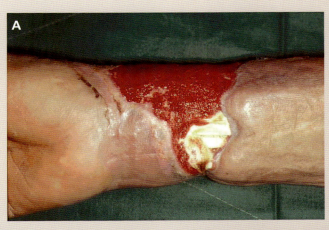

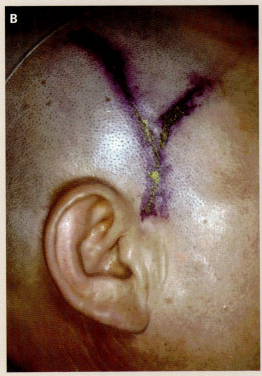

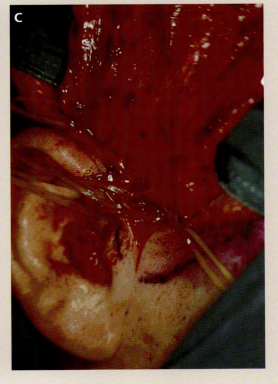

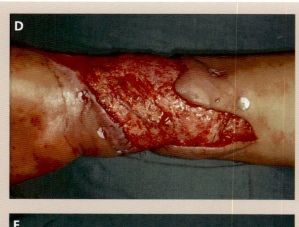

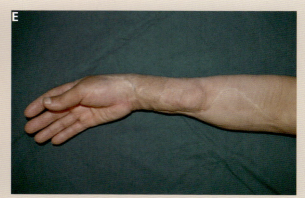

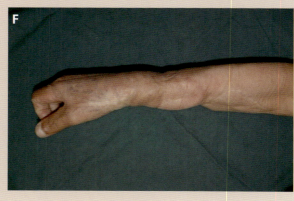

图52-2 52岁男性患者，因压缩机导致右手腕部受伤，8 cm×8 cm 大小软组织缺损并屈肌腱暴露（A）。供区切取设计（B）。切取颞顶筋膜瓣（C）。在伤处覆盖游离颞顶筋膜瓣（D）。术后20年随访照片（E）。抓取动作时，手腕、手指屈曲功能良好（F）

病例3

42岁男性患者，车祸导致左手尺骨远端骨折并手背部有一12 cm×6.5 cm 大小软组织缺损，第2~4指伸肌腱及骨间肌暴露。伤后17天取游离颞顶筋膜瓣覆盖软组织缺损区，术后4个月，患者2~4手指伸直功能均恢复（图52-3）。

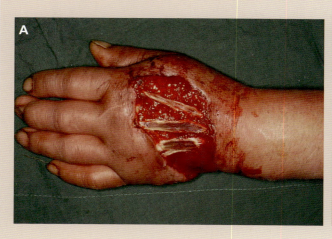

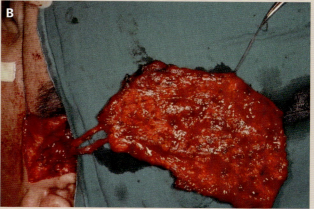

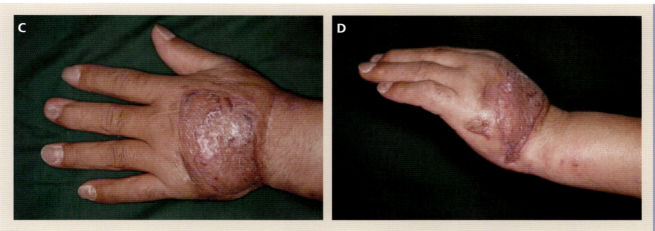

图 52-3 手背部 12 cm×6.5 cm 大小的软组织缺损并伸肌腱暴露（A）。获取颞顶筋膜瓣（B）。术后 2 个月的外观（C、D）

病例4

患者 39 岁，车祸致右手拇指近端和远端指间关节部分脱位，手背有 8 cm×6.5 cm 大小的软组织缺损并伸肌腱暴露。关节脱位予以克氏针固定 4 周，4 周后移除克氏针并取 8 cm×8 cm 大小的颞顶筋膜瓣覆盖软组织缺损。术后 4 个月，患者伸指功能良好（图 52-4）。

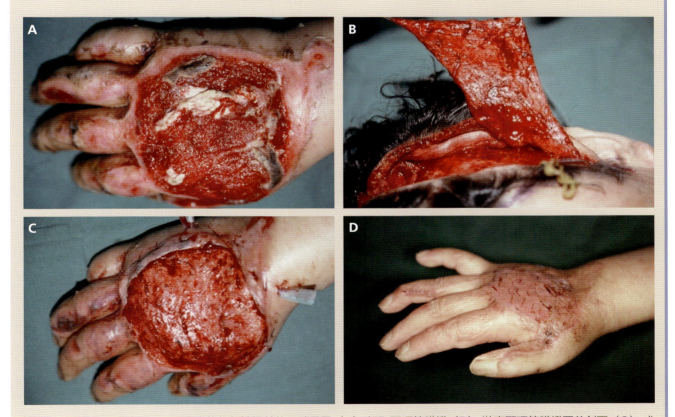

图 52-4 手背 8 cm×6.5 cm 大小软组织缺损并伸肌腱暴露（A）。切取颞顶筋膜瓣（B）。游离颞顶筋膜瓣覆盖创面（C）。术后 4 个月的外观（D）

相关阅读

1. Brent B, Upton J, Acland RD, et al. Experience with the temporarietal fascial free flap. Plast Reconstr Surg 1985; 76; 177-188.

2. Abul-Hassan HS, Drasek Ascher G, Acland RD. Surgical anatomy and blood supply of the fascial Layers of the temporal region. Plast Reconstr Surg 1986; 77: 17-24.

3. Upton J, Rogers C, Smith GD, et al. Clinical applications of free temporoparietal flaps in hand reconstruction. J Hand Surg 1986; 11A: 475-483.

4. Hing DN, Buncke HJ, Alpert BS. Use of the temporoparietal free fascial flap in the upper extremity Plast Reconstr Surg 1988; 81: 534-544.

5. Rose EH, Norris MS. The versatile temporoparietal fascial flap: Adaptability to a variety of composite defects. Plast Reconstr Surg 1990; 85: 224-232.

第 53 章

颏下穿支皮瓣

Jeong Tae Kim

引言

在修复面颈部缺损方面，颏下穿支皮瓣被证实是一个良好的局部皮瓣，它具有旋转范围大、颜色及质地与面部接近、供区位置隐蔽的优点，且颏下动脉穿支位置稳定可靠，穿行于二腹肌前腹的内侧或外侧。自马丁（Martin）等首次报道颏下岛状皮瓣以来，该皮瓣曾被用作岛状或游离皮瓣来修复面部缺损，其旋转直径可至颞部、面中及面下部，也可用该皮瓣修复口腔内组织缺损。该皮瓣蒂长可达 8 cm，这在皮瓣逆向旋转时非常重要。另外，当皮瓣宽度达 8 cm 时，仍可一期闭合供区，并无颏颈角消失，特别是颈部皮肤松弛的老年患者。供区瘢痕在颏下区，较为隐蔽。

解剖

颏下区由颏下动脉和面动脉提供血供，颏下动脉较迂曲但位置多恒定，沿下颌下缘内侧走行，止于二腹肌前腹深面或浅面，血管直径 1 ～ 1.5 mm，起始处约 2 mm。颏下动脉在距颈外动脉 5 ～ 6.5 cm 处由面动脉发出，在此水平走行于下颌骨体内侧的下颌舌骨肌浅面，而后穿行于二腹肌前腹深面，其终末支在下颌颏部与对侧交通，并在下颌下缘弯曲向上，于下唇区域分为浅、深两支，深支走行于下唇肌肉和骨骼之间。另外，颏下动脉的终末支与舌动脉的舌下支、下牙槽动脉的下颌舌骨支也有交通。

颏下动脉的伴行静脉汇入面静脉、面总静脉、颈外静脉，其中颏下静脉于颌下腺浅面走行，汇入面总静脉，该静脉和颏下动脉在二腹肌外侧缘相遇并向后外方并行形成皮瓣血管蒂，通向颌下腺和淋巴结的分支可作为分辨颏下血管的良好标志。尽管小的伴行静脉多不能克服邻近的回流静脉瓣阻力，但在颏下穿支皮瓣中仍然可靠。然而在皮瓣逆转的情况下，伴行静脉不足以保障静脉回流，因此需要同时包括颏下静脉，尽管分离较为复杂，但避免了显微静脉血管吻合的操作。

体表标志

颏下动脉的起点在下颌角前方 5.5 cm（4 ～ 7 cm）处，距下颌下缘 7 mm（3 ～ 15 mm），其止点在下颌下缘后 8 mm（2 ～ 12 mm）、面部中线旁 6 mm（4 ～ 8 mm）处。在解剖研究和临床应用中发现，该皮瓣血管范围包括下颌下区、部分颊部、部分下唇区域，（4 ～ 5 cm）×（7 ～ 15 cm），甚至在某些尸体解剖中发现颏下动脉供应同侧上颈部并穿过中线，长达 10 ～ 16 cm。临床上报道的该区域的直径为 7 ～ 15 cm，解剖注射研究表明，该皮瓣血管蒂在对侧也有良好的灌注，就笔者经验来说，该皮瓣可跨过中线到对侧下颌角区。颏下主要的穿支血管约在侧联合外侧 5.5 cm、前侧 3 cm 处，但较为可靠的穿支在二腹肌前腹两侧，尽管两侧不完全对称，但在需要长血管蒂时非常重要。

手术方法

患者取仰头仰卧位，皮瓣上缘为中线至双侧下颌角下颌缘下 1~4 cm，下缘为颏颈角上方，以便于进行一期闭合，在此范围内可对称地设计皮瓣。根据缺损区域的长度，该皮瓣可扩展至双侧面动脉甚至双侧下颌角，超过该范围则血供不稳定且瘢痕明显。

切开皮肤及颈阔肌，分离层面在颈阔肌下进行，有 3 种入路：侧方、下方、上方。首先，对于熟悉该部位的解剖者，侧方入路是最为简单的方式，从近面动脉处分离颏下动脉，沿其走行分离直到二腹肌前腹形成血管蒂。下方入路，以下颌腺为标志定位血管蒂，分离过程中需结扎腺体、淋巴结及周围肌肉的部分细小血管分支，以便解除其牵拉，操作期间需注意避免损伤下颌缘神经和伴行静脉，该入路便于分离颏下静脉，因此是做逆行穿支皮瓣时最佳的入路。上方入路，该入路较为方便掀起逆行皮瓣和避免神经损伤，切口位于中线至下颌角下颌缘下，经颈阔肌下方剥离，保护面神经的分支下颌缘神经。应充分辨认面神经下的面部血管，为皮瓣逆转的关键点上移做好准备。与颌下腺松解分离后，则易于从面动脉上分离颏下血管蒂。接着分离侧方的穿支血管和二腹肌前腹，对称设计的皮瓣需要从两侧向中间掀起，便于分离二腹肌周围的穿支。在分离颏下动脉两侧穿支后，皮瓣经穿支带或不带二腹肌与原位相连。由于颏下穿支皮瓣的对称设计，对侧的血管蒂可能要被掀起以便于分离中间的穿支，通常单侧的穿支足以保证对称设计皮瓣的对侧血供。

当皮瓣宽度不超过 8 cm 并向上提拉下颈部皮肤时，可一期无张力缝合供区，特别是颈部松弛的老年患者。但需注意不应于供区上缘剥离牵拉，以防下颌缘神经损伤和下唇外翻。在一些肥胖患者中，一期缝合多在张力下进行，同时颈部轮廓会得到改善。术中将皮瓣下方上提区域固定在舌骨骨膜上，可获得较为自然的颏颈角，术后瘢痕隐蔽在颏下区，即使是需要植皮覆盖供区的患者，瘢痕仍不明显。

皮瓣过薄可能会导致局部坏死，这种情况下建议同时切取对侧的血管蒂，以保障血供。带二腹肌前腹的肌皮瓣的操作较穿支皮瓣简单，用于厚组织重建或增加皮瓣血供。在某些患者中，切取完二腹肌前腹肌皮瓣后会改善颈部轮廓，因为根据美学标准，年轻状态的颈部颏颈角应为 105°~120°。因此，在肥胖或老年患者中，可以通过分裂二腹肌前腹来矫正全颏下部位。

在解剖分离过程中，容易损伤小的伴行静脉，可能导致静脉回流或静脉相关的部分皮瓣坏死，穿支皮瓣术后初期可能会有暂时的静脉瘀滞，因此，在皮瓣不臃肿或不影响旋转的情况下蒂周围应保留一定量的组织，而不是单纯的穿支血管。有数种方法延长皮瓣蒂的长度：于颏下动脉在面动脉远端起始处切断可使蒂延长 1~2 cm；将面静脉分离并吻合在受区合适的血管上也可增加蒂的长度；另外，逆向掀起皮瓣也可以使蒂延长，但这种方法需要包括颏下静脉浅支并于面动脉的颏下动脉起点处结扎，在下颌缘神经下分离面动脉远端时注意保护。面静脉远端于动脉外侧走行，相比于伴行静脉来说，其与周围静脉有充足的连接，因此可对抗静脉瓣阻力以保证血流通畅。

改良

岛状皮瓣

颏下穿支皮瓣的岛状形式可覆盖同侧整个面部，包括颞区、颊部和耳周，若术者想避免游离皮瓣，该岛状穿支皮瓣亦可作为口腔内重建的选择之一，特别是在重建口角或口腔内方面该皮瓣有较高的效果。岛状或者双蒂皮瓣可用于上唇、鼻黏膜及成年男性任意胡须区的重建。对于额部重建，利用 V-Y 成形可使静脉延长及皮瓣增加 5 cm。该岛状穿支皮瓣也可用作逆行皮瓣修复咽皮肤瘘、食管皮肤瘘等类似的缺损。也有人报道，利用扩大颏下唇岛状瓣来修复类似瘘管，该方法是将颏下岛状瓣和下唇中部全厚皮瓣（黏膜肌皮瓣）联合。

逆行岛状皮瓣

颏下逆行岛状皮瓣应包括较大的表浅静脉，于面动脉近端颏下动脉分支处结扎，沿面动脉远端至口角进行分离，于面神经下将轴点向头侧移动。面静脉于动脉外侧 1 cm 处走行，其与周围静脉广泛连接，因此逆转后可克服静脉瓣膜压力而保证其内血流通畅。基于远端面血管的这些特点，可增加皮瓣旋转的范围，通过这种变化皮瓣可达鼻、上唇、胡须区及面中部。皮瓣蒂可在下颌缘神经下方安全地穿过，这种方法可在不挤压蒂的情况下获得更靠近头侧的轴点。逆行皮瓣术后易发生静脉瘀滞，术后初期可见细小的蓝色瘀点，但之后逐渐消退，因此该皮瓣也应包括颏下静脉来提高安全性。

骨（肌）皮瓣

颏下穿支皮瓣同时取舌骨肌或二腹肌前腹可增加皮瓣的厚度和可靠性，若同时取下颌骨边缘 1~2 cm 可作为骨肌皮瓣来修复颧骨缺损，成功地复合皮瓣应包括下颌舌骨肌边缘及下颌骨内侧板，而不改变下颌外部轮廓。

颈阔肌筋膜皮瓣

切取皮瓣后遗留的软组织缺损，可利用颈阔肌筋膜皮瓣来填补，其包括颈阔肌和下方的脂肪组织。

游离皮瓣

颏下穿支皮瓣作为游离皮瓣也是比较可靠的，特别是在额部和眶周重建方面。

治疗淋巴水肿

将颏下皮瓣和颈部淋巴结及淋巴管一起切取，作为新的引流途径收集瘀滞的淋巴液至受区的静脉中，来治疗上、下肢的淋巴水肿（图 53-1）。

注意事项

颏下穿支皮瓣的皮肤较薄、质地柔韧，但厚度因患者的肥胖程度和年龄而异，因此取带骨皮瓣或肌皮瓣修复缺损或三维重建时，若脂肪组织过厚可能导致皮瓣异常臃肿。在掀起皮瓣的时候可能会损伤下颌缘神经，因此应格外注意，通过上方入路分辨该神经可避免损伤。小心分离该神经，在增加皮瓣旋转角度和避免逆行皮瓣的蒂扭转中都必不可少。若术者对该区解剖熟悉，局部或全皮瓣坏死发生的概率非常低。在接受过放射治疗的患者中也可安全地应用该皮瓣，但有供区缝合困难的风险。

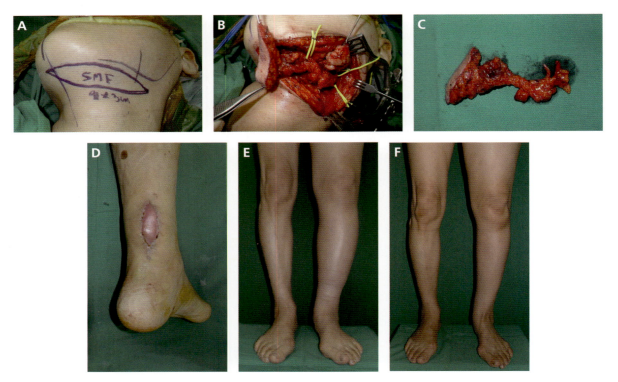

图 53-1 设计左侧颏下皮瓣（A）。分离皮瓣（B）。带有颈内静脉二腹肌淋巴结网的皮瓣（C）。皮瓣转移至左踝处（D）。术前左下肢淋巴水肿（E）。术后左下肢淋巴水肿减轻（F）

相关阅读

1. Martin D, Pascal JF, Baudet J, et al. The submental island flap: A new donor site. Anatomy and clinical applications as a free or pedicled flap. Plast Reconstr Surg 1993; 92: 867-873.

2. Kim JT, Kim SK, Koshima I, et al. An anatomical study and clinical applications of the reversed sub-mental perforator-based island flap. Plast Reconstr Surg 2002; 109: 2204-2210.

3. Yilmaz M, Menderes A, Barutcu A. Submental artery island flap for reconstruction of the lower and mid face. Ann Plast Surg 1997; 39: 30-35.

4. Faltaous AA, Yeunan RJ. The submental artery flap: An anatomic study. Plast Reconstr Surg 1996; 97: 56-60.

5. Pistre V, Pelissier P, Martin D, et al. The submental flap: Its uses as a pedicled or free flap for facial reconstruction. Clin Plast Surg 2001; 28: 303-309.

6. Pistre V, Pelissier P, Martin D, et al. Ten years of experience with the submental flap. Plast Reconstr Surg 2001; 108: 1536-1581.

7. Kitazawa T, Harashina T, Taira H, et al. Bipedicled submental island flap for upper lip reconstruction. Ann Plast Surg 1999; 42: 83-86.

8. Sterne GD, Januszkiewicz JS, Hall PN, et al. The submental island flap. Br J Plast Surg 1996; 49: 85-89.

9. Curran AJ, Neligan P, Gullane PJ. Submental artery island flap. Laryngoscope 1997; 107: 1545-1549.

10. Vural E, Suen JY. The submental island flap in head and neck reconstruction. Head Neck 2000; 22: 572-578.

11. Connell BF, Shamoun JM. The significance of digastric muscle contouring for rejuvenation of the sub-mental area of the face. Plast Reconstr Surg 1997; 99: 1586-1590.

12. Daya M, Mahomva 0 , Madaree A. Multistaged reconstruction of the oral commissures and upper and lower lip with an island submental flap and nasolabial flap. Plast Reconstr Surg 2001; 108: 968-971.

13. Whetzel TP, Mathes SJ. Arterial anatomy of the face: An analysis of vascular territories and perforating cutaneous vessels. Plast Reconstr Surg 1992; 89: 591-603.

14. Janssen DA, Thimsen DA. The extended submental island lip flap: An alternative for esophageal repair. Plast Reconstr Surg 1998; 102: 835-838.

15. Wu Y, Tang P, Qi Y, et al. Submental island flap for head and neck reconstruction: A review of 20 cases. Asian J Surg 1998; 21: 247-252.

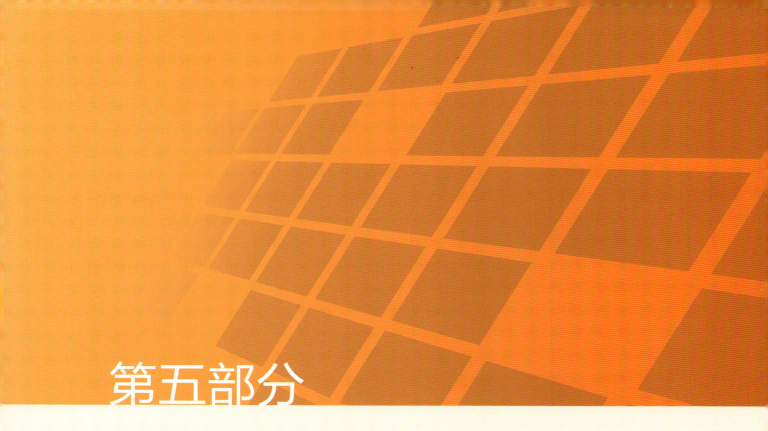

第五部分

其他

第 54 章

血管化的神经移植

Jennifer K. Song · So-Min Hwang

引言

神经移植的再血管化有两种方式：①中心血管化：血管从受区周围组织长入移植物；②血管结合：血管从移植物末端长入已有血管丛中。

理解了上述理论，就不难得出移植在瘢痕区域的神经不易存活的原因——其再血管化的机会非常有限，因此受区要有足够活力的血管组织才能保证移植神经的再血管化及存活。

临床经验表明，神经远、近断端间距越大，移植神经成活的概率越小。除了近端病变引起的末梢神经萎缩，再生轴突看起来能跨过吻合处形成连接，但在远端可能会被瘢痕组织阻挡。在数例超长神经移植病例的再探查中，发现远端吻合处有纤维化和神经瘤变的组织学表现。

强调提高受区组织床血管化能够提高神经的存活率及减少术后再探查的次数，总体上可以说作为再生轴突的引线，较短的神经移植比较长的神经移植成活率更高。因此，在临床上遇到近、远断端神经缺损较长时，相比于传统的神经移植，我们应当想到效果更优的带血管神经移植。

血管化的神经移植理论上有以下几个优点：①利用瘢痕受区的组织床；②修复近端神经损伤；③可修复较长神经缺损；④为无血管的移植神经提供血供。

解剖

神经血供

神经有外部和内部两种血供方式：

外部血供系统包括神经伴行的动、静脉，但并不进入神经外膜。

第一类：没有优势的外部血管供血。

第二类：有 1 条优势血管供血。

第三类：有多条优势血管供血且多个外部优势血供系统供应不同的神经节段。

第四类：优势血管仅伴行供应一段神经，有无优势血管供血的神经节段（图 54-1）。

连接内外血管的短血管叫作神经滋养血管，为神经提供营养，其穿过神经周围一层薄的组织即神经束膜而入。神经束膜携血管进入较大神经并以弓状形式包裹其分支，这一特点的临床意义在于能够使四肢进行复杂运动（屈曲、伸直、内外旋转），而不影响神经的血运。因此，在灵活度要求高的周围神经中会有一层明显的神经束膜，而对于灵活度要求低的一些较长神经可能会出现神经束膜缺如，换句话说，可能没有外部的血供。

内部血供系统包括神经外膜、神经周围、神经内与神经轴并行的血管丛，通常只有部分是专属血管，然而，神经血流极轻微的变化都可能导致闭合

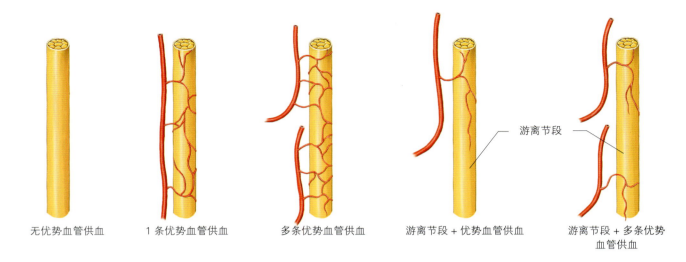

游离节段

无优势血管供血　　1 条优势血管供血　　多条优势血管供血　　游离节段 + 优势血管供血　　游离节段 + 多条优势血管供血

图 54-1　布雷登巴赫（Breidenbach）与特尔兹（Terzis）对外部血供系统与神经关系做出的分类

血管舒张甚至血流逆行。

血管化神经移植的供区

　　游离血管化神经移植的供区非常有限，仅有数个周围神经可以作为合适的带血管神经移植的供区。

　　（1）桡神经浅支是第一个被用于带血管神经的移植，由泰勒（Taylor）和汉姆（Ham）报道，曾轰动一时，但牺牲 1 支主要动脉的代价较大。

　　（2）第二个供区神经是 1984 年弗拉奇内利（Frachinelli）等报道的腓肠内侧神经，它的外部血供来源于两个独立的动脉系统，其近端由腓肠浅动脉滋养，远端由胫后动脉和腓动脉的肌皮穿支和筋膜皮穿支提供血供。腓肠浅动脉起源于腓肠内侧、外侧动脉或腘窝动脉，有时缺如，根据科林（Colin）等的研究，其 81% 起源于腘动脉、13% 起源于腓肠内侧动脉、6% 起源于腓肠外侧动脉。

　　（3）尺神经，一般情况下，该神经是不可用于神经移植的，但在某些创伤截肢特别是 C8 和 T1 神经根已经撕脱的臂丛神经重建的情况下是可以使用的。

　　（4）胸长神经，位置多恒定，周围结缔组织血管丰富，走行于腋前线后侧 1.5 cm 处，分布到前锯肌，该神经易于获取，切取后功能损失相对较小且可被菱形肌和斜方肌的横向部分所代偿。胸长神经的外部血供血管是起自胸背动脉的 1~3 支直径约 1 mm 的小动脉，肉眼可见并伴随全长，这对于神经移植是非常理想的、不可或缺的。该神经沿途分成 3 支，远端呈扇形展开，用于面神经重建非常理想（图 54-2）。

　　（5）股外侧皮神经，于髂前上棘内侧腹股沟韧带下穿过，接着向下走行穿出其上覆盖的股深筋膜，然后分出数个细小的皮支分布于大腿前外侧皮肤，该部分血供来源于旋股外侧动脉的降支和旋髂浅动脉的降支。临床上，股外侧皮神经适合需要较厚的软组织移植的病例，这样神经伴行血管和旋髂浅动脉血供就可以作为筋膜及周围脂肪组织的一部分而被暴露，以保障神经移植后的再血管化。

手术方法

　　在众多的带血管神经移植术中，笔者将介绍

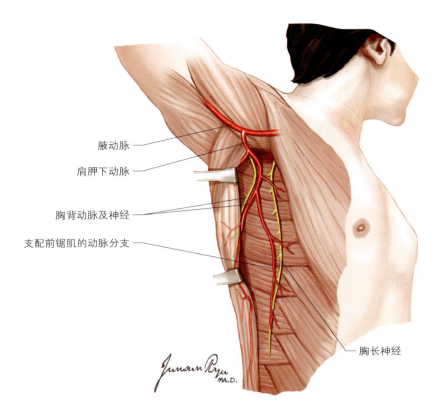

腋动脉

肩胛下动脉

胸背动脉及神经

支配前锯肌的动脉分支

胸长神经

图 54-2 胸长神经与胸背动脉关系

较为特殊的腓肠神经移植，并在临床案例中进一步阐述。

静脉动脉化腓肠神经移植

在所有的神经移植术中，充分暴露受损神经都是操作的第一步，应充分游离显露神经的两断端并切除瘤变的神经，神经周围的主要动脉也应做好血管吻合的准备（图54-3）。

患者取侧卧位以切取供区神经，取小腿后侧外踝至腘窝中点纵向切口，可轻易暴露小隐静脉主干和在外踝区的腓肠内侧神经，一起切取腓肠神经和小隐静脉同周围软组织。随着向腘窝处分离神经，可见腓肠神经在小腿中点处分为两支，了解该区血管的变异后可知，小隐静脉的走行一般距腓肠内侧神经较近。在切取血管神经时应注意其长度要

大于缺损 2 cm，移植时以逆行方式吻合，即小隐静脉远端与受区动脉近端吻合，近端与受区动脉远端吻合。

血管化的腓肠神经移植和腓肠内侧动脉穿支游离皮瓣

该皮瓣应包含根据多普勒定位的穿支动脉和小腿后侧的腓肠神经，从远端向近端分离皮瓣，分离腓肠肌直到腓肠内侧穿支动脉根部，最后将皮瓣对侧边缘切开并掀起整个皮瓣，注意保留腓肠神经伴行血管与腓肠动脉间的连接。

基于腓肠浅动脉的血管化腓肠神经移植

腓肠浅动脉解剖位置有变异，既往认为其可靠

性低，但随着显微外科技术的发展，使得伤区小血管吻合成为可能，表54-1是近年来关于腓肠内侧神经研究的总结，发现了更多的适于同神经移植的腓肠浅动脉。另外，含有胫后动脉肌支或腓动脉筋膜皮穿支的腓肠神经移植，也可提高移植后血管化的程度。

典型病例

以下3个病例均为男性，年龄25～48岁，于2000年3月至2005年2月行血管化腓肠神经移植术，所有病例的神经缺损均超过10 cm且周围组织已纤维化。

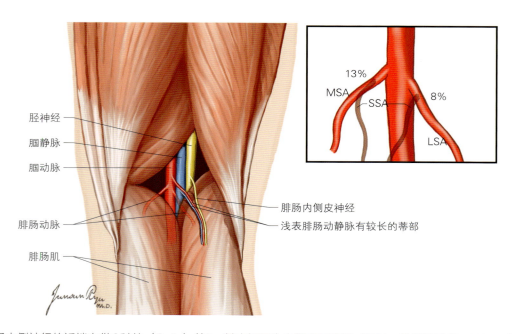

图 54-3 腓肠内侧神经的近端血供 [科林（Colin）等]，其内插图为血管变异情况（SSA= 腓肠浅动脉，MSA= 腓肠内侧动脉，LSA= 腓肠外侧动脉）

表 54-1 血管化腓肠神经移植研究

作者	年份	研究	合适的 SSA/（%）
Frachinelli 等	1981	56 具尸体	66
Gibert	1984	9 例临床病例	72
Breidenbach 等	1986	20 具尸体	30
Colin 等	2002	44 具尸体	89

改良

笔者曾做过一项关于血管化和游离（无血管化）神经移植的对照试验，取成年雄性大鼠（SD 大鼠）行活体带血管或游离坐骨神经移植（图 54-7），移植后取 1 cm 神经横断面进行组织免疫学评估（图 54-8）。研究结果表明，保留移植神经周围的血管系统对于神经轴突再生是极好的促进因素。

病例 1

患者为 48 岁男性，电弧烧伤致右腕部 4 支主要神经和 1 条伴行血管损伤，表现为右手无知觉及轻度爪形手畸形，初次清创术后第 3 天予以切取左侧小腿腓肠神经和小隐静脉移植，神经通过维管束间吻合技术缝合修补长达 12 cm 的尺神经缺损，即移植神经近端沿屈腕肌腱与缺损远端吻合，远端与尺神经及动脉缺损近端吻合（图 54-4）。

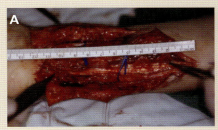
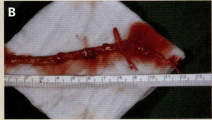
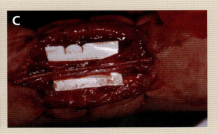

图 54-4　右腕部电弧烧伤，修剪损伤的尺神经及尺动脉（A）。带小隐静脉的腓肠神经移植，长 12 cm（B）。小隐静脉动脉化与腓肠神经修复尺神经及动脉缺损（C）

病例 2

患者为 25 岁男性，摩托车祸伤致右侧 C5～T1 臂丛神经完全断裂，伤后 5 个月进行探查，发现其周围组织瘢痕粘连且近端神经束断端已瘤变，导致直接修复较困难。手术以周围神经移植将断裂的臂丛神经的运动神经根与近端脊髓相接，带血管的腓肠神经连接正中神经，游离腓肠神经移植连接肌皮神经和尺神经（图 54-5）。

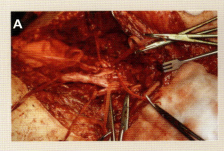
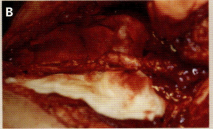
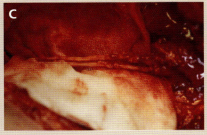

图 54-5　右侧臂丛神经损伤，于神经束处断裂（A）。带血管腓肠神经移植连接正中神经（B）。游离腓肠神经移植连接肌皮神经和尺神经（C）

患者为 36 岁男性，拉力、压力导致右侧前臂受伤，保守治疗数周后症状无改善，伤后 5 个月行探查术，见周围组织瘢痕粘连，桡神经高度压缩病变，神经大范围坏死，切取带血管的腓肠神经 15 cm 移植以恢复近端桡神经连续性，同时行肌腱移位维持腕部稳定性（图 54-6）。

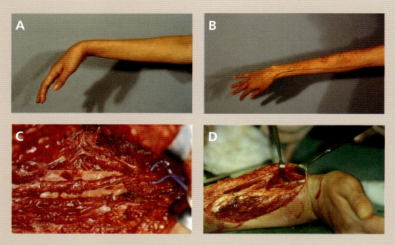

图 54-6 重度桡神经麻痹，垂腕症状（A）。术后腕部稳定性和感觉区域均较术前改善（B）。带血管腓肠神经移植恢复近端桡神经的连续性并行肌腱移位（C、D）

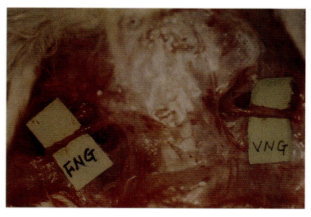

图 54-7 取组织标本前的带血管和游离移植的神经（FNG= 游离神经移植，VNG= 带血管神经移植）

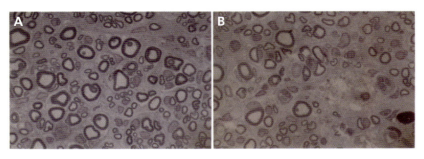

图 54-8　高倍显微镜下见带血管神经移植的再生轴突密集（×1 000）（A）。而游离神经移植（无血管）则再生轴突相对稀疏（×1 000）（B）

相关阅读

1. Schultes G, Karcher H, Gaggl A, Anderhuber F. Anatomic basis of vascularized nerve graft using the long thoracic nerve. Surg Radiol Ant 1999; 21: 991-994.

2. Terzis JK, Kostopoulos VK. Vascularized ulnar nerve graft: 151 reconstructions for posttraumatic brachial plexus palsy. Plast Reconstr Surg 2009; 123: 1276-1291.

3. Gu YD, Wu MM, Xheng YL, Li HR, Xu YN. Arterialized venous free sural nerve grafting. Ann Plast Surg 1985; 15: 332-339.

4. Taylor GI, Ham FJ. The free vascularized nerve grafts: A further experimental and clinical application of microvascular techniques. Plast Reconstr Surg 1976; 57: 413-417.

5. Hasegawa T, Nakamura S, Manabe T, et al. Vascularized nerve grafts for the treatment of large nerve gap after severe trauma to an upper extremity. Arch Orthop Trauma Surg 2004; 124: 209-213.

Goo Hyun Baek • Young Ho Lee

第 55 章

感觉皮瓣

引言

有很多文献报道，采用含神经支配的筋膜皮瓣修复足部创面后，皮瓣的感觉和耐磨性恢复较好。关于含神经支配的筋膜皮瓣和无感觉神经的肌瓣进行足底重建的对比研究显示：含有神经支配的筋膜瓣进行足底重建后，足底感觉恢复较好，患者能更早地恢复正常穿鞋及其他日常活动。为了排除混杂因素如感觉神经重新支配的影响，学者对比了无感觉神经和有感觉神经筋膜皮瓣在足底重建中的作用，发现含神经支配筋膜皮瓣的感觉较失神经支配的肌瓣好，其机制值得研究及探讨。

足底皮肤有以下几个独有的特征：①皮肤致密，具有较厚的角质层，不同部位皮肤厚度不同；②皮下组织结实并有脂肪垫；③足底皮肤的组织中有垂直走行的纤维，与足底肌肉的腱膜相连；④足底皮肤耐压负重，可抵抗剪切力。由于其独特特征，足底创面的修复不仅要考虑覆盖创面，还要兼顾恢复足底的感觉，因此游离的感觉神经皮瓣是较好的选择，如游离前臂桡侧皮瓣。

足底皮肤具有特殊的解剖特点及独特的生物学特征，在日常生活中发挥着重要作用。足底软组织缺损比较常见，如糖尿病神经病变导致的慢性溃疡、交通事故或工伤事故导致的难治性创面，不恰当的治疗会严重影响患者的生活质量。形成良好的感觉功能可避免溃疡形成，对于足部负重区特别重要。

因此，对于足部负重区的软组织重建，不止要提供良好的覆盖来承受站立和步行时足底高负荷及剪切力，还必须有良好的感觉功能，起到保护性作用，避免褥疮或溃疡等并发症的发生。

尽管目前重建修复的方法众多，但足底结构和功能独特，足底的修复仍是修复中比较难的问题。毋庸置疑，足底负重区最理想的组织来源是足底组织，足部皮瓣血供丰富，可供利用的皮瓣面积较大，用足底非功能部位的皮瓣来覆盖负重区创面是非常好的选择，优于非足底来源皮瓣。

足底负重区重建的目标是用耐磨性相当的组织来覆盖缺损部位，该组织不仅能够承受身体重量压力，还能提供感觉，另外供区损伤必须要小。可供选择的皮瓣中，含神经支配的足底内侧岛状瓣符合上述要求。足底内侧皮瓣用途较广，可作为邻位或者远位岛状瓣进行转移，也可作为游离皮瓣或者交腿皮瓣使用，所以可修复的缺损较多，除了足跟部位的缺损，还包括足底其他部位、足底外侧、内踝区域、跟腱部位及截肢残端的缺损。

本文介绍几个覆盖足底负重区创面的方法有：含足底内侧神经皮支的改良足底内侧岛状皮瓣及含有股外侧皮神经支配的游离股前外侧皮瓣。另外，我们对皮瓣及跖部供区远端的感觉进行评价，除了主观方面评价，还通过单丝检测法（Semmes-Weinstein，SW）和两点辨别觉法客观定量进行评价。

手背及手掌组织缺损进行修复时，我们希望恢复其感觉。手指的感觉对于手的功能至关重要。莫伯格（Moberg）强调，若要实现手指的精确抓握，手指的两点辨别觉需小于 6 mm。带蒂感觉皮瓣较游离感觉皮瓣有如下几个优势：①血供可靠，术后观测病情较为简单，患者住院时间短；②多数皮瓣可在放大镜下进行分离，也可采用显微技术；③术后制动时间短。手指皮瓣来源可以是同一手指或邻近手指。带蒂皮瓣可以顺行转移，也可以逆行转移。可供指尖和拇指修复用的带蒂感觉皮瓣较多，可根据缺损的大小，缺损部位是否需要重建感觉功能，患者的基本情况如性别、年龄、全身情况等来确定皮瓣的类型。另外，还需要注意皮肤纹理及皮瓣解剖。

修复指腹较大缺损可供选择的方案较多，岛状瓣一期修复法由于费用低、住院时间短、患指制动时间短，较局部分期修复法更合适。患指含神经支配的指动脉逆行岛状瓣就是一种修复指腹缺损较为实用的皮瓣。但是，该皮瓣组织来源于远端指节，因此不适用于拇指指端缺损、中节指骨截指后的残端覆盖及修复中节指骨远端的组织缺损。带血管神经蒂邻指岛状瓣也是一种比较好的方案，但该方案术后容易出现邻指指端感觉交叉定位以及供指寒冷耐受不良、感觉过敏、感觉异常等问题。为了解决手指双重感觉的问题，可切断邻指带神经血管蒂皮瓣中的感觉神经，与患指指端感觉神经进行吻合，但该方法仍有供区神经切断遗留问题。背侧中节指动脉皮瓣是手指皮瓣中较为可靠的皮瓣之一，切取皮瓣的标准方法在前面的章节中已经详细介绍过了。该皮瓣来源于手指中节指骨背侧，蒂部含有指动脉和指固有神经背侧支。该皮瓣转移至受区之后，将皮瓣的 2 条背侧感觉神经吻合至受区的 2 条指神经。含有 2 条感觉神经的皮瓣，其术后感觉功能较含有 1 条感觉神经的皮瓣好。另外，如果仅吻合 1 条指神经，未缝合的指神经断端可能会形成神经瘤，导致术后疼痛。由于该手术方案需要在背侧中节手指暴露伸指肌腱的部位进行植皮，会导致供区明显的手指畸形，为避免出现该问题，我们可以用带神经支配的邻指中节手指外侧皮瓣来覆盖指腹较大缺损。

身体各部位感觉神经皮瓣的总结

足底负重区：

（1）带感觉神经的足底内侧近端岛状皮瓣。

（2）隐神经筋膜皮瓣（神经端—端吻合）。

（3）外踝上皮瓣或跟外侧皮瓣（神经端—端吻合）。

（4）带感觉神经足底内侧游离皮瓣（神经端—端吻合）。

（5）带感觉神经股前外侧游离皮瓣（神经端—端吻合）。

（6）带感觉神经腓肠动脉皮瓣（神经端—端吻合）。

膝前区：

（1）近端腓肠动脉皮瓣，腓肠神经营养血管皮瓣。

（2）近端隐神经营养血管皮瓣或隐动脉皮瓣。

（3）股外侧穿支皮瓣（神经端—端吻合）。

肘后区：

（1）近端前臂桡动脉岛状皮瓣。

· 是肘部的主要皮瓣。

· 皮瓣可靠、面积大、移动性好。

· 含有 9～17 支穿支血管。

· 旋转角度较大。

· 可携带桡骨、桡侧腕屈肌、掌长肌腱形成复合皮瓣。

· 感觉神经可靠：含有内侧和外侧肘前皮神经。

· 设计顺行皮瓣时感觉功能较好，不需要吻合神经。

（2）带感觉神经的上臂外侧皮瓣。

· 该手术方案可覆盖肘后组织缺损（含桡侧副动脉后支）。

· 皮肤筋膜组织可靠。

· 含感觉神经肘前皮神经后支。

手指感觉皮瓣

（1）推进皮瓣。

· 掌侧 V–Y 推进皮瓣，前侧三角皮瓣。

· 外侧面 V–Y 推进皮瓣，外侧三角皮瓣。

· 全掌侧推进皮瓣。

· 部分掌侧推进皮瓣，双蒂岛状推进皮瓣。

（2）岛状瓣。

· 同指带指神经血管蒂岛状皮瓣。

· 邻指带指神经血管蒂岛状皮瓣。

· 吻合双侧神经的指动脉逆行皮瓣，吻合双侧神经的同指逆行岛状皮瓣。

（3）游离皮瓣。

· 游离足趾移植再造手指。

· 足拇甲瓣游离皮瓣。

· 指腹游离移植。

解剖

足底内侧皮瓣

足底皮肤坚厚致密，能够负重，在负重较大部位角化形成胼胝，致密纤维结缔组织将足底皮肤与足底的骨及肌腱紧密相连。足底有较多的纤维隔，能够减小水平和垂直方向的剪切力，是足底的缓冲系统。足底内侧皮瓣来源于足底内侧非负重区，供血动脉是胫后动脉的远端分支足底内侧动脉。足底内侧动脉分为深支和浅支。深支走行于足底内侧，紧邻蹠骨，浅支走行于蹓展肌和趾短屈肌之间。足底内侧神经皮支走行于肌间隙，支配足弓内侧皮肤。足底内侧皮瓣是一个感觉皮瓣。由于5%的足底内侧动脉缺如或过细，术前准备须行血管造影以明确该方案的可行性。

腓肠动脉感觉皮瓣

根据泰勒（Taylor）和潘（Pan）的理论，腓肠血管体区是下肢4个血管体区之一。该血管体区的供血动脉是腓肠浅动脉和腓肠肌肌皮穿支。最为常见的腓肠浅动脉是腓肠中间浅动脉，其次是腓肠外侧浅动脉，再次是腓肠内侧浅动脉。腓肠浅动脉起源众多，包括腘动脉、内侧或外侧腓肠动脉（二者均是腘动脉的分支）、膝下内侧动脉、膝中间动脉，胫后动脉及以上各动脉的分支。腓肠中间浅动脉从上述动脉发出后，穿过腘窝，在腓肠肌的2个头之间下降，在小腿中上 1/3 穿出深筋膜，沿小隐静脉内侧向外踝方向走行。腓肠中间浅动脉与隐神经伴行至小腿下 1/3，与腓动脉和胫后动脉的踝上分支相吻合。也有极少数发育较好的腓肠浅动脉沿小腿走行，与外踝动脉相交通。腓肠肌肌皮穿支是腓肠血管体区皮肤和筋膜系统的第二个血供来源。来源于腓肠肌内侧头的肌皮穿支血管比外侧头的穿支血管粗。腓肠浅动脉及腓肠肌肌皮穿支相互吻合，在血管体区远端形成筋膜上的动脉网。小隐静脉是下肢的回流静脉，起源于足背静脉弓的外侧部，经外踝后方上升至小腿后面，与腓肠神经伴行，走行于腓肠肌两头之间，在膝关节或膝关节上方注入腘静脉。

前臂桡侧岛状皮瓣

前臂屈侧的表面皮肤并没有真正的轴型动脉。包含筋膜及沿长轴方向走行的皮下血管的皮瓣是一个轴型皮瓣。桡动脉在肘部由肱动脉发出，终止于腕部。桡动脉全长均可以被移植。桡动脉全长的大部分均走行于在肱桡肌深面，旋前圆肌、拇长屈肌、旋前方肌浅面。桡神经浅支伴行于桡动脉外侧，走行于肱桡肌深面。桡动脉在其起点附近发出桡侧返动脉，行程中无分支发出，至腕部发出掌浅支和掌腕支。尸体解剖研究证实：桡动脉发出 9 ~ 17 支分支，分布于前臂屈侧筋膜，这些分支存在于肱桡肌及桡侧腕屈肌之间的肌间隔，供应前臂皮肤，根据灌注区域的不同，分为近组血管支和远组血管支。在前臂远半段，每间隔 1 ~ 2 cm 即有 1 支分支血管发出。

指动脉逆行感觉皮瓣

小指尺、桡侧各有 1 支指固有动脉，两侧固有动脉间存在着 3 支恒定的指横动脉弓，分别位于近、远端交叉韧带和指深屈肌腱附着点以远水平。当近端指动脉被截断时，血液可从另一条指动脉干通过远端和中间指横动脉弓逆行皮瓣灌注。指动脉逆行岛状皮瓣即以中指远侧指间关节水平（位于远端交叉韧带水平）的指横动脉弓为交通支设计。该动脉长 0.3 ~ 0.6 mm，起源于掌指固有动脉中节指骨的中点，穿过克莱兰（Cleland）韧带走行于手指背侧。组织学研究发现，分布在血管周围脂肪组织中的毛细血管和微小静脉可能和静脉回流有关。

切取皮瓣时需携带背侧感觉神经。对于小指和食指，桡侧浅神经的终末支或尺神经背侧皮支均可以移植。将血管蒂部游离至中节 1/2 处为旋转点，皮瓣可转移至指端。为避免破坏指横动脉弓，指动脉游离范围不可超过中节指骨。

手术方法

携带感觉神经的足底内侧岛状皮瓣修复足跟缺损

足底负重部位包括足跟、跖骨头、外侧弓、内侧弓，皮瓣的设计受足部非负重区范围的限制。皮瓣内侧切口应足够暴露跛展肌，切开内踝后侧的屈肌支持带，显露胫后动脉。并且可在跛展肌近端找到足底内侧动脉的起点。谨慎掀开皮瓣内侧边缘，显露跛展肌，注意把跛展肌筋膜层包含在皮瓣内。跛展肌远端下缘可见跛趾固有神经。仔细分离肌肉，在跛展肌和趾短屈肌之间可找到足底内侧动脉。该皮瓣剥离的关键是辨认跛趾固有神经的远端。找到神经后，从远端至近端逐渐进行分离，分离过程中，远端需注意与足底内侧动脉浅支分开，足底内侧动脉浅支包含在皮瓣中，近端足底内侧神经主干仍需要与足底内侧动脉分开。其中 1 ~ 2 支足底内侧神经皮支支配皮瓣感觉。足底内侧神经行神经内剥离以进一步增加蒂部长度。结扎皮瓣远端足底内侧动脉，同时结扎足底内侧动脉深支。将血管神经束分离至胫后血管起始段。皮瓣最好包括足底腱膜，但包含足底腱膜会使皮瓣的移动性稍差。术中要特别注意保留皮瓣血管神经束周围的疏松结缔组织。该皮瓣进行转移可修复足底负重区和足跟后侧。供区切除暴露的足底腱膜，缝合跛展肌和趾短屈肌后，可移植断层皮覆盖创面。

含感觉神经的逆行足底内侧动脉岛状瓣修复足底负重区缺损

术前触诊足背动脉和胫后动脉，进行标记。确认缺损范围及大小，制作样布，根据样布设计皮瓣的大小和形状。根据所需皮瓣的大小决定皮瓣的方向。对于足部缺损较大者，为达到转移皮瓣面积最大化，皮岛方向应设计为后背侧方向，皮瓣应携带跛展肌和趾短屈肌筋膜，且保留蒂部周围的软组织。足底内侧神经应保留在供区，术中注意保护。暂时用血管夹夹住皮瓣近端的蒂部，观察逆行皮瓣的血运，若皮瓣灌注良好，将该蒂部进行结扎。将皮瓣逆行转移至缺损部位，切开皮瓣远端及缺损部位之间的皮肤和皮下组织，进行两侧充分游离避免压迫皮瓣蒂部。一旦发现缝合切口蒂部受压，需将该部位缝合拆除，进行皮肤移植覆盖创面。皮瓣供区进行断层皮片移植覆盖。

含感觉神经的 ALT 游离皮瓣修复足部负重区缺损

在髂前上棘至髌骨外缘画一条连线，用多普勒在该连线上探测血管穿支。皮瓣设计范围需包含血管穿支。从皮瓣内侧缘开始掀起皮瓣，切开皮肤至深筋膜层，分离至股直肌和股外侧肌肌间隔，在该处可见旋股外侧动脉降支及其皮肤穿支。

将股外侧皮神经的感觉神经与腓肠神经或足底内侧神经的分支相吻合，形成感觉皮瓣。

顺行腓肠动脉感觉皮瓣修复膝前软组织缺损

标记腘窝的边界，画一条直线连接腘窝尖端和跟腱外侧缘，该条线代表腓肠神经和小隐静脉的走行，皮瓣设计以该条线为中线，将皮瓣旋转点设计在膝关节后皱襞下 2 cm。多数腓肠中间动脉起于髁间线，但为防止部分血管发出位置较低，皮瓣旋转点应设计在膝关节后皱襞下 2 cm。测量缺损部位的面积，设计皮瓣长度较缺损部位长 2 cm，宽度较缺损部位宽 1～2 cm。切开皮瓣远端，仔细辨认分离出来的小隐静脉和腓肠神经。皮瓣剥离的层次是筋膜下层，将腓肠神经保留在皮瓣内，原因一方面是腓肠浅动脉与腓肠神经走行较近，分离可导致动脉损伤；另一方面是保留该神经使得腓肠皮瓣成为感觉皮瓣。术中可根据血管的走行调整皮瓣的方向以保证血管神经束处于皮瓣的中间位置。从内、外两侧掀起皮瓣直至皮瓣近端，蒂部周围保留一定量的软组织，防止蒂部损伤。皮瓣蒂部包括腓肠中间动脉、小隐静脉及腓肠神经。需要注意的是，有时近端 2/3 血管蒂走行于腓肠肌肌间隙，与腓肠神经偏离，该情况下需对蒂部进行分离，以保证皮瓣大小。切开皮瓣与缺损部位之间的皮肤及皮下组织，松开止血带，检查皮瓣血运，血运良好可将皮瓣转移至缺损部位。缝合供区和受区之间切开的皮肤，避免蒂部扭转及受压，一旦发现缝合切口蒂部受压，需拆除该部位缝合线，行皮肤移植。用 3-0 或 4-0 线缝合皮瓣及周围组织，放置负压引流管。用供区皮片移植覆盖创面。

前臂桡侧感觉皮瓣修复肘后组织缺损

为形成感觉皮瓣，我们在切取前臂桡侧游离皮瓣时做了一些改进。设计以桡动脉及前臂肌间隔为中心的矩形皮瓣，皮瓣范围应限制在前臂外侧皮神经感觉体区和桡动脉血管体区。皮瓣远端在前臂腕关节皱褶处，近端位于肘窝，内侧界是前臂腹侧中线，外侧界越过前臂桡侧至前臂背侧的外 1/3。感觉皮瓣位置较传统皮瓣位置偏外，术中切开桡侧筋膜下层时需注意避免损伤桡神经。前臂外侧皮神经是肌皮神经（C5、C6）的直接延续，该神经穿过喙肱肌下行，向外走行于肱二头肌和肱肌腱膜之间，到达上肢外侧。

吻合双侧神经的外侧中节指骨皮瓣修复指腹较大缺损

外侧中节指骨皮瓣是取自异指中节指骨的岛状皮瓣。该皮瓣的供血动脉是同侧的指固有动脉，回流静脉是微静脉和血管周围组织中的毛细血管。对供指行艾伦（Allen）试验判断该手指双侧固有动脉的功能。行拇指再造时，采用包含尺侧指动脉的中指外侧中节指骨皮瓣，皮瓣在中指中节指骨尺外侧；行小指再造时，将尺侧指动脉作为皮瓣的血管蒂部，皮瓣在环指中节指骨尺外侧。设计皮瓣时将手指外侧中线作为皮瓣的中线，皮瓣范围前至手指掌侧中线，后至手指背侧中线，皮瓣长度从近侧指间关节至远侧指间关节。手术在区域阻滞麻醉或全身麻醉下进行，常规使用止血带。皮瓣切取需在放大镜下进行，首先在皮瓣近端边缘做切口，分离皮下组织。为形成感觉皮瓣，在掌侧筋膜层内进行分离时需切取指固有神经直接小分支的神经束，同时分离出指固有神经背侧分支，在近端将其切断，皮瓣端仅保留长约 1 cm 神经即可，不破坏供区的主要支配神经，在筋膜层内分离指固有动脉皮支神经束再造形成新的神经束。掌侧做连续 Z 形切口并向近端延长至手掌，以便将血管蒂分离至指总动脉，如有必要，分离至掌浅弓。在显微镜下，仔细分离血管蒂和指固有神经，保留血管蒂周围软组织，将蒂部分离后，在供区和缺损部位之间做一皮下隧道。在受区近端边缘进行皮下分离至手掌，直至皮瓣旋转点。由于皮瓣蒂部在隧道内，应注意分离足够的范围，以避免发生皮瓣蒂部及其周围软组织卡压。皮瓣转移至受区之后，松开止血带，检查皮瓣血运，进行止血，将皮瓣指固有神经的断端吻合至受区尺侧和桡侧指固有神经的远端，显微镜下用 10-0 尼龙线行神经吻合，5-0 尼龙线缝合皮瓣与周围皮肤，皮瓣下放置负压引流管，将患指无压力包扎，皮瓣部位开窗以便检查皮瓣血运。供区行全厚皮片移植覆盖创面，加压包扎。术后抬高患肢，无须使用抗凝药。

改良

（1）为保证皮瓣成活，在皮瓣宽度允许的范围内，应尽量宽地设计蒂部。

（2）近端蒂皮瓣一般都是感觉皮瓣，术中应注意避免损伤神经。

（3）所有供区采用全厚皮或者厚断层皮移植覆盖。

注意事项

（1）皮瓣的长度和宽度需要在缺损基础上增加10% ~ 15%。

（2）带蒂皮瓣手术常见的问题包括旋转角度不足，蒂部过短，由于皮下隧道及皮瓣过小导致的皮瓣血供障碍。

（3）避免因缝线或者皮肤桥接导致皮瓣蒂部受压，为防止皮瓣瘀血，可切开桥接皮肤减张。

典型病例

病例1

吻合双侧神经的外侧中节指骨皮瓣修复指腹较大缺损

40岁男性患者，因机器伤及拇指行截指术，术后患指感觉差，合并神经瘤形成来院就诊。该患者1年前行腹部远位皮瓣修复拇指缺损及皮瓣修整术。腹部皮瓣切除后导致手指皮肤缺损。为覆盖该缺损，行吻合双侧神经的外侧中节指骨皮瓣修复术。术中为恢复手指感觉，在皮瓣掌侧分离指固有神经的3支小分支形成的神经束，在皮瓣背侧分离指固有神经背侧支，在近端将其切断，不破坏供区的主要支配神经。将皮瓣两指固有神经的断端吻合至受区尺侧和桡侧指固有神经的远端。供区行全厚皮片移植覆盖创面。术后拇指指腹外形良好，术后2个月手指指腹感觉开始恢复，14个月皮肤两点辨别觉6 mm，供区手指活动良好。患者未诉有神经瘤，无指端冷感及感觉缺失（图55-1）。

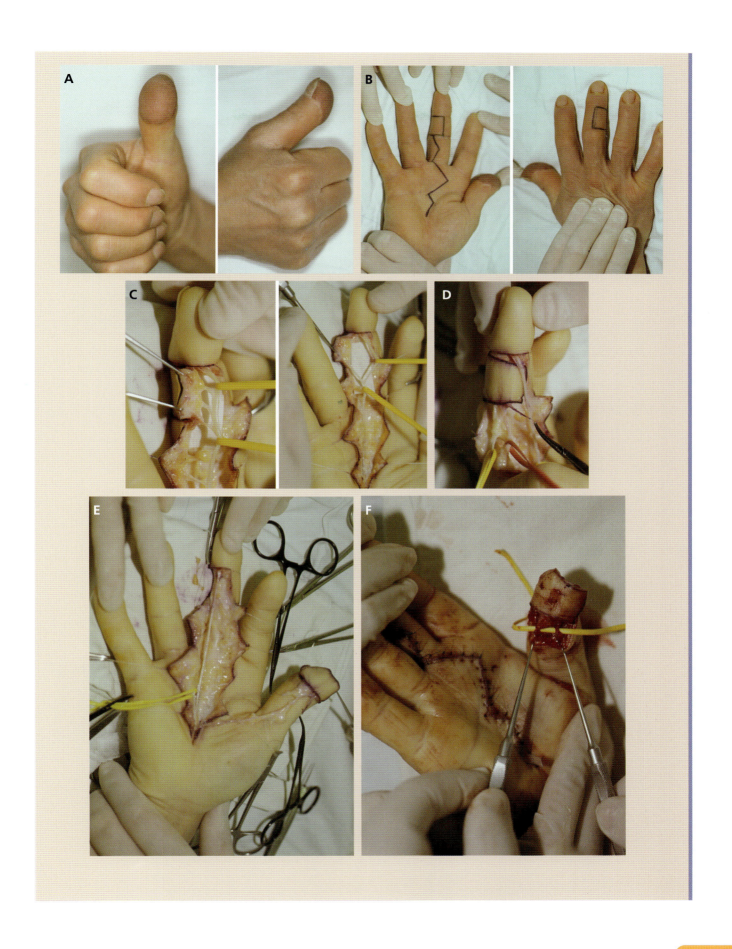

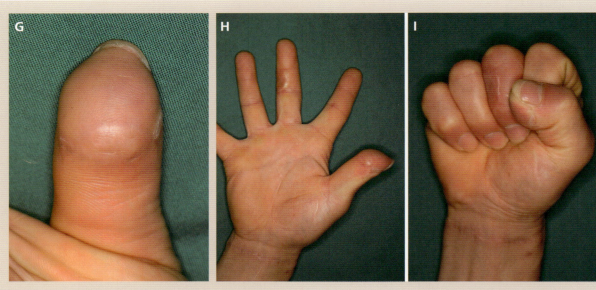

图 55-1　吻合双侧神经的外侧中节指骨皮瓣修复拇指指腹缺损。40 岁男性患者，1 年前行腹部远位皮瓣修复拇指缺损及皮瓣修整术（A）。外侧中节指骨皮瓣范围两侧前至手指掌侧中线，后至手指背侧中线，皮瓣长度从近侧指间关节至远侧指间关节（B）。术中为了恢复手指感觉，分离指固有神经的 3 支小分支形成一个神经束（C）。切断该神经束近端，皮瓣保留约 1 cm 长的神经（D）。由于术中不破坏供区的主要支配神经，供区的指腹感觉良好（E）。将皮瓣两神经的断端吻合至受区尺侧和桡侧指固有神经的远端（F）。术后拇指指腹的外形良好，术后 14 个月检查皮肤两点辨别觉为 6 mm（G ~ I）

病例2

含感觉神经的足底内侧皮瓣修复足跟缺损

56 岁女性患者，患有足跟黑色素瘤。用足底内侧顺行皮瓣修复足跟缺损。用供区皮肤移植覆盖创面，术后皮瓣全成活，供区愈合良好（图 55-2）。

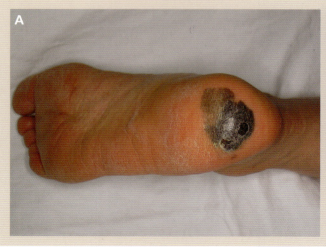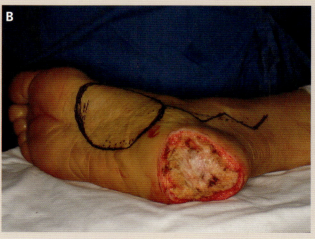

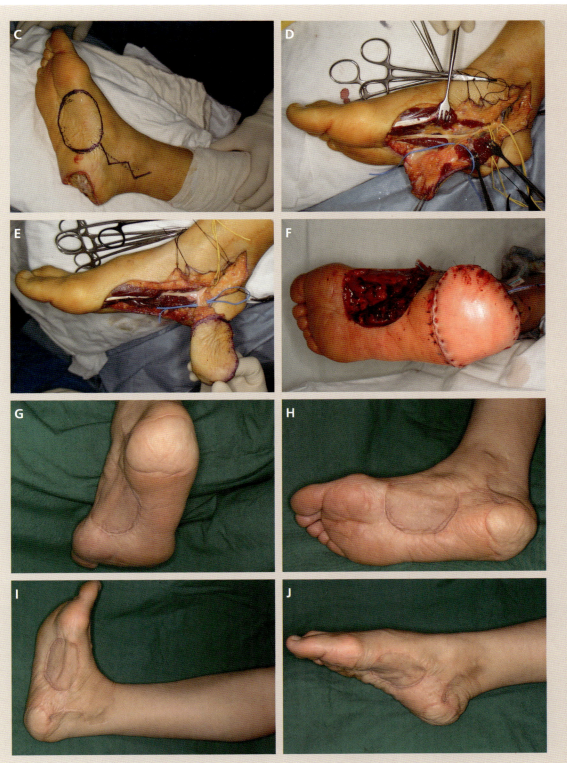

图 55-2　含感觉神经的足底内侧皮瓣修复足跟缺损。黑色素瘤切除术后导致右足跟软组织缺损及跟骨外露（A～C）。在跗展肌和趾短屈肌之间可找到足底内侧血管神经束（D）。该皮瓣分离的层次是足底筋膜下层，该过程中需注意避免损伤该层次的足底内侧动脉。掀起皮瓣的过程中，小心分离足底内侧神经和支配皮瓣的神经束（E）。术后即刻（F）。术后随访照片（G～J）

顺行前臂桡侧感觉皮瓣修复肘后组织缺损

22岁男性患者，患有肘部滑膜肉瘤，行肿瘤广泛切除及肘关节置换，术后遗留肘后较大创面，手术方案为设计顺行前臂桡侧感觉皮瓣修复肘后组织缺损，供区行延期植皮覆盖创面（图55-3）。

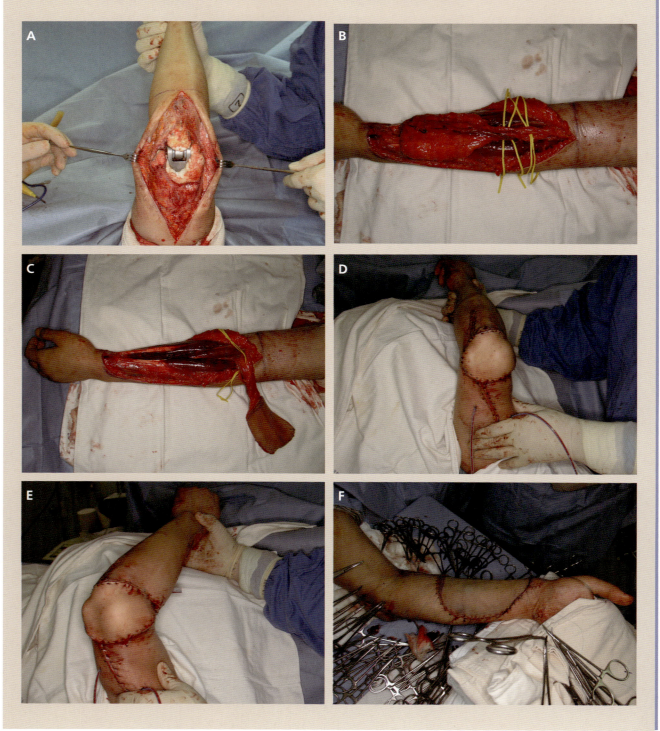

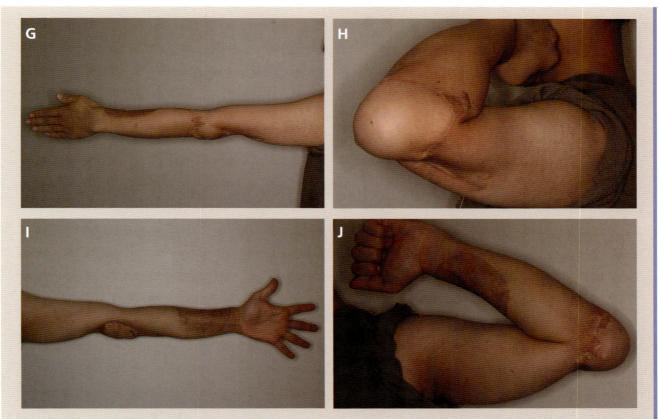

图 55-3　用顺行前臂桡侧感觉皮瓣修复肘后组织缺损。肘后滑膜肉瘤行肿瘤广泛切除后骨及关节假体外露（A）。前臂筋膜下可见桡血管及感觉神经皮支血管神经束（B）。掀起筋膜皮瓣（C）。术后即刻（D ~ F）。术后随访照片（G ~ J）

病例4

含感觉神经的股前外侧游离皮瓣修复足部负重区缺损

19 岁女性患者，患有足跟透明细胞癌，设计手术方案为用含有感觉神经的游离股前外侧皮瓣修复足部负重区缺损，皮瓣完全成活，供区恢复良好（图 55-4）。

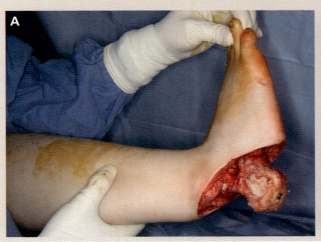

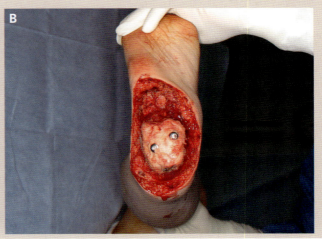

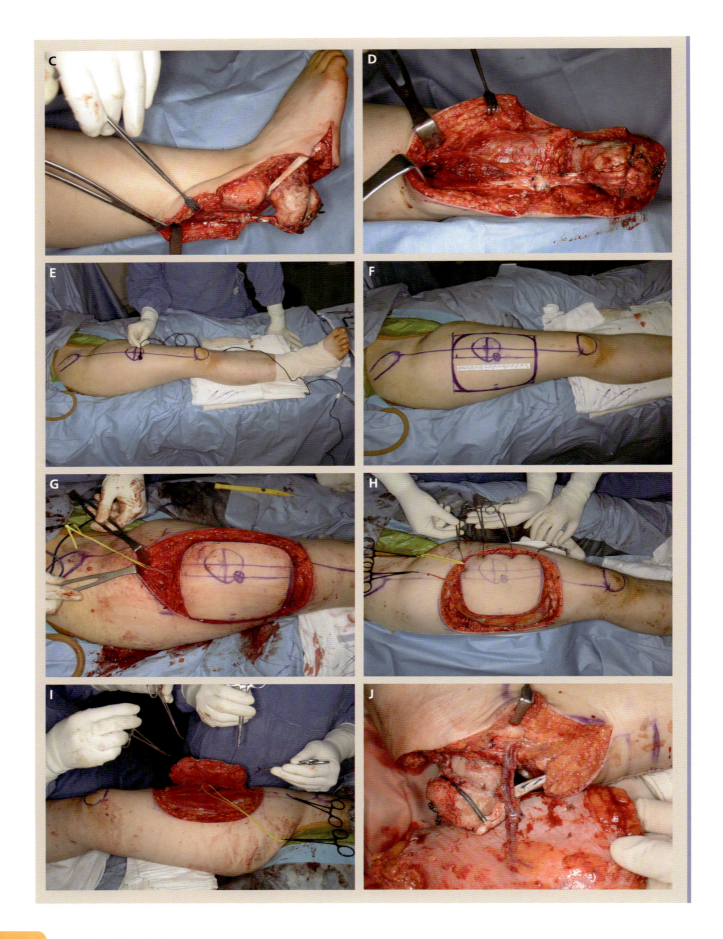

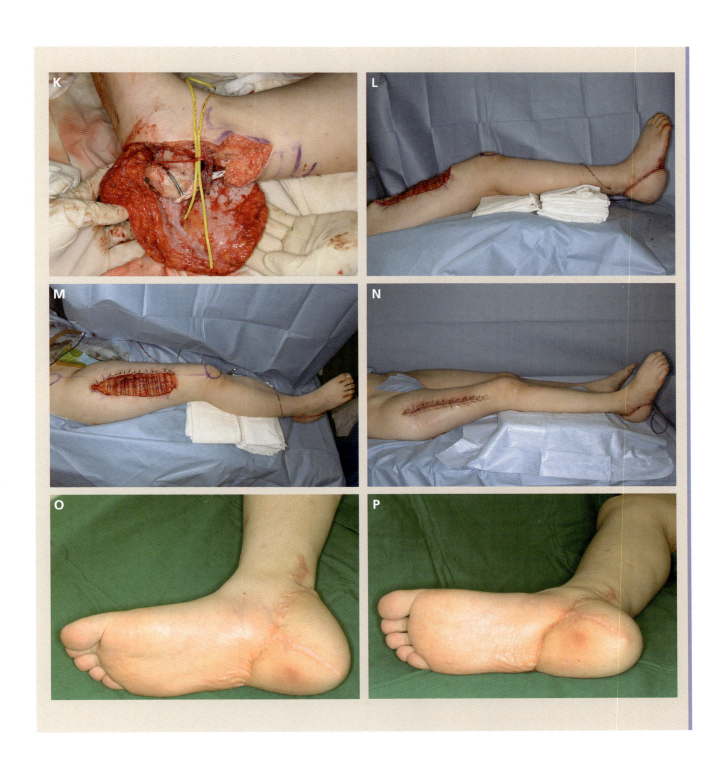

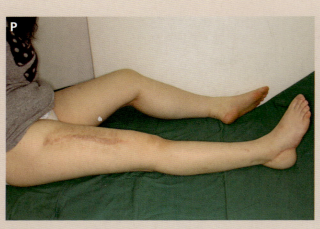
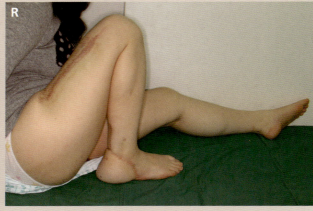

图55-4　用含感觉神经的股前外侧游离皮瓣修复足部负重区缺损。透明细胞癌切除术后足跟部软组织缺损（A、B）。跟腱和腓骨肌肌腱重建后的表现（C、D）。设计携带阔筋膜的游离股前外侧皮瓣（E、F）。掀起皮瓣，辨认穿支血管及股外侧皮神经感觉皮支组成的血管神经束（G～I）。血管吻合（皮瓣穿支和受区胫后血管相吻合）（J）。神经吻合（皮瓣的股外侧皮神经和受区胫后神经相吻合）（K）。术后即刻（L～N）。切口愈合后（O～R）

相关阅读

1. Slutsky DJ, Hentz VR. Peripheral nerve surgery. Philadelphia: Churchill Livingstone; 2006.
2. Rayan GM, Chung KC. Flap reconstruction of the upper extremity: a master skills publication. Rosemont: ASSH; 2009.
3. Masquelet AC, Gilbert A. An atlas of flaps of the musculoskeletal system. London: Martin Dunitz; 2001.
4. Lee YH, Baek GH, Gong HS, et al. Innervated lateral middle phalangeal finger flap for a large pulp defect by bilateral neurorrhaphy, Plast Reconstr Surg 2006; 118: 1185-1193.

第56章

Pacman 穿支皮瓣

Jai-Kyong Pyon

引言

V-Y 皮瓣已经有很长的历史，并有很多的改良。近期的一项改良是帕克曼（Pacman）皮瓣。帕克曼（Pacman）皮瓣可以用来修复不同部位如头颈部、躯干及四肢的缺损，对于头皮及下肢（包括足底）尤为适用。含有穿支的帕克曼（Pacman）皮瓣具有供区损伤小、组织推进较少、手术时间短（尤其适用于基本条件较差的老年患者）及术后外观和功能良好等优点。

解剖

胫后动静脉进入蹑展肌，分为足底内侧和外侧支。外侧支与足底交叉，内侧支继续向蹑展肌深面走行。足底内侧动脉分为深支和浅支。设计皮瓣时，需用多普勒探测足底内侧支或者外侧支的穿支作为皮瓣的供血血管。足底穿支动脉的解剖及相关皮瓣已经在前文中描述了。由于足底皮肤及皮下组织的特殊解剖特点，足底皮肤较其他部位皮肤耐磨性好。而帕克曼（Pacman）皮瓣应用的组织与足底缺损组织类似，术后足底功能恢复较好，同时创伤小、恢复时间短。

手术方法

帕克曼（Pacman）皮瓣常用于修复皮肤恶性肿瘤切除之后的较大圆形缺损。为保证皮瓣远端的血运，皮瓣面积应较传统的 V-Y 推进皮瓣面积大，术前用多普勒超声探查穿支血管并做标记，术中在放大镜下切开皮肤，在筋膜层进行分离。多数情况下无须专门行穿支血管分离，但若皮瓣推进幅度较大，则需对穿支血管进行分离及修剪以增大皮瓣移动性（图 56-1）。皮瓣转移至缺损部位后分别缝合皮下组织及皮肤封闭创面，皮瓣下放置引流管 1 根。皮瓣猫耳畸形形成时，可将猫耳部位进行去上皮处理，将该部位真皮组织埋入皮下。发现皮瓣局部张力较大时，可将邻近关节用夹板固定，术后制动 1 周。

注意事项

术中需避免穿支血管受压或者牵拉，将皮瓣转移至创面后，缝合时尽量保持无张力缝合以避免皮瓣远端瘀血。和传统的 V-Y 相比，含有穿支血管的帕克曼（Pacman）皮瓣降低了皮瓣远端缺血坏死的概率。但是，和其他皮瓣类似，如果皮瓣过度推进或张力较大，帕克曼（Pacman）皮瓣也有可能出现皮瓣尖端或者三角尖端坏死的情况。该方法另外一个不足之处是在皮瓣中间易形成猫耳畸形，该畸形如果在承重部位，术后容易导致不适，因此可将多余皮肤进行去表皮处理，将真皮部分埋入皮下层。如此则猫耳畸形得以修复，且不会影响血管的完整性。

典型病例

足底创面修复（图56-1）

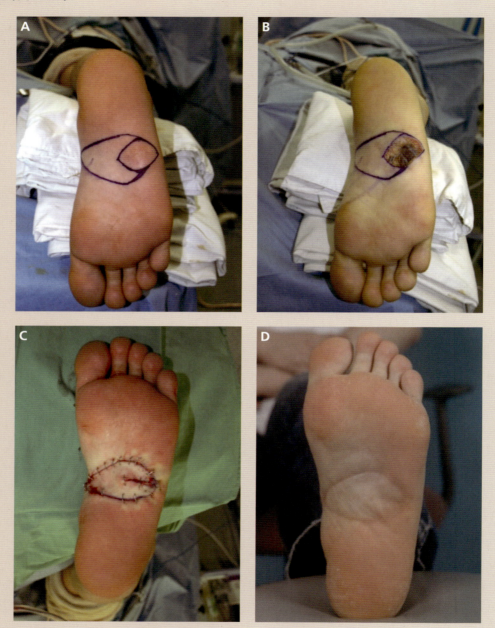

图56-1 26岁男性患者，右足底恶性黑色素瘤（A）。肿瘤扩大切除后缺损直径为4 cm（B）。用多普勒探查血管后，设计足底内侧动脉穿支为供血血管的帕克曼（Pacman）皮瓣。皮瓣转移至缺损部位缝合后（C）。术后24个月（D）

头皮缺损修复

局部皮瓣是修复头皮缺损最有效的方法，用多普勒探查血管后，可设计以颞浅动脉或枕动脉为供血动脉设计帕

克曼（Pacman）皮瓣（图56-2）。

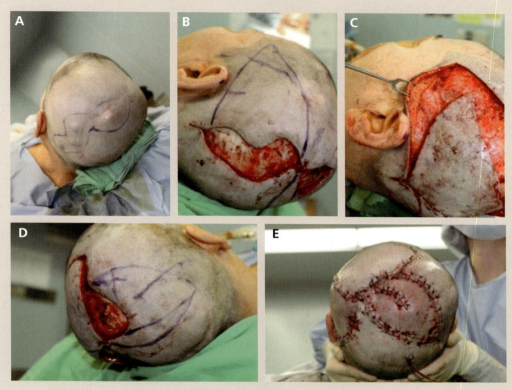

图56-2 53岁女性患者，顶部恶性黑色素瘤复发（A）。肿瘤扩大切除后，头皮缺损面积为 4.5 cm × 20 cm（B）。多普勒探查血管后，以颞浅动脉穿支为供血动脉设计 V-Y 推进皮瓣（C）。以右枕动脉为供血血管设计帕克曼（Pacman）皮瓣（D）。皮瓣转移术后即刻（E）

病例3（图56-3）

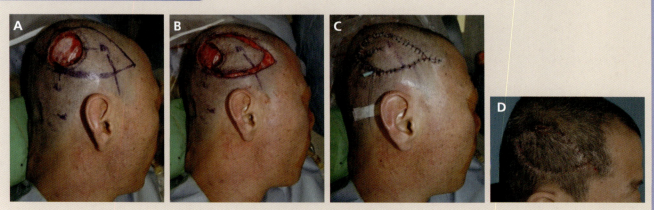

图56-3 53岁男性患者，右顶部基底细胞癌切除后，圆形创面直径为 4.5 cm，以右侧颞浅动脉为供血血管设计帕克曼（Pacman）皮瓣（A、B）。皮瓣转移术后即刻（C）。术后2周（D）

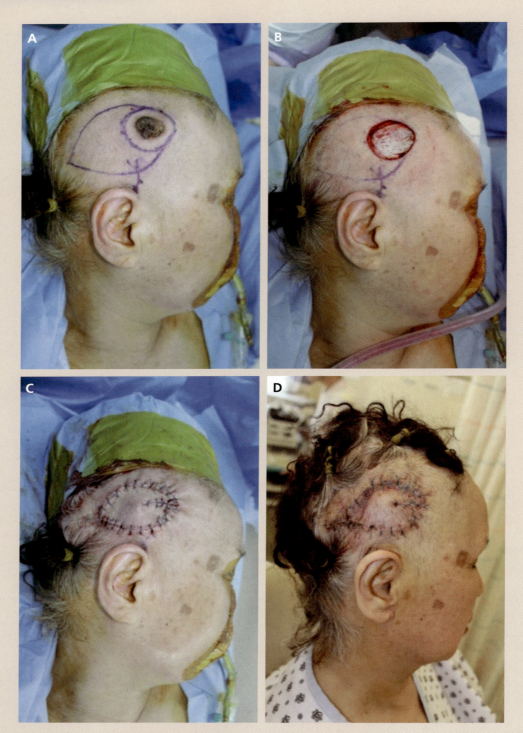

图 56-4　83 岁女性患者，右颞部基底细胞癌，以右侧颞浅动脉为供血血管设计帕克曼（Pacman）皮瓣（A）。基底细胞癌切除后缺损直径为 4 cm（B）。皮瓣转移术后外观（C、D）

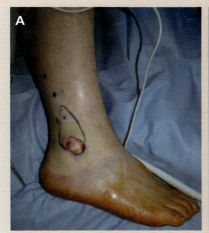
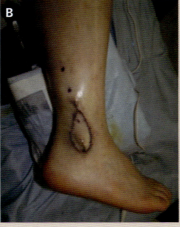
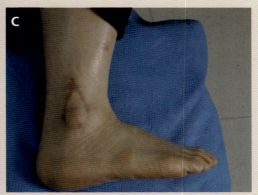

图56-5 56岁男性患者，患有右踝部位鳞状细胞癌，肿瘤扩大切除后缺损直径为2.0 cm（A）。皮瓣转移术后（B）。术后11个月（C）

相关阅读

1. Niranjan NS, Price RD, Govilkar P. Fascial feeder and perforator-based V-Y advancement flaps in the reconstruction of lower limb defects. Br J Plast Surg 2000; 53: 679-689.

2. Akan M, Sungur M, Ozdemir R, et al. "Pac Man" flap for closure of pressure sores. Ann Plast Surg 2001; 46: 421-425.

3. Aoki R, Hyakusoku H. Pacman flap method. Plast Reconstr Surg 2007; 119: 1799–1802.

4. Akan M. Pacman flap method. Plast Reconstr Surg 2008; 121: 1858.

5. Kim H, Mun GH, Pyon JK, et al. Perforator-based Pacman flap in the plantar region. J Foot Ankle Surg 2011; 50: 747-750.

6. Ellabban MG, Bremner N. "Fish mouth" modification for enhancing the advancement of V-Y flap. J Plast Reconstr Aesthet Surg 2007; 60: 213–215.

7. Hidalgo DA, Shaw WW. Anatomic basis of plantar flap design. Plast Reconstr Surg 1986; 78: 627–636.

8. Roukis TS. The Doppler probe for planning septofasciocutaneous advancement flaps on the plantar aspect of the foot: anatomical study and clinical applications. J Foot Ankle Surg 2000; 39: 270–290.

9. Kishi K, Nakajima H, Imanishi N. A new dog ear correction technique. J Plast Reconstr Surg 2007; 119: 1799–1802.

10. Hofer SO, Mureau MA. Pedicled Perforator Flaps in the Head and Neck. Clin Plast Surg 2010; 37: 627-640.

第57章　穿支与穿支吻合的皮瓣

Joon Pio Hong • Hyun Suk Suh

引言

穿支皮瓣

穿支皮瓣是肌皮穿支动脉供血的皮瓣，仅由皮肤和皮下脂肪组成。近来穿支皮瓣的应用得到了推广，这个皮瓣具有以下优点：①保留了肌肉组织，降低了供瓣区的并发症；②可以对穿支皮瓣进行修剪而不会影响皮瓣血供，如行皮瓣修薄以适应缺损部位；③由于灌注压较大，单支穿支动脉即可携带较大面积的皮瓣。

传统穿支皮瓣的缺点

供区

切取皮瓣的过程中，为获得较长的血管蒂，可沿血管走行向近端分离血管，使皮瓣可以向任意方向转移，但是向近端血管分离的过程中，会不可避免地切断供区肌纤维，从而损伤肌皮瓣的肌肉功能。

受区

供区皮瓣的血管和下肢外周动脉端—端吻合之后容易影响肢体远端的循环，尤其是对于患有严重周围动脉疾病、肢体缺血或创伤的患者。另外，为分离出周围动脉，部分患者还需要另外增加辅助切口。

穿支与穿支吻合皮瓣及超显微技术

真正的穿支皮瓣

真正的穿支皮瓣可定义为在穿支血管到达深部主干血管之前切断血管，仅携带较短的穿支而形成的皮瓣。

穿支与穿支吻合术

穿支与穿支吻合术是指将皮瓣的穿支血管与受区的穿支血管相吻合的外科技术。

该技术具有以下优点：①减小供区切开范围；②减小受区血管的分离及损伤；③保留受区远端的血流供应；④在缺损部位可以较容易地找到受区血管，因此适用于皮瓣蒂部较短者；⑤穿支—穿支的血流形式更符合生理特点。皮瓣游离移植手术的时间不长，切取皮瓣需要 30min，受区血管分离需要 15min，整个穿支—穿支吻合游离皮瓣的手术时间不超过 150min。

超显微技术

随着实验外科、断指再植的应用及改进，显微外科技术取得了较大进展，将超显微技术应用于临床可解决许多复杂问题。穿支—穿支超显微技术的术后效果理想，修复下肢缺损时的并发症少。超显微技术是对于直径小于 0.8 mm 的血管的显微操作，是受区和供区穿支水平的吻合技术，如治疗淋巴水肿的淋巴静脉分流。对于患有周围动脉硬化症、严重肢体缺血的患者，该技术的优势尤为突出，通常可避免穿支动脉闭塞或硬化。供区和受区选择穿支动脉还可避免蒂部过长及供区肌肉损伤，同时术后疼痛和水肿较轻，患者恢复快，住院时间较短。

手术方法

术前供区及受区血管评估

术前所有患者均行下肢 CT 血管成像评估血管状态，标记供区血管穿支。对于无法成像者，需行传统血管造影方法。术前 1 天用多普勒探查缺损周围的穿支血管以及皮瓣的穿支血管，进行标记。

皮瓣选择

几乎所有的穿支皮瓣均可以应用穿支—穿支吻合技术。我们最常用的皮瓣是股前外侧皮瓣、旋髂浅动脉穿支皮瓣、腹壁下动脉穿支皮瓣、旋股外侧动脉降支穿支皮瓣、胸背动脉穿支皮瓣、大腿上内侧穿支皮瓣、骨间后动脉穿支皮瓣等。

手术过程

我们的手术通常分为两组手术人员同时进行。第一组手术人员根据多普勒探查结果分离受区的血管穿支。在放大镜及显微镜下进行操作，分离皮下层与筋膜层，在其间找到穿支血管，看到穿支血管搏动说明血管可用，若穿支过于细小，可分离至筋膜下层，如此则可以估算所需要的蒂部长度。第二组手术人员切开皮瓣，分离血管穿支至筋膜下层，根据所需要的蒂部长度判断分离的血管长度，一般不需要分离穿支血管的起始部位。分离皮瓣后，首先检查受区穿支血管，供血正常方可切断皮瓣的蒂部。

穿支—穿支显微吻合技术

吻合血管前再次确认创面的受区穿支血管搏动良好，血管切开后呈脉冲式出血。首先用显微血管扩张器扩张血管，对于直径 0.5 ~ 0.8 mm 的穿支血管，一般用长 30 ~ 50 mm 的针带 11-0 或 12-0 尼龙线缝合，对于直径小于 0.5 mm 的血管，一般用长 30 ~ 50 mm 的针带 12-0 尼龙线进行缝合。血管最少缝合 6 针（平均 9 针）。血管吻合后，皮瓣远端边缘能够正常渗血，证明皮瓣供血良好，可将皮瓣转移至缺损部位。

术后处理

术后静脉应用舒张血管药物：将 10 μg 前列腺素 E 溶于 5% 右旋糖苷静脉滴注，共 5 天。低分子肝素 3800 IU 皮下注射共 5 天。根据患者的具体情况，下肢修复的患者术后 5 ~ 7 天可下床活动，上肢、躯干、头颈部修复的患者术后 2 ~ 3 天可下床活动。一般术后 10 天之内可出院。

改良

如果缺损部位较深或者缺损部位较大，创面内可见较粗的血管，则无须另外探测穿支血管，行穿支与受区动脉的端—侧吻合。

注意事项

吻合血管前需要确认受区穿支血管的搏动良好，血管切开后呈脉冲式出血，这是穿支皮瓣成功的关键。该技术具有一定难度，掌握该技术需要较长的学习时间。手术中若出现由于血管痉挛或皮瓣瘀血导致的供血不良，应及时发现穿支血管的异常情况而进行早期处理。手术比较精细，术中需要用长 30 ~ 50 mm 的针带 12-0 尼龙线进行吻合，必须配备相应的精细器械。理论上直径小于 1 mm 的穿支，手术风险明显增加，但随着技术的发展，笔者所在医院应用超显微技术的皮瓣成功率非常高，和传统显微皮瓣手术的成功率类似。

病例（图57-1）

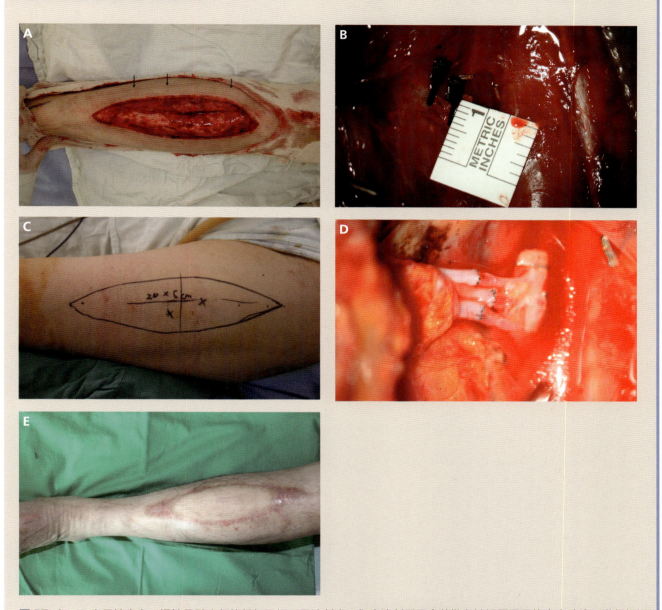

图57-1　47岁男性患者，慢性骨髓炎行软组织及坏死骨清创术，彻底清创后用多普勒在缺损周围寻找穿支动脉，进行标记（A）。血管直径通常为0.3~0.8 mm，在皮下层和筋膜层之间找到穿支血管，在该区域周围找到2条静脉，可作为该穿支动脉的回流静脉（B）。切取股前外侧皮瓣，穿支血管蒂部长度为5 cm（C）。吻合皮瓣及缺损区的穿支动脉及2条静脉（D）。术后6个月外形良好（E）

相关阅读

1. Hong JP, Koshima I. Using Perforators as Recipient Vessels (Supermicrosurgery) for Free Flap Reconstruction of the Knee Region. Ann Plast Surg 2010; 64: 291–293.

2. Hong JP, The Use of Supermicrosurgery in Lower Extremity Reconstruction: The Next Step in Evolution. Plast Reconstr Surg 2009; 123: 230-235.

3. Koshima I, Inagawa K, Urushibara K, et al. Supermicrosurgical lymphaticovenular anastomosis for the treatment of lymphedema in the upper extremities. J Reconstr Microsurg 2000; 16: 437-442.

4. KoshimaI, Inagawa K, Yamamoto M, et al. New microsurgical breast reconstruction using free paraumbilical perforator adiposal flaps. Plast Reconstr Surg 2000; 106: 61-65.

5. Koshima I, Yamamoto T, et al. Perforator Flaps and Supermicrosurgery. Clin Plastic Surg 2010; 37: 683–689.

6. Mureau MA, Hofer SO. Perforator-to-perforator musculocutaneous anterolateral thigh flap for reconstruction of a lumbosacral defect using the lumbar artery perforator as recipient vessel J Reconstr Microsurg. 2008; 24: 295-299.

第58章

复合瓣

Suk Joon Oh

引言

20世纪70年代初，游离皮瓣技术开始应用于临床，但当时是单一组织移植；1979年，泰勒（Taylor）报道了2例腹股沟皮肤及髂骨复合组织移植成功的病例，之后人们将各种类型的复合瓣逐渐应用于面颈、手及下肢的修复。游离复合瓣被命名为复合皮瓣、联体皮瓣、嵌合皮瓣、序列皮瓣等。不同类型的复合瓣可一期修复头颈部、手及下肢的多发创面。本章依据血管蒂的类型，将复合瓣进行分类，进一步通过典型病例来说明各种类型的复合瓣。

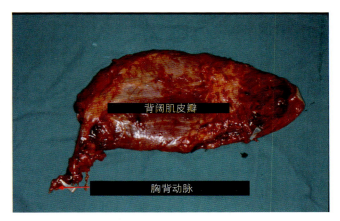

图58-2 胸背动脉供血的背阔肌皮瓣

复合瓣的分型及典型病例

复合瓣是指多种不同组织结构相互关联形成的一个单元。复合瓣根据其血供不同，分为以下两类。

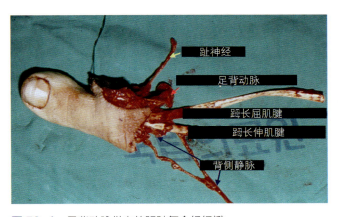

图58-1 足背动脉供血的踇趾复合组织瓣

单一血管蒂的复合瓣

复合皮瓣

从概念上讲，复合皮瓣是最为简单的复合瓣，由单一知名血管供血，包含几种不同组织结构，同时各结构之间相互依存，不可分离。肌皮瓣和筋膜瓣是最为常见的复合皮瓣，其皮瓣结构以肌肉或筋膜为基础，皮肤和皮下组织依靠肌穿支和皮穿支营养。复合皮瓣一般是单块皮瓣，在某些情况下为了增加皮瓣的灵活性，也可沿供血血管的分支将皮瓣分为几个部分（图58-1~图58-5）。

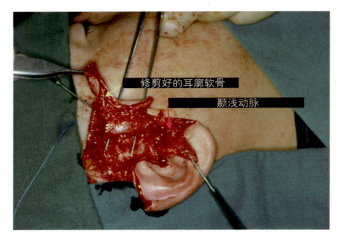

图58-3 由颞浅动脉供血的耳廓软骨复合组织瓣

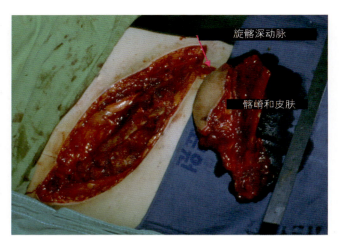

图58-4 由旋髂深动脉供血的髂骨复合皮瓣

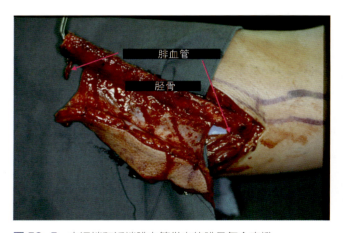

图58-5 由远端和近端腓血管供血的腓骨复合皮瓣

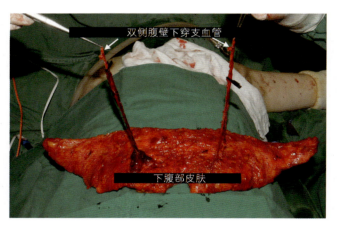

图58-6 腹部横行双蒂联体皮瓣，蒂部是双侧腹壁下动脉穿支血管

组合血管蒂的复合瓣

除了上述复合皮瓣，其他复合瓣都是多个血管蒂的组合，可称为组合皮瓣。

根据组合瓣的血管组合情况分为3个亚型。这3种类型的组合瓣的共同特点是不同解剖分区的皮瓣均有各自的血供。

联体皮瓣（Siamese flaps）

哈里（Harii）报道了背阔肌—腹股沟组合皮瓣，以旋髂浅动脉为蒂，吻合胸背动脉，首先引入了"联体皮瓣"的概念。随后什巴达（Shibata）等报道了1例远端蒂骨间后皮瓣联合上臂外侧皮瓣修复手部缺损。联体皮瓣可以是股前内侧—腹股沟皮瓣或者股前外侧—股内侧皮瓣，其血管蒂是旋股外侧动脉血管、旋髂浅动脉血管及股动脉穿支血管。联体皮瓣含有相邻的2个皮瓣，切开皮瓣时将2个皮瓣的蒂部一起切取。旋股外侧动脉是股前外侧皮瓣的唯一血管蒂，因此一般将腹股沟皮瓣或者大腿内侧皮瓣的蒂部血管与旋股外侧动脉的肌支或降支相吻合（图58-6、图58-7）。

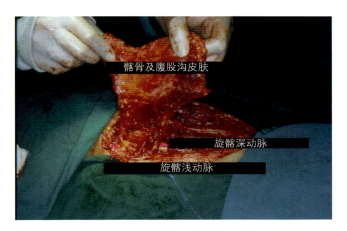

图58-7 髂骨—腹股沟联体皮瓣，皮瓣蒂部是旋髂深动脉及旋髂浅动脉

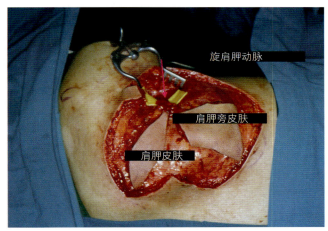

图58-8 旋肩胛动脉供血的肩胛和肩胛旁组合皮瓣

嵌合皮瓣（Conjoint flaps）

嵌合皮瓣是指同一个血管体区的局部皮瓣的联合，由多个独立的皮瓣构成，各个皮瓣都具有各自独立的血供营养，但均来源于同一个上级母主支血管。嵌合皮瓣是报道最广泛的一类组合瓣。应用时可在单一供区同时采取多种不同的组织。肩胛下皮瓣系统可以较好地说明该类组合瓣。嵌合皮瓣可以是筋膜（肩胛、肩胛旁）、肌肉（前锯肌、背阔肌）、骨（肩胛骨、肋骨）组织瓣，也可以是上述组织的任意组合，其供血来源是胸背或旋肩胛动脉分支（图58-8）。另外，旋股外侧血管供血的大腿前侧组合皮瓣（如前外侧、前内侧筋膜皮瓣，股直肌，阔筋膜张肌）及足背血管及其主要分支供血的足背组合皮瓣（如甲床、关节、骨及足趾）在应用中也较为重要（图58-9、图58-10）。

序列皮瓣（串联皮瓣，桥式皮瓣，血流桥接皮瓣，嵌合皮瓣，Sequential flaps）

序列皮瓣是指将多个供区的独立皮瓣通过显微外科血管吻合的方法串联成一个皮瓣序列而进行移植。相对于后一个皮瓣而言，前一个皮瓣是其受区并为其血供架桥（图58-11）。序列皮瓣通常由2个或者2个以上皮瓣或组织瓣构成，各皮瓣均具有各

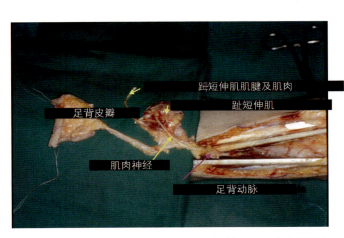

图58-9 足背动脉供血的趾短伸肌、踇短伸肌及足背皮瓣组成的嵌合皮瓣

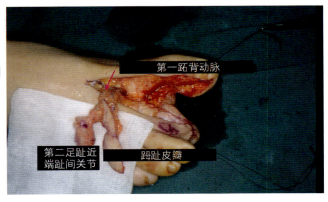

图58-10 趾动脉供血的踇趾皮瓣及内侧趾动脉供血的第二足趾近端趾间关节组成的嵌合皮瓣，其供血血管均是足背动脉的分支第一跖背血管

自独立且唯一的血供（图 58-12）。股前外侧皮瓣串联旋股外侧动脉或者旋髂深动脉供血的髂骨是最常用的组合形式。其他的还有股前外侧皮瓣串联腹股沟皮瓣、脐旁穿支皮瓣、大腿内侧皮瓣等。

多血管蒂

组合皮瓣

组合皮瓣是指两种或者两种以上来源于不同组织的组织瓣，具有各自独立的血管蒂。由于各组织吻合至受区的不同血管，组合皮瓣通常用来修复复杂缺损（图 58-13）。

增加血流的方式

临床上有两种为远侧部分增加血液循环的方式：一是将皮瓣远侧血管蒂与皮瓣以外的受区血管进行吻合，称为外增压（该名词引自汽车行业的一个术语，即通过外加能量来提高发动机的工作表现）；二是将皮瓣远侧血管蒂与皮瓣近侧自身血管蒂的另外一个分支进行吻合，称为涡轮增压（即通过增加自身的油、气压力来提高发动机的工作表现）。近侧单蒂的腹直肌横行皮瓣（TRAM）在女性乳房再造中很常用。但如何增加腹部中线对侧的皮瓣的血供是再造成功的关键。可将对侧的腹壁下动脉与胸廓外动脉吻合（外加增压方式，图 58-14），亦可将对侧的腹壁下动脉与同侧的腹壁下动脉相吻合（血供来自同侧的腹壁上动脉血管蒂，涡轮增压）。

涡轮增压

车辆涡轮增压依靠发动机自身的排气来增加动力。因此，如果将皮瓣主要血管蒂的末端或分支与另一支小血管进行吻合，进入皮瓣的血流（发动机）就可能产生虹吸作用（排气），以增加缺血部位的血流。在首先保证足够的逆行压力后，将横行腹直肌皮瓣（TRAM）的同侧和对侧腹壁下深血管直接吻合，特别是可以增加上部单蒂横行腹直肌皮瓣（TRAM）横向中线的血流。联体皮瓣和环链皮瓣就是采用涡轮增压的方式，即将小血管蒂与主要血管蒂的分支进行显微吻合来增加血流。

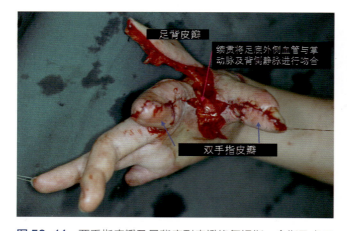

图 58-11　两手指皮瓣及足背序列皮瓣修复拇指、食指及虎口缺损

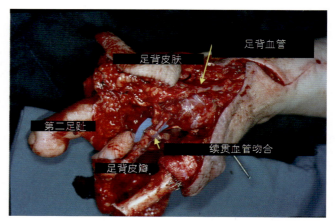

图 58-12　第二足趾、足背皮瓣及足背序列皮瓣修复拇指及食指缺损

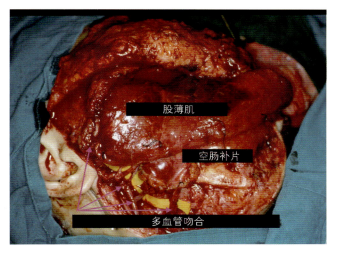

图 58-13　空肠补片和股薄肌组成的组合瓣

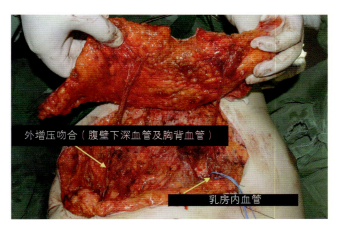

图 58-14　吻合双侧血管的外增压横行腹直肌肌皮瓣

相关阅读

1. Taylor GI, Watson N. One-stage repair of compound leg defects with free, revascularized flaps of groin. Plast Reconstr Surg 1978; 61: 494-506.

2. Hallock GG. Simplified nomenclature for compound flaps. Plast Reconstr Surg 2000; 105: 1465-1469.

3. Koshima I, Yamamoto H, Hosoda M, et al. Free combined composite flaps using the lateral circumflex femoral system for repair of massive defects of the head and neck regions: an introduction to the chimeric flap principle. Plast Reconstr Surg 1993; 92: 411-420.

4. Koshima I, Yamamoto H, Moriguchi T, et al. Extended anterior thigh flaps for repair of massive cervical defects involving pharyngoesophagus and skin: an introduction to the "mosaic" flap principle. Ann Plast Surg 1994; 33: 461-462.

5. Koshima I. A new classification of free combined or connected tissue transfers: Introduction to the concept of bridge, Siamese, chimeric, mosaic, and chain-circle flaps. Acta Med Okayama 2001; 55: 329-332.

6. Hallock GG. Further classification of the nomenclature for compound flaps. Plast Reconstr Surg 2006; 117: 151e-160e.

7. Eo S, Kim Y, Kim JY, et al. The versatility of the dorsalis pedis compound free flap in hand reconstruction. Ann Plast Surg 2008; 61: 157-163.

8. Oh SJ, Koh SH, Chung CH. Twin digital and in-step neurovascularised free flap for reconstruction of the degloved mutilated hands. J Plast Reconstr Aesth Surg 2010; 63: 1853-1859.

9. Oh SJ, Jeon MK, Koh SH. Nasolabial facial artery and vein as recipient vessels for midface microsurgical reconstruction. J Craniofac Surg 2012; 22: 789-791.

10. Oh SJ. Combined neurovascular gracilis muscle and jejunal free-flap reconstruction for extensive venous malformation of the face. J Craniofac Surg 2011; 22: 899-900.

11. Oh SJ, Chung CH. Upper-lip reconstruction using a free dorsalis pedis flap incorporating the extensor halluces and digitorum brevis muscles. J Craniofac Surg 2011; 22: 998-999.

第 59 章

Jeong Tae Kim • Youn Hwan Kim • Giuseppe Visconti

引言

复杂的多组织缺损可以依照缺损的特征和功能的需要，通过不同的显微外科手术方法来修复。双螺旋桨皮瓣、重叠皮瓣、同一血管链的双皮瓣以及嵌合瓣是目前修复复杂三维缺损的常用方法。然而，与嵌合瓣相比，多个皮瓣由于供瓣区的损害和住院时间的延长，医患双方需要花费更大的代价。而嵌合瓣可以让医生在一个供区切取多种组织来构成皮瓣。尽管手术操作的难度较大，但此方法降低了供区的损害，减少手术和麻醉的时间，让填塞组织更方便植入，外形也更美观。

"嵌合（chimera）"一词源于希腊神话，chimera是一种狮首、蛇尾、羊身的动物。在显微外科，其意思为多个独立的皮瓣仅仅通过血管连接在一起，每一个皮瓣由同一血管的不同分支供血。这种类型的皮瓣组合被称为经典嵌合瓣。当组合的皮瓣并非源于自然的血管连接，而是通过血管吻合的方法人为建立而成时，这种嵌合瓣被称为吻合嵌合瓣。随着穿支皮瓣的进展，嵌合瓣又发展出穿支嵌合瓣。这些构建嵌合瓣的血管为穿支血管而非主干血管，这样可以有更多可选择的组织（脂肪、脂肪筋膜、筋膜等），单一的供区损害，植入物的自由度更大，外形也更加美观。

依据关于嵌合瓣的经验，我们提出更为简便的嵌合瓣分类方法，以便使嵌合瓣的设计更为系统。

嵌合瓣的分类

基于皮瓣设计和穿支构成，笔者依据 31 种用于不同复杂缺损创面修复的嵌合瓣的临床经验，提出嵌合瓣分类的改良方法（表 59-1）。

Ⅰ型 经典嵌合瓣：嵌合瓣的皮瓣由知名的血管或分支供血。

ⅠP型：经典嵌合瓣中包含有穿支皮瓣。

Ⅱ型 吻合血管嵌合瓣：两个皮瓣通过血管吻合，形成嵌合瓣。

ⅡP型：吻合的嵌合瓣中包含有穿支皮瓣。

Ⅲ型 穿支嵌合瓣：仅仅由穿支皮瓣构成的嵌合瓣。

Ⅳ型 混合嵌合瓣：嵌合瓣由 3 个以上的皮瓣构成，由Ⅰ~Ⅲ型嵌合瓣组合而成。由于Ⅳ型嵌合瓣在组成上包含了其他类型的嵌合瓣，我们建议需要用下标来特别注明其构成方式，如Ⅳ$_{(i+ii)}$。

在我们的经验中，多数供区位于胸背区，血管源于背阔肌穿支（LDp）、胸背穿支（TDp）和侧胸穿支（LTp）。最多见的为Ⅲ型穿支嵌合瓣（15 例），其次为经典嵌合瓣（Ⅰ型 9 例，ⅠP型 7 例），第三

表 59-1 嵌合瓣的分类

嵌合瓣类型	描述	图例
Ⅰ型 经典嵌合瓣	构成嵌合瓣的皮瓣由知名血管或分支供血	
	ⅠP型 经典嵌合瓣中包含有 1 个穿支皮瓣	
Ⅱ型 吻合血管的嵌合瓣	通过血管吻合将皮瓣相连	T 形吻合型 直通吻合型
	ⅡP型 吻合形成的嵌合瓣中包含有 1 个穿支皮瓣	
Ⅲ型 穿支嵌合瓣	构成嵌合瓣的各个皮瓣仅由穿支血管供血	
Ⅳ型 混合型嵌合瓣	任何 Ⅰ~Ⅲ型的联合	Ⅱ型 + Ⅲ型 ⅠP型 + Ⅲ型

是吻合血管的Ⅱ型嵌合瓣（Ⅱ型4例，ⅡP型4例），混合型嵌合瓣最少（3例）。

嵌合瓣的概念很早就有。以前人们就提出过类似的分类体系，例如：一个是阿加沃（Agarwal）等提出了预构嵌合瓣和固有嵌合瓣两大类；另一个是黄（Huang）等依照血供分成的3类（分支型、穿支型和显微手术预构的嵌合瓣）。在本章中，我们提出一个新的分类体系，新体系更加注重于皮瓣的设计和构造。我们坚信，在治疗各种复杂缺损时，这一新型简单的分类体系能有利于嵌合瓣的设计与实施。

嵌合瓣的英文"chimera"一词来源于希腊神话，chimera是一种由多种动物组合而成的怪异的混合生物。将这一词引入皮瓣中，真正的嵌合瓣应该是指Ⅱ型吻合血管的嵌合瓣，这种嵌合瓣是由不同来源的皮瓣构成的，正如"chimera"的身体是由不同的动物组合成一样。

与希腊神话中的动物类比，穿支嵌合瓣应该是指应用穿支的Ⅲ型嵌合瓣，其英文"hydrism"看起来比"chimera"更像九头蛇（hydra）一些。在希腊神话中，九头蛇（hydra）是一种有很多头颅的像蛇一样的水生生物。联想到嵌合瓣，这来源于同一身体的多个"头颅"就像是来源于同一血管的各个穿支供应的不同皮瓣。

穿支嵌合瓣是建立在穿支皮瓣概念上的嵌合瓣衍生的皮瓣。因此，我们能够在远离血液循环（如穿支）的部位掀起皮瓣，然后分离，直到主干血管的位置。主干血管可以视为树干，穿支则可视为树枝，由树枝的部位开始分离，可以让我们选择需要的分支，为了便于创面的修复对树进行适当的裁剪。

因此，在皮瓣蒂部解剖时到达主干血管之前会找到好几个穿支或分支，使得操作更加灵活，不同组织的构成也更加方便。其结果是，嵌合瓣的构成要比以前简单得多，与以前传统的嵌合瓣相比，这是一个完全不同的概念。

Ⅰ型（经典型）和Ⅱ型（吻合血管型）的嵌合瓣是建立在从筋膜下层分离血管，并且皮瓣是像简单肌瓣、肌皮瓣或是像筋膜皮瓣一样掀起的基础上的。从技术上讲，皮瓣的设计类似于传统的皮瓣，

需要进行精确的解剖、全面的术前设计，手术是从主干血管解剖（顺行分离）开始的。等解剖到浅一些的层面后，找出穿支血管蒂，并且在皮瓣分离过程中，将其他的穿支也置入各个组成的皮瓣之中。这样，穿支嵌合瓣的构成是在术中根据穿支的位置来设计，不能在术前准确地预估。换句话说，穿支嵌合瓣在设计上自由度更大，可以根据缺损的需要来自由切取，比Ⅰ型和Ⅱ型嵌合瓣更加灵活。

熟悉了嵌合瓣的分型，了解穿支嵌合瓣之后可以为复杂的重建手术提供巨大的便利。例如，在设计Ⅰ型经典嵌合瓣时，我们会局限于蒂部血管发出较多分支的那几个特定供区。而Ⅱ型吻合血管的嵌合瓣则需要至少2个供区。值得注意的是，当有了穿支的概念之后，在此分类中Ⅰ型和Ⅱ型都包含有"P"亚型。ⅠP型在结构上与Ⅰ型类似，不同的是其组成中有1个真正的穿支皮瓣。当血管吻合技术作为构建皮瓣的方法之后，这就是吻合型嵌合瓣（Ⅱ型），其P亚型是指在Ⅱ型嵌合瓣中包含有1个穿支皮瓣。

3个或3个以上的皮瓣组合在一起就是Ⅳ型（混合型）嵌合瓣，是指包含有3个皮瓣的嵌合瓣或Ⅰ型到Ⅲ型嵌合瓣的组合。为了分辨嵌合瓣的组成，我们建议使用下标来标注其使用的嵌合瓣类型。

通过使用Ⅲ型穿支血管嵌合瓣，我们克服了两大难题：一是使用单一供区修复超大缺损；二是不需要通过血管吻合来构建皮瓣。这个皮瓣的一个优势是术中调整的自由度大，可以包含更多的组成。自由度大更有利于功能、解剖和外观的重建。然而，应用这种嵌合瓣需要术者掌握显微外科知识，初学者不太容易掌握。

对于供区，我们认为侧胸部位适合做穿支嵌合瓣，这里的组织（皮肤、脂肪、筋膜、肌肉和骨组织）丰富，有肌皮穿支（LDp）、肌间隔穿支（TDp）和直接皮肤穿支（LTp）。然而，嵌合瓣也可以选择其他的供区。

最后，穿支嵌合瓣使得皮瓣的植入有很大的灵活性。

传统的嵌合瓣由筋膜下层的主干血管或其分支

来供血。新型的穿支嵌合瓣则由在皮下的穿支来供血。对于复杂的缺损来说，嵌合瓣到穿支嵌合瓣的进展是一大进步，它整合了穿支皮瓣和嵌合瓣的优势。尤其是在供区和受区血管受到限制或是在需要保留大的主干血管的情况下。这一新的分类体系旨在使得嵌合瓣更易理解，更容易推广。它使得显微外科医生在处理复杂创面时能有更为合适的解决方法，组织量更多，功能和外观更好。

典型病例

病例

Ⅲ型穿支嵌合瓣（图59-1）

61岁男性患者，诊断为咽喉癌。行根治性切除后，创面以Ⅲ型穿支嵌合瓣覆盖。皮瓣从侧胸部掀起，由2条通向胸背和侧胸的穿支血管供血。采用16 cm×9 cm大小的背阔肌皮瓣覆盖食管，4 cm×2 cm大小的侧胸皮瓣用于

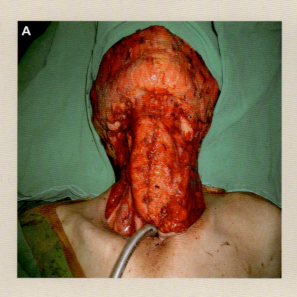
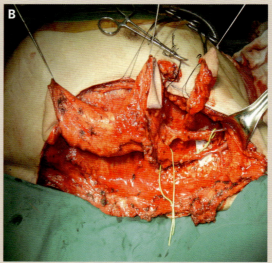

监测。该嵌合瓣由 2 条主干血管供血，分别与面动脉和喉上动脉相吻合。

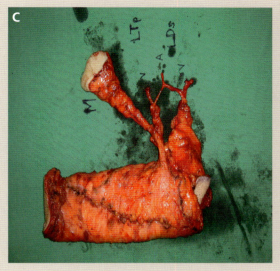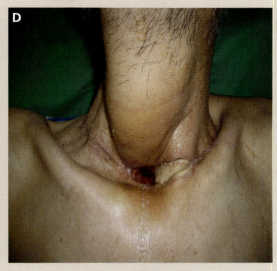

图 59-1　61 岁男性患者，咽喉癌根治性切除，Ⅲ型穿支嵌合瓣覆盖术中（A）。嵌合瓣由来源于侧胸部的 2 条独立的穿支血管供血（B）。Ⅲ型穿支嵌合瓣由 2 部分组成：16 cm×9 cm 大小的背阔肌皮瓣覆盖食管创面，4 cm×2 cm 大小的侧胸皮瓣用于监测（C）。术后外观（D）

相关阅读

1. Huang, W. C., Chen, H. C., Wei, F. C., et al. Chimeric flap in clinical use. Clin Plast Surg 2003; 30: 457-467.

2. Beer, G. M., Lang, A., Manestar, M., et al. The bipedicled and bipartite latissimus dorsi free and perforator flap: an anatomic study. Plast Reconstr Surg 2006; 118: 1162-1170.

3. DellaCroce, F. J., Sullivan, S. K. Application and refinement of the superior gluteal artery perforator free flap for bilateral simultaneous breast reconstruction. Plast Reconstr Surg 2005; 116: 97-105.

4. Liu, W. W., Yang, A. K., Ou, Y. D. The harvesting and insetting of a chimeric anterolateral thigh flap to reconstruct through and through cheek defects. Int J Oral Maxillofac Surg 2011; 40: 1421-1423.

5. Kim, J. T. Latissimus dorsi perforator flap. Clin Plast Surg 2003; 30: 403-431.

6. Kim, J. T. New nomenclature concept of perforator flap. Br J Plast Surg 2005; 58: 431-440.

7. Agarwal, J. P., Agarwal, S., Adler, N., et al. Refining the intrinsic chimera flap: a review. Annals of plastic surgery 2009; 63: 462-467.

8. Kim, J. T., Ng, S. W., Kim, Y. H. Application of various compositions of thoracodorsal perforator flap for craniofacial contour deformities. J Plast Reconstr Aesthet Surg 2011; 64: 902-910.

9. Kim, J. T., Ng, S. W., Naidu, S., et al. Lateral thoracic perforator flap: additional perforator flap option from the lateral thoracic region. J Plast Reconstr Aesthet Surg 2011; 64: 1596-1602.

10. Lin, Y. T., Lin, C. H., Wei, F. C. More degrees of freedom by using chimeric concept in the applications of anterolateral thigh flap. J Plast Reconstr Aesthet Surg 2006; 59: 622-627.

第 60 章

Ju-Won Yi • Sang-Hyun Woo

引言

目前游离皮瓣手术的趋势是要保留主干大血管，修薄皮瓣，减少供区损害。然而，考虑到并非每个供区在功能、神经血管的体征和外观等这几方面都合适，于是有必要使用预构皮瓣了。预构皮瓣可以减少患者供区的损害，并避免了功能上的损失。

预构皮瓣时，把远端结扎的非自然血管蒂植入到需要的供区皮下组织内部，经过 8 周的血管化过程之后，预先植入的血管蒂可以作为轴型血管来供血，供区组织可以用于移植。预构皮瓣的概念早在 20 世纪 80 年代由沈祖尧提出并应用于临床。然而在此之前，20 世纪 30—40 年代，心外科医生就尝试通过不同方法移植血管组织使心脏血管化。20 世纪 70 年代又有了进一步的突破，有一系列在动物模型中的研究，使用大网膜使皮肤血管轴型化。第一个将之用于人体的修复重建是沈祖尧在 1981 年报道的，在这篇文章中，他在头颈部植入面动脉，随后进行组织移植，并提出了"预构"的概念。在此之后，20 世纪 80 年代后期和 20 世纪 90 年代早期，有许多关于增加和改善血管预构的文献涌现。对于组织重建的修复，首先是要规划患者重建时需要的组织量。出于外观和解剖上的考虑，修复时通常会使用皮瓣。但常常是适合的供区不具备用于移植的适合的血管轴。皮瓣预构技术可以在供区植入血管，使之血管轴型化，用于组织移植。预构皮瓣在临床上可以用于身体的任何部位。

另外一个相关但又不一样的概念是组合皮瓣。在许多文献中，这一词常常被误认为是皮瓣预构。然而，组合皮瓣实际上主要着重于不同的重建需求，涉及另一些技术。分清这两个词不仅在语言学上有意义，还可以避免外科医生产生混淆，有助于他们更好地测量组织重建的需求量和供区的可利用的组织量，做好组织重建的规划。组合皮瓣是在 1994 年由普里巴兹（Pribaz）和范（Fine）提出的，原意是将不同的层次叠合在一起。组合皮瓣是指在组织重建时，在远隔部位将不同层次的组织组合在一起形成三维结构，通过已有的轴型血管床来形成类似嵌合组织，然后再经过 2～3 周成熟后，依靠其自有的轴型血管血供转移到缺损创面。皮瓣设计之所以应用，是因为它可以利用远隔部位来修复缺损，现在在某些复杂的、不易修复的三维缺损中还在使用。这些患者常常有不容易修复的缺损。此外，远隔部位的血管床无损伤，更有利于移植。组合皮瓣技术更多见于多层次组织缺损的重建，例如鼻、唇、颊部、耳、上颌、下颌、气管、食管和阴茎等部位的重建。

解剖

在 1980 年之前，仅有关于混血狗的试验研究，是一段带血供的回肠能够为其上方的皮肤和皮下组织提供血运。随后，将剥去肠黏膜的独立的肠段移植在腹部皮下，说明移植嵌合组织也是可行的。此后，在腹腔内取出的股动脉上植皮也可以成活。

在 20 世纪 80 年代，有通过在随意皮瓣上移植血管将之转化成轴型皮瓣的前期研究，也有在皮瓣中植入动静脉使骨和软骨血管化的报道，提示血管移植后移植的动静脉能够产生大量的新生血管分支。而且，血管化的过程在移植后几天就开始了，且 8～12 周生长迅速。此后，1992 年克霍里（Khouri）等报道，许多嵌合组织通过不同的血管载体都可以作为预构皮瓣来移植。

各种组合的游离皮瓣可以通过血管蒂来构建和转移。血管载体为选定的组织提供血流灌注。经过一段时间后，预构的皮瓣就可以被切取和转移到受区，在那里重新建立血运。

小野（Ono）等在兔模型中，通过将股动脉移植到腹部皮下的方法，将随意皮瓣和轴型皮瓣进行对比，检验了 9 种皮瓣的成活率。他们报道，预构皮瓣的成活率比随意皮瓣明显增高，但是不如轴型皮瓣。还指出血管化的过程由植入血管束的远端开始，继而扩展到整个皮瓣。

血管蒂包括至少 1 根动脉及其伴行静脉，周围是外膜，也可以是筋膜或是肌肉。它可以在局部切取，如果不能的话，可以像一个小游离皮瓣一样移植在所需的供区组织下方。

手术方法

皮瓣预构

第一步是要勾画所需皮瓣的大小。作为开始的一步，都希望切取的皮瓣与受区的组织完全匹配，不仅是表面性质，也包括形状和轮廓。预构皮瓣通过向供区部位移植血管蒂来为皮瓣提供轴型血供，因此一旦血管化完成就可以进行转移。血管蒂的转移可以采用局部 U 状转移，也可以像小游离皮瓣一样进行游离移植。通过局部转移或是远隔游离移植，预构皮瓣与受区之间发生新的血管化过程。

切取预构皮瓣的血管蒂时应至少包括动脉及其伴行的静脉和系膜，也可以包含筋膜和肌肉组织。对于薄皮瓣，血管蒂可以直接植入皮下。应该结扎血管蒂的远端。为了防止血管蒂周围的瘢痕形成，方便预构皮瓣转移时的切取，可以在血管蒂近端的组织周围放置聚四氟乙烯管或细硅胶管。

皮瓣成熟

对于人类而言，血管蒂植入后组织新生血管最大化的时间尚不确定。老鼠和兔子的动物研究显示，在 2～3 周时血管化迅速发生，但经验告诉我们，对于人类，这一过程至少需要 8 周；事实上，如果时间更长，血管化可以更充分。然而，有些方法可以加速血管成熟。在动物实验中，血管生成因子如碱性成纤维细胞生长因子和血管内皮生长因子，不仅可以提高皮瓣的成活率，还可以增强皮瓣对感染的耐受性。

皮瓣转移

在预构皮瓣的第二阶段，所预构的皮瓣通过建立新的轴型血供被转移到手术的最终位置。如果靠近缺损创面，可以通过带蒂皮瓣的方式转移；如果距离远，就需要通过显微血管吻合的方式。

预置皮瓣

"预置"一词指的是将多个薄层组合在一起，形成一个多层结构。在重建外科领域，"预置皮瓣"一词指的是组成复杂三维结构的 2～3 个阶段。第一阶段是将不同的层次添加到现有的轴型血管区域，形成嵌合移植物，待到一定时间成熟后再行转移术。中间阶段可能需要皮瓣修整手术，如修薄、延迟或增加额外的组织。当远位的组织瓣与原有的轴型血管建立血运，就进行下一阶段的手术。预置皮瓣的理论基础是这些不同部位来源的组织层次可以愈合到一起，形成稳定的、有预期的结构和位置的皮瓣，由一处可靠的血管供血，而不是多处。这一点在功能重建时尤为重要，因为需要转移到结构复杂的某些部位，结构上的渗漏可能会导致严重的并发症（如会阴部位的尿道和纵隔部位的食道）。对于皮肤，添加的移植材料可能包括软骨、骨、黏膜、神经，甚至还有外源性的材料，如载体托盘中的松质骨、培养的角质细胞薄片或是生物工程组织。

皮瓣成熟

由于血供难以操控，预置皮瓣的成熟时间通常比预构皮瓣短，多为 2 ~ 4 周。这也很好理解，因为它就是类似符合组织移植需要的时间，而对于预构皮瓣，新生血管需要更多的时间，而其组织也往往更厚。中间可能需要修薄或迟延手术，以使切取的皮瓣更大或加入新的移植材料。

皮瓣转移

由于各层组织之间已经建立了血运，预置皮瓣的静脉瘀血不像预构皮瓣那么多见。

改良

预构组织的延迟

这种技术能成功地促进新生血管形成。由于预构皮瓣的需要，延迟是通过逐步使皮瓣组织离开其非轴型血液供应，从而使其完全依赖于植入的血管蒂。尤其是在缺血时，皮瓣延迟也使邻近区域的血管扩张，从而与这些扩张血管建立连接，而不是增加新生血管。手术延迟也可以增加肌瓣的血液灌注，在皮瓣延迟阶段可以通过将肌肉的血液供应降至维持生存的最低限度来得以实现。

预构组织的扩张

这已被证实在皮瓣预构中是一项有效的辅助手段。其优势在于，进一步使皮瓣更薄，利于重建及在皮瓣转移后利于供区创面的闭合。更重要的是，组织扩张已被证实可以增加转移组织的面积。后面的这一好处是扩张器导致新生的血管集中于皮瓣组织的浅层，其次是扩张器促进新生血管的形成，扩

张器与皮瓣深部组织阻隔后起到的延迟作用，或是以上因素的综合（图 60-1）。

植入扩张器时，血管蒂位于扩张器的表面，血管蒂及扩张器下的深部组织可以被动员。扩张器植入 1 周后就可以开始扩张，每周 1 次，很快可以耐受，只要通过多普勒超声检查血管蒂仍保持搏动即可。扩张器注水后搏动信号会减弱，可以适当抽出直到信号恢复。扩张术通常可以使皮瓣更薄，使供区最终能直接缝合封闭，扩张器也可用于深部皮肤移植的内部支撑。

预构组织的移植

当必须要做全部移植，而且移植后处理并不容易时，外科医生可以通过预先移植的预构皮瓣以保证功能重建的成功。

注意事项

这两种方法的主要缺点是都需要多做 1 次以上的手术，组合皮瓣的两次手术最少间隔 2 周，而预构皮瓣的间隔是 8 周以上。分期手术和相对较长的时间降低了患者对于这两种方法的积极性，多次全身麻醉手术使得患者身体虚弱、预后变差，也限制了在面部缺损这样能够容忍延迟重建病例中的使用。事实上，预构皮瓣和组合皮瓣对于面部缺损的重建是最适合的，无论是现在还是将来皮瓣转移的时候。相对良性的面部缺损，由于创面过大，难以利用局部技术解决的，也可以使用预构皮瓣和组合皮瓣来治疗。血管畸形、先天性毛发痣和巨型神经纤维瘤都适合，在文献中可以找到相关的病例。切除病变后的创面可以延迟覆盖，直到预构皮瓣或组合皮瓣成熟。尽管有这些限制，预构皮瓣和组合皮瓣还是有其独有的优势，那就是在自体组织重建时明显扩展了皮瓣的适应证，可以达到最佳的美容效果。通过血管预构，可以将颜色和组织学上最适宜的组织用于重建，形成 1 个血管蒂，而可以无视其原来的血供。对于组合皮瓣，不同特性的皮瓣可以组合在

一起，用于日后复杂的创面修复。

预构皮瓣

　　皮瓣转移后最常见到的问题是暂时性的静脉瘀血。这可能是由于新生血管的压力不平衡，在同一血管蒂处的静脉压相对较低而动脉压较高而造成的。动物实验和临床研究表明，如果张力过大或是皮瓣打折，可能会加重早期的静脉瘀血，导致皮瓣坏死。幸运的是，在皮瓣转移后出现瘀血的头 36h 还能存活的皮瓣，通常都会恢复正常。有些方法可以促进新生血管的形成，包括皮瓣延迟、延长皮瓣的成熟时间，或增加血管蒂（通常是筋膜瓣）和供体组织之间的接触面积。还有些方法可以帮助减轻皮瓣的静脉瘀血，如延迟转移、临时吸血（化学或药物）、避免皮瓣打折等，或者如果可能的话，使用预制皮瓣现有的皮下静脉行额外的静脉吻合。最后，最近有一个报道说，在皮瓣血管蒂移植 6～7 周后，皮瓣转移术前 2 周进行皮瓣延迟可以最大限度减少静脉瘀血。

预置皮瓣

　　预置组合皮瓣中所有组成的皮瓣，在转移后都

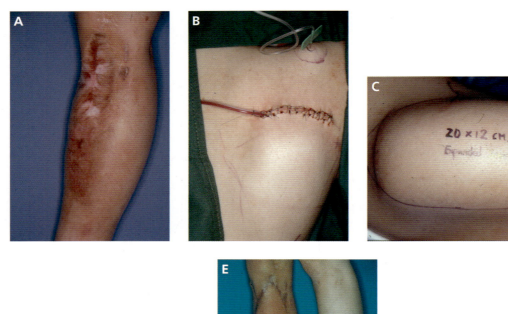

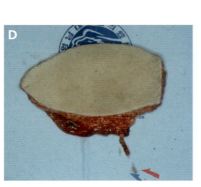

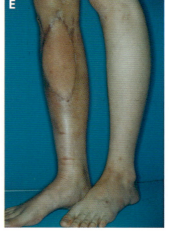

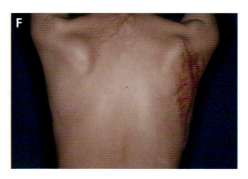

图 60-1　右小腿胫前增生性瘢痕的术前外观（A）。预构皮瓣组织扩张（B）。向扩张器内连续注射生理盐水后，肩胛旁皮瓣扩张至 20 cm×12 cm 大小（C）。切取扩张后的肩胛旁皮瓣（D）。术后 18 个月的外观（E）。供区术后外观（F）

会出现水肿，愈合后在每一层组织之间都会形成瘢痕。尽管如此，这种在皮瓣转移之前允许皮瓣成熟的预组装仍拥有巨大的优势。在构建复杂的三维结构的同时，各个层次之间的瘢痕及其收缩都可以导致皮瓣的变形和缩小。因此，早期的结果往往并不满意，通常需要通过手术来调整。在皮瓣转移后也有可能出现变形，据推测可能是淋巴回流受阻导致移植组织的短暂水肿所致。这种情况尤其多见于面部，预置皮瓣多用于面部中央区的修复，如鼻子及其周围的缺损。一旦预置皮瓣愈合，与基底黏附，可以去除外部的表皮并以局部推进皮瓣覆盖，或者是对于鼻部使用前额皮瓣来进行最后的美容重建。

相关阅读

1. Woo SH, Seul JH. Pre-expanded arterialized venous free flaps for burn contracture of the cervicofacial region. Br J Plast Surg 2001; 54: 390-395.
2. El-Hussaen AA, Saleh MS, Melvin S, et al. Prefabricated Flap: Experimental and clinical review. Plast Reconstr Surg 1995; 96: 1218-1225.
3. Lifei G, Julian JP. Clinical Flap Prefabrication. Plast Reconstr Surg 2009; 124: 340-350.
4. Jon AM, Julian JP. Prefabrication and prelamination applications in current aesthetic facial reconstruction. Clin Plastic Surg 2009; 36: 493-505.
5. Washio H. An intestinal conduit for free transplantation of other tissues. Plast Reconstr Surg 1971; 48: 48-51.
6. Yao ST. Vascular implantation into skin flap: experimental study and clinical application: a preliminary report. Plast Reconstr Surg 1981; 68: 404-410.
7. Erk Y, Rose FA, Spira M. Vascular augmentation of skin and musculocutaneous flaps. Ann Plast Surg 1983; 10: 341-348.
8. Morrison WA, Dvir E, Doi K et al. Prefabrication of thin transferable axial-pattern skin flaps: an experimental study in rabbits. Br J Plast Surg 1990; 43: 645-654.
9. Khouri RK, Upton J, Shaw WW. Prefabrication of composite free flaps through staged microvascular transfer: an experimental and clinical study. Plast Reconstr Surg 1991 Jan; 87: 108-115.
10. Ono H, Tamai S, Yajima H. Blood flow through prefabricated flaps--an experimental study in rabbits. Br J Plast Surg 1993; 46: 449-455.
11. Khouri RK, Upton J, Shaw WW. Principles of flap prefabrication. Clin Plast Surg 1992; 19: 763-771.
12. Callegari PR, Taylor GI, Caddy CM, et al. An anatomic review of the delay phenomenon: I. Experimental studies. Plast Reconstr Surg 1992; 89: 397-407.
13. Taylor GI, Corlett RJ, Caddy CM, et al. An anatomic review of the delay phenomenon: II. Clinical applications. Plast Reconstr Surg 1992; 89: 408-416.
14. Pribaz JJ, Guo L. Flap prefabrication and prelamination in head and neck reconstruction. Semin Plast Surg 2003; 17: 351.
15. Pribaz JJ, Fine NA. Prelamination: Defining the prefabricated flap. A case report and review. Microsurgery 1994; 15: 618-623.
16. Khouri RK, Ozbek MR, Hruza GJ, et al. Facial reconstruction with prefabricated induced expanded (PIE) supraclavicular skin flaps. Plast Reconstr Surg 1995; 95: 1007-1015.
17. Pribaz JJ, Fine NA. Prefabricated and prelaminated flaps for head and neck reconstruction. Clin Plast Surg 2001; 28: 261-272.
18. Maitz ZPK, Pribaz JJ, Duffy FJ, et al. The value of the delay phenomenon in flap prefabrication: An experimental study in rabbits. Br J Plast Surg 1994; 47: 149-154.
19. Tark KC, Shaw WW. The revascularization interface in flap prefabrication: A quantitative and morphologic study of the relationship between carrier size and surviving area. J Reconstr Microsurg 1996; 12: 325-330.
20. Maitz PK, Pribaz JJ, Hergrueter CA. Impact of tissue expansion on flap prefabrication: An experimental study in rabbits. Microsurgery 1996; 17: 35-40.
21. Scherer SS, Pietramaggiori G, Mathews JC, et al. The mechanism of action of the vacuum assisted closure device. Plast Reconstr Surg 2008; 122: 786-797.
22. Walton RL, Burget GC, Beahm EK. Microsurgical reconstruction of the nasal lining. Plast Reconstr Surg 2005; 115: 1813-1829.
23. Miyawaki T. Degner D, Jackson IT, et al. Easy tissue expansion of prelaminated mucosa-lined flaps for cheek reconstruction in a canine model. Plast Reconstr Surg 2002; 109: 1978-1985.
24. Lauer G, Schimming R, Gellrich NC, et al. Prelaminating the fascial radial forearm flap by using tissue-engineered mucosa: Improvement of donor and recipient sites. Plast

reconstr Surg 2001; 108: 1564-1572.

25. Ting V, Sims CD, Brecht LE, et al. In vitro prefabrication of human cartilage shapes using fibrin glue and human chondrocytes. Ann Plast Surg 1998; 40: 413-420.

26. Erol OO, Spira M. Development and utilization of a composite island flap employing omentum: experimental investigation. Plast Reconstr Surg 180; 65: 405-418.

27. Hirase Y, Valauri FA, Buncke HJ. Neovascularized boen, muscle, and myo-osseous free flaps: An experimental model. J Reconstr Microsurg 1988; 4: 209-215.

28. Hirase Y, Valauri FA, Buncke HJ. Prefabricated sensate myocutaneous and osteomyocutaneous free flaps: an experimental model. Preliminary report. Plast Reconstr Surg 1988 ; 82: 440-446.

29. Hirase Y, Valauri FA, Buncke JH, et al. Customized prefabricated neovascularized free flaps. Microsurgery 1987; 8: 218-224.

30. Hyakusoku H, Okubo M, Umeda T, et al. A prefabricated hair-bearing island flap for lip reconstruction. Br J Plast Surg 1987; 40: 37-39.

31. Maitz PK, Pribaz JJ, Hergrueter CA. Manipulating prefabricated flaps: an experimental study examining flap viability. Microsurgery 1994; 15: 624-629.

32. Pribaz JJ, Maitz PK, Fine NA. Flap prefabrication using the vascular crane principle: an experimental study and clinical application. Br J Plast Surg 1994; 47: 250-256.

第61章

带血管的淋巴结移植

Sung Won Jung

courtsey of HC Chen

引言

将带血管和不带血管的淋巴结同时移植已被证实可以有效地治疗轻度至中度肢体淋巴水肿（图61-1）。带血管的淋巴结移植是建立在显微外科技术的基础之上的。淋巴水肿的早期诊断和治疗至关重要，因为淋巴管也有其特有的作用和功能。

陈洪志淋巴水肿分期（HCC-stage）

分期

I 前哨失代偿期：淋巴负荷超过淋巴转运能力，淋巴管内淋巴压力过高，流动停滞，瓣膜失效。

· 非手术治疗。

II 短暂代偿期：所有的淋巴管开放用以引流淋巴液。淋巴液在皮肤的回流造成轻度水肿和偶发红斑，但是皮肤仍然柔软。患者无知觉。

· 非手术治疗或间断加压治疗。

III 随着感染的发生，组织中的成纤维细胞、单核细胞、脂肪细胞和角质形成细胞增多。

· 生理治疗。

· 淋巴结移植或 LVA[*]。

· 淋巴结移植或 RRPP[***] +/− 吸脂。

III A 症状明显，但是经过休息后肿胀可以改善。

· 生理治疗：淋巴结移植或 LVA。

III B 发生不可逆的改变。

· 淋巴结移植或 RRPP +/− 吸脂。

IV A 纤维血管增生明显：皮肤增厚，皮革样变，隐窝和皮肤溃疡。

· 根治性切除：查尔斯（Charles）式手术。

IV B IVa 期 + 严重感染的足趾：明显肿胀，伴有反复发作的蜂窝织炎、疣状角化过度、畸形或骨髓炎。

淋巴水肿的手术治疗

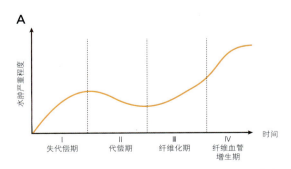
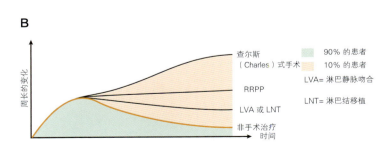

图 61-1　淋巴水肿的严重程度随着时间而变化（A）。不同程度的淋巴水肿的治疗方法（B）

淋巴结移植的原理

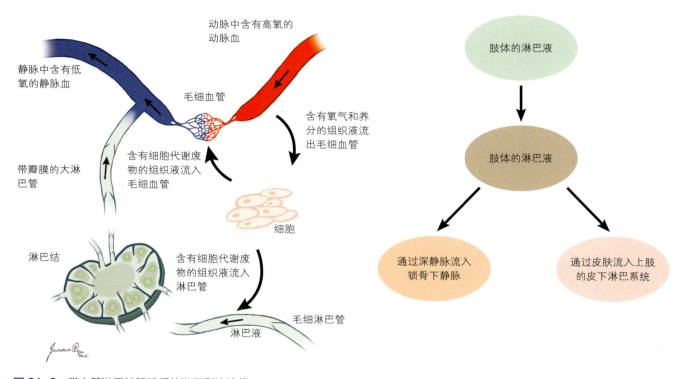

图 61-2 带血管淋巴结移植后的淋巴引流途径

· 查尔斯（Charles）式手术和足趾截趾术。

**RRPP= 保留穿支的根治性切除术。

*LVA= 淋巴静脉吻合术。

PRS 杂志提出一种假说，即腹股沟带血管淋巴结移植对于淋巴液的清除可以起到泵和抽吸的作用。泵机制由桡动脉吻合口的高压驱动，也对带血管的淋巴结皮瓣产生很强的静水压。表浅的大口径头静脉的低压静脉引流也会产生持续的抽吸作用。黄色箭头：淋巴引流方向（图 61-2）。

淋巴结移植的适应证

淋巴结移植的最佳适应证为轻度至中度淋巴水肿。

淋巴结移植

淋巴结移植的优势

· 显著减少患肢的周长。

· 患者的患肢沉重感觉减轻。

· 术后患肢的张力很快减轻，柔软度改善。

· 患肢有满意的外观改善。

· 供区的瘢痕不明显。

· 蜂窝织炎的发病率降低。

· 生活质量改善。

· 如果可能，在移植淋巴结的近端区域同时行保留穿支的根治性切除术（RRPP）。

淋巴结移植的缺点

- 该手术需要显微外科的专业知识。
- 承担与显微血管手术相关的所有风险。
- 皮瓣动脉（旋髂浅动脉或腹壁下动脉）有痉挛的风险。
- 有皮瓣部分或完全坏死的风险。
- 有麻醉的风险和并发症。

上肢不同位置可用的受区血管

上肢的受区血管

（1）桡动脉的分支。

（2）伴行的静脉。

腕部首选的受区血管

（1）拇主要动脉。

（2）桡动脉（端—侧吻合）。

前臂近端 1/3 处的首选受区血管

（1）桡侧返动脉。

（2）肘下动脉。

（3）桡动脉的桡侧屈腕肌（FCR）的肌支。

（4）桡动脉（端—侧吻合）。

前臂可用的受区静脉

（1）所选动脉的伴行静脉。

（2）肘静脉的一支（前臂近端 1/3 处）。

（3）桡动脉的伴行静脉（前臂近端 1/3 处或腕部）。

与淋巴结游离移植相关的腹股沟解剖和可用的受区静脉

（1）旋髂浅动脉（SCIA）及其伴行静脉。

（2）旋髂浅静脉（SCIV）。

（3）腹壁下动脉（SIEA）及其伴行静脉。

（4）腹壁下静脉（SIEV）。

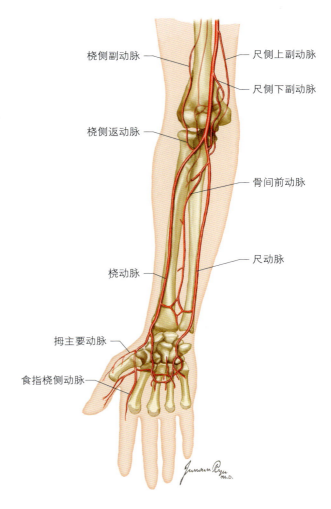

图 61-3 前臂和腕部的首选受区血管

前臂和腕部的首选受区血管（图61-3）

解剖

　　旋髂浅动脉及其伴行静脉如图 61-4、图 61-5 所示。阿克兰（Acland）已经很好地描述了旋髂浅动脉的解剖。旋髂浅动脉自股动脉前外侧发出，约在腹股沟韧带下方 2.5 cm 处，长度 1.5~2 cm，直径 1.5 mm。然后分为 2 支：浅支和深支。浅支的直径为 0.8 mm，约有 14% 的人缺如。浅支刚发出的 3 cm 是弯曲的，邻近大淋巴结时向其发出许多细小的分支。离开淋巴结区域后变得平直，平行于腹股沟韧带走

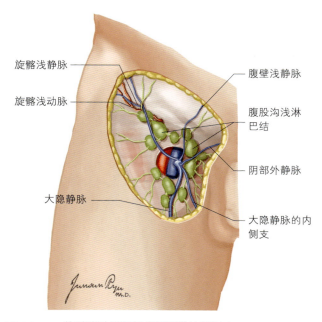

旋髂浅静脉 —————— ———— 腹壁浅静脉

旋髂浅动脉 —————— ———— 腹股沟浅淋巴结

———— 阴部外静脉

大隐静脉 —————

———— 大隐静脉的内侧支

图 61-4　旋髂浅动脉及其伴行静脉的解剖 1

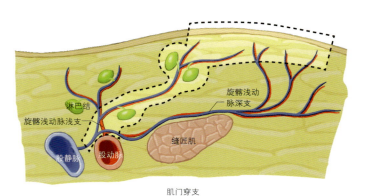

淋巴结

旋髂浅动脉浅支

旋髂浅动脉深支

股静脉　股动脉

缝匠肌

肌门穿支

图 61-5　旋髂浅动脉及其伴行动脉的解剖 2

行约 2 cm，几乎都在斯卡帕（Scarpa）筋膜的深面。深支在深筋膜的深面，在腹股沟韧带下方 1.5 cm 处平行于腹股沟韧带笔直走行。其直径为 1 mm，多恒定存在。深支越过股外侧皮神经，通常在股动脉外侧 2～5 cm 的缝匠肌外缘处向缝匠肌发出肌支，然后穿出深筋膜。然后深支在皮下向上走行直到髂嵴。有时深支只发出几个细小的皮支穿过深筋膜，而其主干仍位于深筋膜深面。有时深支完全成为肌支，对腹股沟皮瓣的血运没有任何供应。

腹股沟皮瓣的血管蒂包括旋髂浅动脉和旋髂浅静脉。旋髂浅动脉的两个分支对于腹股沟皮瓣的血供同样重要。事实上，腹股沟皮瓣和髂骨瓣可以完全由深支或浅支单独供血，或是二者共同供血。

动脉的起点（或是腹股沟皮瓣的血管蒂）可以通过股三角区域对股动脉的触诊来确定。股三角的上边为腹股沟韧带，内边为长收肌的内缘，外边为缝匠肌的内缘。手持多普勒仪可以对其进行定位，并追踪其向髂前上棘（ASIS）的走行。伴行静脉位于股动脉的深面，进入股静脉或大隐静脉—股静脉连接处。这些深静脉的直径约 1.1 mm，作为浅静脉回流系统的额外补充。

不同的变异情况

• 旋髂浅动脉和腹壁下浅动脉两支动脉由同一主干发出，约占 48%（图 61-6A）。

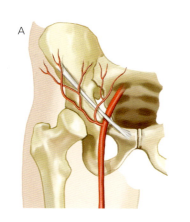

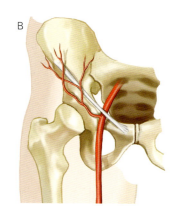

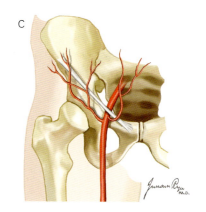

A　B　C

图 61-6　常见的动脉起源（A）。腹壁下浅动脉缺如（B）。旋髂浅动脉和腹壁下浅动脉分别单独由股动脉发出（C）

• 旋髂浅动脉粗大，无腹壁下浅动脉，占35%（图61-6B）。

• 两支动脉分别由股动脉单独发出，占17%（图61-6C）。

手术方法

淋巴结移植手术的术前准备

抗凝剂

葡聚糖40：在显微血管吻合术后立即输入，滴速20mL/h。

静脉注射肝素：5000U加入500mL生理盐水，滴速20mL/h。

术后护理：保温、保湿、保持体位舒适。

受区的定位与标记（图61-7）

受区的准备

对于在腕部植入的皮瓣，将不带血管的淋巴结植入肘窝处。

对于在前臂近端植入的皮瓣，将不带血管的淋巴结植入腕部。

供区的切取：腹股沟皮瓣和淋巴结

腹股沟皮瓣的切取：由内至外入路

首先做内侧切口。在股动脉上方或外侧1 cm处S形切开皮肤。阿克兰（Acland）准确地描述了内侧

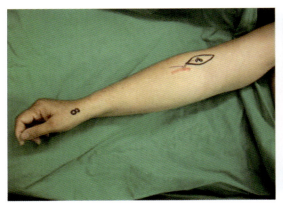
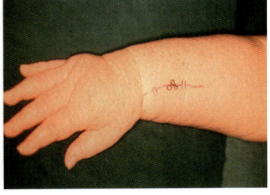
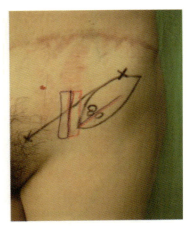

图61-7 受区的定位与标记

血管的解剖。切口仅切开皮肤,对皮下组织进行止血。首先在皮下脂肪中找到旋髂浅静脉(SCIV)。用剪刀向其汇入大隐静脉处解剖一小段血管以便于血管吻合。找到旋髂浅静脉非常重要,因为旋髂浅动脉就在其下面。

找到旋髂浅动脉(SCIA)后,继续解剖。如果没有找到旋髂浅动脉,找到股动脉和旋髂浅动脉的起点则更为安全。为了避免损伤旋髂浅动、静脉,必须从上方和内侧解剖股动脉。在股动脉搏动处暴露大腿的深筋膜。切开深筋膜后,打开股鞘。

在股动脉和股鞘之间的层面继续解剖。此时可以使用低倍数的手术显微镜继续探查。在股动脉和股鞘之间向远端继续分离,直至暴露旋髂浅动脉的起点(图61-8)。旋髂浅动脉的第一段长 1~1.5 cm,然后分成两支:浅支和深支。

浅支被脂肪包裹,其中还有淋巴结,并向淋巴结发出许多分支。皮瓣中必须保留这些小分支以及淋巴结与周围组织之间的完整性。然后探查深支。

分离上方的深筋膜和结扎通向下方肌肉的肌支后可以显露旋髂浅动脉的深支。然后,暴露旋髂浅动脉(浅支和/或深支)、旋髂浅静脉和淋巴结及其周围的组织。

明确血管蒂的方向后,就可以确定皮瓣的轮廓,确保血管蒂位于皮瓣的中央。切开皮缘和深浅筋膜,然后止血。如果找到了旋髂浅动脉,皮瓣解剖就可以转到由外至内的入路了。

如果没找到旋髂浅动脉,继续在皮瓣的上缘,深浅筋膜之间探查,直到找到旋髂浅动脉。继续在深浅筋膜之间解剖,分离旋髂浅动脉的上下,直到皮瓣的内缘。这时皮瓣的分离就完成了,其中包含淋巴结及其周围组织。可以在移植前修剪掉有些不必要的皮下组织,这在淋巴结移植术中是很重要的一步。保持最小的组织量,同时又有最大的功能是这一手术的主要目标。

腹股沟皮瓣的切取:由外至内入路

皮瓣的切取遵循与由内至外入路同样的原则。皮瓣的外侧自深筋膜浅层游离(图61-9A)。皮瓣自髂前上棘、腹外斜肌筋膜和腹股沟韧带开始分离。如果找不到旋髂浅动脉,就在缝匠肌外侧缘开始,

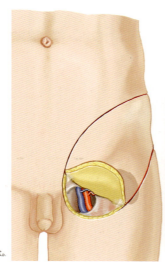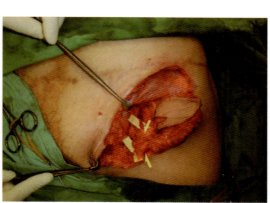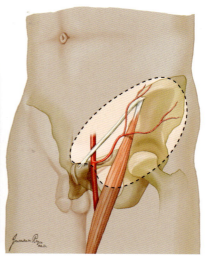

图 61-8 由内至外地切取腹股沟皮瓣

在深筋膜浅层继续解剖。

继续在外侧深筋膜浅层由外至内分离皮瓣，直到旋髂浅动脉出现在皮瓣的深面。结扎旋髂浅动脉通往缝匠肌的肌支，在深筋膜层继续分离皮瓣。向着旋髂浅动脉自股动脉的起点继续小心解剖周围组织和髂骨肌筋膜（图61-9 B）。

然后切开皮瓣的内侧边缘（图61-9 C）。从皮下脂肪探查通向大隐静脉球部的旋髂浅静脉。向大隐静脉球部的连接处分离一小段以便于吻合显微外科。

在解剖浅静脉时，注意保护淋巴结和淋巴结周围组织的完整性以及旋髂浅动脉发出的那些细小分支，将它们都包含在皮瓣内。然后皮瓣的切取就完成了。

腹壁下动脉皮瓣的切取

皮瓣植入

（1）皮瓣移植于腕部，并将未吻合血管的淋巴结置于肘窝处：准备一个深静脉作为受区静脉非常重要，这样水肿肢体的淋巴液可以通过移植的淋巴结进行过滤并进入深静脉系统。在封闭腹股沟的供区之前，切取2～3个不带血管的淋巴结用于移植，并且将它们通过小切口移植于肘窝部位。首先缝合肘窝部位的切口。图61-10显示的是在手腕部位移植皮瓣和肘窝处移植淋巴结的切取范围。

（2）将皮瓣移植于肘窝，并将未吻合血管的淋巴结置于腕部。

受区部位

体表的皮肤标记——受体血管的选择

首选的受体血管是足背动脉（PDA）及其伴行静脉。

在足背的伸趾长肌腱内侧可以触诊到足背动脉并标记。手持多普勒仪可以对其进行确认。足背动

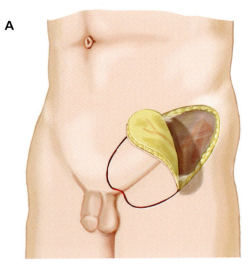

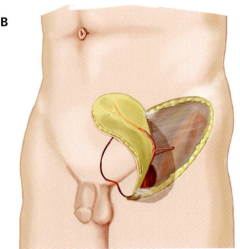

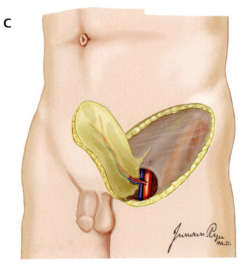

图61-9 腹股沟皮瓣由外至内地切取（A）。找到旋髂浅动脉，并结扎其通向缝匠肌的分支（B）。皮瓣切口的内侧边缘（C）

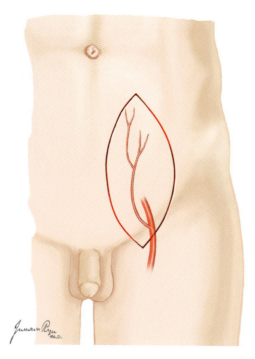

脉通向踝关节前内侧的行程可以被标记出来，这是皮瓣移植的受区。在腘窝处画第二条小切口线，于该处移植不带血管的淋巴结。

图 61-10 腹壁下动脉皮瓣的切取

典型病例

病例1（图61-11）

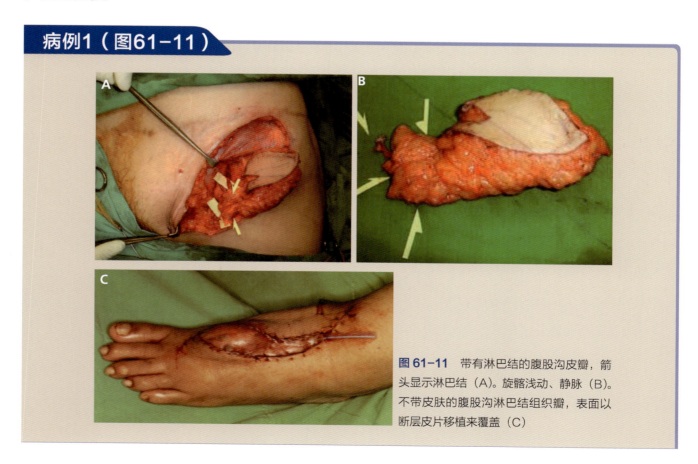

图 61-11 带有淋巴结的腹股沟皮瓣，箭头显示淋巴结（A）。旋髂浅动、静脉（B）。不带皮肤的腹股沟淋巴结组织瓣，表面以断层皮片移植来覆盖（C）

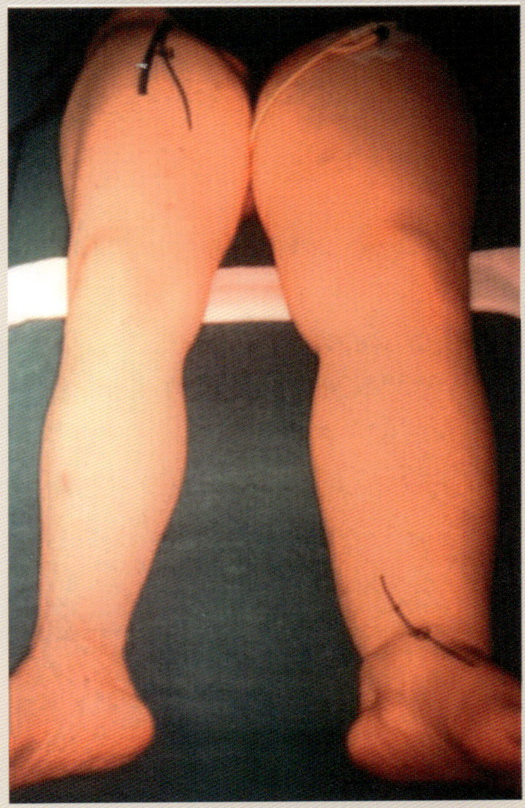

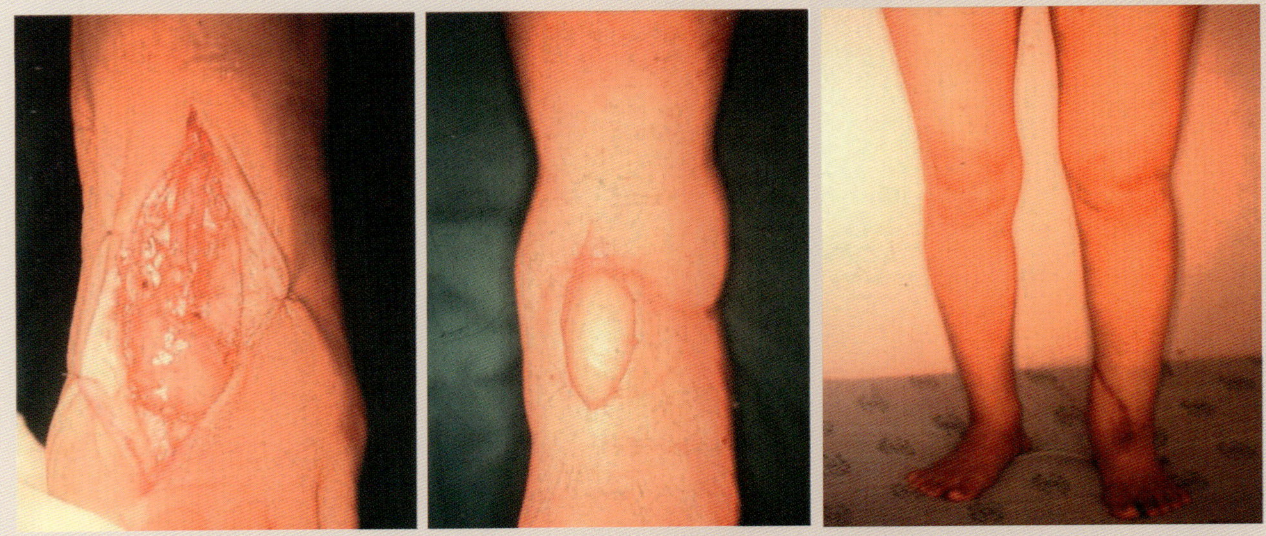

图 61-12　标记的足背动脉及其通向踝关节前内侧的走行

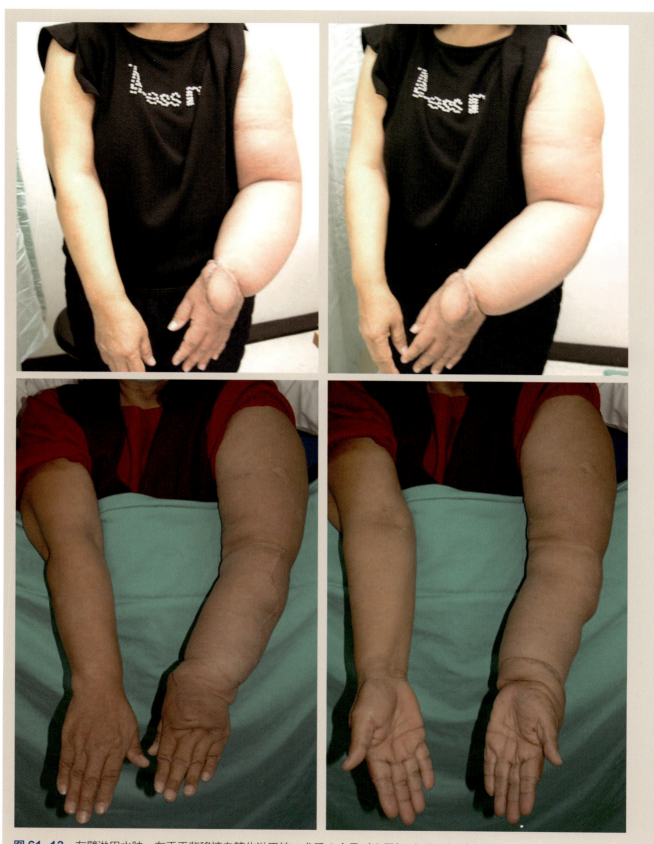

图61-13 左臂淋巴水肿，左手手背移植血管化淋巴结。术后1个月（上图）。术后1年（下图）

相关阅读

1. Cheng-Hung Lin, Rozina Ali, Shin-cheh Chen, et al. Vascularized Groin Lymph Node Transfer Using the Wrist as a Recipient Site for Management of Postmastectomy Upper Extremity Lymphedema. Plast Reconstr Surg 2009;123:1265-1275.

2. Bahar Bassiri Gharb, Antonio Rampazzo, Stefano Spanio, et al. Vascularized Lymph Node Transfer Based on the Hilar Perforators Improves the Outcome in Upper Limb Lymphedema. Ann Plast Surg 2011;67: 589-593.

3. Hung-Chi Chen, et. Al. Surgical Treatment and Algorithm for LYMPHOEDEMA, Taiwan, China Medical University Hospital Book Series : Elsevier LLC.

第62章　吻合血管的复合组织异体移植

Seok-Chan Eun

引言

创伤、烧伤或肿瘤切除常导致面部畸形，对于这种需要进行面部修复重建的畸形，一些传统的技术，包括皮肤移植、局部或游离皮瓣、组织扩张以及假体修复已经取得比较满意的治疗效果。而对于手部或面部广泛畸形（比如由于枪伤或面部烧伤以及先天性畸形）的患者，吻合血管的复合组织异体移植（VCA）在理论上可能是一个非常有价值的治疗选择，通常通过移植基因不匹配的有多种抗原物质的组织（比如皮肤、肌肉、骨组织、肌腱、神经或血管）来完成。这对外科医生提出了许多具有挑战性的问题，因为它与移植单一组织，如肾脏或肝脏，是完全不同的。到目前为止，吻合血管的复合组织异体移植已经在各种动物模型，比如啮齿类动物（大鼠、小鼠或兔子）、猪或非人类的灵长目动物中做了许多实验研究，这些研究包括外科手术模拟以及宿主对吻合血管的复合组织异体移植的免疫排斥反应。在模拟临床吻合血管的复合组织异体移植的动物模型中，需要考虑以下4个方面的问题：①理想的模型：动物模型必须与人类的面部解剖结构相似并有相同的血管供应系统；②复合组织瓣必须包括多种组织，比如皮肤、黏膜、肌肉、神经、腺体或软骨，以保证外科医生能评价宿主的免疫系统

对每一种组织的反应；③复合组织瓣必须包含有完整的神经－肌肉单元，以保证外科医生能检查功能的恢复情况；④外科医生必须通过缩短手术时间来尽量减少手术创伤的并发症，不仅可以减少并发症及死亡率，同时还可以增加吻合血管的复合组织异体移植的存活率。在1989年，吻合血管的复合组织异体移植的大鼠模型首先被用来观察在不同系的大鼠间移植体是否可行。由于其具有良好的可操作性和组织构成（如皮肤、软骨、骨或肌肉），从那以后，大鼠的后肢移植模型就被认为是标准的、理想的吻合血管的复合组织异体移植动物模型。另外，兔子也常用于检查宿主的免疫系统对吻合血管的复合组织异体移植后的免疫排斥反应，因为与小动物模型相比，兔子的体积更大，组织结构也与人类更相似，因此兔子的模型具有更多的优势。另外，其他的优势还包括：动物大小适合、解剖结构的变异性、相同的血管蒂、良好的性价比、较短的手术时间以及动物饲养也很方便。由于狗是除了非人类灵长目动物外与人类面部解剖结构最相似的动物，因此狗的面部及头皮复合异体移植模型是和临床最相近的。猪的半面部异体移植也可作为科学研究的模型，因为其包括皮肤、淋巴结组织、胸锁肌和斜方肌的一部分、耳软骨以及感觉神经。它还可以为免疫研究提供较好的组织相容性特征。

解剖及外科手术方法

大鼠面部异体移植

切取供瓣的第一步，是在供体颈部正中做切口，切开皮肤及颈阔肌，结扎皮下动脉及静脉，分离颈外静脉并切除下颌下腺。然后牵拉胸锁乳突肌，在二腹肌后腹的远端暴露颈总动脉。切除二腹肌后腹后，就可以暴露出舌骨的大角，然后切断并结扎颈内动脉。面动脉作为颈外动脉的分支，要保留其完整性。分离咬肌伸入骨膜中的腱性组织。在近端切断颈总动脉及颈外静脉，并将其作为组织瓣蒂部血管。用肝素化的乳酸林格氏液灌注组织瓣。与供体同侧的整个受体面部的皮肤及皮下组织瓣也按相同的方法切取下来。将受体的颈外静脉分离出来，

然后准备行静脉吻合。牵拉胸锁乳突肌，暴露颈总动脉以行动脉吻合。用4-0铬线间断缝合3针，

将半面部功能性组织瓣固定在受区。用10-0尼龙线采用标准的端对端显微外技术行颈外静脉及颈总动脉吻合，最后用5-0尼龙线缝合皮瓣伤口（图62-1）。

大鼠后肢异体移植

先将供体的后肢和腹股沟区备皮，然后将其放在仰卧位。切开腹股沟处皮肤，暴露腹部血管并用电凝止血。分离出股神经、股动脉及股静脉，并将它们明确分开，以保证外科医生为其后的血管吻合获得足够的血管长度。切断由坐骨神经支配的大腿残留肌肉。完全暴露股中部后横向锯断股骨，至此，供体的后肢已完全切取下来。受体也按相同的方法切取和准备血管。用18-G髓内针固定骨后，先缝合腹侧的肌肉群，然后用10-0尼龙线在显微镜下分别吻合股静脉、股动脉、坐骨神经和股神经，最后缝合背侧的肌肉和皮肤（图62-2）。

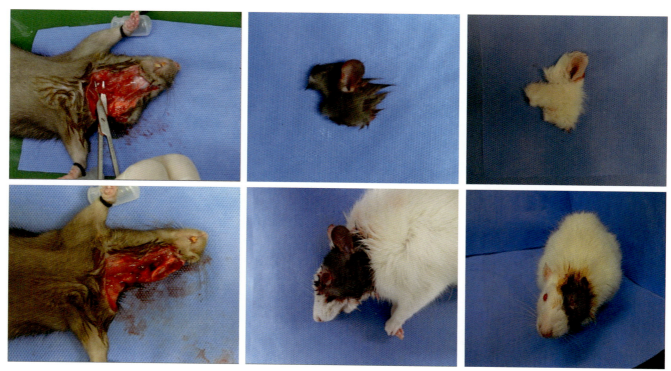

图62-1　大鼠面部异体移植

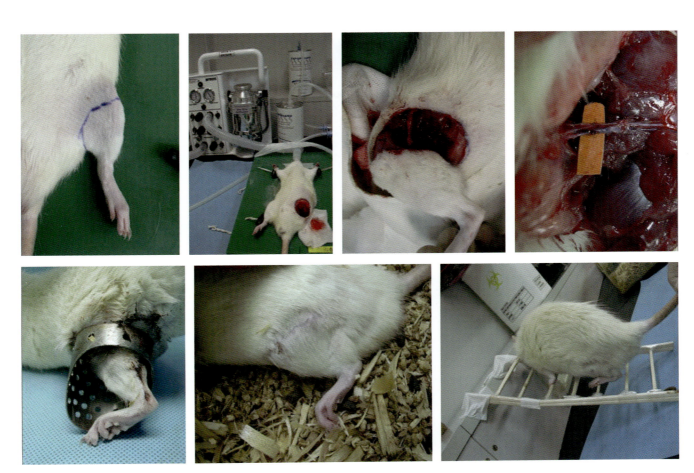

图 62-2 大鼠后肢异体移植

兔子面部异体移植

　　首先准备供体的面部。沿眼睛做椭圆形的切口，上、下睑各保留 5 mm 完整的皮肤，以保留眼睑的功能。另外，在鼻子的尾部做 2 cm 切口，然后在与下唇的接合部上方做 2 cm 口周切口。中部垂直切口从胸骨切迹顶点延伸至颈阔肌最低处，而水平切口至颈部正中头皮发迹线。然后掀起面部组织瓣，组织瓣包括皮肤、皮下脂肪及软骨。将外耳道从骨和软骨连接处分离出来，而外耳保留在组织瓣内。耳动脉保留在胸锁乳突肌起点处与耳软骨之间。耳动脉的前支和后支，为颈外动脉最后的分支，是耳部供血的主要血管。在颈部，将二腹肌腱性部位与舌骨分离，切除二腹肌后腹，分离出茎突舌骨肌、肩胛舌骨肌和舌骨的大角后，就可以看见颈总动脉及其

分支，此时必须小心分离从颈外动脉前正中分出的面动脉。颈总动脉和颈外静脉要分离出足够的长度，以便与受体血管进行吻合。供体的血管蒂准备好后，用相同的方法准备好受体的手术部位和血管。在受体的左侧做皮肤全层切口，保护好眶周和口周的皮肤，以避免移植后对受体的基本生命功能（比如进食和呼吸）造成损害。耳周切口与供体相同，在胸锁乳突肌前方分离出颈外静脉，以供静脉吻合用。切开颈动脉鞘后，牵拉胸锁乳突肌在颈外动脉远端暴露颈总动脉，以供动脉吻合用，但需注意保护迷走神经和膈神经。将从供体切取下来的面部—头部组织瓣移植至受体，将组织瓣缝合至颧弓韧带和咬肌作为面部组织瓣的中心和固定的标记部位，可以提供牢固的固定，以承受术后的重力和剪切应力。用环形和牢固的方式缝合固定耳软骨和耳后肌肉，以防止整个耳廓组织塌陷。在显微镜下将血管蒂，

包括颈总动脉和颈外静脉，与受体相应的血管进行吻合。缝合皮肤伤后，给予受体静脉输注乳酸林格氏液，以补充术中丢失的液体（图62-3～图62-5）。

犬的前肢异体移植

为了尽量缩短手术时间，同时进行供体和受体两组手术。供体狗行气管插管，通过静脉注射吸入麻醉剂进行麻醉。皮肤消毒铺巾后，在前肢做椭圆形、环形的皮肤切口，切断前肢肌群，用电锯将桡骨和尺骨在桡骨中段水平锯断。在前肢中段水平重新吻合尺桡动脉和神经。按相同的方法准备受体相同的部位。在受体前肢近端1/3处截断，以备行异体移植。用2根钛板固定尺、桡骨，然后缝合肌肉群。在显微镜下用9-0尼龙线分别吻合2根动脉、2根静脉和3根神经（正中神经、尺神经和桡神经）。最后缝合皮肤伤后，整个移植手术就完成了。术后将狗放在ICU进行严密监护并给予制动（图62-6）。

犬的面部异体移植

犬的面部异体移植在2岁左右、重12~15kg的猎兔犬中进行。所有动物实验过程都是根据动物护理和使用的伦理准则进行的。移植过程在无菌条件下完成。用氯胺酮进行诱导麻醉，并通过气管插管吸入安氟醚维持麻醉。在手术过程中，应用一个光源和一个加热板对实验动物进行保温。用10%聚维酮碘进行皮肤消毒，并预防性使用抗生素（肌内注射100U/kg青霉素钾盐），术中和术后输注乳酸林格氏液以补充液体。切口从颈部深层到颈阔肌，然后逐步移到头皮上部。在颈部，将二腹肌的腱性部位与舌骨分离，切除舌骨的大角，以便更好地暴露颈总动脉及其分支。在茎乳孔附近切断面神经。沿眼睛做椭圆形切口，在上、下睑周围分别保留约5 mm的完整皮肤，以保留眼睑功能。分离出颈外动脉和颈外静脉，以便于和受体的血管进行吻合。受体的部位和血管用相同的外科手术方法准备好。同时进行供体和受体两组手术以缩短手术时间。在受体的左侧做皮肤全层切口，保护好眶周和口周的皮肤，以避免对基本的生命功能造成损害。切开颈动脉鞘后，牵拉胸锁乳突肌暴露颈总动脉。将从供体切取下来的面部—头部组织瓣移植至受体，并牢固固定在颧弓韧带和咬肌筋膜部位。然后环形固定耳软骨和耳后肌肉。将血管蒂（包括颈总动脉和颈外静脉）用端对端吻合法与受体相应的血管进行吻合。缝合好肌肉和皮肤伤口后，给予受体静脉输注乳酸林格氏液以补充术中丢失的液体。术后对受体进行严密监护并口服补充足够的液体（图62-7）。

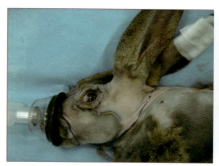 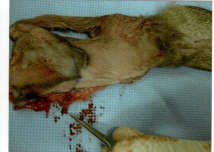 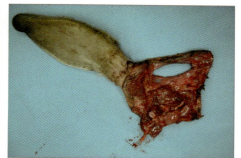

图62-3　兔子面部异体移植（供体）

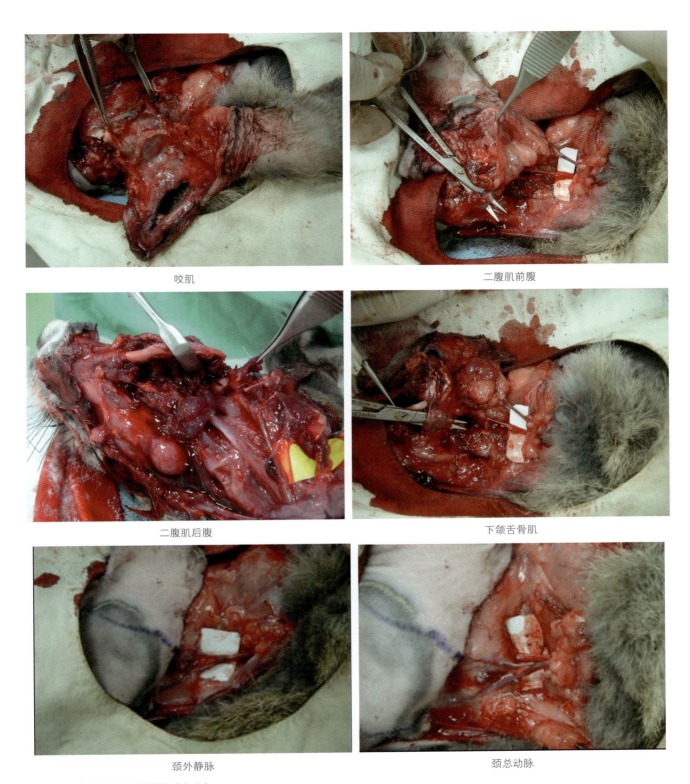

咬肌

二腹肌前腹

二腹肌后腹

下颌舌骨肌

颈外静脉

颈总动脉

图 62-4　兔子面部异体移植（术中）

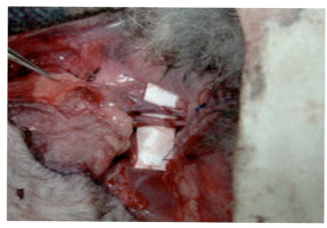
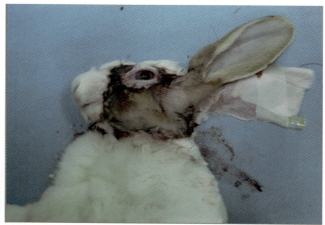

图 62-5　兔子面部异体移植（术后）

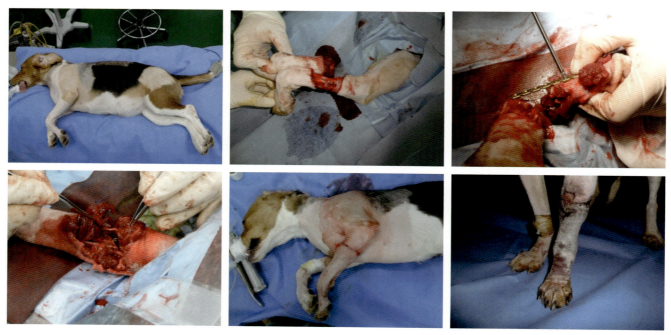

图 62-6　犬的前肢异体移植

猪的面部异体移植

　　对猪的头颈部进行备皮，然后用碘剂消毒。预先对每一个动物做好半面部组织瓣的标记。颈部前后皮肤切口达头臂肌肉层，面部切口达面部肌肉层，鼻部及额部切口达骨膜上层。在颈部分离超过胸锁乳突肌达下颌骨下角处，结扎由面动脉、面静脉分出的腺体分支后，切除下颌下腺。切断颈阔肌和长耳提肌后，将组织瓣提高至高于斜方肌、位于颈后部的外耳道软骨区的后壁。牵拉胸锁乳突肌，暴露颈总动脉及其主要分支、颈外动脉及颈内动脉。切断并结扎颈内动脉、甲状腺前动脉、咽升动脉及舌动脉。从骨和软骨连接处分离外耳道，将外耳保留在组织瓣内。切断颈总动脉和颈外静脉，并将其作为组织瓣的血管蒂。分离出血管蒂后，通过颈动脉

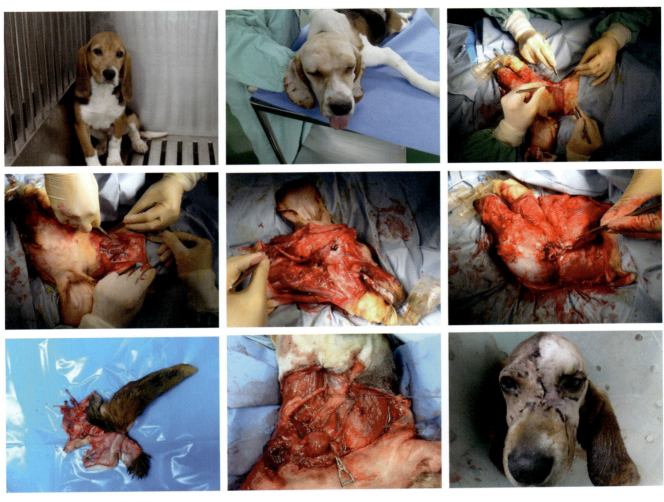

图 62-7 犬的面部异体移植

用肝素盐水灌注异体组织瓣，直到静脉血流增加为止。用相同的方法准备受体。每一个动物均行静脉插管，用于术中液体管理、收集血样和术后输注药物。在受体的同侧部位做皮肤全层切口，同时去除皮下组织。注意保护好眶周及口周皮肤以避免损害受体移植后的基本生命功能。在胸锁乳突肌前方分离出颈外静脉，然后准备行静脉吻合。牵拉胸锁乳突肌后可暴露颈总动脉，要特别注意不要损伤迷走神经和膈神经。将半面部组织瓣牢固缝合固定至受体后，用标准的端—端显微技术吻合颈外静脉，用端对侧吻合法吻合颈总动脉。最后用 2-0 尼龙线缝合外耳道及皮瓣伤口（图 62-8）。

改良

到目前为止，吻合血管的复合组织异体移植的开展并不多。它包括面部不同的复合组织以及上肢不同的平面。在面部异体移植中，对于一些特殊类型组织的切取方法仍然没有完全解决，而肌皮瓣和骨—肌皮瓣就被认为是此类组织。肌皮瓣的切取是在帽状腱膜下、SMAS 筋膜上或颈阔骨上，但经常是有变化的。另一方面，骨—肌皮瓣的切取平面可以在骨膜上，用于治疗莱福特（LeFort）三型骨折的患者。肌皮瓣可以通过颈外动脉系统得到良好的

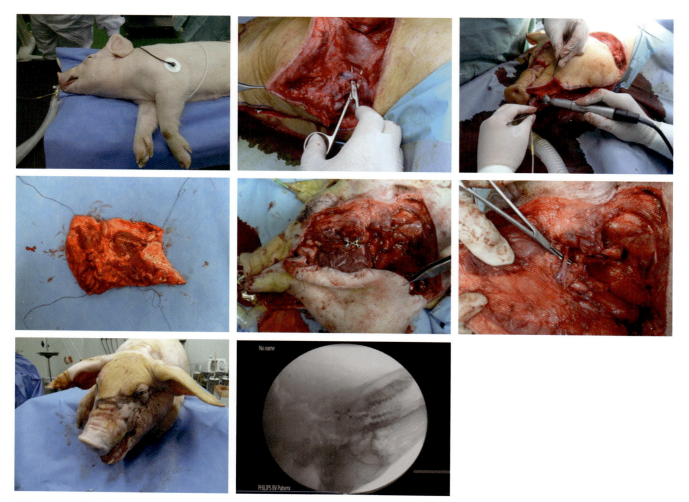

图 62-8 猪的面部异体移植

灌注，而骨膜对于提高骨—肌皮瓣微小血管的完整性是有帮助的。手移植的外科方法取决于再植技术的改进。与传统的再植技术相比，如果能从供体切取多余的组织而没有损伤是具有很大优势的。另外，在整个缺血过程中，可以用保存好的液体灌注要移植的肢体，然后将其放在冰中。手术需要 2 个团队，每个团队包括 2 名外科医生和 1 名助手，同时解剖供体和受体的肢体，各自准备供体和受体的手术部位。解剖并标记好所有的组织结构后先进行接骨，然后 2 个手术团队分别在供体和受体完成标准的再植外科步骤。但是，如果可用的话，在吻合动脉和静脉之前，将所有的肌腱和神经在良好的视野下进

行修复。如果有可能，将患者送到移植中心或外科 ICU 进行严密监护。我们可以结合温度、颜色、毛细血管充盈反应以及多参数血氧饱和度来进行临床评估和判断。血氧饱和度和波形可以通过与未移植部位或移植手的对侧来进行评估。

注意事项

在吻合血管的复合组织异体移植的短暂历史中，仍然存在一些障碍和困难。伦理和慢性免疫抑制是最突出的两个问题。传统的移植手术是针对有潜在缩短生命的并发症而提供的救命手术，但吻合血管

的复合组织异体移植只是提高生存质量而并非救命的手术方式。它们的风险是否会超过为改善生存质量所得到的益处？资源和资金支持必须取决于性价比的分析。必须对风险和获益进行评估，并应用免疫抑制剂结合可接受的策略建立一套免疫调节的方法。另外，对有血管病变的患者进行吻合血管的复合组织异体移植，是否有一个潜在的慢性排斥我们知道的并不多。与关于吻合血管的复合组织异体移植的伦理问题和进一步的免疫问题一样，我们期待有更多关于性价比分析的文章发表。

相关阅读

1. Landin L, Cavadas PC, Gonzalez E, et al. Sensorimotor recovery after partial facial (mystacial pad) transplantation in rats. Ann Plast Surg 2009; 63: 428-435.
2. Washington KM, Solari MG, Sacks JM, et al. A model for functional recovery and cortical reintegration after hemifacial composite tissue allotransplantation. Plast Reconstr Surg 2009; 123: 26S-33S.
3. Landin L, Cavadas PC, Gonzalez E, et al. Functional outcome after facial allograft transplantation in rats. J Plast Reconstr Aesthet Surg 2008; 61: 1034-1043.
4. Yazici I, Unal S, Siemionow M. Composite hemiface/calvaria transplantation model in rats. Plast Reconstr Surg 2006; 118: 1321-1327.
5. Hettiaratchy S, Butler PE. Tolerance induction in composite facial allograft transplantation in the rat model. Plast Reconstr Surg 2006; 117: 1043-1044.
6. Ulusal AE, Ulusal BG, Hung LM, et al. Establishing a composite auricle allotransplantation model in rats: introduction to transplantation of facial subunits. Plast Reconstr Surg 2005; 116: 811-817.
7. Siemionow MZ, Demir Y, Sari A, et al. Facial tissue allograft transplantation. Transplant Proc 2005; 37: 201-204.
8. Demir Y, Ozmen S, Klimczak A, et al. Tolerance induction in composite facial allograft transplantation in the rat model. Plast Reconstr Surg 2004; 114: 1790-1801.
9. Ulusal BG, Ulusal AE, Ozmen S, et al. A new composite facial and scalp transplantation model in rats. Plast Reconstr Surg 2003; 112: 1302-1311.
10. Siemionow M, Gozel-Ulusal B, Engin Ulusal A, et al. Functional tolerance following face transplantation in the rat. Transplantation 2003; 75: 1607-1609.
11. Zhang Z, Dong H, Meng L, et al. A modified rat model of acute limb allograft rejection. Transplant Proc 2011; 43: 3987-3993.
12. Larsen M, Friedrich PF, Bishop AT. A modified vascularized whole knee joint allotransplantation model in the rat. Microsurgery 2010; 30: 557-564.
13. Muramatsu K, Kuriyama R, Kato H, et al. Prolonged survival of experimental extremity allografts: a new protocol with total body irradiation, granulocyte-colony stimulation factor, and FK506. J Orthop Res 2010; 28: 457-461.
14. Solari MG, Washington KM, Sacks JM, et al. Daily topical tacrolimus therapy prevents skin rejection in a rodent hind limb allograft model. Plast Reconstr Surg 2009; 123: 17S-25S.
15. Kuo YR, Huang CW, Goto S, et al. Alloantigen-pulsed host dendritic cells induce T-cell regulation and prolong allograft survival in a rat model of hindlimb allotransplantation. J Surg Res 2009; 153: 317-325.
16. Adamson LA, Huang WC, Breidenbach WC, et al. A modified model of hindlimb osteomyocutaneous flap for the study of tolerance to composite tissue allografts. Microsurgery 2007; 27: 630-636.
17. Gordon CR, Nazzal J, Lozano-Calderan SA, et al. From experimental rat hindlimb to clinical face composite tissue allotransplantation: historical background and current status. Microsurgery 2006; 26: 566-572.
18. Quatra F, Lowenberg DW, Buncke HJ, et al. Induction of tolerance to composite tissue allograft in a rat model. Microsurgery 2006; 26: 573-578.
19. Song YX, Muramatsu K, Kurokawa Y, et al. Prolonged survival of rat hindlimb allografts following short-course FK506 and mycophenolate mofetil combination therapy. Microsurgery 2005; 25: 353-359.
20. Muramatsu K, Doi K, Kawai S. Limb allotransplantation in rats: combined immunosuppression by FK-506 and 15-deoxyspergualin. J Hand Surg Am 1999; 24: 586-593.
21. Muramatsu K, Doi K, Akino T, et al. Longer survival of rat limb allograft. Combined immunosuppression of FK-506 and 15-deoxyspergualin. Acta Orthop Scand 1997; 68: 581-585.
22. Benham P, Anthony JP, Ferreira L, et al. Use of combination of low-dose cyclosporine and RS-

61443 in a rat hindlimb model of composite tissue allotransplantation. Transplantation 1996; 61: 527-532.

23. Benhaim P, Anthony JP, Lin LY, et al. A long-term study of allogeneic rat hindlimb transplants immunosuppressed with RS-61443. Transplantation 1993; 56: 911-917.

24. Press BH, Sibley RK, Shons AR. Limb allotransplantation in the rat: extended survival and return of nerve function with continuous cyclosporin/prednisone immunosuppression. Ann Plast Surg 1986; 16: 313-321.

25. Baek RM, Kim CW. Experimental study of composite tissue allotransplantation in rats. Kor J Plast Reconstr Surg 1989; 16: 465.

26. Eun SC, Kim BJ, Kim JH, et al. The Effect of Donor Antigen-pulsed Dendritic Cells on Survival of Skin Allograft In a Rat model. Kor J Plast Reconstr Surg 2008; 35: 367.

27. Baek RM, Eun SC, Heo CY. Experimental facial transplantation surgery. J Craniofac Surg 2010; 21: 648-651.

28. Nie C, Yang D, Li N, et al. Establishing a new orthotropic composite hemiface/calvaria.

29. transplantation model in rabbits. Plast Reconstr Surg 2008; 122: 410-418.

30. Xudong Z, Shuzhong G, Yan H, et al. A hemifacial transplantation model in rabbits. Ann Plast Surg 2006; 56: 665-669.

31. Mathes DW, Noland M, Graves S, et al. A preclinical canine model for composite tissue transplantation. J Reconstr Microsurg 2010; 26: 201-207.

32. Shengwu Z, Qingfeng L, Hao J, et al. Developing a canine model of composite facial/scalp allograft transplantation. Ann Plast Surg 2007; 59: 185-194.

33. D. Yu, Q. Li, S. Zheng, et al. Some Results of Our Research on Composite Facial Allograft Transplantation in Dogs. Transplant Proc 2010; 42: 1953-1955.

34. Eun SC. Composite Tissue Allotransplantation Immunology. Arch Plast Surg 2013; 40: 141-153.

35. Lee KM, Eun SC. Experimental Canine Facial Transplantation. Transplant Proc 2014; 46: 1208-1211.

36. Eun SC. Facial Transplantation Surgery. Arch Plast Surg 2014; 41: 174-180.